35,–

Harald Feldmann
unter Mitwirkung von *Johannes Brand-Jacobi* und *Mario Gmür*

Psychiatrie und Psychotherapie

Ein kurzgefasstes Lehrbuch für Studierende und Ärzte

Begründet von Th. Spoerri †
9., vollständig neu bearbeitete und erweiterte Auflage

9 Abbildungen, 1984

KARGER

S. Karger · Basel · München · Paris · London · New York · Tokyo · Sydney

Harald Feldmann
Prof. Dr. med., Leiter der Psychopathologischen Forschungsstelle der Universität Göttingen, D–3400 Göttingen

Mario Gmür
Dr. med., Oberarzt des Sozialpsychiatrischen Dienstes der Psychiatrischen Universitätsklinik Zürich, CH–8004 Zürich

CIP-Kurztitelaufnahme der Deutschen Bibliothek
Feldmann, Harald:
Psychiatrie und Psychotherapie. Ein kurzgefasstes Lehrbuch für Studierende u. Ärzte / Harald Feldmann. Unter Mitw. von Johannes Brand-Jacobi u. Mario Gmür. – Basel; München; Paris; London; New York; Tokyo; Sydney: Karger, 1984.
ISBN 3–8055–3754–9

Dosierungsangaben von Medikamenten

Autoren und Herausgeber haben alle Anstrengungen unternommen, um sicherzustellen, dass Auswahl und Dosierungsangaben von Medikamenten im vorliegenden Text mit den aktuellen Vorschriften und der Praxis übereinstimmen. Trotzdem muss der Leser im Hinblick auf den Stand der Forschung, Änderungen staatlicher Gesetzgebungen und den ununterbrochenen Fluss neuer Forschungsergebnisse bezüglich Medikamentenwirkung und Nebenwirkungen darauf aufmerksam gemacht werden, dass unbedingt bei jedem Medikament der Packungsprospekt konsultiert werden muss, um mögliche Änderungen im Hinblick auf Indikation und Dosis nicht zu übersehen. Gleiches gilt für spezielle Warnungen und Vorsichtsmassnahmen. Ganz besonders gilt dieser Hinweis für empfohlene neue und/oder nur selten gebrauchte Wirkstoffe.

Printed in Switzerland by Thür AG Offsetdruck, Pratteln
ISBN 3–8055–3754–9

Inhalt

Vorwort

Dieses Buch ist aus dem «Kompendium der Psychiatrie» von *Th. Spoerri* hervorgegangen, das dieser vor über 20 Jahren begründete und das vielen Studenten und jungen Ärzten zum verlässlichen und bewährten Begleiter geworden ist. Die Neuauflage hat eine weitgehende Umgestaltung erfahren. Die grossen Fortschritte der Psychiatrie innerhalb eines Jahrzehnts, aber auch die Erfordernisse des Unterrichts, dessen Inhalte (in der Bundesrepublik) durch den Gegenstandskatalog festgelegt sind, machten eine völlige Neufassung des Textes erforderlich. Dabei wurde der bisherige knappe Abriss zu einem *kurzgefassten Lehrbuch* erweitert. Der umfangreiche Stoff wird jetzt ausführlich genug dargestellt, dass das Lehrbuch als gestraffter Lehrtext zur Begleitung der Vorlesungen und Praktika dienen kann, aber auch eine verlässliche Grundlage zur Vorbereitung auf die ärztliche Prüfung ist. Darüber hinaus möchte das Buch als kurzgefasstes Nachschlagewerk auch für den praktisch tätigen Arzt und den angehenden Psychiater und Psychotherapeuten von Nutzen sein.

Die medizinische Psychologie wurde bei der Neukonzeption des Buches ganz herausgelöst, sie ist inzwischen in wesentlich erweiterter Form als «Kompendium der medizinischen Psychologie» erschienen. Dafür erhalten im vorliegenden Band die Neurosenlehre und Psychosomatik mehr Gewicht, und zwar entsprechend ihrer Bedeutung auch als eigenes Lehr- und Prüfungsfach. Für den Benutzer dieses Lehrbuchs sei hervorgehoben, dass wichtige psychologische Grundkenntnisse, wie sie im «Kompendium der medizinischen Psychologie» vermittelt werden, vorausgesetzt werden.

Frau *Renate Baars* hat die Abbildungen mit didaktischem Einfühlungsvermögen gestaltet, Frau *Erika Beitze* war mit ihrem persönlichen Einsatz beim Schreiben des Manuskripts eine unersetzliche Hilfe, ihnen danke ich herzlich. Herrn Dr. h.c. *Thomas Karger* danke ich besonders für seine Impulse, dieses Lehrbuch zu beginnen, und für die ungewöhnlich vertrauensvolle Zusammenarbeit zwischen Verlag und Autor und die sehr gute Ausstattung des Bandes.

Herr Dr. *Johannes Brand-Jacobi* hat über seine eigenen Beiträge hinaus mit seinem Engagement und seiner freundschaftlichen Kritik wesentlich zum Bande beigetragen. Während der Drucklegung ist er, erst 31 Jahre alt, nach einer schweren Krankheit verstorben. Ich gedenke seiner in grosser Dankbarkeit.

I. Einleitung

Die *Psychiatrie* hat es mit den psychischen Störungen und Krankheiten des Menschen zu tun. Ihr Zugang zu diesen Störungen ist ein mehrfacher. Einmal geht es um menschliches Erleben und Verhalten, also um *Psychisches.* Dies erfordert ein psychologisches Vorgehen, um es erfassen und verstehen zu können. Viele psychische Krankheiten werden jedoch von körperlichen oder von Gehirnkrankheiten hervorgerufen, andere haben somatische Begleiterscheinungen oder Auswirkungen. Wir haben es also immer auch mit möglichen *somatischen* Problemen zu tun; diese erfordern somatische Betrachtung und Untersuchung. Der psychisch Kranke ist nicht nur als Individuum zu sehen. Er ist Teil seiner sozialen Umwelt und lebt in sozialen Beziehungen; psychisches Kranksein hat soziale Interdependenzen. Wir haben es also auch mit *sozialen* Sachverhalten zu tun.

Diese drei Betrachtungsebenen in ihrem Miteinander, in ihren Verflechtungen, manchmal auch in ihrem Gegeneinander, bestimmen das Verständnis der heutigen Psychiatrie von psychischen Krankheiten.

In besonderer Weise gilt dies auch für die *psychosomatische Medizin.* Hier geht es um die unmittelbaren Wechselwirkungen zwischen Psychischem und Somatischem, um psychische Mitbedingungen körperlichen Krankseins, um den psychosozialen Hintergrund und die psychosozialen Auswirkungen von Krankheit. *Psychosomatisches Denken* hat sich deshalb immer ganz besonders um das leib-seelische Ganze des Menschen bemüht.

Die *Grundhaltung* des psychiatrisch tätigen Arztes gegenüber seinem Kranken hat unterschiedliche Dimensionen; diese beinhalten eine objektivierende, eine psychodynamisch verstehende und eine dialogische Einstellung. Keine dieser Dimensionen hat ausschliesslichen Charakter; in der Zuwendung zum Kranken, besonders während eines längeren therapeutischen Prozesses, wechseln wir fortwährend zwischen ihnen.

In mehr *objektivierender Einstellung* versucht der Arzt, das Verhalten und Erleben des Kranken möglichst genau zu erfassen, zu ordnen und in einen Zusammenhang zu bringen. Er bemüht sich darum, sich in den Kranken einfühlend hineinzuversetzen, sein Erleben ein Stück weit nachzuvollziehen und es zu verstehen. Bei dieser Einstellung verbleibt er in einer mehr neutralen, versachlichenden Distanz zum Kranken.

In der neueren Psychiatrie hat das *psychodynamische Denken* einen besonderen Brückenschlag zum psychisch Kranken bedeutet. Unser Verstehenshorizont für psychische Krankheiten erweitert sich damit, die innere Lebensgeschichte eines Menschen, Entwicklungslinien, die in die Psychose oder Neurose überleiten, kommen ins Blickfeld. Besonders aber erhält unsere Grundhaltung dem Kranken gegenüber damit eine neue Dimension: Wir gewinnen mit der *psychodynamisch-verstehenden Einstellung* eine Sensibilität dafür, was sich zwischen uns und dem Patienten ereignet. Psychisches Kranksein bleibt nichts Statisches, diagnostisch Fixiertes, sondern wir gewinnen einen Blick für das lebendig Wandelbare menschlichen Seins auch in der psychischen Krankheit. Dies bedeutet auch, dass wir uns jeden Tag den Problemen des Patienten und damit ihm selbst neu stellen müssen.

Unsere Grundhaltung gegenüber dem psychisch Kranken bedeutet aber auch eine *dialogische Beziehung*. Der Kranke ist nicht nur Gegenstand unseres ärztlich-wissenschaftlichen Erkennens und unseres diagnostisch-therapeutischen Tuns, er ist auch unser mitmenschliches Gegenüber. In dieser Einstellung sind wir weniger auf die Krankheit und auf fassbare Krankheitssymptome gerichtet, als vielmehr auf den Kranken selbst in seiner individuellen Daseins- und Lebensform. Wir nehmen den Kranken als Person an. In dieser dialogischen Einstellung trennt uns die Krankheit nicht vom Kranken, sondern es wird die Unmittelbarkeit der Ich-Du-Beziehung wesentlich, wir nehmen den Kranken als Partner an.

2. Psychiatrische Untersuchung

J. Brand-Jacobi, H. Feldmann

Die *psychiatrische Untersuchung* ist stets mehrgleisig, da sie auf unterschiedliche Sachverhalte gerichtet ist: psychische, psychosoziale, somatische. An erster Stelle steht die *psychische Untersuchung* des Kranken. Unerlässlich ist auch stets seine *körperliche Untersuchung.* Ergänzend ist zur Klärung bestimmter Fragestellungen häufig eine *psychologische Untersuchung* erforderlich.

2.1. Psychische Untersuchung

Die psychische Untersuchung erfolgt vor allem im *ärztlichen Gespräch* mit dem Kranken. Das Gespräch hat dabei mehrere *Funktionen:* Beziehungsaufnahme zum Kranken, Erhebung der Anamnese, eigentliche psychische Untersuchung, therapeutische Wirkungen.

Beziehungsaufnahme. Die Beziehungsaufnahme zum Kranken ist ein wichtiger erster Schritt, um ein *Vertrauensverhältnis* herzustellen. Dieses ist wesentliche Grundlage für ein *Arbeitsbündnis* zwischen Arzt und Patient. Der Arzt wird vorübergehend zu einer wichtigen Beziehungsperson des Kranken, und so wird das erste Gespräch auch bereits zu einer *therapeutischen Kontaktaufnahme:* Sichaussprechen und Sichanvertrauen haben schon eine entlastende, entspannende Wirkung. Durch das Angenommenwerden und Verständnis, das der Kranke beim Therapeuten findet, fühlt er sich erleichtert und emotional gestützt.

Anamnese. An die vom Kranken spontan vorgebrachten Klagen und Probleme schliesst sich zwanglos die Erhebung der Anamnese an. Das anamnestisch gerichtete Gespräch sollte nicht starr nach vorgegebenem Schema erfolgen. Durch eine zunächst unstrukturierte, offene Gesprächsführung fördern wir die Sprechbereitschaft des Patienten und geben ihm die Möglichkeit, ungehindert das ihm wichtig Erscheinende vorzubringen. Über weite Strecken überlassen wir dem Patienten auch den Gang des Gesprächs, weil sich aus der Art seiner Darstellung, der Hervorhebung oder des Auslassens bestimmter Sachverhalte wichtige psychodynamische Aufschlüsse ergeben können. Später strukturieren wir das Gespräch stärker durch gezieltes Fragen.

Die Anamnese konzentriert sich zunächst darauf, die subjektiven Beschwerden, die Symptome, ihren zeitlichen Beginn und Verlauf, frühere Symptommanifestationen, Vorerkrankungen und eventuelle auslösende Situationen im Vorfeld der Erkrankung (Wochen bis Monate vorher) möglichst genau zu erfassen. Besonders zu eruieren sind auch konflikthafte Erlebnisse (etwa im Sinne von Versuchungs- oder Versagungserlebnissen). Bei auslösenden Ereignissen kommt es zunächst nicht darauf an, ob der Kranke selbst sie als bedeutsam ansieht. Manchmal können äusserlich unscheinbare Ereignisse (Urlaub, Wechsel der beruflichen Position oder des Vorgesetzten, Veränderungen in der familiären Wohnsituation) den Schlüssel zum psychodynamischen Verständnis liefern.

Die Anamnese bedeutet nicht nur Krankheits- und Symptomvorgeschichte, sie bezieht auch persönliche und soziale Momente mit ein und ist darüber hinaus eine umfassende *biographische und soziale Vorgeschichte.*

Die biographische Anamnese sollte einbeziehen: Herkunftsfamilie, Geschwister, Verhältnis zu den Eltern, Erziehungsstil; soziales Umfeld in Kindheit und Jugend; Kindheits- und Jugendentwicklung einschliesslich Kontakt-, Durchsetzungs- und Reifungsproblemen, frühneurotische Symptome; Schule, Ausbildung und Beruf; psychosexuelle Entwicklung, Partnerschaft, Ehe, familiäre Situation; jetzige Wohnsituation; ausserfamiliäre Kontakte und Aktivitäten, Hobbies. Auch die Gestaltung des Tagesablaufs und von Freizeit und Urlaub können wichtig sein.

Beim anamnestischen Gespräch muss uns bewusst bleiben, dass viele mitgeteilte Informationen *objektiv* sind (harte Daten), andere dagegen *subjektiv,* weil sie auf persönlicher Sicht und Interpretation des Kranken beruhen. Manche Informationen sind das Resultat der Deutung oder selektiven Wahrnehmung des Untersuchers.

Der *manifeste, offene Inhalt* des Gesagten verdeckt oft das wirklich Gemeinte, wir müssen hier auf den *verdeckten, latenten Inhalt* hinhören. Heikle oder *peinliche Themen* stellen wir zurück, wenn deutlich wird, dass der Kranke zum gegenwärtigen Zeitpunkt darüber nicht sprechen möchte. *Warum-Fragen* («Weshalb haben Sie sich so oder so verhalten?») erfassen immer nur die bewusste Motivation und Deutung des Patienten, nicht die wirklichen, oft unbewussten Beweggründe.

Ergänzend zur *Eigenanamnese* des Kranken ist in der Psychiatrie die *Fremdanamnese* sehr wichtig: Befragung von Angehörigen, Freunden und anderen Beziehungspersonen. Hier werden oft neue Zusammenhänge deutlich, die der Kranke selbst nicht sehen kann, oder es werden weitere Beobachtungen oder Ereignisse mitgeteilt, die für die Beurteilung wesentlich sein können.

Psychische Untersuchung. Das anamnestische Gespräch ist zugleich *psychische Untersuchung* im engeren Sinne. Das bedeutet, dass wir während der Datenerhebung unsere Aufmerksamkeit zugleich auf das Verhalten des Kranken, die mitgeteilten Erlebnisweisen, auf die Probleme und Symptome selbst lenken, um zu einer diagnostischen und prognostischen Einschätzung zu gelangen. Die psychische Untersuchung ist dabei ein sehr komplexer Vorgang, bei welchem sich verschiedene Anteile unterscheiden lassen: *psychopathologische, psychodynamische* und *interaktionelle Diagnostik.*

Die verschiedenen Anteile der psychischen Untersuchung sind nicht getrennt zu sehen, sie ergänzen sich und durchdringen einander in der konkreten Interviewsituation. Das Schwergewicht kann sich aber fallweise verschieben: Sobald deutlich wird, dass eine hirnorganische Psychose vorliegt, wird die psychopathologische (besonders die psychoorganische) Diagnostik im Vordergrund stehen, bei einer Neurose dagegen die psychodynamische und interaktionelle; hier wird die Exploration zum *psychoanalytischen Interview.*

Die *psychopathologische Diagnostik* ist die genaue Erfassung der psychischen Sachverhalte, wie sie sich dem Untersucher bei der Exploration zeigen, der sich ein möglichst lebendiges Bild vom Kranken, seiner Persönlichkeit, seinem Erleben und Verhalten machen möchte. Zugleich geht es um die Einordnung psychischer Befunde und ihre Bewertung als krankhaft oder nichtkrankhaft, um ihre Bedeutung als Symptome.

Wir gehen bei der Untersuchung in erster Linie *phänomenologisch* (K. Jaspers) vor, d.h. wir bleiben möglichst nahe am Erleben des Kranken, wie er es uns schildern kann, und wir versuchen uns anschaulich zu vergegenwärtigen, wie er selbst erlebt, empfindet und handelt, wie sich ihm die gesamte Situation selbst darstellt. Das bedeutet, dass wir uns mit mitgeteilten wahnhaften Gedanken nicht zufriedengeben dürfen. Wir müssen eruieren, wie der Kranke sie *subjektiv begründet.* Nur so lässt sich Wahn von überwertigen Vorstellungen unterscheiden. Vielfach müssen wir auch Symptome «abfragen», besonders bei endogenen Psychosen. Wenn die Frage nach Stimmenhören einfach bejaht wird, dürfen wir uns auch damit nicht zufrieden geben. Wir müssen uns das *subjektive Erleben* des Kranken genau schildern lassen, um Stimmenhören von Pseudohalluzinationen unterscheiden zu können.

Psychische Symptome erfassen wir nicht isoliert und für sich, sondern stets im psychischen Gesamtzusammenhang und vor dem Hintergrund der Persönlichkeit des Kranken und seiner lebensgeschichtlichen und sozialen Situation. Das *verstehende Vorgehen* bedeutet, psychische Gegebenheiten aus anderem Psychischen abzuleiten, Motivationszusammenhänge zu erfassen, den Erlebniszusammenhang des Kranken als etwas Gewordenes zu erkennen.

Ergänzt wird die Untersuchung durch *Verhaltensbeobachtung* (z.B. Sprechverhalten, Ausdrucksverhalten, Psychomotorik, vegetative Reaktionen), bei akuten hirnorganischen Zuständen durch *Prüfung* der *elementaren psychischen Funktionen* (Bewusstsein, Auffassung, Orientierung, Vigilanz), bei hirnorganischen Abbausyndromen und intellektuellen Mängeln durch eine einfache *Leistungsprüfung.* Die Leistungsprüfung gibt nur einen groben Anhalt über Leistungsschwächen und -ausfälle. Sie kann eine differenzierte psychologische Untersuchung nicht ersetzen, ist aber in der klinischen Praxis unentbehrlich, besonders wenn ein rascher Überblick gewonnen werden muss, oder bei schwergestörten Kranken, die psychologisch nicht untersucht werden können.

In eine *einfache Leistungsprüfung* können verschiedenste Aufgaben einbezogen werden: Fragen des Schul- und Allgemeinwissens, lebenspraktische Aufgaben, schriftliches Abfassen eines Lebenslaufes, Rechenaufgaben, Nacherzählen von Fabeln, Erklären von Sprichwörtern, Unterschiedsfragen (Unterschied zwischen Bach und Teich, Kind und Zwerg, Treppe und Leiter), Bilden von Oberbegriffen

(«Was sind Hund und Löwe zusammengenommen?»). Eine vorläufige globale Einschätzung des Intelligenzniveaus ist durch Verwendung eines Wortschatztests (z.B. aus dem HAWIE) möglich. Die *psychoorganische Prüfung* bezieht Auffassung, Gedächtnis und Konzentration besonders mit ein. Altgedächtnis: Fragen aus der Lebensgeschichte und dem Schulwissen; Merkfähigkeit: Nachsprechenlassen von 7 einstelligen Zahlen (bei Merkfähigkeitsstörung werden nur 4 oder weniger Zahlen nachgesprochen); Konzentration: fortlaufendes Abziehen einer Zahl (100 minus 3, minus 3, minus 3 usw.), Wochentage und Monatsnamen in umgekehrter Reihenfolge aufsagen lassen.

Psychodynamische Diagnostik. Erfassung unbewusster Konflikte, Antriebe, Wünsche, von Abwehrverhalten und Widerständen, Über-Ich-Strebungen, neurotischen Persönlichkeitszügen. Das psychodynamische Verstehen ist dadurch tiefergehend als das einfache psychologische Verstehen. Kennzeichnend ist die *psychodynamische Deutung,* welche unbewusste Vorgänge miteinbezieht. Dadurch werden Zusammenhänge zwischen Erlebnissen und Ereignissen, zwischen gegenwärtigen und früheren Konflikten sichtbar, die vorher nicht zutagetraten. Der Untersucher muss sich aber stets darüber im klaren bleiben, wann er etwas deskriptiv festhält und wann er deutend vorgeht.

Die *Deutungen* des Psychiaters vollziehen sich grundsätzlich auf verschiedenen Ebenen: Interpretation mimischen und gestischen Ausdrucks; Deutung offener psychologischer und lebensgeschichtlicher Zusammenhänge; psychodynamische Deutung, die unbewusste Motivationen und Vorgänge einbezieht.

Aus der mehr *frei assoziativ* vom Patienten berichteten Biographie können Lücken der Darstellung und Vermeiden bestimmter Themen (unbewusste Selektion durch den Kranken), unbewusste Verknüpfungen von Ereignissen, affektive Reaktionen, aber auch die reflektierte Selbsteinsicht wichtige Anhaltspunkte zum psychodynamischen Verstehen sein. Gezielter greift der Therapeut durch die *Schlüsselworttechnik* (Geben von Stichwörtern) ein: Er wiederholt fragend eine Äusserung des Patienten und wartet dessen Reaktion ab («Sie sagten vorhin, Ihre Mutter sei streng gewesen?»). Schliesslich kann er dem Patienten *gezielte Deutungen* in Frageform anbieten und Reaktionen abwarten. Ein Ziel des psychodynamischen Interviews liegt auch darin, herauszufinden, welcher Leidensdruck beim Patienten besteht und wie weit er motiviert ist, bei sich selbst etwas zu verändern.

Im *psychosomatischen Erstinterview* wird man zunächst etwas abweichend vorgehen, da dem psychosomatischen Kranken ein psychodynamisches Problembewusstsein schwerer zu vermitteln ist. Hier kommt es in einer «erweiterten Anamnese» darauf an, lebensgeschichtliche Situationen im Zusammenhang mit dem Auftreten psychosomatischer Symptome, mit Besserungen und Verschlechterungen der Krankheit, auch mit einem Symptomwechsel genau herauszuarbeiten. Ausserdem wird man sich auf das subjektive Erleben, auf psychische Reaktionen und die situativen Auswirkungen konzentrieren, welche durch die psychosomatischen Beschwerden und Symptome bedingt werden.

Interaktionelle Diagnostik. Erfassung der charakteristischen Interaktionen des Patienten mit seiner sozialen Umwelt, d.h. seiner zwischenmenschlichen *Beziehungsmuster.* Hierher gehört auch, wie der Patient mit dem Arzt umgeht, was er von ihm erwartet, was sich in der Beziehung zwischen Patient und Therapeut abspielt. Diese «situativen Informationen» beleuchten unbewusste Beziehungsmuster und Wünsche (z.B. Sichanklammern), die der Kranke auf den Arzt überträgt (Übertragung). Allgemeiner werden daraus aber auch seine Persönlichkeitsstruktur mit ihren Verhaltenstendenzen und sein Abwehrverhalten (z.B. Sichanklammern, um Angst vor Verlassenwerden abzuwehren) sichtbar.

Therapeutische Wirkung des ärztlichen Gesprächs. Das anamnestische und diagnostische Gespräch bedeutet nicht nur Informationsgewinnung und Befunderhebung, es ist eine Gesprächssituation mit eigener psychologischer Dynamik. So erklärt es sich, dass es über eine beruhigende, entspannende Wirkung hinaus auch therapeutisch wirksam ist. Besonders bei neurotischen Patienten wird das Gespräch neue Perspektiven und Sichtweisen, erste Ansätze zu vertiefter Selbstexploration und Selbsteinsicht eröffnen können. Dabei ist hervorzuheben, dass vorschnelle oder provokative Deutungen des Therapeuten diesen Prozess nicht unbedingt fördern, denn sie können Widerstände wachrufen, die dann ihrerseits auch besprochen und therapeutisch bearbeitet werden sollten. Auch eine behutsame nichtdirektive Gesprächsführung bewirkt nachweislich konstruktive Einstellungs- und Verhaltensveränderungen beim Patienten. Hier ist besonders die Grundhaltung des Therapeuten wirksam: Respektieren des Patienten und seiner Kompetenz, emotionale Wärme, Echtheit des Therapeuten (statt sich routiniert-klischeehaft zu geben), verstehende Einstellung, Zentrierung auf die Probleme des Patienten, wie diese sich ihm selbst darstellen.

2.2. Körperliche Untersuchung

Die *körperliche Untersuchung* ist zur Feststellung körperlicher Krankheiten wichtig, die für das psychische Befinden relevant sein oder die eine psychische Störung hervorrufen können. Bei psychosomatischen Krankheiten ist eine gründliche internistische Abklärung Vorbedingung.

Wir erheben zunächst den *körperlichen Allgemeinbefund* und den *neurologischen Befund* (einschliesslich Spiegelung des Augenhintergrundes). Wichtige *Zusatzuntersuchungen:* Blut- und Urinstatus; luesspezifische Reaktionen; Röntgenleeraufnahmen des Schädels; hirnelektrische Untersuchung (EEG). Die spezielle *Hirndiagnostik* bezieht weitere Verfahren ein: Liquoruntersuchung; Computertomographie, Hirnszintigraphie, Echoenzephalographie, Doppler-Sonographie, zerebrale Angiographie.

2.3. Psychologische Untersuchung

Indikationen und Voraussetzungen. Die psychologische Untersuchung ermöglicht eine objektivierende und quantifizierende Erfassung psychopathologischer Symptome sowie individueller Verhaltens- und Erlebensweisen des Patienten. Sie wird von klinischen Psychologen durchgeführt; der psychiatrisch tätige Arzt muss jedoch zu einer angemessenen Beurteilung der Möglichkeiten und Grenzen psychologischer Diagnostik deren klinische Indikationen und methodische Voraussetzungen kennen.

Die psychologische Untersuchung kann die psychiatrische Befunderhebung nicht ersetzen. Sie ist eine spezielle Untersuchung, die einer spezifischen Frage- und Indikationsstellung beim einzelnen Patienten bedarf. Diese spezifische klinische Fragestellung muss vom Psychologen in eine psychodiagnostische Fragestellung umformuliert werden, zu deren Beantwortung ihm verschiedene Methoden zur Verfügung stehen.

So kann die klinische Fragestellung lauten: Welche neurotischen Symptome in welcher Ausprägung bestehen bei Patient X, und wie stark ist seine subjektive Gestörtheit? Hierzu führt der Psychologe eine genaue Diagnostik des Verhaltens durch, er legt Symptomlisten und Skalen zur subjektiven Befindlichkeit vor. Lautet die klinische Fragestellung: Liegt bei Frau Y ein organisch bedingter Abbau der intellektuellen Leistungsfähigkeit vor, so kommen eine Prüfung der Intelligenzstruktur und -ausprägung und eine Testung der Formauffassung sowie der Konzentration und Gedächtnisleistungen in Betracht.

Die Ergebnisse der psychologischen Untersuchung bedürfen der Interpretation im Lichte der übrigen Ergebnisse der psychiatrischen Untersuchung. Hierbei darf der Testbefund weder als alleiniges Kriterium für therapeutische Entscheidungen überbewertet noch dürfen «klinisch nicht passende» Befunde einfach negiert werden. Die in der Psychiatrie häufigsten Indikationsstellungen für eine psychologische Untersuchung sind Prüfungen organisch bedingter Verhaltens- und Leistungsbeeinträchtigungen, die objektivierende Darstellung der Persönlichkeitsstruktur mit ihren individuellen Ausprägungen, Indikationsstellung zur Psychotherapie, Wirksamkeitsprüfung psychotherapeutischer und psychopharmakologischer Behandlungen sowie in zunehmendem Masse die objektivierende Erfassung psychopathologischer Symptome.

Voraussetzungen der psychologischen Untersuchung und Testanwendung sind Standardisierung der Untersuchungsbedingungen und bestimmte Qualitätsmerkmale der verwendeten Untersuchungsinstrumente. Die *Standardisierung* der Untersuchungsbedingungen gewährleistet eine weitgehende *Objektivität* und damit Unabhängigkeit der Untersuchungsergebnisse vom Untersucher. Hierin liegt der wesentliche Unterschied zur psychiatrischen Exploration, die in hohem Masse von der Person des Arztes geprägt ist. Die Standardisierung wird gewährleistet durch Vorgabe vorformulierter Fragen und festgelegter Handlungsaufforderungen (Testinstruktionen) sowie durch standardisierte Angabe der Auswertungs- und Beurteilungskriterien.

Die verwendeten Verfahren müssen, um verlässliche Resultate zu liefern, bestimmte *Qualitätsmerkmale* aufweisen; Gütekriterien eines Messinstruments sind *Reliabilität* und *Validität* (vgl. medizinische Psychologie). Ein Test ist dann hoch *reliabel,* wenn er genau und zuverlässig misst, also geringe Fehlerstreuung und grosse zeitliche Konstanz aufweist. Das Ausmass der Reliabilität kann statistisch bestimmt und angegeben werden. Die Gefahr der Verwendung ungenügend reliabler Testverfahren besteht darin, dass sie einen Testscore erbringen, der mit einem unzulässig grossen Fehler behaftet ist, so dass der wahre Wert des Patienten weit über oder weit unter dem errechneten Testscore liegt. Damit steigt die Wahrscheinlichkeit diagnostischer und therapeutischer Fehlentscheidungen. Im allgemeinen sind für Tests im Leistungsbereich Reliabilitäten von wenigstens 0,90, im Persönlichkeits- und Symptombereich von mindestens 0,75 zu fordern.

Neben der Reliabilität ist auch eine nachgewiesene *Validität* der Verfahren zu fordern. Tests sind dann valide, wenn sie eindeutige Rückschlüsse auf das Vorhandensein eines Merkmales oder eindeutige Vorhersagen über zukünftiges Verhalten gestatten. Die Beantwortung der Validitätsfrage, ob ein Test auch das misst, was er zu messen vorgibt, muss empirisch geschehen. Die Meinung des Testautors oder die Ansicht des Testanwenders genügen nicht. In der Psychiatrie werden psychologische Messmethoden vorwiegend im Hinblick auf ihre Übereinstimmung mit der klinisch-psychiatrischen Beurteilung oder hinsichtlich ihrer Übereinstimmung mit anderen, schon vorhandenen Messverfahren des gleichen Gegenstandes auf ihre Validität überprüft. Nur bei eng am Verhalten orientierten Erfassungsmethoden genügt schon die blosse Augenscheinvalidität (Die Frage: «Haben Sie Angst vor weiten Plätzen, hohen Türmen und Dunkelheit?» erfasst verlässlich angstneurotisches Verhalten).

Neben den Gütekriterien Reliabilität und Validität ist die *Normierung* ein weiteres Qualitätsmerkmal von Tests. Die Normierung erlaubt den Vergleich eines Testresultats mit einer Referenzpopulation (Gesamtpopulation, Alterspopulation, Geschlechtspopulation, klinische Population). Hierdurch erweist sich die individuelle Ausprägung eines Merkmals (Intelligenz, Konzentration, Angst, Depressivität) im Vergleich zur durchschnittlichen Ausprägung dieser Merkmale bei anderen vergleichbaren Personen. Je nach klinischer Fragestellung kommen unterschiedliche Normvergleiche in Betracht. Gute Testverfahren weisen deswegen mehrere Normtabellen auf.

Man kann die in der Psychiatrie hauptsächlich verwendeten psychologischen Untersuchungsmethoden nach inhaltlichen Gesichtspunkten in fünf Gruppen einteilen: standardisierte Befunderhebung, klinische Symptomskalen, Leistungstests, Persönlichkeitsdiagnostik, Verhaltensdiagnostik.

Standardisierte Befunderhebung. Wegen der möglichen Fehlertendenzen bei der individuellen Beurteilung des psychopathologischen Befundes durch den Arzt (vgl. medizinische Psychologie) wird versucht, eine standardisierte Befunderhebung psychopathologischer Merkmale mittels objektiver Merkmalslisten zu ermöglichen. Ziel dieser Methoden ist die möglichst umfassende Erfassung psychopathologischer Symptome, ihre genaue, durch entsprechende Glossare definierte Feststellung sowie ihre Quantifizierung hinsichtlich der Ausprägungsstärke. Damit soll eine vom jeweiligen Untersucher unabhängige und vergleichbare Erfassung psychiatrischer Befunde gewährleistet werden. In der psychiatrischen Forschung haben diese Methoden einen wichtigen Stellenwert, aber auch in der Klinik gewinnen sie zunehmend an Bedeutung. Im deutschen Sprachraum ist das *AMDP-System* (Arbeitsgemeinschaft für Methodik und Dokumentation in der Psychiatrie) gut untersucht. Ein weiteres System zur standardisierten Befunderhebung ist die *Brief Psychiatric Rating Scale (BPRS).* Beide Systeme sind objektiv und von guter Reliabilität, ihre Validität ist hinreichend belegt.

Klinische Symptomskalen. Diese gewährleisten eine objektive Erfassung und Intensitätsabschätzung spezifischer psychiatrischer Symptome und Beschwerden. Ihre Konstruktion besteht in einer Auflistung vieler zu einem Merkmalsbereich gehörender Symptome oder Verhaltensweisen (Ängste; depressive Gedanken und Einstellungen; paranoide Vorstellungen). Aus der Zahl der als zutreffend eingeschätzten Symptome lässt sich ein Testwert für die Ausprägung der Angstsymptomatik, der Depressivität oder der paranoiden Symptomatik errechnen. Die Einschätzung der Symptome kann durch den Patienten selbst oder durch Psychologe, Arzt oder Pflegepersonal (Fremdbeurteilung) erfolgen. Die wesentlichen Anwendungsgebiete der klinischen Symptomskalen liegen in der Objektivierung der psychopathologischen Befunderhebung spezifischer Symptome, bei der Indikation, Verlaufs- und Erfolgskontrolle therapeutischer Massnahmen sowie als Beitrag zur Differentialdiagnostik. Inzwischen liegt eine Reihe gut konstruierter, objektiver, reliabler und hinreichend valider klinischer Symptomskalen vor. Stellvertretend zu nennen sind die *Befindlichkeitsskala (BfS)* und die *Depressionsskala (DS),* die *Hamilton-Depressionsskala,* das *Beck-Depressionsinventar (BDI)* für den depressiven Symptombereich, die *Hamilton Anxiety Scale* und das *Angstinventar (Fear Survey Schedule)* für den Angstbereich, die *Beschwerdeliste (BL)*, die *Freiburger Beschwerdeliste (FBL)* für psychosomatische Störungen sowie die *Paranoidskala (PS)* für paranoide Gedanken und Gefühle. Bei Alkoholabhängigkeit hat sich der *Münchner Alkoholismustest (MALT)* gut bewährt.

Leistungstests. Sie prüfen die Ausprägung intellektueller Funktionen, Intelligenz, Merkfähigkeit, Konzentration, sprachliche und nichtsprachliche Fähigkeiten, Formerfassungsstörungen als Hinweis auf hirnorganische Beeinträchtigungen. Indiziert sind sie in der Psychiatrie bei der Frage nach krankheitsbedingten Leistungsbeeinträchtigungen, als Grundlage zur Rehabilitation und Förderung sowie bei forensischen Fragestellungen.

Die *Intelligenztests* gehören zu den am besten konstruierten psychodiagnostischen Verfahren (vgl. medizinische Psychologie). Sie erlauben heute neben einer Abschätzung der durchschnittlichen Begabungshöhe (Gesamt-IQ) eine genauere Diagnostik der Intelligenzstruktur als Hinweis auf individuelle Begabungen oder Schwächen und isolierte Ausfälle. Die Beurteilung der intellektuellen Leistungsfähigkeit darf sich nämlich nicht auf die blosse Ermittlung der Intelligenzquotienten beschränken, sondern muss, je nach klinischer Fragestellung, die Begabungsstruktur sowie Konzentration, Motivationslage und klinische Symptomatologie miteinbeziehen. Es stehen für die Psychiatrie einige bewährte Intelligenztests zur Verfügung. Die grösste Verbreitung hat der *Hamburg-Wechsler-Intelligenztest für Erwachsene (HAWIE)*. Er besteht aus mehreren Untertests, die Wortschatz, verbale Abstraktion, Rechenfähigkeit, Merkfähigkeit und anderes mehr erfassen. Er erbringt neben einem Gesamt-IQ einen IQ für handlungsbezogene und einen IQ für verbale Fähigkeiten. Trotz seiner grossen Verbreitung genügt der HAWIE zeitgemässen Standards psychologischer Leistungsdiagnostik nicht mehr, insbesondere ist die Interpretation des Begabungsprofils mit einem zu grossen Fehler behaftet. Für die Schweiz gibt es eine Adaptation des HAWIE (Zürich-Wechsler-Intelligenztest für Erwachsene, ZÜWIE). Ein gut konstruiertes Verfahren ist das *Leistungsprüfsystem* nach Horn. Es erlaubt eine Profildiagnostik, da es nach faktorenanalytischen Kriterien konstruiert ist. Weitgehend sprach- und kulturunabhängige Intelligenztests sind der *progressive Matrizentest* von Raven sowie der

Figure Reasoning Test (FRT). Beide kommen zur Anwendung bei wenig belastbaren oder sprachlich beeinträchtigten Personen. Sie erlauben jedoch nur eine globale Abschätzung des Intelligenzniveaus.

Die Frage einer eingeschränkten *Konzentrationsfähigkeit* ist bei vielen psychiatrischen Erkrankungen von Belang. Hier steht der *Aufmerksamkeitsbelastungstest d2* zur Prüfung der kurzzeitigen Konzentration, der *Konzentrationsverlaufstest (KVT)* zur Prüfung längerzeitiger Konzentrationsfähigkeit zur Verfügung.

Eine häufige differentialdiagnostische Fragestellung an den Psychologen ist die nach *hirnorganisch bedingten Leistungsbeeinträchtigungen.* Hier kann eine genaue, subtile psychologische Testung oft schon Ausfälle objektivieren, bevor klinisch irgendein organischer Befund zu erheben ist. Es gibt einige aufwendige neuropsychologische Testbatterien, die eine Unterscheidung zwischen organisch und psychogen bedingten Beeinträchtigungen erlauben. Für die Routinediagnostik stehen ökonomischere Screening-Tests zur Verfügung, die jedoch keine differenzierte Untersuchung erlauben. Verbreitet ist der *Benton-Test,* bei dem die Patienten sich einfache Zeichnungen merken und nachzeichnen müssen. Ihm ist jedoch wegen eines zu grossen Messfehlers das neuere *Diagnosticum für Cerebralschädigung (DCS)* vorzuziehen.

Persönlichkeitsdiagnostik. Grundlagen der gebräuchlichen Persönlichkeitstests und -fragebogen sind die empirischen Modelle der Persönlichkeit (vgl. medizinische Psychologie). Aus der Bejahung verschiedener Einstellungen, Verhaltensweisen und Symptome werden nach statistischen Kriterien Persönlichkeitsdimensionen konstruiert, für die man dem Patienten seinen Ausprägungsgrad zuteilen und ihn hiermit mit anderen Menschen vergleichen kann. Objektiv sind diese Persönlichkeitstests nur in dem Sinne, dass sie nicht vom Untersucher verfälscht werden können. Grundlage der Tests ist meist die subjektive Darstellung des Verhaltens und Erlebens des Patienten anhand vorgelegter Fragen: *Fragebogentests.*

Anwendung finden Persönlichkeitstests besonders bei der Indikation und Verlaufsdiagnostik psychotherapeutischer Behandlungen, aber auch zur Objektivierung der Persönlichkeitseigenarten auf wesentlichen Dimensionen (Neurotizismus, Aggressivität, Störbarkeit, Kontaktfähigkeit, Introversion u.a.m.). Die mehrere Dimensionen beinhaltenden Persönlichkeitsstrukturtests verlieren gegenüber den Fragebogen und Symptomskalen spezifischer Verhaltens- und Erlebensbereiche an Bedeutung.

Das *MMPI (Minnesota Multiphasic Personality Inventory)* ist ein für den psychiatrischen Bereich konstruierter Persönlichkeitsstrukturtest. Er soll psychiatrische Syndrome (Hypochondrie, Hysterie, Manie u.a.m.) quantifizieren und mit ihnen eine Darstellung des Persönlichkeitsprofils erlauben. Dieser Anspruch des MMPI hält empirischen Untersuchungen nicht stand. Nicht zuletzt auch aus zeitökonomischen Gründen ist das MMPI nur noch in sehr speziellen Fällen indiziert. Im deutschen Sprachraum hat das *Freiburger Persönlichkeitsinventar (FPI)* grosse Verbreitung gefunden. Es erfasst eine Reihe unterschiedlicher Persönlichkeitsbereiche, die sich nicht an psychiatrischen Diagnosebegriffen orientieren; trotzdem ist es zur klinischen Diagnostik, Therapieindikation und Therapiekontrolle gut verwendbar. Wegen seiner hohen Objektivität, Reliabilität und differenzierten empirischen Validitätsbelege ist es zu einem Standardverfahren der Persönlichkeitsdiagnostik geworden. An das psychoanalytische Persönlichkeitsmodell angelehnt ist der *Giessen-Test.* Er erfasst die Dimensionen soziale Resonanz, Dominanz, Kontrolle, Grundstimmung und soziale Potenz. Auf dem Eysenckschen Persönlichkeitsmodell beruhen die beiden Persönlichkeitstests *MPI (Maudsley Personality Inventory)* und *MMQ (Maudsley Medical Questionnaire).* Sie erfassen Neurotizismus, Extraversion und Introversion.

Projektive Persönlichkeitstests erheben den Anspruch, grundlegende «verborgene» Persönlichkeitszüge und Triebkräfte eines Menschen zu diagnostizieren. Sie beruhen auf der Annahme, dass bei der Wahrnehmung und Deutung unstrukturierter oder mehrdeutiger Bilder (Farbkleckse, Photos, Abbildungen), die die Imagination anregen, Wünsche, Vorstellungen und Strebungen in die Bildvorlage «projiziert» und dann dort «gesehen» werden. Dieser Vorgang der Projektion unterliegt kaum der willentlichen Kontrolle des Untersuchten. Aus den Antworten der Patienten werden vom Untersucher Schlüsse auf zugrundeliegende Persönlichkeitsprozesse gezogen. Es versteht sich von selbst, dass projektive Verfahren wenig objektiv, kaum reliabel und hinsichtlich ihrer Validität fraglich sind. Bei der klinischen Verwendung besteht ein sehr grosser Messfehler, der die Zuverlässigkeit deutlich beeinträchtigt. Ihre Bedeutung haben projektive Verfahren allenfalls noch zur Hypothesengewinnung bei unklaren Fragestellungen. Ein verbreitetes projektives Persönlichkeitsverfahren ist der *Rorschach-Formdeuteversuch.* Von zehn Farbkleckstafeln soll der Untersuchte sagen, was er sieht. Die Antworten werden nach vorgegebenen Kategorien eingeteilt. Beim *TAT (thematischer Apperzeptionstest)* sollen zu vorgelegten Photographien Geschichten erfunden werden. Der TAT hat als exploratives Verfahren seinen Stellenwert, zur quantifizierenden Diagnostik trägt er nur wenig bei. Der *Picture Frustration Test (PFT)* nach Rosenzweig versucht, Annahmen der Projektion mit methodischen Testanforderungen (Objektivität, Reliabilität, Validität) zu vereinbaren. Insbesondere in seiner neuen Bearbeitung wird er diesem Anspruch weitgehend gerecht. Die Testbilder stellen soziale Belastungssituationen dar, und der Patient soll die Reaktion der dargestellten Figur auf diese Frustration in einer Sprechblase eintragen. Die Antworten werden hinsichtlich der Verarbeitungsrichtung und -weise frustrierender Ereignisse klassifiziert.

Verhaltensdiagnostik. Im engeren Sinne ist Verhaltensdiagnostik die systematische Analyse des symptomatischen Verhaltens und seiner funktionalen Beziehung zu Umweltreizen, wie sie für die Planung und Durchführung von Verhaltenstherapien notwendig ist. Sie gewinnt jedoch auch davon unabhängig als psychologisches Untersuchungsverfahren für die psychiatrische Diagnostik zunehmend an Bedeutung.

Die Verhaltensdiagnostik verzichtet auf die testmässige Erfassung globaler Persönlichkeitsdimensionen und auf den quantitativen Vergleich mit einer Referenzpopulation. Dagegen bemüht sie sich um eine differenzierte und präzise Beobachtung und Beschreibung des symptomatischen Verhaltens und Erlebens des Patienten hinsichtlich Auftretenshäufigkeit und -intensität, Fluktuation in Abhängigkeit von diskriminativen Reizen und verstärkenden Konsequenzen sowie der genauen Erfassung kognitiver Prozesse, wie Gedanken, Selbstverbalisationen, kognitive Schemata. Sie bedient sich realer Verhaltenstests (Wie weit traut sich ein Agoraphobiker weg von der sicheren Klinik? Wie häufig nimmt ein Depressiver Kontakt mit seinen Mitmenschen auf?), klinischer Symptomlisten und experimenteller Analyse der funktionalen Abhängigkeiten (Von welchen situativen Bedingungen ist die Kontaktaufnahme des depressiven Patienten abhängig?).

Der wesentliche Unterschied zur herkömmlichen Psychodiagnostik liegt im Verzicht auf Annahme habitueller Persönlichkeitseigenschaften als vermeintlicher «Ursache» von Verhalten und in der Beschränkung auf das unmittelbar beobachtbare Verhalten und das unmittelbar mitgeteilte Erleben und seine aktuell wirkenden Bedingungsfaktoren.

3. Organische Psychosen

Störungen der Hirnfunktion führen zu bestimmten psychischen Zustandsbildern: *organischen (exogenen) Syndromen* oder *Psychosen.* Trotz unterschiedlicher Noxe oder Grundkrankheit sind diese auffallend gleichförmig. Deshalb besprechen wir die organischen Psychosen zunächst unabhängig von ihrer Ätiologie, bevor wir die einzelnen Hirnkrankheiten erörtern, die zu diesen Syndromen führen.

Verursacht werden die organischen Psychosen (exogene, somatogene, körperlich begründete Störungen) entweder durch *Hirnkrankheiten* und *Hirnschädigungen* oder durch *allgemein-körperliche Krankheiten,* welche die Hirnfunktion in Mitleidenschaft ziehen: hohes Fieber, Stoffwechselkrankheiten, Nierenversagen, endokrine Störungen, Intoxikationen.

Die verschiedenen organischen Syndrome (Symptombilder) sind bezüglich ihrer Ätiologie und nosologischen Zuordnung relativ *unspezifisch.* So ist ein Delir eine akute exogene Psychose, die bei unterschiedlicher Ätiologie auftreten kann: nach Hirntraumen, bei Enzephalitis, als Alkoholentzugsdelir, als Fieberdelir. Das Delir ist eine unspezifische Reaktionsform des Gehirns, zu der es nur bei einem bestimmten Ausmass der Hirnstörung kommt, aber bei unterschiedlichsten Schädigungen und Noxen. Umgekehrt können bei ein und derselben Grundkrankheit nacheinander verschiedene organische Syndrome durchlaufen werden: Durch ein Schädel-Hirn-Trauma kann es initial zu Bewusstlosigkeit, dann zum Delir und über ein abklingendes Durchgangssyndrom schliesslich zur Hirnleistungsschwäche kommen (vgl. S. 36).

Die ätiologische Unspezifizität der exogenen Syndrome hat zur Folge, dass von einer bestimmten Psychose oder einem Psychosyndrom nicht ohne weiteres auf die Grundkrankheit oder die verursachende Noxe geschlossen werden kann. Die Grundkrankheit kann dem Syndrom allenfalls eine bestimmte Färbung geben oder zusätzliche Symptome hervorrufen, die dann diagnostisch richtungsweisend sein können. Deshalb werden die exogenen Psychosen und Psychosyndrome nicht nach den Grundkrankheiten eingeteilt, sondern nach ihrer psychopathologischen Symptomatik. Die einzelnen Syndrome stellen *psychopathologische Grundformen* oder *Prägnanztypen hirnorganischer Störungen* dar; sie sind keine Krankheitseinheiten. Entsprechend ist auch das *diagnostische Vorgehen zweigleisig:* Zunächst genaue Erfassung des psychopathologischen Zustandsbildes und Zuordnung zu einer der bekannten Grundformen exogener Störungen; in einem zweiten Schritt Diagnostik der Grundkrankheit bzw. Ätiologie, und zwar aufgrund der körperlichen, insbesondere neurologischen Symptomatik und anamnestischer Daten.

Für die Ausbildung eines *bestimmten* exogenen Syndroms ist weniger die Grundkrankheit oder Ursache entscheidend, als vielmehr der *zeitliche Verlauf der Schädigung,* die das Gehirn beeinträchtigt: ob die Störung *akut und plötzlich* erfolgt (z.B. Hirntrauma) oder aber *chronisch und schleichend* (z.B. degenerativer Hirnprozess, wie die Chorea Huntington). Bei akut einsetzender Schädigung kommt es eher zu akuten exogenen Psychosen, bei schleichender eher zu chronischen Zustandsbildern. Auch die *Schwere der zerebralen Funktionsstörung* ist mit dafür verantwortlich, welches exogene Syndrom jeweils auftritt: Ein Koma entspricht einer schwereren Störung als ein Verwirrtheitszustand, dieser einer schwereren Störung als ein ängstlich-depressives Syndrom. Auch das *Lebensalter* ist bedeutsam: Frühkindliche exogene Psychosyndrome und bleibende Schädigungsfolgen sind von denen des Erwachsenen zu unterscheiden; das hirnorganische Psychosyndrom des Erwachsenen kommt im Kindesalter nicht vor, bei jüngeren Erwachsenen noch relativ selten, im höheren Lebensalter dagegen häufiger und in schwererer Ausprägung. Schliesslich kann bei chronischer Hirnschädigung vom *diffusen Schädigungstyp* ein *hirnlokaler* unterschieden werden, der jedoch seltener ist.

3.1. Grundformen akuter exogener Psychosen

Bewusstseinsstörungen, akutes organisches Psychosyndrom. Unter Bewusstseinsstörungen verstehen wir Störungen des Wachbewusstseins und damit der Fähigkeit, sich seiner Umwelt mit wacher, fokussierender und selektiver Aufmerksamkeit zuzuwenden und sich mit ihr kognitiv und handelnd aktiv auseinanderzusetzen. Wir können Bewusstseinsstörungen anhand des Ausfalles oder der Einschränkung bestimmter Leistungen und Verhaltensweisen erkennen: Ansprechbarkeit, Zuwendung und Kommunikationsfähigkeit, Aufmerksamkeit und Auffassung, Besinnung, Verfügung über Denkabläufe und über das aktuelle Erlebnisfeld (z.B. die Fähigkeit, Wesentliches von Unwesentlichem abheben zu können), Reaktionsfähigkeit und -geschwindigkeit, Orientierung nach Raum und Zeit, Personenerkennen, Situationsverständnis.

Bei globaler Beeinträchtigung dieser Leistungen durch eine Hirnstörung sprechen wir vom *akuten organischen Psychosyndrom.* Kennzeichnend sind verlangsamte, erschwerte und unscharfe Auffassung, Schwerbesinnlichkeit, Orientierungserschwerung, abschweifende Konzentration, Merkschwäche, oft auch Trübung der Bewusstseinshelligkeit. Das akute hirnorganische Psychosyndrom ist bei Fortfallen der Noxe oder nach Abklingen der Hirnstörung (z.B. Intoxikation; Hirnödem durch Trauma) *reversibel,* sonst geht es in das chronische organische Psychosyndrom über (S. 30ff.).

Wenn die Störung der Bewusstseinswachheit und -helligkeit mehr im Vordergrund steht, sowie bei den symptomatischen Formen, wo die Störung der Hirnfunktion nicht durch eine Hirnkrankheit, sondern durch eine sonstige Körperkrankheit (z.B. Diabetes, chronisches Nierenversagen) verursacht wird, sprechen wir von *Bewusstseinstrübung.* Vereinfacht nimmt man dabei eine zunehmende Trübung der Bewusstseinshelligkeit – entsprechend der Trübung eines transparenten Mediums durch einen Nebel – an. Tatsächlich empfinden viele Kranke die langsam einsetzende Bewusstseinstrübung auch selbst so, als ob sie die Umwelt wie durch einen Schleier oder Nebel erleben.

Klinisch ist es gebräuchlich, verschiedene *Grade der Bewusstseinstrübung* zu unterscheiden; sie bedeuten eine zunehmende Minderung der Vigilanz als wache Orientierungsfähigkeit und Reaktionsbereitschaft.

1. *Benommenheit* (Umdämmerung, Verdöstheit): leichte Bewusstseinstrübung mit dezenter psychischer und psychomotorischer Verlangsamung und Schwerbesinnlichkeit, verzögerter und eingeschränkter Informationsaufnahme und -verarbeitung, noch voll orientiert, apathisch.

2. *Somnolenz* (Schläfrigkeit): Einschlafbereitschaft, durch wirksame Aussenreize (lautes Ansprechen, starke sensorische Reize, Schmerzreize) aber noch weckbar, dann jedoch stärker verlangsamt

und schwerbesinnlich, auffassungs- und orientierungserschwert. Die Aufmerksamkeit ist nur über kurze Dauer festzuhalten, «fluktuierende», schwimmende Aufmerksamkeitslage. Dysarthrisch-schwerfällige Sprache.

3. *Sopor:* tiefe Bewusstseinsstörung, keine Weckbarkeit, nur noch kurze Reaktion auf Schmerzreize mit schwerfälliger Zuwendereaktion oder Abwehrbewegungen; bei Übergang zum Präkoma nur noch ungezielte Abwehrbewegungen (Sichwälzen, Massenbewegungen) und primitive Bewegungsschablonen: Greifreflex, oraler Einstell- und Schnauzreflex.

4. *Koma* (Bewusstlosigkeit): tiefe Bewusstlosigkeit ohne jede Reaktion auf Aussenreize. Abgeschwächte, im tiefen Koma erloschene Reflexe: Pupillen-, Korneal-, Muskeleigenreflexe.

Die verschiedenen Grade der Bewusstseinsstörung gehen fliessend, kontinuierlich ineinander über. Es besteht eine gewisse Korrelation des psychischen Störungsgrades (der auch psychometrisch gemessen werden kann) und dem Ausmass einer Noxe (bei Barbituratintoxikation beispielsweise der Höhe der Barbituratserumkonzentration). Sonst ist jedoch keine strenge Korrelation zwischen psychischem Störungsgrad und zerebraler Schädigung oder Umfang der zerebralen Gewebszerstörung feststellbar.

Das *apallische Syndrom* (coma vigile, coma prolongé), ist eine seltene Sonderform tiefster Bewusstseinsstörung: Nichtansprechbarkeit, Fehlen jeden Bewusstseinsinhaltes, Reaktionslosigkeit und Verlust jeder spontanen Zuwendung bei geöffneten Augen und scheinbarer Wachheit. Fehlen jeder Spontanaktivität. Neurologische Begleitsymptomatik: Rigor, Spastik, Streck- und Beugekrämpfe, orale Automatismen, primitive Zuwende- und Greifreaktionen, Pendelbewegungen von Kopf und Bulbi. Zugrunde liegt eine anatomische oder funktionelle Dezerebration. Nach Hirntraumen, besonders bei jüngeren Menschen, eventuell noch nach Monaten abklingend, jedoch meist Ausgang in schwere neuropsychiatrische Residualzustände. Bei chronisch progredienten irreversiblen Hirnprozessen (z.B. senile Hirnatrophien, diffuse Hirnsklerose, schwerste Fälle multipler Sklerose) ist das apallische Syndrom dagegen meist nicht mehr rückbildungsfähig und leitet in den definitiven *Hirntod* über.

Im Gegensatz zu Bewusstseinseinschränkungen gibt es auch ein *abnorm gesteigertes Bewusstsein:* Hypervigilanz, speziell unter Einfluss von Weckmitteln und Rauschdrogen. Es kommt zu übersteigerter Bewusstseinshelligkeit, raschem psychischem Tempo, jedoch schlecht fokussierter Aufmerksamkeit, schlecht kontrolliertem und koordiniertem Leistungsverhalten, zu Sprunghaftigkeit, Flüchtigkeit und Unruhe.

Bewusstseinsstörungen sind ein wichtiges *Leitsymptom* akuter exogener Psychosen. Deshalb die *diagnostische Regel:* Eine Bewusstseinsstörung gibt der Diagnose einer organischen Störung stets absoluten Vorrang, ganz gleich, wie das Zustandsbild sonst aussieht. In solchen Fällen ist deshalb die eingehende hirnorganische Diagnostik vorrangig. Eine Bewusstseinsstörung ist anderseits *kein obligatorisches Achsensymptom* exogener Störungen (wie man früher annahm), denn es gibt exogene Psychosen auch ohne erkennbare Bewusstseinstrübung.

Dämmerzustand. Es findet sich dabei keine eigentliche Bewusstseinstrübung, sondern vielmehr eine Einengung und traumhafte Veränderung des Bewusstseins mit fehlender Besinnung im Sinne der Selbstvergegenwärtigung eigenen Erlebens und des kritischen reflexiven Selbstbezuges. Kommunikation und Interaktion mit der Umwelt sind eingeschränkt oder abgebrochen; Einengung auf den inneren Erlebnisbereich. Kein Überblick über die Situation, teilweise Verkennung von Situationen, Personen, Örtlichkeiten; aufgehobenes planvolles Handeln. Gelegentlich sind Umdämmerte aber zu komplizierten Handlungen fähig und können äusserlich besonnen und umsichtig wirken, so, wenn ein Kranker sich im Dämmerzustand eine Fahrkarte kauft und eine Reise antritt, ohne dies aber je beabsichtigt oder geplant zu haben: besonnener Dämmerzustand. Dauer eines Dämmerzustandes Stunden bis Tage, selten länger. Beginn und Ende meist abrupt, nach Beendigung manchmal Übergang in Schlaf (Terminalschlaf), danach teilweise oder vollständige Amnesie (Erinnerungslosigkeit) für die Dauer des Dämmerzustandes. Die Amnesie ist ebenso wie plötzlicher Beginn und abruptes Ende oft wichtiges Indiz für den abgelaufenen Dämmerzustand. Infolge mangelnder Planungsfunktion und Steuerung des Verhaltens, plötzlicher dranghaft-impulsiver Antriebe und Situationsverkennungen können – selten – Gewalttaten vorkommen. Eine *Dämmerattacke* ist vom Dämmerzustand zu unterscheiden, sie bedeutet einen psychomotorischen Anfall bei Epilepsie.

Psychogene Dämmerzustände haben mit hirnorganischer Bewusstseinsstörung nichts zu tun. Es handelt sich dabei um psychoreaktive Einschränkungen des Bewusstseinsumfanges (Gesamtheit der Bewusstseins- und Denkinhalte), der Informationsaufnahme und der Zuwendung und aktiven Auseinandersetzung mit der Umwelt. Ein psychogener Dämmerzustand kann im Sinne eines Aus-dem-Felde-Gehens (mit Feld ist das aktuelle Erlebnis- und Handlungsfeld gemeint) oder eines regressiven Sich-der-Situation-Entziehens bei starker affektiver Erregung (Angst, Wut) oder bei unerträglicher Situation (Haftbedingungen, unlösbarem Konflikt, Unausweichlichkeit einer schweren stressartigen Belastung, aber auch nach Begehen einer Straftat) aufgefasst werden. Er ist oft schwer zu diagnostizieren.

Verwirrtheitszustand. Exogene Psychose mit verwirrtem, inkohärentem (unzusammenhängendem) Denken und Sprechen mit Neigung zum Haften und zur Wiederholung (Perseveration); erschwertes Zurechtfinden, Auffassungsstörungen, unvollständige, vage oder schwimmende Orientierung nach Raum, Zeit und eigener Person, erschwertes Situationsverständnis. Nur geringe Benommenheit, kaum Sinnestäuschungen, am ehesten illusionäre Verkennungen, z.B. von Personen. Kontaktaufnahme zum Kranken ist möglich.

Bei stärkerer Desorientiertheit und mnestischer Störung in Form von Merkschwäche kann es zu starker Ratlosigkeit und Ängstlichkeit kommen, auch zu ängstlicher Agitiertheit (Unruhe) sowie zu immer erneuten, aber misslingenden Versuchen, sich zurechtzufinden und zu orientieren: *Amentia* oder *amentielles Syndrom.* Amentiaähnliche Syndrome kommen auch bei nichtexogenen Psychosen vor, so bei Wochenbettpsychosen, die meist durch Generationsvorgänge ausgelöste endogene Psychosen sind.

Delir (delirantes Syndrom, manchmal mit der Amentia zum delirant-amentiellen Syndrom zusammengefasst). Der Kranke ist verwirrt (wie beim Verwirrtheitszustand beschrieben). Zusätzlich kommt es zu starker psychomotorischer Erregung und Unruhe, zu Bewegungsdrang bis zum Bewegungssturm oder ungezieltem Sichwälzen, aber auch zu ratlosen Such- und Nestelbewegungen. Charakteristisch sind weiter Sinnestäuschungen, vor allem optische Halluzinationen mit Sehen kleiner beweglicher Objekte (Tiere, Fäden, Flocken) oder auch von Personen oder szenenhaften Abläufen. Es kommen aber auch akustische Halluzinationen (Hören von Glockengeläut, Böllerschüssen), haptische Halluzinationen sowie illusionäre Umdeutungen und Verkennungen von Personen und Gegenständen vor: Die Infusionsflasche wird als Bierflasche, Pflegepersonen werden als Angehörige verkannt. Ferner Störung der Ortskonstanz (Tapetenmuster werden als wogend und beweglich wahrgenommen) und der euklidischen Raumstruktur (Wände biegen sich durch, werden durchlässig). Auch

Wahngedanken, die sich oft an Halluzinationen anschliessen, z.B. *Belagerungssyndrom,* wenn der Kranke sein Zimmer von Feinden umlagert erlebt und dazu passende Geräusche, Stimmen, Eindringen von Personen durch Türen und Fenster, durch die Wände und Schlüssellöcher halluziniert. Dabei manchmal Makropsien und Mikropsien: Personen und Objekte werden vergrössert oder verkleinert, in grösserer Nähe oder Entfernung wahrgenommen. Bewusstsein höchstens geringgradig getrübt. Bei Ansprechen ist meist kurze Kontaktaufnahme möglich, bis der Kranke von den oft massenhaften halluzinatorischen Erlebnissen wieder abgelenkt und beansprucht wird. Die Aufmerksamkeit des Kranken ist aber auch infolge mangelnder fokussierender Einstellung und fluktuierender Aufmerksamkeitsspannung und starker Ablenkbarkeit nicht lange festzuhalten. Gelegentlich leerlaufende, unsinnige Scheinaktivität des Kranken, wobei er einer gewohnten Tätigkeit scheinbar nachgeht *(Beschäftigungsdelir):* Er schlachtet mit halluziniertem Messer ein halluziniertes Schwein; er schraubt einen mitgebrachten Pfropfenzieher in die als Pfropfen umgedeutete Grosszehe, um ein vermeintliches Fass zu öffnen. Im Delir häufig ausgeprägte vegetative Störungen infolge adrenerger Übererregung: Schwitzen, gerötetes Gesicht, Tachykardie, Tremor, bebende oder wogende mimische Muskulatur. Vom *Prädelir* spricht man, wenn im Vorstadium des Delirs flüchtige, oft nächtliche, Verwirrtheiten, traumhafte Orientierungsstörungen, kurzdauernde Halluzinationen (die evtl. bei Einschalten der Nachtlampe verschwinden) sowie schwankende Aufmerksamkeitslage und erhöhte Schreckhaftigkeit auftreten. Die oft als alkoholisches Prädelir bezeichneten vegetativen Symptome mit Tremor sind eigentlich Entzugssymptome.

Das *Delirium acutum* ist ein unmittelbar lebensbedrohendes, hochakutes Zustandsbild mit starker katatoniformer Erregung oder stuporöser Gesperrtheit sowie schwerem Zerfall der Denk- und Erlebniskontinuität, präfinal mit stärkerer Bewusstseinstrübung, Nestelbewegungen und Flockenlesen, Fieber und Elektrolyt- und Blutbildveränderungen. Ihm sehr ähnlich, oft kaum abgrenzbar, ist die perniziöse (fulminante, tödliche) Katatonie im Rahmen einer Schizophrenie.

Das *Oneiroid* (die oneiroide Psychose) ist ein Zustand traumhafter Verwirrtheit mit phantastischen szenenhaften halluzinatorischen Erlebnissen, denen der Kranke passiv-versunken, aber emotional beteiligt, hingegeben ist. Das Oneiroid ist den *Rauschpsychosen* (unter LSD, Psilozybin, Meskalin) ähnlich, da – im Vergleich zu Delir und Verwirrtheitszustand – Realitätsbewusstsein und Erlebniskontinuität besser erhalten bleiben und der Kranke seine Erlebnisse besser schildern kann. Kommt auch bei endogenen Psychosen und psychoreaktiv vor.

Bewusstseinsstörungen, Verwirrtheitszustand, Amentia und *Delir* sind keine Krankheiten, sondern nur psychopathologische Syndrome, die diagnostisch erst einer bestimmten allgemein-körperlichen oder hirnorganischen Grundkrankheit zugeordnet werden müssen. Erst in dieser Verbindung mit der Grundkrankheit kann man von einer Krankheit sprechen: Alkoholdelir, traumatischer Verwirrtheitszustand, epileptischer Dämmerzustand, thyreotoxisches Delir, diabetisches Koma.

Verwirrtheit, Amentia und Delir sind keine scharf gegeneinander abgegrenzten Syndrome, sondern nur bestimmte Prägnanztypen hirnorganischer Psychosen, die sich durch mehr oder minder starke Ausprägung der einzelnen Symptome unterscheiden. Tatsächlich gibt es zwischen ihnen Übergänge und Überschneidungen, die Zustandsbilder können fliessend ineinander übergehen. Bewusstseinsstörungen geringeren Grades sowie mnestische Störungen (Merkfähigkeitsstörungen) sind bei allen drei Grundformen nicht selten. Nach Abklingen einer akuten exogenen Psychose vermag sich der Kranke nur teilweise daran zu erinnern. Wahngedanken aus der akuten Psychose können nach ihrem Abklingen einige Zeit festgehalten werden: Residualwahn.

Erweiterter Bewusstseinsbegriff. Zu einem besseren Verständnis nicht nur der Bewusstseinsstörungen im engeren Sinne, sondern auch der akuten exogenen Psychosen (mit und ohne begleitender Bewusstseinstrübung) gelangen wir über einen *erweiterten Bewusstseinsbegriff.* Wir meinen Bewusstsein jetzt nicht im Sinne einer skalaren Grösse, die sukzessive abnimmt und eine Eintrübung erfährt (quantitative Bewusstseinsstörung), sondern im Sinne einer qualitativen Störung des gesamten Verhaltens und Erlebens. Wenn wir von dem Aspekt der *Gestalt- und Struktureigenschaften des aktuellen Erlebnisfeldes* ausgehen, so bedeutet Bewusstsein damit die wache, klare Durchgliederung und Ordnung dieses aktuellen Erlebnis- und Wahrnehmungsfeldes, wobei folgende Merkmale hervortreten:

Freie thematische Verfügbarkeit (Disponibilität) der Erlebnis- und Wahrnehmungsbestände mit der Möglichkeit des vom Subjekt gesteuerten Zugriffs: Jeder Teilbereich des Feldes kann fokussierend zum Mittelpunkt der aufmerksamen Zuwendung werden, er kann gegen das nichtrelevante Umfeld abgegrenzt, aber auch in Beziehung zu anderen Erlebnisbeständen gebracht werden.

Prägnanzeigenschaften des Wahrgenommenen bedeuten deutliche Abgehobenheit und klare, prägnante Gliederung und Konstanz des Wahrgenommenen (entsprechend den Gestaltgesetzen der Wahrnehmung).

Besinnung bedeutet, aktuell Erlebtes zusammenzufassen, mit Früherem und Zukünftigem sinnvoll verknüpfen und durch Sinngebung ausrichten zu können, einen Überblick zu haben. Wir verstehen darunter aber auch die Fähigkeit zum reflexiven Selbstbezug: Erlebnisse und Wahrnehmungen in Beziehung zum eigenen Selbst zu bringen und damit in eine reflexive Distanz zur Aussenwelt zu treten («Überstieg», K. Conrad). Bewusstsein bedeutet damit also die Fähigkeit zu wacher kognitiver Auseinandersetzung mit der Umwelt und zu überschauender Besinnung und Selbstreflexion.

Bei akuten exogenen Psychosen kommt es zum zunehmenden Zerfall dieser Ordnungsstrukturen, zu einem Zustand veränderten, desintegrierten Bewusstseins: Wahrnehmung und Gegenstandsbewusstsein werden nichtprägnant, unscharf, fliessend. Vage, amorphe, physiognomische Anmutungsqualitäten gewinnen Vorrang gegenüber deutlich abgehobener, klar gegliederter (epikritischer) Wahrnehmung. Figur-Hintergrund-Beziehungen lockern sich; konstante, abgegrenzte Umweltgebilde werden beweglich oder durchlässig gesehen: regelmässige Muster (Tapetenmuster) bewegen sich, es werden Physiognomien hineingesehen, es kommt zu traumhaft-illusionärem, schliesslich halluzinatorischem Erleben: *protopathischer Gestaltwandel.*

Auch der Gesunde kann bei lebhafter Phantasie in Tapetenmuster und Wolken Gesichter hineinsehen, in das rhythmische Stampfen einer Lokomotive Wörter hineinhören: *Pareidolie.* Er kann sich aber jederzeit willentlich davon lösen, er bleibt sich stets der realen Objekteigenschaften bewusst.

Von den eigentlichen Sinnestäuschungen (Halluzinationen, Illusionen) unterscheiden wir die einfachen *Wahrnehmungsveränderungen* (sensorischen Störungen). Hier handelt es sich um Veränderungen des unmittelbaren sensorischen Eindrucks infolge Störung der physiologischen Wahrnehmungsbedingungen; sie kommen aber auch in Psychosen vor. *Intensitätsänderungen:* Sinneseindrücke sind farbiger, lebendiger (in der Manie, im LSD-Rausch) oder farbloser, grau, verschleiert (bei schweren Depressionen, im Zustand schwerer Erschöpfung). Verschwommensehen, Verzerrtsehen, Farbigsehen, Verlust des Tiefensehens oder des Erkennens geometrischer Muster kann auf Störungen der Sehrinde beruhen, aber auch von der Temporalrinde her ausgelöst sein (z.B. in der epileptischen Aura). Auch *Metamorphopsien* (Dysmorphopsien) sind meist hirnorganischen Ursprungs, können aber auch bei Gesunden infolge Übermüdung oder im Einschlafen vorkommen: Veränderungen der Grössenwahrnehmung als Kleinersehen (Mikropsie) oder Grössersehen (Makropsie). Hierher gehört auch das Sehen von Objekten in übergrosser Nähe oder übergrosser Distanz, das scheinbare Näherkommen oder Sichentfernen.

Eine mehr qualitative Wahrnehmungsveränderung ist die *Entfremdung* der vertrauten Umwelt und ihrer Gegenstände und Menschen, die unwirklich und unvertraut erscheinen (bei Entfremdungsdepressionen, neurotischen Entfremdungssyndromen, aber auch bei sensorischer Einengung durch Übermüdung, im Einschlafen).

Der Flut von Aussenreizen ist der hirnorganisch Kranke unter Verlust der eigenen Verfügbarkeit und der Unterscheidung des Wesentlichen vom Unwesentlichen ausgeliefert (dabei vielleicht Schwellensenkung für Reize, Schwäche der Filterfunktion und der Selektivität der Wahrnehmung). Dabei kommt es zu erhöhter «psychischer Sättigung»: Zuviele Reize, aber auch relativ geringe Anforderungen werden rasch zur Überforderung und führen zu Gereiztheit, Schreckhaftigkeit, Verstimmung (Weinerlichkeit) und motorischer Unruhe. Auch die Körperhaltung im Liegen kann nur kurz beibehalten werden, der Kranke wechselt immer wieder die Lage, er ist unruhig und wälzt sich. Auch zur Besinnung ist der hirnorganisch Kranke nicht mehr fähig: Sinngebung, sinnvolle Verknüpfung sind ihm nicht mehr möglich, er bleibt den unmittelbaren (präsentischen) Sinneseindrükken verhaftet, ohne sie in Beziehung zu Vergangenem und Zukünftigem bringen zu können, er findet nicht mehr den reflexiven Bezug zu sich selbst.

3.2. Sonderformen akuter exogener Psychosen

Ausser den Grundformen akuter exogener Psychosen gibt es zahlreiche *Sonderformen.* Sie bestimmen das Zustandsbild entweder nur vorübergehend (episodisch) oder als Vor- oder Nachphase, oder sie herrschen während der gesamten Dauer der Psychose vor. Bewusstseinsstörungen als Leitsymptom fehlen hier zumeist, sie können jedoch bei Übergang in eines der klassischen exogenen Syndrome sekundär hinzutreten und bedeuten dann in jedem Fall eine Verschlimmerung der zugrundeliegenden Hirnstörung. Die Sonderformen exogener Psychosen gleichen teilweise Zustandsbildern, wie man sie bei endogenen Psychosen oder Neurosen findet, ja, es kann nahezu jedes bekannte psychopathologische Syndrom im Rahmen einer exogenen Psychose vorkommen. Deshalb kann die diagnostische Zuordnung anfangs schwierig sein, und die neurologisch-hirnorganische Diagnostik erhält besonderes Gewicht.

Hyperästhetisch-emotionelles Syndrom (hyperästhetisch-emotioneller Schwächezustand, reversibles pseudoneurasthenisches Syndrom, leichtes Durchgangssyndrom). Es kommt zu affektiver Empfindlichkeit und Labilität, dysphorisch-reizbarer Verstimmbarkeit, Übererregbarkeit, Frustrationsintoleranz. Die Konzentration des Kranken ist dabei gemindert, er ist leicht erschöpfbar, abschweifend («reizbare Schwäche»). Häufig Vorstufe oder Nachphase einer akuten exogenen Psychose (so bei Infektions- und Stoffwechselkrankheiten) oder Vorstufe eines chronischen hirnorganischen Psychosyndroms (z.B. progressive Paralyse).

Das hyperästhetisch-emotionelle Syndrom kann auch chronisch werden und zu leichteren Zuständen hirnorganischer Leistungsminderung und Persönlichkeitsveränderung überleiten (Enzephalopathie).

Paranoid-halluzinatorische Syndrome. Diese bewegen sich zwischen zwei Polen: 1. *Hirnorganisches Paranoid* im Sinne einer exogenen Wahnbildung ohne Halluzinationen, meist mit Verfolgungs- und Beeinträchtigungsideen, beim Alkoholparanoid ein Eifersuchtswahn. 2. Die reine *Halluzinose* mit akustischen Halluzinationen (meist verbale in Form von Stimmenhören), aber auch visuellen oder taktilen Sinnestäuschungen, und zwar bei klarem Bewusstsein, z.B. halluzinatorische Episoden bei Intoxikationen und fieberhaften Infektionskrankheiten, als Alkoholhalluzinose. Hierher gehören auch taktile Halluzinosen, auf der viele Fälle von Dermatozoenwahn beruhen. Bei den *paranoid-halluzinatorischen Syndromen* kommen sowohl Halluzinationen als auch Wahnerlebnisse vor. Sie können einer schizophrenen Psychose sehr ähneln, man spricht dann auch von symptomatischer Schizophrenie oder exogener schizoformer Psychose. Sie unterscheiden sich von einer Schizophrenie aber meist durch die vordergründige Realistik und Konkretheit der Wahnerlebnisse gegenüber dem Hintergründigen-Geheimnisvollen des schizophrenen Wahns. Sie finden sich eher bei Hirnschädigungen, die eine gewisse Anlaufzeit haben (z.B. medikamententoxische Psychosen: Kortison-, Ephedrin-, Weckaminpsychosen).

Katatone Syndrome. Es kommt hier zu katatonen Symptomen ähnlich denen der katatonen Schizophrenie, d.h. zu Störungen von Antrieb und Psychomotorik im Sinne der Sperrung oder der Erregung: Bewegungssperre bis zur motorischen Akinese (keine Lähmung im neurologischen Sinne), Mutismus (Hemmung bzw. Sperre des Sprechens bei intakten Sprechorganen), Stupor einerseits, Erregung und motorische Unruhe anderseits. Ferner Bewegungsstereotypien, Haltungsverharren (Katalepsie), Negativismen, Grimassieren. Meist mit Bewusstseinstrübung, so bei Enzephalitis.

Phobisch-anankastische Syndrome mit situations- und objektbezogenen (phobischen) und freiflottierenden Ängsten und Zwanghaftigkeit des Verhaltens, wie Wiederholungs- oder Zählzwang, zwanghaftem Sichaufdrängen von Gedankeninhalten oder Worten.

Maniforme und *depressive Syndrome* mit maniform-euphorischer oder gereizter Stimmung bis zur heiteren oder gereizten, aber auch rasch umschlagenden Erregung, Selbstüberschätzung, Flüchtigkeit von Zuwendung und Kontaktverhalten, oder aber ängstlich-depressives oder stumpf-depressives, antriebsgehemmtes Verhalten, eventuell mit Schuldwahn und Suizidtendenzen.

Expansiv-konfabulatorisches Syndrom mit Grössenideen, grossspurigen Vorstellungen und Plänen von oft grotesker Unsinnigkeit. Das enthemmte, unkritisch-expansive Fabulieren des Kranken dient oft vordergründiger Wunscherfüllung, weniger dem Ausfüllen von Erinnerungslücken (wie beim Korsakow-Syndrom).

Akutes amnestisches Syndrom bzw. *amnestische Episode.* Paroxysmal auftretender und plötzlich endender mehrstündiger Zustand extremer Merkschwäche und retrograder Amnesie, so dass nichts behalten wird und Ereignisse der jüngeren Vergangenheit (episodisches Gedächtnis) nicht reproduziert werden können. Bewusstsein dabei nicht merklich gestört. Hinterher Amnesie für die Dauer der Episode. Bevorzugt in der zweiten Lebenshälfte, ätiologisch unspezifisch. Kommt vor bei vaskulären Störungen (z.B. vertebrobasilärer Durchblutungsstörung, etwa infolge Herzrhythmusstörung), bei Migräne, aber auch toxisch (Alkohol), hypoglykämisch. Vielfach ätiologisch nicht zu klären. Das akute amnestische Syndrom darf nicht mit dem oft gleich bezeichneten amnestischen Psychosyndrom (Korsakow-Syndrom) verwechselt werden.

Manche der beschriebenen Sonderformen exogener Psychosen können auch langdauernd oder chronisch auftreten: schizoforme paranoid-halluzinatorische Psychosen auf toxischer Grundlage, auch nach Fortfallen der Noxe (CO-Vergiftungen); chronischer Eifersuchtswahn und die Halluzinose der Trinker; chronische taktile Halluzinosen bei Dermatozoenwahn; organisches Zwangssyndrom.

Zur Nomenklatur. Die akuten exogenen Psychosen werden auch *akute exogene Reaktionstypen* oder *somatogene Psychosen* genannt. Manche sprechen von *Funktionspsychosen,* nicht zu verwechseln mit funktionellen Psychosen, wie die endogenen Psychosen manchmal genannt werden. Die Bezeichnung *symptomatische Psychosen* bezieht sich ursprünglich auf solche exogene Psychosen, die nicht hirnorganisch oder toxisch, sondern vielmehr durch körperliche Allgemeinkrankheit verursacht sind. Da eine Abgrenzung oft schwer möglich und nicht immer sinnvoll ist, wird die Bezeichnung heute meist synonym mit exogener Psychose verwendet. Die Bezeichnung *Durchgangssyndrom* wurde für exogene Psychosen (mit Ausnahme der Bewusstseinstrübungen) gebildet, um das Durchgängige hervorzuheben: die Tendenz zur Verschlimmerung bis zum organischen Psychosyndrom oder aber die Reversibilität der Syndrome.

Der Terminus ist an sich entbehrlich und wegen der Herausnahme der Bewusstseinsstörungen auch inkonsequent, er hat sich jedoch eingebürgert und kann vor allem zur Bezeichnung leichter reversibler Störungen zweckmässig sein.

3.3. Chronische hirnorganische Störungen

Bei längerdauernden oder chronischen diffusen Hirnschädigungen kommt es zum *hirnorganischen Psychosyndrom.* Dieses kann *reversibel* oder *irreversibel* sein und äussert sich als *Leistungsschwäche* und als *hirnorganische Wesensänderung.* Bei irreversiblem Verlauf kann die Hirnleistungsschwäche schliesslich das Ausmass einer *Demenz* annehmen. Grundlage des chronischen hirnorganischen Psychosyndroms ist meist der Untergang von Hirnparenchym infolge der zerebralen Grundkrankheit. Anderseits korreliert der Grad des hirnorganischen Psychosyndroms aber nicht eng mit dem (neuroradiologisch feststellbaren) Ausmass der Hirnatrophie; umgekehrt ist eine nachgewiesene Hirnatrophie kein Hinweis auf ein organisches Psychosyndrom, dieses muss vielmehr aus dem psychopathologischen Befund diagnostiziert werden. Auch die chronischen hirnorganischen Syndrome sind bezüglich der verursachenden Noxe oder des hirnorganischen Grundleidens unspezifisch. Erst die neurologische Diagnostik vermag die Ätiologie eines organischen Psychosyndroms aufzuklären.

Hirnorganisches Psychosyndrom. Es äussert sich symptomatologisch in einer geistigen Leistungsminderung, der Hirnleistungsschwäche, und in Persönlichkeitsveränderungen. Die *Hirnleistungsschwäche* zeigt sich zunächst in Frühsymptomen: Merkfähigkeitsstörung (bei noch gut erhaltenem Langzeit- oder Altgedächtnis), anfangs besonders eine Merkschwäche für neue Namen und Zahlen; vorzeitige geistige Ermüdung mit nachlassender Konzentration bei zunächst noch gutem Anfangsimpuls: Die Zeitung kann nicht mehr zu Ende gelesen und aufgenommen werden, Fernsehsendungen kann nach kurzer Dauer nicht mehr gefolgt werden, die Vorgänge kommen dem Kranken mit nachlassender Aufmerksamkeitsspannung zu rasch vor. Bei Zunahme des hirnorganischen Psychosyndroms kommt es zu Denkverlangsamung, vagem, inhaltsarmem Denken, das zum Haften am gleichen Thema oder zur ständigen Wiederholung desselben Themas (Perseveration) neigt, rascher Erschöpfung mit abschweifender Aufmerksamkeit, Verlieren des Fadens, gehäuftem Einnicken, mangelnder Wendigkeit und Umstellfähigkeit auf wechselnde Themen, Einengung der Interessen und der Denkinhalte, verlangsamter, erschwerter Auffassung. Weiteres Fortschreiten des organischen Psychosyndroms führt infolge stärkerer Merkfähigkeitsstörungen zu grösseren Erinnerungslücken, so dass die Kranken bezüglich ihrer Situation nicht mehr auf dem laufenden sind, ratlos werden oder aber Erinnerungslücken mit Konfabulationen ausfüllen. Schwere Merkstörungen führen auch zu Orientierungsstörungen nach Raum und Zeit. Schliesslich auch Störungen des Altgedächtnisses mit Störung des Zeitgitters (Zeitraster): Der Kranke kann Episoden seines früheren Lebens inhaltlich noch wiedergeben, sie in ihrem zeitlichen Nacheinander aber nicht mehr richtig einordnen (Störung des episodischen Gedächtnisses). Auch kann der Kranke sich in frühere Zeiten seines Lebens zurückversetzt glauben, so dass er meint, er müsse gleich zur Schule oder als Soldat an die Front gehen.

Auffassungserschwerung, vages, unscharfes Denken sowie Urteils- und Kritikschwäche nehmen jetzt zu, der Kranke verliert den Überblick, ist zu kritischem Stellungnehmen, zum Erkennen des Wesentlichen ausserstande. Es kommt zu allgemeiner intellektueller Niveausenkung. Der Kranke ist den unmittelbaren situativen Reizen und Einflüssen verbunden, ohne sie überschauend ordnen zu können. Personen und Örtlichkeiten werden nicht wiedererkannt oder aufgrund vager Anmutungen fälschlich erkannt oder verkannt: der Aufenthaltsraum der Klinik als Wartesaal, der Arzt (wegen des weissen Kittels) als Friseur. Zu kritischer Selbstvergegenwärtigung ist der Kranke nicht mehr imstande.

Nicht selten treten spezifische Leistungsstörungen, die als Hirnwerkzeugstörungen auf lokalisierbare Hirnstörungen zurückgehen, zum hirnorganischen Psychosyndrom hinzu: Rechenstörungen (Dys- oder Akalkulie), Wortfindungsstörungen bis zur mnestischen Aphasie, andere aphasische Störungen, Apraxien mit entsprechenden Fehlhandlungen (Telefonhörer verkehrt herum ans Ohr halten, Zigarette am Filter anzünden), Störungen der Rechts-links-Orientierung, der Körperorientierung (Körperschema). Schwerere Aphasien können gelegentlich aber auch einen Verwirrtheitszustand vortäuschen.

Die *Persönlichkeitsveränderung* beim hirnorganischen Psychosyndrom nennen wir auch *organische Wesensänderung.* Sie betrifft vor allem das Affektverhalten, das Antriebsverhalten, Charakterveränderungen sowie das Sozialverhalten. Der Kranke wird affektlabil (oft als Frühsymptom): Affektäusserungen springen rascher an, werden durch Kleinigkeiten ausgelöst (Rührseligkeit, aber auch Reizbarkeit), sie sind flüchtiger, schlagen rasch um (vom Weinen zur Heiterkeit und umgekehrt). Auf geringfügige Belastungen und Misshelligkeiten reagieren Kranke rascher mit Ungeduld, schliesslich mit ausgeprägter Frustrationsintoleranz und Gereiztheit. In schwereren Fällen können Affektäusserungen nicht mehr beherrscht werden (Affektinkontinenz), schliesslich kann es bei geringsten Anlässen zu reflexhaftem Ansprechen affektiver Schablonen (ohne ichhaftes Gefühlserleben) und zum sogenannten Zwangsgreinen oder zum Zwangslachen kommen. Im Antriebsverhalten werden Antriebsmangel, Erlahmen interessierter und spontaner Zuwendung zur Umwelt, Gleichgültigkeit, Wurstigkeit, stumpfe Apathie (Abulie, bedeutet ursprünglich Willenlosigkeit) beobachtet, manchmal (vor allem bei jüngeren Patienten) aber auch Enthemmung, dranghafte Unruhe (Hyperkinese), leere Aktivität, mangelnde Impulskontrolle, Geschwätzigkeit (Logorrhö) mit Wiederholungstendenz bzw. Haften am Thema (Perseveration). Charakterveränderungen können sich frühzeitig in Zuspitzung (Akzentuierung) des früheren Charakters äussern: Aus Sparsamkeit wird Geiz, aus Vorsicht wird Misstrauen. Die Kranken werden starrsinnig (rigide), mitmenschliche Rücksichtnahme und Taktgefühl können nachlassen. Schliesslich werden triebhafte Impulse nicht mehr beherrscht: Kranke nehmen anderen das Essen fort, masturbieren vor anderen, urinieren in den Papierkorb. Die allgemeine Verhaltenssteuerung und -kontrolle lässt nach, so dass Bedürfnissen und Antrieben sofort und unreflektiert nachgegeben wird. Viele Kranke werden in ihrem Sozialverhalten distanzlos-anbiedernd, andere werden infolge Schwächung des eigenständigen Handelns übermässig beeinflussbar und unterliegen kritiklos fremden Einflüssen. Abnorme Umweltgebundenheit (im kognitiven, affektiven wie im sozialen Bereich), herabgesetzte Verhaltenssteuerung (Enthemmung) und Rigidität (mit Beharrungstendenzen und Perseveration: Haften und Wiederholungsneigung) sind insgesamt wichtige Grundmerkmale der chronischen hirnorganischen Beeinträchtigung. In fortgeschrittenen Stadien hat der Kranke kein Empfinden für seine Störung.

Demenz. Unter Demenz verstehen wir den Endzustand eines hirnorganischen Psychosyndroms mit schwerster intellektueller Leistungseinbusse, Auffassungs- und Gedächtnisstörung und hochgradiger geistiger Niveausenkung. Der Kranke ist ausserstande, seine Umwelt kognitiv ausreichend zu erfassen und sich in praktischem Denkhandeln mit ihr wirksam auseinanderzusetzen. Er ist dadurch hilflos und auf Hilfe und Unterstützung anderer angewiesen. Die Demenz ist nicht losgelöst zu sehen von der *organischen Wesensänderung,* die sich meist mit ihr verbindet (auch dann, wenn eine Fassade gesellschaftlicher Formen und entleerter Gesprächsfloskeln erhalten geblieben ist).

Der Begriff Demenz ist nicht mit schizophrener Dauerveränderung der Persönlichkeit zu verwechseln. Auch ist geistige Behinderung infolge angeborener oder im frühen Kindesalter erworbener Hirnschädigung keine Demenz. Mit Demenz ist ein *Abbau vorhandener geistig-intellektueller Funktionen* gemeint.

Korsakow-Syndrom (chronisches amnestisches bzw. amnestisch-konfabulatorisches Syndrom, mnestische Demenz). Das Korsakow-Syndrom ist ein schweres organisches Psychosyndrom bzw. eine Demenz, bei der hochgradige Merkschwäche und darauf basierende Desorientiertheit das Bild beherrschen. Die Merkfähigkeitsstörung kann so extrem sein, dass der Kranke auch über kürzeste Zeitstrecken sich nichts einprägen und behalten kann. Oft findet sich eine retroaktive Hemmung: Beim Sicheinprägen zweier Einzelheiten (z.B. zweier Namen) unmittelbar nacheinander löscht die zweite Einzelheit die Reproduktion der ersten. Charakteristisch für das Korsakow-Syndrom sind Konfabulationen: Verlegenheitserzählungen, mit denen der Kranke die breiten Erinnerungslücken bedenkenlos ausfüllt und ausschmückt, an deren Gehalt er aber selbst glaubt.

Der Begriff Korsakow-Syndrom kommt von der Korsakow-Psychose der chronischen Alkoholiker. Da das Korsakow-Syndrom aber – wie alle exogenen

Störungen – nosologisch unspezifisch ist und bei allen möglichen Hirnschädigungen vorkommen kann (so als traumatisches Korsakow-Syndrom nach Hirnverletzung), wird diese Bezeichnung heute nur noch im Sinne eines (unspezifischen) hirnorganischen Psychosyndroms unter besonderer Betonung der Gedächtnisfunktionen verwendet.

3.4. Hirnlokale Psychosyndrome

Bei umschriebenen lokalisierten Hirnprozessen und -schädigungen kann es zum *hirnlokalen Psychosyndrom* kommen. Trotz unterschiedlicher Lokalisation findet sich immer wieder eine ähnliche Grundsymptomatik: Kennzeichnend sind Störungen des Antriebs und des Affektverhaltens bei meist ungestörten intellektuellen und Gedächtnisfunktionen und fehlenden Bewusstseinsstörungen. Bei jüngeren Patienten kommt es zu gesteigertem Antrieb mit Unrast, Unstetigkeit, auch Aggressivität, bei älteren eher zu wurstiger stumpfer Apathie. Weiterhin fallen einschiessende gereizte, weinerliche, dysphorische oder stumpf-heitere Verstimmungen und impulshafte Triebregungen (Schlaf, Hunger/Durst, Sexualität) auf. «Höhere» Denkleistungen, wie Selbstkritik und planender Überblick, können beeinträchtigt sein.

Eine Differenzierung nach der Lokalisation des zugrundeliegenden Hirnprozesses ist wegen der Unspezifizität des Syndroms nur begrenzt sinnvoll. Aufgrund der Akzentuierung bestimmter Symptome werden heute nur noch wenige ortsspezifische Syndrome abgegrenzt:

Stirnhirnsyndrom mit Antriebs- und Spontaneitätsverarmung, aber guter Fremdanregbarkeit, mit Interessenlosigkeit, Gleichgültigkeit, Einbusse «höherer» Denkleistungen. Vielfach wird vom hochfrontalen Stirnhirnsyndrom (Konvexität) ein *Orbitalhirnsyndrom* (basales Stirnhirn) unterschieden, mit Witzelsucht, Verlust des Taktgefühls, Distanzlosigkeit, Enthemmung, Rücksichtslosigkeit (hirnorganische Pseudopsychopathie).

Stammhirnsyndrom mit dysphorischen oder euphorischen Verstimmungen, apathischem Antriebsverlust, geringer Fremdansprechbarkeit, aber auch Stimmungs- und Triebentladungen.

Zwischenhirnsyndrom mit plötzlichem Einschiessen, aber auch periodischem Auftreten von impulshaften Triebentladungen: Hunger- oder Durstattacken, sexuelle Impulse, dranghaftes Fortlaufen (Poriomanie).

Temporalhirnsyndrom mit enechetischer (epileptoider) Wesensänderung: plump-vertrauliches, süsslich-betuliches, klebriges Sozialverhalten, perseveratorisches Haften in Denken und Handeln (Nichtmehrloslassen der Hand bei der Begrüssung), bigottes, egozentrisches Selbstlob, umständlich und langsam, dabei jedoch leicht reizbare Ausbrüche.

Klüver-Bucy-Syndrom (limbisches Syndrom) infolge Temporallappenläsion: schwere Triebenthemmung (sexuelle und orale Triebhaftigkeit, dabei auch ungeeignete Objektwahl), extreme Reizoffenheit, mangelnde affektive Modulation des Verhaltens, aber auch mnestische Störungen. Beim Menschen bisher kaum beobachtet.

Einem hirnlokalen Psychosyndrom sehr ähnlich ist das *neuroleptische Syndrom,* das bei anhaltender, zu hoch dosierter Anwendung von Neuroleptika (so bei schizophrenen Psychosen) auftritt: Über das Dienzephalon kommt es zur Hemmung von Hypophysenvorderlappenfunktionen mit Minderung von Libido und Potenz. Weiterhin finden sich Antriebs- und Interessenminderung bis zu selbstzufriedener Apathie und Passivität, verminderte Ansprechbarkeit auf Aussenreize, deren Aufforderungscharakter abnimmt; verlangsamte, umständliche Psychomotorik; subdepressive Stimmung, auch gesteigerte Esslust mit Gewichtszunahme. Die oft zu beobachtende Akinesie kann auch Ausdruck der extrapyramidalen Nebenwirkung der Neuroleptika sein.

3.5. Endokrines Psychosyndrom

Das *endokrine Psychosyndrom* beruht auf Störungen der endokrinen Funktionen. Ungeachtet der unterschiedlichen endokrinen Störungen kommt es zu einer relativ gleichförmigen Symptomatik. Es ist erscheinungsbildlich vom hirnlokalen Psychosyndrom nicht zu unterscheiden (s.S. 67f. für einzelne hormonelle Störungen mit ihren spezifischen symptomatologischen Färbungen).

Das endokrine Psychosyndrom bezeichnet nur die mittelschweren psychischen Veränderungen. Davon abzugrenzen sind *endokrine Psychosen,* die den akuten organischen Psychosen entsprechen (z.B. thyreotoxisches Delir), aber auch *geistige Behinderungen* (bei angeborener Hypothyreose: Kretinismus) sowie *hirnorganische Syndrome,* die etwa durch einen wachsenden Hypophysentumor verursacht werden. Bei schweren Endokrinopathien kann das endokrine Psychosyndrom weitgehend vom hirnorganischen Psychosyndrom überlagert werden.

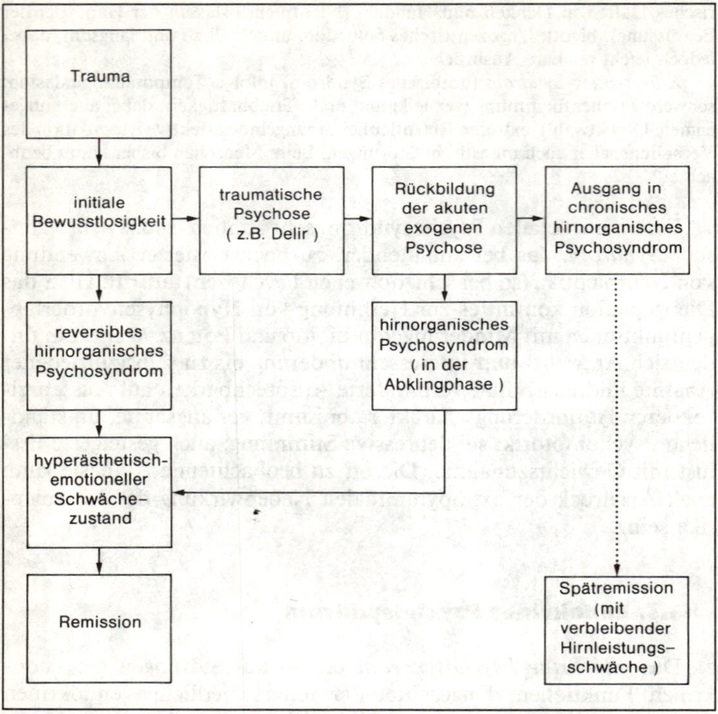

Abb. 1. Verlaufsdynamik hirnorganischer Syndrome: mögliche Aufeinanderfolge verschiedener Syndrome bei schwerem Hirntrauma.

3.6. Verlaufsdynamik hirnorganischer Störungen

Die akuten und chronischen hirnorganischen Syndrome können fliessend ineinander übergehen oder einander ablösen. So können im Verlaufe eines Krankheitsgeschehens (z.B. nach einem schweren Hirntrauma) unterschiedliche Zustandsbilder nacheinander durchlaufen werden (Abb. 1).

Viele der akuten Störungen werden von der *Intensität* der Noxe oder dem *Schweregrad* der zugrundeliegenden Hirnstörung bestimmt:

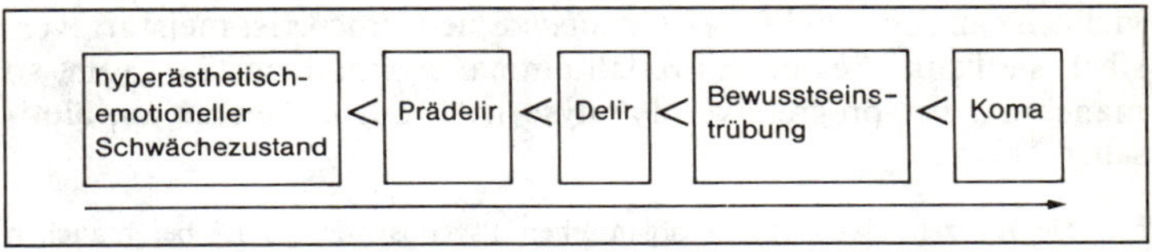

Abb. 2. Zunehmender Schweregrad exogener Psychosen (mit dem Delir als Bezugspunkt).

Eine Bewusstseinsstörung ist eine schwerere Störung als ein hyperästhetisch-emotioneller Schwächezustand oder ein depressives Syndrom; ein Delir ist eine schwerere Störung als eine Halluzinose (mit erhaltener Bewusstseinsklarheit). Bezogen auf das Delir lässt sich eine Stufenfolge exogener Syndrome, je nach Schweregrad der Hirnstörung, aufstellen (Abb. 2).

Das *Richtungsziel* akuter exogener Psychosen ist bei Zunahme der Hirnstörung bzw. der Noxe das Koma, bei Chronifizierung dagegen das chronische hirnorganische Psychosyndrom. Bei günstigem Verlauf sind die exogenen Psychosen meist kurzdauernd und reversibel. Richtungsziel des organischen Psychosyndroms ist bei Zunahme der Hirnschädigung die Demenz (mit Wesensänderung). Demenz und Korsakow-Syndrom bedeuten dabei eine *Stabilisierung* auf primitiverer Verhaltensstufe, das heisst mit Nivellierung und Entdifferenzierung.

Bei mehr subakuter, schleichender Hirnschädigung und besonders bei organischen Alterspsychosen (Kap. 21.4) bildet sich oft auch primär ein chronisches hirnorganisches Psychosyndrom mit dem Richtungsziel Demenz (dementiver Prozess) aus, ohne dass es zuvor zu einer akuten exogenen Psychose kommt (z.B. chronisch-degenerative Erkrankungen, wie Chorea Huntington, senile Hirnatrophien, aber auch viele Fälle progressiver Paralyse). In anderen Fällen kommt es zum akuten hirnorganischen Psychosyndrom, welches dann in ein chronisches organisches Psychosyndrom übergehen kann; bei Intensivierung der Noxe oder des Hirnprozesses (z.B. Hirnödem nach Hirntrauma) kann es aber auch jederzeit in schwerere akute exogene Syndrome bis zum Koma überleiten.

Das hirnorganische Psychosyndrom kann auf jeder – auch der leichtesten – Stufe stehenbleiben und ist bei Fortfallen der Noxe oder bei Rückbildung oder funktionellem Ausgleich der Hirnschädigung vielfach ganz oder teilweise *reversibel.* Eine Demenz ist meist irreversibel, sie kann aber im Einzelfall einmal rückbildungsfähig sein, so manchmal bei progressiver Paralyse nach ausreichender antibiotischer Therapie.

Das Konzept des diffusen organischen Psychosyndroms ist bei manchen Erkrankungen nur eingeschränkt verwendbar: so bei der Multiinfarkt-Enzephalopathie (S. 319ff.) und bei der epileptischen Leistungsminderung (S. 61). Die intellektuellen Leistungseinbussen betreffen hier über weite Strecken nur bestimmte umschriebene Leistungen, oder sie beruhen auf der Störung anderer Funktionen, welche intellektuelle Leistungen lediglich ermöglichen: psychisches Tempo, Flüssigkeit des Verhaltens, Aktivierbarkeit.

3.7. Diagnostik hirnorganischer Störungen

Die Erkennung der akuten und chronischen hirnorganischen Syndrome erfolgt in erster Linie aufgrund der psychiatrischen Untersuchung, insbesondere der *Exploration* und *Beobachtung* des Kranken. Wichtig ist die Erkennung von *Frühsymptomen,* wie beginnender Affektlabilität (Rührseligkeit), vorzeitiger Ermüdbarkeit, Konzentrationsnachlass, Merkschwäche für Namen und Zahlen, Umständlichkeit, Wiederholungstendenz, Rigidität im Denken und Verhalten (starres Beharren und Festhalten). Bei mässigen Hirnleistungsstörungen können *einfache Leistungsaufgaben* informativ sein: einfache Rechenaufgaben, bei denen Zwischenergebnisse gemerkt oder Zehnerüberschreitungen bewältigt werden müssen; Bilden von Oberbegriffen oder Gemeinsamkeiten («Was sind Messer, Gabel und Löffel zusammengenommen?»), oft nicht mehr möglich wegen Schwäche des abstrahierenden Denkens; Nachsprechen von Zahlenreihen (über 3 bis 4 Ziffern hinaus) misslingt infolge Merkschwäche, Nachsprechen in umgekehrter Reihenfolge misslingt, weil Gedächtnismaterial nicht mehr umstrukturiert werden kann. Schliesslich gibt es *spezifische hirnorganische Leistungsdefizite,* die durch psychologische Tests erfassbar sind: Schwäche der visuellen Form- und Gestaltauffassung, der Formsynthese und der Formreproduktion (aus dem Gedächtnis), Störungen der visuomotorischen Koordination, rascher Leistungsnachlass bei Dauerbelastung nach gutem Anfangsimpuls. Dagegen bleibt der Umfang des Wortschatzes lange erhalten.

Die *ätiologische Diagnostik* hirnorganischer Störungen erfolgt unter Einbeziehung der körperlichen und neurologischen Untersuchungsverfahren und der Anamnese.

3.8. Therapie hirnorganischer Störungen

Die *Therapie* der hirnorganischen Störungen richtet sich in erster Linie nach der Grundkrankheit: Ausschalten der Noxe (z.B. bei Intoxikationen); Ausräumen des subduralen Hämatoms, des Hirnabszesses; Operation oder Bestrahlung des Hirntumors; antibiotische Behandlung des entzündlichen Prozesses; Osmotherapie des Hirnödems.

Vielfach muss versucht werden, die Hirnfunktion indirekt zu bessern: bei zerebraler Arteriosklerose kann der Gefässprozess selbst nicht beseitigt werden, jedoch können die Hirndurchblutung durch verbesserten Herzauswurf (Herzglykoside) und der Hirnstoffwechsel durch geeignete Substanzen (Hydergin) verbessert werden. Psychotisch-produktive Symptome (Halluzinationen, Wahnbildungen) und motorische Unruhe können symptomatisch mit Neuroleptika (Phenothiazine, Haloperidol) oder Distraneurin behandelt werden. Ist Unruhe mit Bewusstseinstrübung kombiniert, sind Phenothiazine wegen der dadurch bedingten Senkung der Krampfschwelle eher kontraindiziert. Hier kommen Distraneurin oder auch Valium in Frage. Bei chronischen oder residualen (von einer Hirnschädigung zurückgebliebenen) psychoorganischen Störungen, z.B. nach Hirntrauma oder bei senilen Abbauerscheinungen, sind ausreichendes und differenziertes Reizangebot, Rhythmisierung des Tagesablaufs, Aktivierung von Leistung, Anregung von Interessen, aber auch spezielle kognitive Trainingsprogramme therapeutisch von Bedeutung.

4. Hirnerkrankungen

Nahezu jede Hirnerkrankung oder Hirnschädigung akuter oder chronischer Natur kann zu psychischen Störungen führen. Entscheidend dafür sind das Ausmass der zerebralen Funktionsstörung und des diffusen oder lokalisierbaren zerebralen Parenchymuntergangs. Bei Ausfall von Hirnparenchym können psychische Funktionen und Leistungen vielfach von anderen Hirnbereichen übernommen oder funktionell ausgeglichen und kompensiert werden. Je enger spezialisiert eine zerebrale Leistung ist (so die Hirnwerkzeugstörungen, vgl. Neurologie), desto anfälliger ist sie für lokalisierte Schädigung. Gerade hier bestehen aber auch begrenzte Möglichkeiten, die Funktionsstörungen heilpädagogisch bzw. durch kognitive und sensumotorische Übungsprogramme (in Spezialkliniken für Hirngeschädigte) auszugleichen.

4.1. Neurolues

Die *Lues,* auch die konnatale Lues, befällt in 10% der Fälle das Nervensystem. Neuroluische Erkrankungen werden seit Einführung der Penizillinbehandlung jedoch viel seltener als früher gesehen.

Im Sekundärstadium kann es zur *luischen Meningitis* oder auch zur deletär verlaufenden Meningoenzephalitis kommen. Psychiatrisch wichtiger sind die Erkrankungen des Tertiär- und Quartärstadiums: *Lues cerebrospinalis* und *progressive Paralyse.*

Lues cerebrospinalis. Mesodermale Erkrankungsform im Tertiärstadium der Lues, frühestens 2 Jahre nach der Infektion auftretend. Es werden drei Befallsarten des Zentralnervensystems unterschieden:

1. Vaskuläre Form. Entzündliche Gefässveränderungen, besonders an der Hirnbasis, mit Intimawucherung und Obliterierung der

Gefässe, so dass es zu ischämischen Erweichungen (apoplektischen Insulten) kommen kann. Symptomatik deshalb ähnlich wie bei der Hirnarteriosklerose (Verwechslungsmöglichkeit!).

2. Meningitische Form. Vorwiegend basale Leptomeningitis mit arachnitischer Verdickung der Meningen. Subakuter Verlauf. Ausser Kopfschmerzen, Chiasmasymptomen, Pupillenstörungen auch Auftreten pseudoneurasthenischer Syndrome und leichter Hirnleistungsschwäche.

3. Gummöse Form. Tumoren infolge proliferierender granulomatöser Veränderungen, meist subkortikal in den Hemisphären gelegen, sehr selten. Rufen Symptome eines raumfordernden Prozesses hervor.

Progressive Paralyse (luische Enzephalitis). Es handelt sich um eine ektodermal-parenchymatöse Erkrankungsform im Quartärstadium der Lues, aber auch mit vaskulärem und meningealem Befall.

Vorkommen. Tritt 8–15 Jahre nach Primäraffekt auf, manchmal noch viel später, bei Männern viermal häufiger als bei Frauen. Oft kombiniert mit Tabes dorsalis (Taboparalyse). Es erkranken nur 2–5% aller Syphilitiker. Ausreichende Penizillinbehandlung im Sekundärstadium mindert die Erkrankungswahrscheinlichkeit erheblich.

Die *juvenile Paralyse* ist Folge einer *konnatalen Lues.* Sie tritt im Kindes- oder Jugendalter auf und kann über einen dementiven Abbauprozess mit epileptischen Anfällen zum Tode führen.

Pathologisch-anatomisch. Bild einer subakuten Enzephalitis mit Rindenatrophie, besonders frontotemporal, Ventrikelerweiterung, Verdickung der Leptomeningen. Ausser Parenchymschwund auch verdickte Gefässwände und perivaskuläre Infiltrate. Spirochäten im Gehirn nachweisbar. Die progressive Paralyse wird durch den Erreger selbst, nicht durch seine Toxine verursacht; deshalb ist die Bezeichnung metaluische Erkrankung nicht zutreffend.

Symptomatik und Verlauf. Beginn oft schleichend mit *pseudoneurasthenischem Vorstadium* mit Ermüdbarkeit, empfindlicher Reizbarkeit, affektiver Verstimmbarkeit und Labilität, Kopfschmerzen, Schlafstörungen, aber auch mit Persönlichkeitsveränderungen: dysphorische Reizbarkeit, Antriebslosigkeit oder aber Betriebsamkeit. Eine isolierte Rechenstörung kann markantes Frühsymptom sein.

Im weiteren *Verlauf* kommt es zum *chronischen hirnorganischen Psychosyndrom,* welches unbehandelt in schwerster *Demenz* und *hirnorganischer Wesensänderung* endet und schliesslich unter Kachexie und körperlichem Verfall zum Tode führt. Hervorstechend ist die hochgradige Kritik- und Urteilsschwäche mit grotesk-unsinnigen Fehlhandlungen: Aus dem Fenster springen, um eine heruntergefallene Zigarette aufzuheben; Geld in den Ofen stecken, um damit Feuer zu machen. Weiter finden sich schwere Auffassungs- und Gedächtnisstörungen (Merkschwäche, Störung des episodischen Gedächtnisses), Orientierungsstörungen, schliesslich völlige Hilflosigkeit. Dabei häufig Symptome im Sinne eines Stirnhirnsyndroms: Enthemmung, Verlust von Taktgefühl und ethischen Strebungen, äussere Vernachlässigung, kritiklose, flache Euphorie.

Die beschriebene Erkrankungsform ist heute am häufigsten: *einfach-demente Form* der progressiven Paralyse.

Von Bedeutung ist auch die *stumpf-depressive Form,* die aber gleichfalls in eine Demenz einmündet: depressive Verstimmung mit stumpfer Desinteressiertheit, eventuell auch hypochondrischen, nihilistischen oder Versündigungsideen.

Seltenere Verlaufsformen:

Euphorisch-expansive Form. Früher typische, jetzt kaum mehr gesehene Form mit leerer Heiterkeit, maniformer Betriebsamkeit bis zur Umtriebigkeit, massloser Selbstüberschätzung und phantastischen, kritiklosen Grössenideen: Der Kranke ist Obergott, er besitzt Millionen von Flugzeugen, verschenkt Milliarden. *Paranoide Form* mit schizophrenieähnlicher Symptomatik, aber auch katatonen Zustandsbildern. In diesen Fällen, auch bei uncharakteristischer Frühsymptomatik, kann die richtige Diagnose anfangs verkannt werden, wenn die hirnorganische Färbung nicht erkannt und die neurologische und die Serodiagnostik vernachlässigt werden. Hochakut und in wenigen Tagen bis Wochen zum Tode führend ist die seltene *agitierte Form* der Paralyse mit akut-deliranter Symptomatik (galoppierende Paralyse).

Neurologische Symptome. Frühzeitig oft schlaffe Mimik, dabei Beben und Faszikulieren der mimischen Muskulatur (vor allem perioral, sog. Wetterleuchten) und der Zunge. Verwaschene, silbenverschmierende sprachliche Artikulation (Dysarthrie), Silbenstolpern, oft nur mit Testwörtern feststellbar: dritte reitende Artilleriebrigade; Donaudampfschiffahrtsgesellschaft; schuppige, schleimige Schellfischflosse. Reflektorische Pupillenstarre (Argyll-Robertson-Phänomen) bei entrundeten Pupillen und Anisokorie. Muskeleigenreflexe oft gesteigert (fehlender Patellarsehnenreflex deutet auf Kombination mit Tabes dorsalis), Pyramidenbahnzeichen, manchmal Optikusatrophie. Bei gleichzeitiger Tabes dorsalis finden sich tabische Symptome. Im weiteren Verlauf durch vaskuläre Beteiligung auch

Herdsymptome: Aphasien, zerebrale Insulte mit flüchtigen Hemiparesen, ferner generalisierte und Jackson-Anfälle auch schon zu Beginn der Erkrankung (paralytische Anfälle).

Im *Liquor* Pleozytose mit 100/3 oder mehr Zellen (Lymphozyten und Plasmazellen), Eiweissvermehrung, besonders der Globuline (Eiweissquotient), elektrophoretisch Gammaglobulinvermehrung, in den Kolloidkurven tiefe, breite Linkszacke. Wichtig die *Seroreaktionen* der Lues: Treponema-Hämagglutinationstest (TPHA), Fluoreszenz-Treponema-Absorptionstest (FTA-ABS), Treponemen-Immobilisationstest (TPI). Serum- und Liquorkontrollen sind zur Therapiekontrolle wichtig.

Die *Diagnose* «progressive Paralyse» ist zu stellen bei entsprechender neuropsychiatrischer Symptomatik, die ätiologisch nicht anders zu erklären ist, sofern zwei spezifische Seroreaktionen positiv sind und der Liquor Pleozytose und/oder positive Immunreaktionen aufweist. Bei negativem Liquorbefund kann auch die therapeutische Wirksamkeit der Penizillinbehandlung diagnostisch bedeutsam sein. Das Verfehlen der Diagnose hat für den Kranken deletäre Folgen, da die Erkrankung unaufhaltsam fortschreitet.

Behandlung. Historisch bedeutsam war die Fieberbehandlung, vor allem durch künstliche Malariainfektion (Malariakur), da damit erstmalig der Krankheitsprozess zum Stillstand gebracht werden konnte. Diese Methode ist heute von der Penizillinbehandlung abgelöst (nur wenige Autoren halten noch kombinierte Penizillin-Malaria-Behandlung für optimal).

Penizillinkur. In klassischer Form 14 Tage lang täglich 1–2 Millionen Einheiten Depotpenizillin, mehrere Wiederholungskuren alle 4 Wochen nach jeweiliger Liquorkontrolle; oder 30 Tage lang, um häufigere Wiederholungskuren zu vermeiden. Neuerdings setzt sich die hochdosierte Penizillinkur durch, um treponemozide Liquorkonzentrationen zu erreichen: täglich 30–40 Millionen Einheiten wässriges Penizillin im i.v. Dauertropf, verteilt auf 3–4 Infusionen pro Tag (jeweils 30 min bis 1 h), wenigstens 10 Tage lang. Besonders die erste Penizillinkur wird häufig unter Kortisonschutz durchgeführt, um die Herxheimer-Reaktion zu vermeiden: Prednison oder Prednisolon 3 Tage lang je 30 mg, ab 2. Tag Beginn mit der Penizillinbehandlung. Dies ist jedoch nur bei hochflorider Symptomatik erforderlich, da die Herxheimer-Reaktion sonst selten ist.

Bei Penizillinunverträglichkeit werden Tetrazykline oder Erythromyzin verwendet. Die Behandlung der Neurolues sollte unter stationären Bedingungen erfolgen, dabei auch röntgenologischer Ausschluss von Mesaortitis bzw. Aortenaneurysma.

Der Liquorbefund ist für die Beurteilung des Behandlungserfolges entscheidend. Besserung erfolgt in der Reihenfolge: Zellzahl, Eiweiss, Seroreaktionen, Kolloidkurve. Bei hochdosierter Penizillinbehandlung meist nur eine Kur erforderlich. Wiederholung nur, wenn Pleozytose im Liquor fortbesteht oder wenn treponemenspezifische Immunoglobuline M (IgM-FTA-ABS-Test) innerhalb von 6 Monaten nicht zurückgehen.

Sero- und Liquorkontrollen anfangs alle 3 Monate, dann halbjährlich, ab 3. Jahr jährlich. Frühbehandlung möglichst in den ersten 3 Monaten nach erster Symptomatik ist entscheidend, um Defektheilung zu vermeiden. Auch fortgeschrittene paralytische Demenzen sind manchmal nach ausreichender Therapie noch rückbildungsfähig, mit der Länge der Krankheitsdauer sinkt jedoch die Heilungsquote beträchtlich.

4.2. Traumatische Hirnschäden

Traumatische Hirnschädigungen spielen infolge der Verletzungsmöglichkeiten im Strassenverkehr, am Arbeitsplatz und beim Sport heute eine erhebliche Rolle. Wir unterscheiden *offene* und *gedeckte Hirnverletzungen* sowie nach Ausmass und klinischem Verlauf der traumatischen Hirnschädigung die *Commotio cerebri* und die *Contusio cerebri.*

Die davon unterschiedene *Compressio cerebri* (Druckschädigung des Gehirns) kommt bei offenen Schädelverletzungen durch *Impression* des Schädelknochens oder aber durch *meningeale Blutungen* zustande.

Das *epidurale Hämatom* (durch arterielle Zerreissung) führt zu rasch progredientem Hirndruck mit rasch zunehmender Bewusstseinstrübung bis zum Koma, das *subdurale Hämatom* dagegen oft erst nach einem freien Intervall zu erneuter Bewusstseinstrübung. Das *chronische subdurale Hämatom* (entsprechend einer Pachymeningeosis haemorrhagica), vielfach Folge eines nur geringen Traumas, entwickelt sich viel langsamer, so dass erste Symptome (Kopfschmerzen, evtl. pseudoneurasthenisches Vorstadium, dann wechselnde Bewusstseinsklarheit, schliesslich Somnolenz) sich oft erst nach Wochen oder Monaten ausbilden.

Commotio cerebri (Gehirnerschütterung). Die *Commotio cerebri* ist eine lediglich funktionelle traumatische Hirnschädigung, die keine fassbaren morphologischen Veränderungen verursacht, in ihrer Symptomatik voll reversibel ist und somit keine neurologischen oder psychischen Dauerschäden hinterlässt. Es treten offenbar nur kolloidchemische und vaskulär-zirkulatorische Störungen auf, die mit Allgemeinveränderungen im EEG verbunden und voll rückbildungsfähig sind. Für die Entstehung einer Commotio entscheidend ist die breitflächige Gewalteinwirkung auf den Schädel, so dass Druck- und Impulswellen sich über das Gehirn ausbreiten. Für das typische *Kommotionssyndrom* ist offenbar die Irritation des Hirnstammes mit seinen Zentren für Bewusstseinswachheit, Muskeltonus und vegetative Regulationen bedeutsam. Entsprechend kommt es zu sofortigem Bewusstseinsverlust, Tonusverlust der Muskulatur (Hinstürzen) und zu vegetativen Reaktionen: Erbrechen, Schwindel, Kreislaufdysregulationen. Der *Bewusstseinsverlust* kann sehr kurzdauernd, eventuell nur sekundenlang sein, manchmal auch inkomplett bzw. nur leichte Umdämmerung. Die Bewusstseinsstörung kann deshalb der klinischen Beobachtung leicht entgehen. Dauer sehr unterschiedlich, meist bis zu 15 min. Bei Bewusstlosigkeit über 1 h oder Umdämmerung über 1 Tag ist eine über eine Commotio hinausgehende substantielle Hirnschädigung (Contusio cerebri) anzunehmen (aber auch an ein akutes subdurales Hämatom ist zu denken). Die Dauer der Bewusstlosigkeit ist also zur Beurteilung der Schwere des Hirntraumas wichtig. Sehr charakteristisch ist die *Amnesie* für die Dauer der Bewusstseinsstörung. Die Dauer der Amnesie ist aber kein verlässliches Mass für die Dauer der Bewusstlosigkeit, da sie eine Zeitstrecke unmittelbar vor dem traumatischen Ereignis mitumfassen kann: retrograde Amnesie. Sie kann weiterhin einige Zeit nach Aufklaren aus der initialen Bewusstlosigkeit umfassen: anterograde Amnesie (vielleicht bedingt durch abklingende leichtere Umdämmerung oder leichtes Durchgangssyndrom in der Abklingphase). Bei Auftreten frühepileptischer Manifestationen (traumatische Epilepsie) oder neurologischer Herdzeichen ist – auch bei nur geringer oder sogar fehlender initialer Bewusstlosigkeit – stets an eine Contusio cerebri zu denken.

Nach Abklingen der Initialphase können *postkommotionelle Beschwerden* zurückbleiben: Kopfschmerzen, Schwindelempfindungen, vermehrtes Schwitzen, Kreislaufdysregulationen; Überempfindlichkeit gegen Alkohol, Sonneneinstrahlung, Hitzeeinwirkung, Schlafmangel (vegetative enzephalopathische Beschwerden); ferner Konzentrationsmangel, Erschöpfbarkeit, leichte Merkschwäche und Affektlabilität (im Sinne eines leichten abklingenden Durchgangssyndroms). Diese Beschwerden gehen innerhalb von Wochen bis Monaten vollständig zurück, binnen eines Jahres (längstens 2 Jahre) ist eine Commotio endgültig und folgenlos abgeklungen.

Behandlung. Nur mehrtägige Bettruhe. Befristete mehrwöchige, selten längere Krankschreibung, um regressive Schonhaltung und Trainingsverlust zu vermeiden. Wichtig ist Beruhigung und Aufklärung des Kranken, damit es nicht zu psychogener Fixierung auf die Beschwerden und zu rentenneurotischer Fehlhaltung kommt. Im übrigen nur symptomatische Behandlung der vegetativen bzw. der Kreislauflabilität (Bellergal, Dihydergot).

Contusio cerebri (Hirnprellung). Die *Contusio cerebri* ist (ähnlich wie offene Hirnverletzungen und Hirnquetschungen) eine substantielle Hirnverletzung, und zwar mit Rindenprellungsherden (Coup und Contre-coup), sekundären Zirkulationsstörungen und perifokalem oder allgemeinem Hirnödem. Meist dauert die initiale Bewusstlosigkeit (infolge Hirnstammbeteiligung im Sinne des Kommotionssyndroms) Stunden bis Tage, eine Umdämmerung auch noch länger. Gelegentlich kommt es auch zur Contusio ohne Eintritt von Bewusstlosigkeit. Für die Diagnose wichtig sind auch initiale neurologische Symptome und Hirnwerkzeugstörungen als Hinweis auf zerebrale Herdstörungen sowie früh- und spätepileptische Manifestationen (vgl. Neurologie).

Der weitere Verlauf nach Abklingen der Bewusstseinsstörung ist unterschiedlich (Abb. 1, S. 36). Über ein reversibles hirnorganisches Psychosyndrom kann es zur völligen Restitution kommen. In vielen Fällen kommt es jedoch zu einer *traumatischen Psychose* (Kontusionspsychose), meist vom delirant-amentiellen oder konfabulatorischen Typ, oft mit erheblicher Unruhe und Primitivierung der Motorik (Greifreflexe, oraler Einstellreflex). Es ist aber auch jeder andere Typ exogener Psychosen möglich. Grundlage ist meist ein allgemeines *Hirnödem* (traumatische Ödempsychose) mit sekundärer Markschädigung. Es handelt sich dabei um ein *vasogenes Ödem:* Infolge kapillärer Endothelschädigung kommt es zur Permeabilitätszunahme der Blut-Hirn-Schranke. Das proteinhaltige Plasmafiltrat im Extrazellulärraum kann sekundär zur zytotoxischen Zellschädigung führen. Die Dauer der Kontusionspsychose bemisst sich nach der Dauer des Hirnödems, welches – auch unter Behandlung – 4–5 Wochen anhält.

Manchmal werden Kontusionspsychosen auch übersehen, wenn das Zustandsbild symptomarm ist und der Kranke infolge mangelnder Initiative gut «angepasst» wirkt, subjektiv keine Beschwerden äussert und dem eigenen Zustand mit kritikloser Unbekümmertheit gegenübersteht. Insbesondere ein stilles, passives Dahindämmern mit sofortiger Weckbarkeit und Ansprechbarkeit kann diagnostisch leicht verkannt werden; erst durch eventuelle Konfabulationen, Störung der Besinnung, unscharfe Orientierung wird das exogene Syndrom deutlich. Auch nach einer traumatischen Psychose kann es günstigenfalls noch zu guter Remission kommen, andernfalls Ausgang in chronisches organisches Psychosyndrom mit Hirnleistungsschwäche und Wesensänderung.

Behandlung. Intensivmedizinische Betreuung. Therapie des Hirnödems zur Vermeidung intrakranieller Drucksteigerung mit Osmotherapie (z.B. Sorbit 40%), Onkotherapie (z.B. Rheomakrodex 10%, Humanalbumin 20%), auch Dexamethason. Neurochirurgische Intervention: zur Entlastung des intrakraniellen Drucks, bei intrakranieller Blutung. Prophylaktische antikonvulsive Behandlung mit Phenytoin. Spätbehandlung: Piracetam, Pyritinol; evtl. Rehabilitation in Fachklinik für Hirnverletzte.

Strangulations- und *Insolationsfolgen* am Gehirn sind den traumatischen Schädigungen nach Dynamik und Erscheinungsbild sehr ähnlich. Auf ein einmaliges schädigendes physikalisches Ereignis, das heisst ohne Anlaufzeit, kommt es zu initialer Bewusstlosigkeit, aus der heraus sich dann infolge Auseinandersetzung des Organismus mit der Noxe und Bildung eines Hirnödems eine exogene Psychose entwickelt. Auch der weitere Verlauf gleicht dem der traumatischen Hirnschädigung.

Nur selten kommt es durch ein Hirntrauma bzw. das traumatische Hirnödem infolge Dezerebration zum *apallischen Syndrom* (S. 21). Dieses kann gelegentlich – noch nach Monaten – rückbildungsfähig sein, indem nacheinander Orientierungsreaktionen auf Reize, optisches Fixieren, Wiedererkennen von Objekten und Menschen, intendierte Bewegungen auf Reize und schliesslich das Sprechvermögen wiederkehren. Oft bleiben schwere neuropsychiatrische Dauerfolgen zurück.

Psychische *Dauerfolgen* nach Hirnkontusion können in einem *chronischen hirnorganischen Psychosyndrom* mit Hirnleistungsschwäche und organischer Wesensänderung bestehen. Die *Hirnleistungsschwäche* kann von leichten Beeinträchtigungen der Konzentration, Merkfähigkeit, Dauerleistung (vorzeitige Ermüdbarkeit) bis zu schwereren Störungen reichen: Verlangsamung und Schwerfälligkeit von Auffassung, Denken und Psychomotorik, Merkschwäche, Beeinträchtigung durch Antriebs- und Spontaneitätsverlust. Eigentliche *traumatische Demenzen* sind eher selten. Leichte Leistungsschwächen sind manchmal nur testpsychologisch nachweisbar. Als traumatischer Dauerschaden ist auch ein Korsakow-Syndrom möglich: *traumatisches Korsakow-Syndrom.* Eng mit der Hirnleistungsschwäche verbunden sind posttraumatische Persönlichkeitsveränderungen. Am häufigsten finden sich leichtere Veränderungen in Form eines organischen *hyperästhetisch-emotionellen (pseudoneurasthenischen) Syndroms.* Wichtig sind dabei Störungen des Antriebsverhaltens und affektive Verstimmungen, Reizbarkeit, Affektlabilität, Frustrationsintoleranz.

Der Begriff *traumatische Enzephalopathie* umfasst neben der Hirnleistungsschwäche und pseudoneurasthenischen Veränderungen der Affektivität und des Antriebsverhaltens auch posttraumatische vegetative Störungen und Beschwerden: Kopfschmerzen, Schwitzen, vasomotorische Labilität, lageabhängiger Schwindel, Alkohol-, Nikotin- und Insolationsüberempfindlichkeit.

In schwereren Fällen kommt es zur *traumatischen Wesensänderung,* die einer hirnorganischen Wesensänderung entspricht, jedoch besonders durch die Kombination von apathischer Stumpfheit, Verlangsamung und Schwerfälligkeit einerseits, reizbarer Explosivität anderseits gekennzeichnet ist. Dabei auch gelegentlich demonstratives und pseudohysterisches Verhalten (Rentenwünsche). Grundsatz: Je plumper ein hysteriformes demonstratives Verhalten (Aggravation von Behinderungen, auch von neurologischen Symptomen, pseudodementes, d.h. übertrieben begriffsstutziges Verhalten) ist, desto verdächtiger ist es auf zugrundeliegende hirnorganische Störung.

Durch Hirntrauma kann es aber auch zu hirnlokalen Psychosyndromen (mit geringeren Einbussen der formalen Intelligenz) kommen: (hochfrontales) Stirnhirnsyndrom; Orbitalhirnsyndrom (mit Enthemmung und triebhaften Entgleisungen: traumatische Pseudopsychopathie); Temporalhirnsyndrom.

Boxerenzephalopathie («Boxerdemenz»). Sonderform einer traumatischen Hirnschädigung durch wiederholte Traumen. Beim einzelnen Knockoutniederschlag kommt es zur zweiphasigen Gewalteinwirkung auf den Schädel: Das erste Trauma bewirkt über eine leichte Commotio einen Tonusverlust der den Kopf fixierenden Muskulatur, so dass der zweite, nachfolgende Schlag den nicht fixierten Kopf trifft. Knockout bedeutet in jedem Fall eine kommotionelle Störung, zum Hinstürzen kommt es durch allgemeinen Tonusverlust der Muskulatur. Offenbar durch Summation von Hirntraumen, ohne dass zwischendurch Erholung stattfand (unbekümmertes Hineingehen in neue Kämpfe), kommt es bei vielen Berufsboxern zur *Boxerenzephalopathie,* die auch nach Aufhören mit dem Boxen chronisch-progredient ist. Im Frühstadium Verlust an Kampfgeist (Boxersprache: «weiche Birne»), unkoordinierte, zittrige Bewegungen, intellektuelle Leistungseinbusse. Später chronische Enzephalopathie mit neurologischen Abweichungen, echoartigen Mitbewegungen (beim Zuschauen bei Boxkämpfen), flüchtigen Verwirrtheiten, Ausgang in intellektuelle Niveausenkung bis zum Ausmass einer Demenz, Kritiklosigkeit, mangelnde Selbsteinschätzung, affektive Abstumpfung, aber auch Reizbarkeit. Neuropathologisch findet sich ein ähnlicher Befund wie bei der Alzheimer-Krankheit.

4.3. Alkoholpsychosen

Alkoholpsychosen sind infolge des zunehmenden Alkoholmissbrauchs die häufigsten organischen Psychosen, denen wir in der ärztlichen Praxis begegnen. Wir unterscheiden die eigentlichen Alkoholpsychosen sowie die zerebralen Spätschäden nach längerem Alkoholmissbrauch von den akuten Alkoholintoxikationen. Die *Alkoholpsychosen* sind exogene Psychosen, die als Komplikation bei längerdauerndem Alkoholmissbrauch, besonders auch bei Alkoholabhängigkeit (S. 227ff.), auftreten. Dazu gehören das Delirium tremens, die Alkoholhalluzinose, der alkoholische Eifersuchtswahn und die Wernicke-Enzephalopathie. Die *zerebralen Spätschäden* des Alkoholabusus umfassen das alkoholische Korsakow-Syndrom und andere hirnorganische Psychosyndrome. Die *akuten Alkoholintoxikationen* treten unmittelbar nach Alkoholgenuss auf: einfacher und pathologischer Rausch.

Delirium tremens (Alkoholdelir). Das Delirium tremens ist die häufigste Alkoholpsychose. Es tritt nach mehrjährigem Alkoholmissbrauch plötzlich auf, ist stets ein lebensbedrohlicher Zustand, der notfallmässige Einweisung in die Klinik erforderlich macht, und klingt nach wenigen Tagen spontan wieder ab.

Vorkommen. Das Alkoholdelir kommt nicht nur bei Alkoholabhängigkeit, sondern auch bei starken Gewohnheitstrinkern vor; es ist in jedem Fall Zeichen eines massiven und gesundheitsschädigenden Alkoholkonsums. 15% der Alkoholiker erkranken daran. Auftreten meist 2–3 Tage nach plötzlichem Alkoholentzug (Entzugs- oder Abstinenzdelir), entweder aufgrund plötzlichen Aufhörens mit dem Trinken oder infolge plötzlicher erzwungener Karenz infolge einer interkurrenten Krankheit (Unfall oder Pneumonie mit Klinikeinweisung). Fraglich ist, ob auch die stressartige Belastung durch körperliche Krankheit delirauslösend wirkt. Bei einem Teil der Fälle kommt es zum Delir auch bei fortgesetztem Trinken (Kontinuitätsdelir), hier stellt sich aber die Frage nach einer unerkannten oder partiellen Abstinenz (Resorptionsstörung; nächtlichem Abfall des Blutalkoholspiegels). Trizyklische Antidepressiva mit starker anticholinergischer Wirkung (z.B. Amitryptilin) können bei chronischen Trinkern ein Delir provozieren. Unbehandelt führt das Delir in 15–20% der Fälle zum Tode, bei den heutigen therapeutischen Möglichkeiten nur noch in wenigen Prozent. Bei fortgesetztem Alkoholmissbrauch kann es zu wiederholten Delirien kommen, jeweils mit verschlechterter Prognose.

Die *Pathogenese* ist noch nicht sicher geklärt. Bedeutungsvoll sind beim Delir die starke adrenerge Aktivierung (Tremor, Schwitzen, Tachykardie) und die vermehrte zerebrale Krampfbereitschaft, deshalb wird das Delirium tremens auch im Sinne eines Rebound-Effektes nach Adaptation des Gehirns an den Alkohol aufgefasst.

Symptomatik und Verlauf. Im Prodromalstadium des Delirs, Tage bis Wochen vorher, oft verstärkte neurovegetative *Abstinenzsymptome* (Entzugssymptome): Schwitzen, Tremor, Schreckhaftigkeit, Schlafstörungen, schliesslich Anzeichen eines *Prädelirs:* flüchtige, meist nächtliche Verwirrtheiten, vereinzelte Halluzinationen, die bei Licht schwinden, flackernd schwankende Aufmerksamkeit, Unruhe. In diesem Stadium kann der Ausbruch eines Volldelirs durch Distraneurin-Gaben meist noch aufgehalten werden. Das *Delir* selbst bricht plötzlich aus, häufig nachts, oft nach vorausgegangenem epileptischem (Grand-mal-)Anfall. Es entspricht in seiner Symptomatologie voll und ganz einem deliranten Syndrom: Hervorstechend sind die Verwirrtheit mit örtlicher und zeitlicher Desorientierung und fluktuierender, schwimmender Bewusstseinslage, motorische Unruhe mit Bewegungsdrang, optische Halluzinationen: Sehen von kleinen Tieren, Flocken, Fäden, aber auch szenenhafte visuelle Halluzinationen; seltener auch akustische und haptische (Tast-)Halluzinationen. Visuelle Halluzinationen sind oft suggerierbar: Auf Aufforderung liest der Kranke von einem leeren Blatt Papier einen Text ab, auf verbale Suggestion sieht er immer von neuem kleine Tiere und versucht sie zu fangen. Ferner illusionäre Verkennung von Personen, Gegenständen, Räumlichkeiten; Störung der euklidischen Raumstruktur: Wände biegen sich durch, Fensterkreuze sind verzerrt; Wände werden durchlässig, Personen treten hindurch. Es kommen auch wahnhafte Belagerungserlebnisse vor. In der Grundstimmung oft Mischung von Angst und Euphorie, sogenannter Galgenhumor. Starker grobschlägiger Tremor der Hände, Beben der mimischen Muskulatur, oft Zittern («wie

Espenlaub») des ganzen Körpers. Gerötetes, schweissbedecktes Gesicht, Tachykardie. Auch während des Verlaufes des Delirs sind noch epileptische Anfälle möglich.

Unter *Alkoholepilepsie* verstehen wir dagegen das Manifestwerden eines Anfallsleidens durch chronischen Alkoholabusus; sie ist keine eigene Krankheit. Bei bereits bestehender zerebraler Kampfbereitschaft können auch einzelne Anfälle durch Alkoholintoxikationen provoziert werden; sie treten meist in der Abklingphase des Alkoholrausches auf, also bei bereits sinkender Blutalkoholkonzentration.

Das Alkoholdelir ist *lebensbedrohlich* durch die Gefahren des Herz- und Kreislaufversagens, der zerebralen Dekompensation mit Übergang in ein Delirium acutum und einer möglichen Pneumonie. Während der Dauer des Delirs Schlaflosigkeit, Abklingen der Psychose nach 2–5 Tagen, oft mit Terminalschlaf.

Nach Beendigung des Delirs besteht in der Regel noch ein abklingendes organisches Psychosyndrom (Durchgangssyndrom) mit Konzentrationsmangel, Merkschwäche, Ermüdbarkeit, geringer Belastbarkeit und vegetativer Labilität. Seltener kommt es zum Ausgang in ein Korsakow-Syndrom oder eine Alkoholdemenz. Die Alkoholabhängigkeit besteht nach Überstehen eines Delirs in der Regel unvermindert fort.

Differentialdiagnostisch müssen andere mögliche Ursachen des Delirs ausgeschlossen werden: traumatische Psychose nach Schädelhirntrauma infolge Sturzes (im Rausch, im epileptischen Anfall), andere, auch pharmakogene Intoxikationen, Schlafmittel- und Tranquilizerabusus bei plötzlichem Entzug, Hirnarteriosklerose, Thyreotoxikose.

Behandlung. Das Letalitätsrisiko des Delirs wurde durch Einführung der Clomethiazol-Behandlung entscheidend gesenkt. Distraneurin erhöht die Krampfschwelle und wirkt sedierend. Dosierung in leichteren Fällen alle 3 oder 6 h 2–3 Tabletten, in schweren Fällen Distraneurin-Infusionen, anfangs rasch infundieren, bis der Kranke einschläft, dann unter Überwachung langsame Tropfenfolge, so dass der Kranke noch weckbar bleibt. Tagesdosis bis zu 8 g. Bei zu rascher Infusion oder zu hoher Dosierung sind Kreislauf- und Atemdepression möglich, als Nebenwirkung auch bronchiale Verschleimung. Nach 2 Tagen versuchsweise die Dosis reduzieren, um zu sehen, ob das Delir im Abklingen ist.

Dauer einer Distraneurin-Behandlung, auch zur ambulanten Kupierung eines Prädelirs, auf maximal 8–10 Tage begrenzen, da Distraneurin selbst ein Suchtmittel ist. Dauerbehandlung des Alkoholikers mit Distraneurin ist ein Kunstfehler. Die Behandlung des Delirs erfolgt im übrigen nach intensivmedizinischen Gesichtspunkten: Flüssigkeits- und Elektrolytbilanzierung, eventuell Herz- und Kreislaufstützung, Abschirmung mit Antibiotika. Bei Gefahr des Übergangs in die Wernicke-Enzephalopathie (tiefere Bewusstseinstrübung, Augenmuskellähmungen) hochdosiertes Thiamin (Vitamin B_1), eventuell in Kombination (Neurobion im Dauertropf, Benexol-Tabletten), bei alkoholischer Polyneuropathie auch zusätzlich Thioctacid. Sedierung im Delir ist auch mit Valium, Librium und Haloperidol möglich; Haloperidol hat aber nur bei stärkerer paranoider Symptomatik Vorteile; bei Bewusstseinstrübung und Neigung zu Krampfanfällen kommen Neuroleptika nicht in Frage. Das *Distraneurin-Delir* (nach Distraneurin-Abusus) wird nicht mit Distraneurin, sondern mit Haloperidol behandelt. Für den *Transport* des Deliranten in die Klinik kommen bei starker Erregung zur Sedierung Distraneurin oder Valium, allenfalls Paraldehyd in Frage; Scophedal, Morphium-Scopolamin oder Barbiturate sind, wie auch sonst zur Behandlung von Unruhe- und Erregungszuständen, absolut kontraindiziert, dasselbe gilt für Alkoholgaben. Neuroleptika sollten wegen Senkung der Krampfschwelle gegebenenfalls der Klinik vorbehalten bleiben.

Alkoholhalluzinose. Die seltenere Alkoholhalluzinose bricht meist akut aus, oft nach schweren Alkoholexzessen. Bei ungestörtem Bewusstsein kommt es zu akustischen Halluzinationen: Der Kranke hört Stimmen, die untereinander über ihn sprechen, ihn beleidigen oder verteidigen, bedrohen und beschimpfen. Die Stimmen sind ständig da, der Kranke hört ihnen wie einem dramatischen Hörspiel zu, er fühlt sich ihnen ausgeliefert. Seltener treten optische oder haptische Sinnestäuschungen auf. Der Kranke ist meist ängstlich-gequält. Mit Verfolgungswahnideen (auch im Sinne eines Belagerungserlebnisses) versucht er, die bedrohlichen Stimmen zu erklären, er verbarrikadiert sich gelegentlich auch gegen sie. Unter Abstinenz klingt die Halluzinose meist nach Stunden bis Monaten ab; sie kann nach erneutem Trinken rezidivieren. Dauert die Psychose länger als 6 Monate, geht sie mehr und mehr in ein chronisches hirnorganisches Psychosyndrom mit dem Endzustand Demenz über, oder sie zeigt immer mehr das Bild einer paranoiden Schizophrenie.

Behandlung. Klinikaufnahme und Abstinenz, bei längerdauernden quälenden Halluzinationen auch Neuroleptika, wie Haloperidol.

Alkoholischer Eifersuchtswahn (Eifersuchtswahn der Trinker). Bei einem kleineren Teil chronischer Alkoholiker kommt es zum *Eifersuchtswahn,* einem hirnorganischen Paranoid. Die Wahnideen richten sich gegen die Partnerin oder Ehefrau, die in oft kritiklos-grotesker Weise der Untreue bezichtigt wird. Harmlose Beobachtungen (ein Fleck in der Wäsche, ein roter Fleck am Hals der Partnerin) werden zu vermeintlichen Beweisen umgedeutet. Überwertige Eifersuchtsgedanken kommen auch sonst bei Alkoholikern vor, so unter akuter Alkoholeinwirkung, sind aber meist flüchtig. Der eigentliche Eifersuchtswahn bedeutet unbeirrbares Festhalten an der Wahnüberzeugung. Er verläuft oft chronisch und klingt allenfalls erst nach längerer Abstinenz ab. Pathogenetisch wird vielfach dem Erleben der alkoholtoxischen Impotenz und dem damit verbundenen beschämenden Insuffizienzerleben, aber auch den Schuldgefühlen des Kranken und seiner demütigenden Abwertung durch die Ehefrau Bedeutung zugemessen: Der Wahn würde dann Schuldzuweisung an die Ehefrau (psychosoziale Abwehr) oder aber Projektion eigener frustrierter sexueller Wünsche auf die Ehefrau bedeuten. Die Erklärung als psychodynamisch verstehbare Wahnentwicklung ist aber vereinfachend, es ist stets auch die alkoholtoxische hirnorganische Beeinträchtigung des Kranken zu berücksichtigen.

Differentialdiagnostisch sind andere hirnorganische Krankheiten, die zu einem Paranoid führen können, zu berücksichtigen: Hirnarteriosklerose, seniler Eifersuchts- bzw. Beeinträchtigungswahn, traumatische Hirnschäden, aber auch eine paranoide Schizophrenie oder sensitive Wahnentwicklungen. Von *Alkoholparanoia* spricht man, wenn sich bei Chronifizierung weitere Wahnbildungen anschliessen.

Therapeutisch kommt ausser Abstinenz ein Versuch mit Neuroleptika in Frage.

Wernicke-Enzephalopathie (Polioencephalopathia haemorrhagica superior). Schwerste, vielfach tödlich ausgehende Alkoholpsychose. Regelmässig kommt es zu Augensymptomen: Augenmuskellähmungen und Nystagmus, aber auch zu Ataxie, ferner zum schweren akuten hirnorganischen Psychosyndrom oder oft delirant gefärbten Verwirrtheitszustand mit Übergang in Somnolenz bis Sopor. Vorausgehend häufig Symptome eines Alkoholdelirs oder amnestisches Syndrom oder Beginn mit Schlafsucht. Die Wernicke-Psychose setzt häufig perakut ein, endet oft binnen 10–15 Tagen tödlich, aber auch Ausgang in ein Korsakow-Syndrom ist möglich. Pathogenetisch spielt Vitamin-B_1-Mangel eine Rolle. Pathologisch-anatomisch finden sich Blutungen, hämorrhagische Nekrosen und Gefässwucherungen im Mittel- und Zwischenhirn, besonders im Höhlengrau um den 4. Ventrikel.

Therapeutisch kommt sofortige intravenöse Zufuhr sehr hoher Dosen von Vitamin B_1 (zusätzlich auch B_6) in Frage.

Chronische Spätfolgen des Alkoholismus, Korsakow-Syndrom. Der chronische Alkoholabusus führt zu körperlichen und psychischen Dauerschädigungen. Die *Körperschäden* bestehen vor allem in Leberschädigung (Fettleber, Leberzirrhose), Gastritis mit morgendlichem Erbrechen, Magenulkus, Pankreatitis, Myokardschädigung; am *Nervensystem:* Polyneuropathie, Impotenz (bei oft länger erhaltener Libido), toxische Hirnschädigungen (diffuse oder lokalisierte Hirnatrophien, z.B. Kleinhirnatrophie). Mit der Entwicklung dauerhafter Körperschäden ist bei einer durchschnittlichen täglichen reinen Alkoholmenge von 60 g beim Mann und 35 g bei der Frau zu rechnen. Alkoholabusus während der Schwangerschaft kann zur *Alkoholembryopathie* mit Mikrozephalie, geistiger Behinderung, Entwicklungsrückstand und Missbildungen führen.

Die *psychischen Dauerschäden* des chronischen Alkoholismus machen sich als hirnorganische *Persönlichkeitsveränderung* bemerkbar: Affektlabilität, Vergröberung der Persönlichkeit, Enthemmung und Steuerungsschwäche im Verhalten. Es kommt zu Reizbarkeit, egozentrischer Rücksichtslosigkeit, Willensschwäche, Verantwortungslosigkeit, auch zu überschiessenden und ungesteuerten (aggressiven oder zerknirschten) Reaktionen auf Umweltkonflikte. Später macht sich das *hirnorganische Psychosyndrom* mit einer *Hirnleistungsschwäche* (Gedächtnis- und Auffassungsstörungen, Urteilsschwäche) immer stärker bemerkbar.

Unter fortschreitendem intellektuellem Abbau und affektiver Verflachung entwickelt sich das Bild einer *Demenz,* meist jedoch erst in fortgeschrittenem Alter.

Das *alkoholische Korsakow-Syndrom* (die Korsakow-Psychose) ist eine besonders schwere Form des organischen Psychosyndroms mit ausgeprägter Merkschwäche und Konfabulationen, mit denen Erinnerungslücken ausgefüllt werden. Infolge Merkschwäche und Auffassungsstörungen sind die Kranken zeitlich und örtlich desorientiert, im übrigen urteilsschwach und kritikgemindert, der eigenen Störung gegenüber gleichgültig und unkritisch. Das Korsakow-Syndrom kann aus einem Delir oder einer Wernicke-Psychose heraus entstehen, es kann sich auch primär ohne vorherige exogene Psychose entwickeln. Bei der Korsakow-Psychose findet sich fast immer auch eine alkoholische Polyneuropathie.

Neuropathologisch finden sich bei den alkoholbedingten zerebralen Dauerschädigungen diffuse Parenchymschäden mit Übergängen zu Befunden wie bei der Wernicke-Enzephalopathie. Beim Korsakow-Syndrom sind besonders die Corpora mammillaria betroffen.

Differentialdiagnostisch sind andere mögliche Ursachen des Korsakow-Syndroms abzugrenzen (Hirntrauma; andere Intoxikationen).

Behandlung. Unter konsequenter Alkoholabstinenz sind manchmal Besserungen des hirnorganischen Psychosyndroms und des Korsakow-Syndroms möglich. Versuch mit hohen Dosen von Vitamin B_1 und B_6 sowie mit Piracetam (Normabrain, Nootrop).

Akute Alkoholintoxikation, einfacher Rausch. Unter unmittelbarer Alkoholwirkung kommt es zum Alkoholrausch, einer vorübergehenden exogenen Psychose. Im einfachen Rausch zeigen sich anfangs Erleichterung des Kontaktverhaltens, Fortfallen von Ängsten und Hemmungen bei eher euphorischer Stimmung, später neben Gangunsicherheit (zerebelläre Ataxie) und lallender Sprache (Dysarthrie) euphorisch-grossspurige oder dysphorisch-reizbare Verstimmungen, Rededrang, Selbstüberschätzung, Enthemmung, Denk- und Konzentrationsminderung. Oft kommt es nach einer Erregungsphase (entsprechend dem Exzitationsstadium einer Narkose) zu depressiv-wehleidiger Verstimmung (auch Suizidhandlungen) und in der narkotischen Phase zu Schläfrigkeit und Bewusstseinstrübung, bei schwersten Intoxikationen oder Alkoholintoleranz auch zum Alkoholkoma. Nach klinischen Kriterien werden Angetrunkenheit, leichter, mittelschwerer und schwerer Rauschzustand unterschieden; diese Stadien korrelieren nur intraindividuell mit dem Blutalkoholwert, ein bestimmter Alkoholwert lässt keinen Rückschluss auf die Schwere des Rausches zu. – Die *Alkoholtoleranz* ist individuell unterschiedlich. Sie wird auch durch Einnahme von Psychopharmaka beeinflusst und kann bei körperlicher Krankheit (Hepatopathie, Epilepsie, hirnorganische Schädigung) herabgesetzt sein.

Der *komplizierte Rausch* bedeutet nur eine stärkere Ausprägung des Rausches; auch hier können zerebrale Vorschädigung und Wirkung von Psychopharmaka (nicht selten bei Fahruntauglichkeit im Strassenverkehr) von Bedeutung sein.

Beeinträchtigungen der Verkehrstauglichkeit durch Alkohol sind forensisch bedeutsam. Der Anteil der Trunkenheitsdelikte im Strassenverkehr liegt mit 20% hoch, häufig sind Wiederholungsdelikte. Besonders bei Unfällen mit Verletzten und Toten ist eine hohe Beteiligung des Alkohols zu verzeichnen. Bei einem Blutalkoholgehalt von 0,5‰ ist die Unfallgefährdung mit Personenschaden doppelt so hoch wie im nüchternen Zustand.

Pathologischer Rausch. Die Symptomatik weicht qualitativ von der des einfachen Rausches ab: häufig hochgradige Erregungszustände, Umdämmerungen, dabei Verkennungen der Situation, auch Halluzinationen und Desorientiertheit. Abrupter Beginn, oft nach nur geringen Alkoholmengen, Dauer Minuten bis Stunden.

Im pathologischen Rausch kann es zu heftigen Wut- oder Angstzuständen, paranoiden Verkennungen und nicht selten schlagartig einsetzender hochgradiger elementarer Erregung mit wahllosem Angriffs- oder Fluchtverhalten und Gewalttaten kommen. Nach Ende des Rauschzustandes oft Terminalschlaf, danach mehr oder weniger komplette Amnesie für die Zeit des Ausnahmezustandes. Amnesie ist aber auch nach schwerem einfachem Rausch möglich.

Vorkommen bei zerebraler Vorschädigung (Hirntrauma, chronischer Alkoholismus) mit Alkoholintoleranz, bei abnorm erregbaren Persönlichkeiten, bei besonderer, aber nicht näher definierter Disposition.

Die *Differentialdiagnose* zum einfachen Rausch oder zum psychoreaktiven Erregungszustand kann forensisch wichtig sein, ist aber oft schwierig. Der elementare Charakter von Erregung und Wut bzw. Angst, situative Verkennungen, persönlichkeitsfremdes Verhalten und Terminalschlaf sind verlässlichere Kriterien als eine Amnesie.

Behandlung kommt selten in Betracht, da der pathologische Rauschzustand meist schon abgeklungen ist. Die Erregung kann mit Valium 10 mg i.v. behandelt werden, aber auch mit Truxal 50 mg verdünnt i.v., Protactyl 100 mg i.v. oder Distraneurin 100 ml i.v. Scophedal, Morphium-Scopolamin oder Barbiturate sind absolut kontraindiziert.

4.4. Epilepsien

Bei den *Epilepsien* handelt es sich um ätiologisch unterschiedliche Hirnerkrankungen und -schädigungen, die jedoch das gemeinsame Charakteristikum haben, dass sie wiederholt zu zerebralen (epileptischen) Anfällen führen; sie werden damit zu *zerebralen Anfallsleiden.* Diese gehören in den Bereich der Neurologie.

Psychiatrisch sind die Epilepsien jedoch wichtig wegen psychischer Störungen, welche begleitend oder anstelle von Anfällen (als Anfallsäquivalente) auftreten, und wegen psychischer Dauerveränderungen.

Die epileptische *Anfallsbereitschaft* bedeutet eine besondere zerebrale Erregbarkeit, im Anfall selbst kommt es zu abnormer synchroner Entladung von Nervenzellen. Die zerebrale Erregbarkeit ist bei den Menschen sehr unterschiedlich, sie hängt unter anderem auch von einem *Erbfaktor* ab. Unter entsprechender Reizung ist jedoch jedes menschliche Gehirn krampffähig (darauf beruht die Möglichkeit zur Elektrokrampfbehandlung). Der Erbfaktor spielt besonders bei der idiopathischen Form der Epilepsie eine Rolle. Wir unterscheiden die *symptomatischen Epilepsien,* bei denen die Anfälle auf eine nachweisbare Hirnkrankheit oder -schädigung zurückgeführt werden und die in jedem Lebensalter auftreten können, von den *Epilepsien ohne nachweisbare Ursache* (ätiologisch unbekannte, idiopathische oder kryptogene Epilepsie, früher auch genuine Epilepsie), die meist bis zum 20. Lebensjahr manifest werden. Dank den Fortschritten der neurologischen Diagnostik in den letzten Jahrzehnten ist es mehr und mehr gelungen, ätiologisch unklare Epilepsien als *Residualepilepsien* (Folge abgelaufener Hirnerkrankungen, -schädigungen oder -missbildungen) zu erkennen.

Aus der Vielfalt der Anfallstypen ist besonders der *grosse generalisierte Krampfanfall* (Grand-mal-Anfall, tonisch-klonischer Krampfanfall) sehr kennzeichnend. Nach Prodromalerscheinungen (Verstimmungen, Müdigkeit, Kopfdruck) kommt es unmittelbar vor dem Krampf zunächst zur Aura: flüchtige sensorisch-sensible oder vegetative Empfindungen, wie Parästhesien, aufsteigendes Gefühl vom Magen, Schwindel, Angeblasenwerden, Geruchs-, Gehörs-, Geschmacksempfindungen, Sehen von Funken, Farben, Mikropsien oder Makropsien, aber auch Angst oder kurze motorische Automatismen. Dann tritt blitzartig Bewusstlosigkeit mit brüskem Hinstürzen ein, oft mit Initialschrei, danach tonischer Streckkrampf mit Atemstillstand (durch Stimmritzenkrampf) für etwa 10 s, dann Übergang in klonische Phase mit rhythmischen Zuckungen der Willkürmuskulatur, eventuell Zungenbiss, Urinabgang; weite, reaktionslose Pupillen. Abklingen des Anfalles spätestens nach 2 min, allmähliches Aufklaren aus der Bewusstlosigkeit mit postiktaler Verwirrtheit und langsamer Reorientierung, manchmal auch längerer Terminalschlaf. Für die Dauer des Anfalles besteht Amnesie.

Die *Absence* ist dagegen ein «kleiner» Anfall (Petit mal) und gehört insbesondere zur altersgebundenen Petit-mal-Epilepsie des Kindesalters: Bewusstseinsstörung von mehreren Sekunden, keine eigentliche Bewusstlosigkeit mit Hinstürzen, keine gröberen motorischen Entäusserungen. Der Kranke wirkt mit starrem Blick nur kurz «abwesend», er unterbricht plötzlich sein Tun und Sprechen, ist kurzzeitig nicht ansprechbar. Gelegentlich Nestelbewegungen oder automatisierte Mundbewegungen. Die Absence wird bei Schulkindern leicht als Unaufmerksamkeit verkannt.

Als besonders charakteristischer Typ eines fokalen Anfalles ist der *psychomotorische Anfall* (Dämmerattacke, Schläfenlappenanfall) bei Temporallappenepilepsie zu nennen. Nach einem variablen Auraerlebnis kommt es zu einer höchstens einige Minuten dauernden Umdämmerung, häufig mit motorischen Automatismen (Kau-, Schmatz-, Schluckbewegungen, Schnaufen, Nestel- oder Wischbewegungen), verbalen Äusserungen (Brummen, Wiederholen von Einzelwörtern = Verbigeration), aber auch komplexeren sinnlosen Handlungen (Herumlaufen, Suchbewegungen). Subjektiv können ein traumhafter Zustand mit Angst- oder anderen Gefühlen erlebt werden, aber auch Déjà-vu- oder Déjà-vécu-Erlebnisse (Empfinden, gegenwärtig Erlebtes schon einmal genauso gesehen bzw. erlebt zu haben) und Halluzinationen. Ein *Dreamy state* bedeutet einen Temporallappenanfall, der auf das subjektive Erleben von Aura und traumhafter Umdämmerung reduziert ist.

Für alle epileptischen Anfallsmanifestationen gilt (oft im Gegensatz zu psychogenen Anfällen), dass sie meist abrupt beginnen und ebenso abrupt enden.

Zu den verschiedenen sonstigen Anfallstypen, zur Einteilung der Epilepsien, zu ihren pathophysiologischen Grundlagen und elektrophysiologischen Korrelaten (EEG) sowie zur Therapie der Anfallsleiden sei auf die neurologischen Lehrbücher verwiesen.

Narkolepsie ist von der Epilepsie abzugrenzen. Minuten bis Stunden dauernde Anfälle von Schlaf mit Tonusverlust der Muskulatur (Zusammensinken ohne Bewusstseinsverlust, Lachschlag) oder «Wachanfälle» mit plötzlichem Erwachen aus dem Schlaf mit Tonusverlust der Muskulatur.

Die *akuten psychischen Störungen* bei den Epilepsien entsprechen den exogenen Psychosen, die *chronischen* dagegen nur bedingt dem chronischen hirnorganischen Psychosyndrom.

Zu den akuten episodischen Störungen gehören Verstimmungs- und Dämmerzustände sowie epileptische schizoforme Psychosen, zu den chronischen die epileptische Wesensänderung und die Demenz.

Akute epileptische Psychosen. Iktal und postiktal können episodische *Bewusstseinsstörungen, Verwirrtheitszustände* und andere exogene Syndrome auftreten.

Verstimmungszustände treten eher interiktal auf: Reizbar-aggressive, auch ängstliche, selten euphorisch-ekstatische oder mit sexuellen Empfindungen einhergehende *Verstimmungen.* Sie dauern Stunden bis Tage, häufig vor Ausbruch eines Anfalls. Häufige Verstimmungen können die soziale Adaptation eines Kranken sehr behindern.

Dämmerzustände. Traumhafte, auch einfach benommene, seltener delirante *Umdämmerung,* die Stunden bis Tage anhält, manchmal im Anschluss an ein Anfallgeschehen, nicht zu verwechseln mit der Dämmerattacke. Dämmerzustände können eine unterschiedliche Begleitsymptomatik haben: *Katatoniforme Symptome* mit Stupor (motorische Sperre mit Haltungsverharren, auch motorische Stereotypien) oder mit motorischer Erregung; ungesteuerte *Aggressivität* und *dranghafte Handlungen* mit Verlust jeder Planungsfunktion und Impulskontrolle (Poriomanie, Fugue: dranghaftes Fortlaufen; Pyromanie: dranghaftes Feuerlegen; Exhibitionieren). Beziehungen zur Epilepsie haben auch manche Fälle von *Dipsomanie:* Periodische dranghaft-impulsive Alkoholexzesse, tage- bis wochenlang, dazwischen Abstinenz; können auch durch andere episodische Verstimmungen verursacht sein; gleichbedeutend mit periodischem Trinken (Epsilon-Alkoholismus).

Im *besonnenen Dämmerzustand* kann der Kranke trotz veränderten Bewusstseinszustandes, der nicht immer sofort auffällt, auch kompliziertere Handlungen ausführen, aber ohne eigentliche Planung und ohne reflexiven Selbstbezug. Nach einem Dämmerzustand besteht eine (nicht immer komplette) Amnesie für die Zeit der Umdämmerung. Dämmerzustände sind vom erscheinungsbildlich ähnlichen Petit-mal-Status (meist bei Kindern) abzugrenzen, am ehesten durch das EEG.

Paranoid-halluzinatorische Psychosen sind teilweise Dämmerzustände mit schizophrenieähnlicher Symptomatik, d.h. mit sogenannter produktiver Symptomatik: Halluzinationen und Wahnideen. Zum Teil sind sie aber auch bewusstseinsklare Psychosen, die von einer Schizophrenie manchmal schwer abzugrenzen sind und langdauernd verlaufen können. Die eigentlichen schizoformen Psychosen bei Epilepsie sind zu unterscheiden von *wahnhaften Reaktionen* und *Wahnentwicklungen,* zu denen es beim Epileptiker aufgrund seiner Verstimmungszustände und Reizbarkeit, vielfacher Umweltkonflikte und seiner herabgesetzten Frustrationstoleranz und mangelnden Bewältigungsmöglichkeiten kommen kann. Überhaupt sind viele psychische Reaktionen (depressive, hypochondrische, egozentrische) der Auseinandersetzung des Kranken mit seinem Anfallsleiden und mit den Reaktionen der Umwelt (Stigmatisierung, soziale Diskriminierung, Führerscheinverlust) zuzuschreiben.

Bei manchen wahnhaften Episoden findet sich auffallenderweise eine Normalisierung des EEGs während der Psychose. Deshalb wird vermutet, dass infolge «forcierter Normalisierung» durch intensive antikonvulsive Therapie die Psychose als Anfallsäquivalent oder «Alternativpsychose» auftritt. Dieser Entstehungsmechanismus trifft aber sicher nicht für alle Fälle zu. Immerhin kann man bei Normalisierung des EEGs Antikonvulsiva reduzieren und Neuroleptika bedenkenloser einsetzen. Langdauernde epileptische Psychosen können unter Umständen auch durch Elektrokrampfbehandlung durchbrochen werden.

Psychische Dauerstörungen bei Epilepsie. Die Häufigkeit *psychischer Dauerveränderungen* bei den Epilepsien wurde früher überschätzt. Etwa die Hälfte aller Epileptiker bleibt psychisch unauffällig.

Die *epileptische Wesensänderung* bedeutet eine hirnorganische Persönlichkeitsveränderung, manchmal vom diffusen Schädigungstyp, häufiger jedoch vom hirnlokalen Typ. Die *enechetische Persönlichkeit* entspricht einem Temporallappensyndrom und äussert sich in: Verlangsamung, Haften, Perseveration, geringer motorischer und verbaler Flüssigkeit, Umständlichkeit, pedantischer Einengung, Egozentrizität mit Bigotterie, «Gefühlsklebrigkeit». Diese Wesensänderung entwickelt sich unabhängig von der Anfallsfrequenz und findet sich besonders bei der Schläfenlappenepilepsie. Demgegenüber gibt es aber auch eine *reizbar-explosive (erethische) Wesensänderung.* Bei sogenannten Aufwachepilepsien finden sich eher ein rascher Affektwechsel, Lebhaftigkeit des Sozialkontaktes, Haltlosigkeit und Unberechenbarkeit: *pseudopsychopathisches Affektsyndrom.*

Bei der *Entwicklung* einer epileptischen Wesensänderung spielen neben dem Anfallsleiden selbst die antikonvulsiven Medikamente eine bedeutsame Rolle (besonders ältere Präparate, die Bromide und Barbiturate enthalten). Wichtig sind weiterhin die prämorbide Persönlichkeit, Umweltfaktoren und die psychischen Reaktionen des

Kranken auf die Umwelt, auf das Anfallsleiden und auf die soziale Diskrimination als Anfallskranker. Die auffällige psychische Dauerveränderung ist damit ein Ergebnis mehrdimensionaler Faktoren und ihrer Wechselwirkungen. Bei langjährig in Hospitälern untergebrachten Kranken können die Persönlichkeitsveränderungen besonders ausgeprägt sein, sie beruhen dann auf einem zusätzlichen Institutionalisierungseffekt.

Die *epileptische Demenz* ist relativ selten und entwickelt sich allmählich, oft viel später als die Wesensänderung. Die intellektuelle Leistungsfähigkeit wird zunächst durch Auswirkungen der Wesensänderung in Mitleidenschaft gezogen: Verminderung des psychischen und psychomotorischen Tempos und der Umstellfähigkeit. Deshalb sind Einbussen der Merkfähigkeit nicht ausgeprägt, Konzentrationsstörungen und Verlangsamung dagegen deutlich. Von einem diffusen hirnorganischen Psychosyndrom kann hier somit nicht gesprochen werden. Nur in Einzelfällen kommt es über eine *organische Hirnleistungsschwäche* zum eigentlichen dementiven Leistungsabbau.

Die *Entstehung* eines epileptischen Leistungsabbaues wird einmal von der *Ätiologie* des Anfallsleidens bestimmt: Bei nachweisbarer Hirnschädigung (Residualepilepsie nach überstandener Hirnkrankheit oder -schädigung; Prozessepilepsie infolge progredienter Hirnkrankheit) sind Leistungsdefizite ausgeprägter. Weiterhin hängt eine Leistungsminderung vom *Lebensalter bei Erkrankungsbeginn* ab (bei kindlichen Epilepsien Auswirkungen des frühkindlichen exogenen Psychosyndroms, Retardierung der Gesamtentwicklung), besonders aber auch von der *Anfallsfrequenz.* Bei optimaler antikonvulsiver Einstellung, welche die Zahl der Anfälle reduziert, ist mit der Entwicklung einer organischen Demenz weniger zu rechnen. Andererseits können durch manche Antikonvulsiva (Brom, Barbiturate) selbst Leistungsmängel verursacht und damit sogar eine Demenz vorgetäuscht werden (pharmakogene Scheindemenz), ebenso durch akute organische Psychosyndrome, die wieder abklingen.

Wesensänderung und Demenz sind bei Epilepsien schärfer zu trennen als bei anderen hirnorganischen Krankheiten, wo sie den Persönlichkeits- und den Leistungsaspekt des hirnorganischen Psychosyndroms bedeuten. Die epileptische Wesensänderung wird als eigene Manifestationsweise des epileptischen Grundleidens verstanden, sie tritt unabhängig von einem Leistungsabbau auf. Auch ist die epileptische Wesensänderung in ihrem Verlauf schwankend und nicht selten besserungsfähig oder reversibel: Nach Absetzen überdosierter Antikonvulsiva, nach Anfallshäufung, aber auch nach Abklingen gehäufter Anfälle kann sie sich überraschend bessern.

4.5. Degenerative Hirnkrankheiten

Bei den *degenerativen Hirnkrankheiten* kommt es langsam fortschreitend zum Schwund von Hirnparenchym. Der Untergang von Ganglienzellen ist dabei entweder mehr *diffus* (Alzheimer-Krankheit, senile Demenz), oder es kommt zu einer *Systematrophie* (Chorea Huntington, Pick-Krankheit, Paralysis agitans). Die senile Demenz, die Alzheimer-Krankheit und die Pick-Krankheit werden im Kapitel über psychiatrische Alterserkrankungen besprochen.

Chorea Huntington. Die *Chorea Huntington* (erblicher Veitstanz) ist ein einfach-dominant vererbtes, chronisch fortschreitendes Leiden (vgl. dagegen Chorea minor). Dem Auftreten der choreatischen Bewegungsstörungen (unwillkürliche Zuckungen und Wackelbewegungen) können Persönlichkeitsveränderungen mit Reizbarkeit, Verstimmbarkeit, Triebenthemmung, plötzlichen Aggressionen, aber auch seichter Unbekümmertheit vorausgehen, die teils als pseudoneurasthenisch anzusehen sind, teils als hirnlokales Psychosyndrom (Orbitalhirn) mit Pseudopsychopathie. Stets kommt es unaufhaltsam zum dementiven Intelligenzabbau mit völliger Hilflosigkeit und Pflegebedürftigkeit des Kranken.

Pathologisch-anatomisch findet sich vor allem eine Atrophie von Corpus striatum und Stirnhirnrinde.

Behandlung und Verlauf. Keine kausale Behandlung möglich. Die Hyperkinesen kann man mit Neuroleptika mildern.Die Krankheit schreitet unbeeinflussbar fort und führt in wenigen Jahren zum Tode. Da sie meist erst im 4.–5. Lebensjahrzehnt, also nach Abschluss der Fortpflanzungsperiode, manifest wird, ist es angesichts der hohen Erblichkeit besonders wichtig, Nachwuchs zu vermeiden.

Paralysis agitans (Parkinson-Krankheit). Bei der *Parkinson-Krankheit* handelt es sich nicht um eine Enzephalitisfolge, sondern um eine eigenständige, erbliche Krankheit, die meist jenseits der Lebensmitte beginnt und langsam fortschreitend zu einem typischen Parkinsonismus führt. Die psychischen Störungen entsprechen den beim Parkinsonismus besprochenen (S. 64).

Pathologisch-anatomisch zeigen sich Atrophien der Stammganglien, am regelmässigsten sind Veränderungen der Substantia nigra.

Behandlung. Wichtig ist die medikamentöse und krankengymnastische Behandlung der Bewegungs- und Haltungsstörungen, um möglichst lange Arbeitsfähigkeit und aktiven Bewegungsspielraum zu erhalten und zugleich Selbstwertgefühl, Selbstvertrauen und damit auch die soziale Anpassung günstig zu beeinflussen. Neben Belladonnawurzelextrakten, synthetischen Parasympathikolytika (Artane, Akineton), Pyridoxin und Amantadine hat sich besonders die L-Dopa-Behandlung durchgesetzt. Äusserstenfalls werden auch stereotaktische Eingriffe am Pallidum vorgenommen. Stets ist der Rigor therapeutisch besser beeinflussbar als der Tremor.

Seltenere heredodegenerative Hirnkrankheiten. Beispielhaft seien hier nur einige genannt, in deren Verlauf es zu einem hirnorganischen Psychosyndrom mit Demenz kommt.

Hallervorden-Spatz-Krankheit. Familiär auftretend, im Jugendlichenalter beginnend, Rigidität der Beine mit choreatisch-athetotischen Bewegungen, rasches Fortschreiten.

Zerebelläre Heredoataxien. Erbleiden, im mittleren Lebensalter beginnend mit fortschreitenden ataktischen Symptomen. Manchmal nur langsame Progredienz mit Paresen, Pyramidenbahnzeichen, Augenstörungen und Demenz.

Creutzfeldt-Jakob-Krankheit. Im jüngeren Erwachsenenalter beginnend, rasch progredient mit Rigidität, Pyramidenbahnzeichen, auch Muskelatrophien, frühzeitiger Demenz. Neuerdings erscheint Mitwirkung eines «slow virus» möglich.

4.6. Sonstige Hirnstörungen

Angeborene und früherworbene Hirnstörungen. Werden im Kapitel über psychische Erkrankungen bei Kindern und Jugendlichen behandelt.

Meningitis und Enzephalitis. *Meningitiden* jeder Ätiologie können durch Mitbeteiligung des Hirnparenchyms, aber auch durch Störung der Liquorzirkulation zu akuten und chronischen exogenen Syndromen führen. Dasselbe gilt für die verschiedenen Formen von *Enzephalitis* (hier sind katatone Symptome besonders hervorzuheben). Neben Virusenzephalitiden sind zu erwähnen: meningoenzephalitische Komplikationen bei Mumps (meist leichter Verlauf), Masern (selten, aber schwere Verläufe), Röteln, Windpocken und die Enzephalitis nach Pockenschutzimpfung.

Tuberkulöse Meningitis des frühen Kindesalters und *Fleckfieberenzephalitis* können nach dem Akutstadium hirnorganische Wesensänderungen, auch schizoforme Spätpsychosen, hinterlassen. Besondere Bedeutung haben Folgezustände der *Encephalitis epidemica lethargica* (1916–1928 epidemisch, heute nur sporadisch): Als Spätfolge fortschreitender *postenzephalitischer Parkinsonismus* und als hirnlokales Psychosyndrom ein *Stammhirnsyndrom* mit Antriebslosigkeit, einschiessenden Verstimmungen und Triebimpulsen (gelegentliche delikthafte Entgleisungen als Frühsymptom), manchmal im Spätstadium Wahnbildungen. Bei jugendlichen Postenzephalitikern kommen dranghafte Unruhe und Triebenthemmung, auch mit aggressiven Handlungen, vor; diese hirnorganisch bedingte Charakteranomalie nennt man auch Pseudopsychopathie.

Parkinsonismus (Parkinson-Syndrom). Bei *Parkinsonismus* (Rigor, Ruhetremor, Akinese), der nicht nur postenzephalitische Spätfolge ist, sondern auch durch Hirnarteriosklerose, CO- oder Manganintoxikation sowie medikamentös (durch Neuroleptika, Reserpin) verursacht oder Ausdruck einer Paralysis agitans sein kann, kann es in fortgeschrittenen Fällen – neben der charakteristischen neurologischen Symptomatik – zum hirnlokalen Psychosyndrom mit allgemeiner psychischer und psychomotorischer Verlangsamung (Bradyphrenie), Antriebsmangel und Stimmungslabilität kommen, aber auch zu depressiven Verstimmungen, zum Teil psychoreaktiv auf das Erleben der schweren extrapyramidalen Bewegungsbehinderung; gelegentlich Wahnbildungen. Ein Intelligenzabbau wird oft nur durch den kläglichen Zustand von Akinese, Maskengesicht, starker Verlangsamung, Palilalie (unwillkürliches Wiederholen von Sätzen und Wörtern) und monotoner, leiser Stimme vorgetäuscht. Bei postenzephalitischen Formen sind die vegetativen Störungen besonders ausgeprägt: Speichelfluss, Salbengesicht infolge Überproduktion der Talgdrüsen, Schwitzen, Hitzewallungen. Unter L-Dopa-Behandlung kann es zu subdepressiven Verstimmungen, flüchtigen Halluzinationen, aber auch eigentlichen exogenen Psychosen mit amentiell-deliranter oder schizophrener Symptomatik (s. Dopamin-Hypothese der Schizophrenie) kommen.

Chorea minor im Zusammenhang mit Infektionskrankheiten, besonders rheumatischen, vor allem bei jungen Mädchen; in ähnlicher Form auch in der Schwangerschaft im 3.–5. Monat (Chorea gravidarum), führt zu hyperästhetisch-emotionellem Schwächezustand, selten auch zu exogenen deliranten Psychosen. Gute Prognose.

Multiple Sklerose kann zu verschiedenartiger psychischer Symptomatik führen: Als Ausdruck eines chronischen hirnorganischen Psychosyndroms pseudoneurasthenische Dauerzustände und Wesensänderungen mit leichter Verstimmbarkeit, Reizbarkeit, Euphorie, Kritiklosigkeit; selten Demenz. Während akuter Schübe kann es manchmal zu akuten exogenen Syndromen kommen (delirant, paranoid oder depressiv).

Raumfordernde Prozesse. Intrakraniell raumfordernd sind nicht nur die *Tumoren* und *zerebralen Tumormetastasen,* sondern auch meningeale Blutungen, Hirnabszesse, Gefässmissbildungen, Parasiten (Zystizerken). Uncharakteristische psychische Symptome sind oft Frühsymptome, bei langsam wachsenden Tumoren manchmal längere Zeit, bevor es zu neurologischer Symptomatik, Krampfanfällen und durch Hirndruck zu eindeutigerer psychoorganischer Symptomatik kommt. Bei nosologisch nicht eindeutiger Psychopathologie sollte die hirnorganische Diagnostik, bei blanden exogenen Zuständen die spezielle Tumordiagnostik nie versäumt werden. Bei den raumfordernden Prozessen finden wir anfangs hyperästhetisch-emotionelle Zustände mit Ermüdbarkeit, Reizbarkeit, Verstimmbarkeit, dann aber auch depressive, maniforme, paranoide und katatone exogene Syndrome, in anderen Fällen ein akutes diffuses hirnorganisches Psychosyndrom oder ein hirnlokales Psychosyndrom (Stirnhirn-, Orbitalhirn-, Stammhirnsyndrom), bis es infolge des zunehmenden Hirndrucks zu Bewusstseinstrübung mit Verlangsamung und Schwerbesinnlichkeit kommt.

Paraneoplastische zerebrale Manifestationen. Bei malignen Tumoren (besonders Bronchial- und Ovarialkarzinomen) kann es ohne Metastasierung zu paraneoplastischen (metaneoplastischen) Störungen des Zentralnervensystems, unter anderem mit Atrophie des Kleinhirns, kommen. Dabei delirante oder amentielle Verwirrtheitszustände, chronisches hirnorganisches Psychosyndrom. Langsam progredienter Verlauf oder letaler Ausgang innerhalb weniger Monate.

Stoffwechselstörungen. Stoffwechselstörungen, besonders solche, die auch zu einer Polyneuropathie führen, gehen nicht selten mit akuten, aber auch chronischen *exogenen Syndromen* einher. Soweit metabolische Enzephalopathien (diabetische, renale, hepatische) zu einem Hirnödem führen können, handelt es sich um ein *zytotoxisches Hirnödem:* Durch Störung der Natriumpumpe und rasche Natriumvermehrung kommt es zum intrazellulären Wassereinstrom.

Akutes Nierenversagen. Akute exogene Syndrome, Unruhe, passagere Bewusstseinstrübung (Hirnödem infolge Überwässerung). Im *urämischen Stadium* Lethargie, Verwirrtheit, Bewusstseinsstörungen bis Koma.

Chronische Niereninsuffizienz. Enzephalopathische Wesensänderung mit Stimmungsschwankungen, «reizbarer Schwäche», Leistungsabfall, Schlafstörungen. Davon zu unterscheiden sind die hypertensive Enzephalopathie (bei akutem nephritischem Syndrom) mit Kopfschmerzen, Bewusstseinstrübung, und zerebrale Insulte infolge des nephrogenen Hochdrucks. Bei der *Dialyse* kann es zum *Desäquilibriumssyndrom* kommen: akute symptomatische Psychosen, Bewusstseinstrübungen; bei Dialysepatienten aber auch chronisch-progrediente Pseudoneurasthenie mit Leistungsnachlass, Libido- und Potenzverlust. Selten ist die *Dialyse-Enzephalopathie* mit chronischem hirnorganischem Psychosyndrom, Aphasie, epileptischen Anfällen, begleitender Osteomalazie. Ihre Ätiologie ist unklar (fragliche Aluminiumintoxikation).

Leberschäden. Bei Hepatitis gelegentlich exogene, bei Zirrhose auch Korsakow-artige Syndrome sowie portokavale Enzephalopathie mit passageren Bewusstseinsstörungen, Verwirrtheitszuständen, auch Dämmerzuständen.

Porphyrie. Delirante Syndrome, auch hysteriforme Reaktion (hirnorganische Pseudohysterie).

Wilson-Krankheit (hepatolentikuläre Degeneration infolge Störung des Kupferstoffwechsels). Neben typischen neurologischen Symptomen progrediente enzephalopathische Erscheinungen, schizophrenieähnliche Syndrome.

Eklampsie. Schwangerschaftstoxikose, die ausser zu epileptischen Anfällen auch zu exogenen Psychosen (Benommenheit, ideenflüchtige Verwirrtheit, katatone Syndrome, amnestisches Syndrom) führt. Wochenbettpsychosen sind dagegen fast immer ausgelöste endogene

Psychosen (trotz anfänglicher amentieller Färbung). In der Schwangerschaft sonst nur selten psychische Störungen; treten ausnahmsweise einmal endogene Psychosen auf, haben diese jedoch einen ungünstigen Verlauf.

Hypoglykämische Anfälle. Schon im Kindesalter beginnend. Bewusstseinsstörungen bis Koma, Dauer bis zu mehreren Stunden, epileptische Dämmerattacken, Erregungszustände, schliesslich dementiver Abbau. Von Schläfenlappenepilepsie oft schwer zu unterscheiden.

Vitamin-B_{12}-Mangel-Psychose. Verschiedenartigste exogene Psychosen; meist, aber nicht immer, mit klinischem Bild einer perniziösen Anämie (Perniziosapsychose) oder funikulären Myelose.

Pellagra (durch Niazinmangel). Oft uncharakteristischer Beginn mit pseudoneurasthenischem Syndrom, Merk- und Konzentrationsschwächen, dann auch deliranten Bildern. Wenn keine Substitution erfolgt, schliesslich Ausgang in Demenz.

Endokrine Störungen. Diese können zum *endokrinen Psychosyndrom* führen (S. 35). Trotz seiner Unspezifizität bei den einzelnen hormonellen Störungen gibt es im Einzelfall doch einige typische Symptome, die das Zustandsbild charakteristisch färben.

Bei *Hyperthyreosen* werden nervöse Reizbarkeit, Übererregbarkeit, Unruhe und Verstimmungen, bei *Hypothyreosen* (Myxödem) psychische und psychomotorische Verlangsamung, apathisch-stumpfe Gleichgültigkeit, Libidoverlust, auch psychotische Episoden beobachtet, bei fehlender Substitution dementiver Abbau. Angeborene oder früherworbene Hypothyreose (Kretinismus) führt zu geistiger Behinderung mit Torpidität, affektiver Stumpfheit, körperlicher Retardierung. Bei *Akromegalie* (infolge eosinophilen Hypophysenadenoms) findet sich häufig eine zufriedene, gleichgültige Heiterkeit (Hypophysärstimmung), unterbrochen von impulshaften Antrieben.

Hypophyseninsuffizienz (infolge chromophobem Hypophysenadenom, bei Simmondscher Kachexie, Sheehan-Syndrom) führt zu Antriebsarmut, Gleichgültigkeit, später Merkschwäche; akute exogene Episoden.

Addison-Krankheit. Ähnliche Symptome.

Cushing-Syndrom (infolge basophilen Adenoms). Stimmungsschwankungen, Apathie oder Erregung; paranoid-halluzinatorische

Syndrome (auch als Nebenwirkung der Glukokortikoidtherapie möglich).

Tetanie. Dysphorie und Ermüdung, in schweren Fällen auch akute exogene Syndrome. Ausser tetanischen kommen auch epileptische Anfälle vor.

Manche psychischen Folgeerscheinungen endokriner Störungen sind *psychoreaktive Störungen:* Reaktionen auf Libido- und Potenzverlust nach Kastration, auf Veränderungen des Körperäusseren bei Cushing-Patienten und bei der Akromegalie, psychische Fehlverarbeitung des hypophysären Zwergwuchses.

Psychosen bei Infektionskrankheiten und nach Operationen. Bei den meisten *Infektionskrankheiten* kann es toxisch-parainfektiös oder durch unmittelbare zerebrale Mitbeteiligung zu exogenen Psychosen kommen. Erregermetastasierung (z.B. bei Endokarditis) kann zu Herdenzephalitis führen. *Postoperative Psychosen* können durch stressbedingte Erschöpfung, durch Anämie, Exsikkose, kardiale Dekompensation, aber auch toxisch durch die Narkose bedingt sein; besonders gefährdet sind Patienten mit latenter zerebraler Vorschädigung (Hirnarteriosklerose). Eine dekompensierte *Herzinsuffizienz* kann über eine zerebrale Hypoxämie gelegentlich auch von sich aus zu einer organischen Psychose führen.

Toxische Psychosen. Besonders zu nennen sind *Arzneimittelintoxikationen* und *gewerbliche Intoxikationen.* Manche Arzneimittel können Ursache einer symptomatischen Psychose sein, sogar bei üblicher therapeutischer Dosis (Möglichkeit einer neuroallergischen oder toxischen Reaktion): Penizillin, Streptomyzin, Tuberkulostatika, Antihistaminika, Heilseren, Novocain. Unter Asthmamitteln (Ephedrin), vielen Appetitzüglern und Weckmitteln, Antabus (Disulfiram) und Kortikoiden kann es zu deliranten, schizoformen, manischen und depressiven Syndromen kommen. Atropin ebenso wie Medikamente mit anticholinergen Wirkungen (trizyklische Antidepressiva, Akineton, Artane) können bei Überdosierung (auch in suizidaler Absicht) oder infolge besonderer Empfindlichkeit zu symptomatischen (deliranten) Psychosen führen. Brompsychosen spielen nur noch eine untergeordnete Rolle, seit bromhaltige Schlaf- und Beruhigungsmittel verschreibungspflichtig sind. Bei länger fortgesetzter Bromeinnahme (auch bei Bromureiden) kommt es infolge schlechter Ausscheidung zur allmählichen Bromanreicherung im Organismus und damit zur chronischen Bromintoxikation (Bromismus). Sie äussert sich in schleichend einsetzendem hirnorganischem Psychosyndrom und entspricht mit herabgesetzter Vigilanz, lallend-dysarthrischer Sprache und Koordinationsstörungen weitgehend dem Zustand bei chronischem Schlafmittelabusus; gelegentlich irreversibel infolge toxischer Enzephalopathie. Aber auch akute exogene Psychosen (delirant, paranoid-halluzinatorisch, Bewusstseinstrübung), auch bei plötzlichem Absetzen oder forcierter Bromausscheidung (durch Kochsalzgaben) als Entzugssyndrom.

Bei *gewerblichen Vergiftungen* stehen Blei, Mangan, Quecksilber, Schwefelkohlenstoff für chronische Intoxikationen (pseudoneurasthenische Syndrome, Wesensänderung) im Vordergrund, Schwermetalle, Arsen, Thallium, Kohlenmonoxid und andere für akute Intoxikationen (delirante Psychosen, oft gefolgt von chronischen Zustandsbildern). Nach überstandener CO-Vergiftung (auch suizidal, z.B. mit Autoabgasen) meist vollständige Heilung, auch Rückbildung eines Korsakow-Syndroms; gelegentlich aber extrapyramidale Dauerschäden, auch hirnorganische Wesensänderung und Hirnleistungsschwäche, selten ein chronisches hirnorganisches Paranoid. Toxische Psychosen nach Gebrauch von Suchtmitteln, siehe Toxikomanien und Intoxikationspsychosen (S. 239ff.) und Alkoholpsychosen (S. 49ff.).

Hirnschäden nach Hungerdystrophie. Die Erfahrungen mit langjährigen KZ-Häftlingen und Spätheimkehrern aus langer Kriegsgefangenschaft haben gezeigt, dass eine Hungerdystrophie (mit hochgradiger Abmagerung, Eiweissmangelschäden, Ödemen) im allgemeinen voll ausheilt. Bei manchen Fällen kommt es jedoch zu zerebralen Dauerschäden mit leichter Rindenatrophie: pseudoneurasthenische Dauersyndrome oder leichtes hirnorganisches Psychosyndrom (vorzeitige Ermüdbarkeit, Konzentrationsschwäche, Affektlabilität, dysphorische Verstimmungen). Oft finden sich Wechselwirkungen mit psychoreaktiven Folgen der Haftzeit und Anpassungsschwierigkeiten infolge Entwurzelung, mangelnder Belastbarkeit, Insuffizienzgefühlen. Differentialdiagnostisch vom erlebnisreaktiven Persönlichkeitswandel abzugrenzen (S. 203f.).

5. Endogene Psychosen

Die *endogenen Psychosen* umfassen die *Schizophrenien,* die *affektiven Psychosen* (Zyklothymie, monopolare Depressionen) und einige *Randpsychosen.* Sie bilden gegenüber allen anderen psychiatrischen Erkrankungen einen Sonderbereich: Sie sind sowohl in ihrer Genese als auch in ihrer psychopathologischen Erscheinungs- und Verlaufsform von diesen abzugrenzen. Gegenüber hirnorganischen Krankheiten und Neurosen stellen sie eine *eigenständige Grundform* psychischer Krankheit dar.

Die Bezeichnung *endogen* ist historisch begründet. Sie bedeutete in der älteren Psychiatrie, dass die Ursachen innere seien. Damit war eine angeborene (in erster Linie ererbte) oder früherworbene somatisch-konstitutionelle Anlage gemeint, aus der heraus diese Erkrankungen entstehen sollten. Daneben galt die Arbeitshypothese einer noch nicht bekannten körperlichen Ursache, die aber durch die somatische Forschung nie bestätigt werden konnte. Als eigentliches Kennzeichen dieser Erkrankungen, besonders der Schizophrenien, galt früher, dass die psychotischen Erscheinungen in ihrem Wesen unverstehbar seien und dass sie ohne verständlichen psychologischen Zusammenhang mit Lebensgeschichte und -situation aufträten und völlig eigengesetzlich verliefen. Am ehesten wurde noch zugestanden, dass psychotische Inhalte (z.B. die Thematik von Wahngedanken) durch Biographie und Lebenssituation bestimmt werden (Pathoplastik), nicht dagegen die psychotischen Repräsentationsweisen (z.B. in Form von Stimmenhören oder Wahn), diese wurden auf den Krankheitsprozess selbst bezogen (Pathogenese).

Die früheren Auffassungen von Endogenität gelten heute nicht mehr, sie werden durch eine differenziertere Betrachtung ersetzt. Wenn wir an dem Terminus «endogen» oder «endomorph» festhalten, so soll damit – ohne jede ätiologische Vorwegnahme – lediglich die Sonderstellung dieser Psychosen bezeichnet werden: Sie sind weder exogen (im Sinne hirnorganischer oder symptomatischer Verursachung) noch psychogen (im Sinne der Konfliktdynamik und Symptomgenese von Neurosen); sie bilden eigenständige Symptombilder aus, und sie zeigen eine andersartige Psychodynamik und Verlaufscharakteristik.

5.1. Genese

Die *Ätiologie* der endogenen Psychosen ist bis heute noch nicht vollständig geklärt. Es ist unwahrscheinlich, dass sie auf einer einzigen abgrenzbaren Ursache beruhen. Vielmehr ist anzunehmen, dass für ihre Entstehung eine Reihe von *Einzelbedingungen* bedeutsam ist; diese müssen zusammenwirken, damit es zur Manifestation einer Psychose kommt. Die endogenen Psychosen sind damit *multifaktoriell* verursacht *(Multikonditionalität)*. Verschiedene Einzelbedingungen sind heute bekannt, dennoch fehlt es noch an einer integrativen, d.h. zusammenfassenden ätiologischen Theorie der Psychosen, die alle diese Bedingungen einbezieht. Auf einige wichtige Einzelfaktoren sei im folgenden eingegangen.

Biologische Voraussetzungen. Biologische Voraussetzungen sind zunächst durch einen *Erbfaktor* gegeben, der für alle endogenen Psychosen (u.a. durch Zwillings- und Adoptivstudien, die neben Erbauch Umweltfaktoren kritisch berücksichtigen) erwiesen ist. Ein Erbfaktor bedeutet jedoch lediglich ein vermehrtes Risiko, eine erhöhte Erkrankungswahrscheinlichkeit gegenüber der Durchschnittspopulation; er allein kann das Manifestwerden einer Psychose nicht erklären. Die Erblichkeit hat für die verschiedenen endogenen Psychosen eine unterschiedliche Penetranz: für die Zyklothymie am höchsten, viel geringer für Schizophrenien. Erb- und Umwelteinflüsse sind zudem nicht getrennt zu sehen: Eltern übermitteln nicht nur die Erbanlage, sondern formen die Kinder durch ihre Interaktionen in der Eltern-Kind-Beziehung.

Weitere *biologische Faktoren* sind aufgrund neuerer biochemischer und neuroendokrinologischer Befunde (Neurotransmitter-Theorie für Depressionen, Dopamin-Hypothese für Schizophrenien, mangelnde Dexamethason-Suppression bei Depressionen) zu vermuten, obwohl hier die Frage offen ist, wieweit diese Befunde pathogenetische Bedeutung haben oder vielleicht nur Korrelate bereits gestörter psychischer Funktionen und damit bloss Begleitbefunde sind.

Bei der bisher noch wenig erfolgreichen Suche nach diagnostisch relevanten Marker-Substanzen oder Marker-Reaktionen wird deshalb auch zwischen State-Markern und Trait-Markern unterschieden: Erstere finden sich nur während des psychotischen Zustandes, letztere auch ausserhalb.

Aus der *Klinik* der Psychosen wird das Mitwirken biologischer Momente durch folgende Beobachtungen nahegelegt: Bindung mancher psychotischer Manifestationen an Generationsvorgänge; Periodizität mancher Psychosen ohne erkennbaren Zusammenhang mit situativen Umständen; Störungen biorhythmischer Vorgänge (bei Depressionen); Ansprechbarkeit der Psychosen auf somatische Therapien; Auftreten endogener Zustandsbilder gelegentlich auch im Rahmen hirnorganischer bzw. exogener Erkrankungen.

Psychogene und familiäre Faktoren. Ungünstige, schädigende Momente in der psychosozialen Entwicklung, besonders der frühen Kindheit, bilden einen besonderen Risikofaktor für die spätere Erkrankung an einer endogenen Psychose. Sie haben – besonders bei Schizophrenien – gegenüber biologischen Teilursachen wahrscheinlich das grössere Gewicht. Zu nennen sind chronische Versagungen (Frustrationen), frühe Verlusterlebnisse und Enttäuschungen bei Depressionen; gestörte Familienstrukturen, verzerrte familiäre Interaktionen und irrationale Denkmuster bei Schizophrenien. Störende Einflüsse, die in die frühesten Entwicklungsphasen (früh- und spätorale) fallen, sind für ein Erkrankungsrisiko für spätere Psychosen besonders verantwortlich. Am besten untersucht sind die Strukturen und Interaktionen in Familien, aus denen schizophrene Kinder hervorgingen.

Vulnerabilität. Unter *Vulnerabilität* verstehen wir eine besondere Prädisposition zu psychotischer Erkrankung. Damit soll nicht der frühere Anlagebegriff wiederaufgenommen werden. Vielmehr bedeutet Vulnerabilität eine verminderte psychische und psychosoziale Belastbarkeit gegenüber äusseren Reizen und Ereignissen und damit eine spezifische Anfälligkeit, unter entsprechenden Belastungen psychotisch zu reagieren: Diathesis-Stress-Modell. Vulnerabilität als ursächliche Bedingung für spätere psychotische Erkrankung ist ein erklärendes hypothetisches Konstrukt; sie ist nicht unmittelbar beobachtbar, sondern kann nur aus einzelnen empirisch festgestellten Merkmalen erschlossen werden. Die Vulnerabilität selbst kann biologisch und/oder psychosozial begründet sein.

Einzelmerkmale, die die Vulnerabilität für Psychosen ausmachen, werden an besonderen Risikogruppen ermittelt, d.h. an Personen, vor allem Kindern und Jugendlichen, deren Erkrankungsrisiko durch Erblichkeit, biochemische Befunde oder durch pathogene Familienstrukturen definiert wird. In Längsschnittuntersuchungen muss sich dann erweisen, wie weit Risikopersonen später tatsächlich erkranken, wie valide also solche Merkmale als Prädiktoren einer späteren Psychose sind (Vorhersagevalidität).

Besonders für *Schizophrenien* kennt man heute eine Reihe prädisponierender Faktoren: Empfindlichkeit gegenüber Kritik mit Neigung zu Reizbarkeit und Angst; Neigung zu Desintegration und Störung der Bewegungskoordination unter Stress; Verschlechterung der Sprache unter Stress; verminderte Fähigkeit, durch Sprechen und Ausdrucksverhalten bei anderen ein Echo zu wecken; Neigung zu «externalisierendem» Verhalten (gegen andere gerichtetes «acting out», z.B. Aggressivität); abweichende Arousal-Muster, vegetative Labilität. Ungünstige Umwelteinflüsse darf man für die Entwicklung einer solchen Vulnerabilität nicht einseitig verantwortlich machen, es kommt sicher auch zu Wechselwirkungen: Familien erzeugen nicht nur Vulnerabilität, sie sind durch Kinder mit den genannten Basisstörungen ihrerseits überfordert, sie können ein kognitiv und emotional förderliches Klima ihnen gegenüber nur schwer durchhalten.

Für *Depressionen* ist die Vulnerabilität bisher empirisch weniger gut untersucht und zum Teil mehr hypothetisch: kognitive Verzerrungen in der Selbsteinschätzung und Umweltbewertung; Schwellenerniedrigung und selektive Wahrnehmung für enttäuschende und Verlusterlebnisse; Neigung zur Selbstüberforderung (überhöhtes Ich-Ideal, überhöhtes Anspruchsniveau) und zu Überordentlichkeit mit Sensibilisierung gegenüber entsprechenden Belastungen; geringe positive Selbstverstärkung.

Auslösende Situationen. Belastende Situationen im Vorfeld einer Psychose werfen stets die Frage auf, ob sie eine *auslösende Situation* für die psychotische Erkrankung waren. Dies trifft am ehesten für solche – oft äusserlich unscheinbare – Situationen zu, denen auf dem Hintergrund der Vulnerabilität des Kranken und seiner präpsychotischen Persönlichkeitsentwicklung und Motivationsdynamik ein besonderer Stellenwert zukommt und die deshalb als *spezifische Belastung* gelten können. Der zeitliche Zusammenhang zwischen auslösender Situation und Erkrankungsbeginn, aber auch aus der klinischen Erfahrung bekannte häufige Auslösekonstellationen («life events») können bedeutsam sein. Wenn eine Situation lediglich innerhalb der psychotischen Verarbeitung des Kranken eine besondere

Bedeutsamkeit gewinnt, so muss dies zurückhaltender bewertet werden, denn psychotische Verzerrungen (z.B. im depressiven Schuld- und Verarmungswahn, im schizophrenen Verfolgungswahn) können auch das Situationsverständnis des Kranken grundlegend verändern. Vorschnelle Deutungen einer psychotischen Erkrankung im Sinne eines blossen Aktualkonfliktes oder einer Neurosenpsychogenese werden dem psychotischen Geschehen mit seinem existentiellen Ernst für den Kranken nicht gerecht.

Es gibt auch *unspezifische Belastungen,* die eine endogene Psychose in Gang bringen können: körperliche Krankheiten, Operationen, Generationsvorgänge.

Nicht wenige endogene Psychosen brechen wie «aus heiterem Himmel», scheinbar «grundlos» aus. Hier werden vorausgegangene situative Umstände oft nur im Sinne einer «Ausklinkung» bewertet. Eine ausklinkende Situation soll allenfalls den Zeitpunkt der Erkrankung bestimmen können, sonst aber keine pathogenetische Bedeutung haben.

5.2. Erscheinungsbilder, Verläufe, Diagnostik

Symptombilder, Begriff der Psychose. Die *Symptombilder* der endogenen Psychosen unterscheiden sich grundsätzlich von den organisch begründeten: Es fehlen die typischen hirnorganischen bzw. exogenen Syndrome mit Bewusstseinstrübung, Bewusstseinsveränderungen, mnestischen Störungen, organischem Psychosyndrom. Auch in ihrem *Verlauf* kommt es nie zu organischen Abbausyndromen mit Hirnleistungsschwäche oder Demenz, mnestischem Abbau (Korsakow-Syndrom) und hirnorganischer Wesensänderung. Chronische Verläufe, auch solche mit prozesshaftem Fortschreiten, und Endzustände bei endogenen Psychosen bilden eine ganz andersartige Symptomatik aus als die mit Hirnatrophie verbundenen hirnorganischen Abbauprozesse; diese Endzustände haben auch nicht dieselbe Endgültigkeit wie die organischen.

Endogene Zustandsbilder kommen zwar gelegentlich auch bei organischer Störung vor (S. 28f.), sind dann aber ganz in die Verlaufsdynamik exogener Syndrome einbezogen und haben mit dem Kernbereich endogener Psychosen nichts zu tun. Sie werden dann mit den Zusätzen «symptomatisch», «somatogen» oder «organisch» bezeichnet, z.B. symptomatische Schizophrenie, somatogene oder organische Depression.

Von den Neurosen sind die endogenen Erkrankungen grundsätzlich dadurch unterschieden, dass sie Psychosen sind. Der Begriff *Psychose* meint zunächst den Schweregrad der psychischen Störung mit mangelnder sozialer und realitätsgerechter Anpassung, Störung von Kommunikation und Interaktion, desintegriertem oder doch stark beeinträchtigtem kognitivem Verhalten, oft auch fehlender Krankheitseinsicht. Diese schweren Störungen sind jedoch nur in den aktiven Krankheitszeiten zu finden. Viele Verhaltensweisen werden in der Psychose abwegig, da sie nicht mehr innerhalb des Rahmens erlernter Verhaltensweisen und sozialer Verstärkungen ablaufen und intersubjektiv nicht mehr unmittelbar verständlich sind. Auch treten abnorme Erlebensweisen auf, die nicht nur graduell vom Gesunden abweichen (Homonomie), sondern die etwas Neues darstellen (Heteronomie): sogenannte produktive Symptome, wie Wahn und Halluzinationen. Oft erscheint die unmittelbare Sinnkontinuität des Erlebens und Verhaltens durch die Psychose unterbrochen oder zerrissen. Auch wenn in solchen Fällen die eindringende Analyse aufzeigen kann, wie die Erkrankung aus einer Persönlichkeitsentwicklung hervorgeht, so bleibt diese doch eine *psychotische Strecke* der Gesamtentwicklung (Benedetti).

Es sind nicht Einzelsymptome, die eine Psychose ausmachen, vielmehr ist der *Kernbereich der Persönlichkeit* gestört. Die Einzelsymptome sind zwar für die Dignostik bedeutsam, sie hängen jedoch untereinander zusammen und sind Ausdruck einer *Gesamtstörung:* bei den Depressionen und Manien einer Störung der vitalen Grundlagen unseres Erlebens und Verhaltens, bei den Schizophrenien einer Störung zentraler Ich-Funktionen. Selbst wenn das äussere Erscheinungsbild einer endogenen Psychose abgeschwächt ist (so bei larvierter Depression oder milder Schizophrenie) oder äusserlich markante psychotische Symptome nur in den aktiven Phasen der Erkrankung hervortreten, so handelt es sich grundsätzlich doch um Psychosen. Eine Besonderheit der endogenen Psychosen besteht weiterhin darin, dass das psychisch *Gesunde* potentiell erhalten bleibt: bei den affektiven und den schizophrenen Psychosen die Möglichkeit der jederzeitigen Remission (Schwinden der Symptomatik), bei den Schizophrenien zudem vielfach das Nebeneinander oder das unmittelbare Alternieren von Gesundem und Psychotischem.

Im Sinne der *Psychoanalyse* ist für Psychosen kennzeichnend: Bruch mit der Realität, Rückzug des Ich von der Realität, Störung höher organisierter Ich-Funktionen und Regression auf sehr frühe Entwicklungsstufen mit primärem Narzissmus, undifferenzierten Objektbeziehungen, wie Mutter-Kind-Symbiose, primitiven Abwehrmechanismen, wie Projektion und Wendung gegen sich selbst, Ablösung libidinöser Besetzung vom Objekt.

Verläufe. Die *Verläufe* der endogenen Psychosen hängen einmal von der *Psychodynamik* der Psychose ab: So bedeutet der Übergang von einer paranoiden Schizophrenie zur Katatonie eine weitergehende Ich-Regression, nämlich von der Stufe der wahnhaften Rekonstruktion zur Stufe präverbal-primitiven, «objektlosen» (nicht auf ein Objekt bezogenen) Verhaltens. Situative Momente haben hier oft erhebliches Gewicht. Zum anderen können die endogenen Psychosen eine gewisse *Eigengesetzlichkeit,* eine psychoseeigene Verlaufsstruktur zeigen, die psychologisch nicht ableitbar erscheint: periodisches Auftreten zyklothymer Phasen oder katatoner Schübe; zirkadiane Zustandsschwankungen bei der Melancholie; plötzliches Hineingeraten und ebenso abruptes Ende einer zyklothymen Phase; Unterschiede zwischen benignen und malignen prozesshaften schizophrenen Verläufen.

Diagnostik. Diagnose und Differentialdiagnose der Psychosen erfolgen ausschliesslich aufgrund *psychopathologischer Befunde,* die durch klinische Untersuchung feststellbar oder aber retrospektiv durch die Anamnese zu eruieren sind. Wesentlich ist dabei die genaue Erfassung des psychopathologischen Erscheinungsbildes. Dies bedeutet zunächst, sich das Erleben des Kranken anhand seiner Selbstschilderung möglichst anschaulich zu vergegenwärtigen, um es unterscheiden und einordnen zu können. Dabei erfassen wir vor allem das, was der Kranke selbst erlebt, wie Dinge und Ereignisse ihm selbst erscheinen, wie er motivationale und situative Zusammenhänge selbst sieht. Die dabei angewandte *phänomenologische Methode* (Jaspers) besagt, dass wir in der Erfassung psychotischer Phänomene möglichst nahe am *Eigenerleben* des Kranken bleiben. Darüber hinaus kommt es auf die möglichst objektive Erfassung des *Verhaltens* des Kranken an: Psychomotorik, Sprechverhalten, Ausdrucksverhalten, Kontakt- und kommunikatives Verhalten, kognitive einschliesslich Denk- und Gedächtnisleistungen.

Erst an zweiter Stelle steht in der Diagnostik der Versuch des inhaltlich-motivationalen, situativen und biographischen *Verstehens* psychotischer Erscheinungen und ihrer Zurückführung auf eine *Motivations- und Konfliktdynamik.* Vorschnelle psychodynamische Deutung eines psychotischen Geschehens ersetzt aber keinen psychopathologischen Befund, solche Deutungen sind oft kurzschlüssig und können zu schwerwiegenden diagnostischen Irrtümern führen: So, wenn ein Grössenwahn vorschnell als Wunschdenken und Kompensation einer unerträglichen sozialen Lage gedeutet wird, dabei aber seine Einordnung als manischer, schizophrener oder paralytischer Wahn (bei progressiver Paralyse) verfehlt wird.

Wir müssen *Befund* und *Deutung* also stets – auch in der Krankenakte – streng auseinanderhalten.

Psychotisch Kranke rufen beim Untersucher vielfach einen bestimmten *Eindruck* hervor. So erweckt der Schizophrene oft ein unmittelbares Gefühl des Befremdlichen, Nichteinfühlbaren, als ob man durch eine Glaswand von ihm getrennt sei: Praecox-Gefühl (nach der älteren Bezeichnung Dementia praecox für Schizophrenie). Der depressiv Kranke erzeugt den Eindruck einer Verlorenheit und Ferne, eines schweren Betroffenseins und Krankseins, eines lähmenden Verharrens bis hin zum Eindruck des Versteinertseins.

So kennzeichnend diese Eindrucksqualitäten auch sind, so bilden sie doch keine sicheren diagnostischen Kriterien. Mit dem Phänomen der Übertragung und Gegenübertragung haben sie offenbar nichts zu tun.

Zur Abgrenzung endogener von hirnorganischen Psychosen sind die allgemeinkörperlichen und neurologischen Befunde unerlässlich. Uns muss immer bewusst bleiben, dass nahezu jedes endomorphe Syndrom auch einmal hirnorganisch verursacht sein kann, ohne dass dieses immer im psychopathologischen Befund (z.B. durch eine begleitende Bewusstseinstrübung oder eine mnestische Störung) erkennbar ist.

6. Affektive Psychosen

Die affektiven Psychosen äussern sich in zwei gegensätzlichen Erkrankungsformen: *Manie* und *Depression* (Melancholie). Beide Formen können sich bei einem Kranken abwechseln (bipolarer Verlauf) oder aber einzeln auftreten (monopolarer Verlauf). Die einzelnen Krankheitszeiten nennen wir *Phasen:* manische Phase, depressive Phase. Mit dieser Bezeichnung ist gemeint, dass die einzelne Erkrankung in der Regel vollständig abklingt, sich aber wiederholen kann.

6.1. Manie

Symptomatik. Vorherrschend ist die euphorisch-gehobene, ansteckend-ausgelassene oder aber gereizt-hochfahrende, keinen Widerspruch duldende *Grundstimmung.* Diese ist fast immer verbunden mit erhöhtem Selbstgefühl, vermehrter psychomotorischer Schwunghaftigkeit und Hyperaktivität. Charakteristisch ist die *übersteigerte vitale Dynamik* (Vitalstörung): Überhöhtes Lebensgefühl und expansive Antriebsvermehrung verbinden sich mit dem Erleben besonderer körperlicher Spannkraft, Frische und Leistungsfähigkeit. Der Kranke empfindet vermehrte Körper- und Geisteskräfte, er schläft kaum mehr und meint, keinen Schlaf mehr zu benötigen, er ist sexuell leichter ansprechbar. Die *Antriebssteigerung* äussert sich in starkem, kaum zu bremsendem Aktivitätsdrang, in Betriebsamkeit und ungehemmtem Pläneschmieden. Aus seiner dynamischen Expansion (Janzarik) heraus neigt der Maniker dazu, sich anderen überlegen zu fühlen, seine Möglichkeiten und Fähigkeiten masslos zu überschätzen, grossartigen Plänen nachzugehen bis hin zum *Grössenwahn* (Megalomanie): wahnhafte Selbsterhöhung zum Millionär, grossen Erfinder, Industriemagnat. Es handelt sich dabei um einen synthymen Wahn, d.h. er ist von der übersteigerten Grundstimmung und Selbstüberschätzung getragen. Viele seiner Ideen bringt der Maniker spielerisch, mit ständig neuen Einfällen vor. Der Gedankengang ist durch *Ideenflucht* gekennzeichnet: pausenloses Reden mit sich überstürzenden Einfällen, Einbeziehen aller möglichen Assoziationen und zufälliger Aussenreize, Ablenkbarkeit, Sprunghaftigkeit. Der Kranke kommt vom Hundertsten aufs Tausendste, meist bleibt aber ein «roter Faden» noch leidlich erkennbar. Die Umwelt hat für den Kranken oft einen *erhöhten Aufforderungscharakter:* Der Anblick eines Autos reizt zum sofortigen Kauf, die Frauen sehen ihn so an, als ob sie alle etwas mit ihm anfangen möchten, vom Verkehr verstopfte Strassen fordern ihn auf, die Verkehrsregelung sofort selbst in die Hand zu nehmen.

Durch sexuelle Enthemmung, zügellose Kauflust (neue Autos), Streitsucht bis zur manischen Erregung, unüberlegte Aktivitäten (Firmengründungen) oder besserwisserische Fehlhandlungen (eigenmächtiges Regeln des Strassenverkehrs) kann der Kranke in soziale Schwierigkeiten geraten, so dass er unter Umständen durch Gerichtsbeschluss eingewiesen werden muss. Ein Krankheitbewusstsein besteht – zumindest auf dem Höhepunkt der Manie – selten; der Kranke empfindet seinen Zustand allenfalls als Höhenflug, Befreiung von Einengungen, als besondere Brillanz.

Je nach Vorherrschen einzelner Symptome sprechen wir auch von heiterer, gereizter, erregt-tobsüchtiger, expansiver Manie. Bei stark verworrenem Gedankengang infolge beschleunigten Gedankenzustroms und starker ideenflüchtiger Sprunghaftigkeit sprechen wir von *verworrener Manie;* sie ist von einer Schizophrenie manchmal schwer abzugrenzen. Auf dem Höhepunkt einer Manie kann es zu schizophrener Symptomatik (Halluzinationen, Wahnerlebnissen, katatonen Symptomen) kommen: *«Überkochen»* der Manie (K. Schneider). Die Diagnose «Manie» wird dadurch sicher, dass schizophrene Symptome nur vorübergehend sind und dass vor und nach dem «Überkochen» eine eindeutig manische Symptomatik – insbesondere mit vitaler Übersteigerung – besteht. Selten ist der manische Stupor: Hier verbinden sich gehobene Grundstimmung und ideenflüchtig gelockertes Denken mit Antriebslosigkeit, so dass die Kranken still und unbeweglich, aber mit heiterer Zufriedenheit daliegen. Manche Autoren halten dies für einen manisch-depressiven Mischzustand.

Therapie. Zur Beruhigung kommen vor allem Neuroleptika in Frage, die oft in höherer Dosis, zu Beginn parenteral und meist längere Zeit, gegeben werden müssen: Haloperidol, Neurocil, unter stationären Bedingungen auch Leponex (Blutbildkontrollen wegen Gefahr der Agranulozytose; Fieberanstieg, Kreislaufdepression möglich). Bei nicht zu schweren Fällen ist zur Einleitung der Behandlung

Decentan-Depot günstig (2–4 ml i.m.). Unter der Depotwirkung ist manchmal ambulante Weiterbehandlung möglich. Lithiumsalze sowohl zur Behandlung der manischen Phase (Serumkonzentration 1,0–1,2 mvol/l) als auch zur Dauerprophylaxe, um weitere Phasen zu verhindern oder zumindest abzuschwächen (0,7–1,0 mvol/l). Geringe therapeutische Breite; Möglichkeit der Lithiumintoxikation ab 1,7 mvol/l beachten.

Die Dauerprophylaxe mit Lithium ist vor allem bei gehäuften manisch-depressiven Phasen sinnvoll und sollte über viele Jahre fortgesetzt werden; der Kranke sollte darüber mitentscheiden.

6.2. Depression

Symptomatik. Die *melancholische Verstimmung* ist durch *Schwermut, Freudlosigkeit, Hoffnungslosigkeit, Verlust des Interesses* an der Umwelt, die jeden positiven Anreiz verliert, gekennzeichnet. Es handelt sich dabei aber nicht um Traurigkeit im normalpsychologischen Sinne, auch nicht um affektive Erregung (mit Aktivierung und kognitiver Bewertung als Trauer oder Missmut), sondern um eine grundsätzlich andere Erlebnisqualität: eine dem Kranken selbst unbegreifliche *Herabsetzung der Grundstimmung und Erlebnisfähigkeit.* Oft ist es auch ein *Gefühl der Leere, des Nichtfühlenkönnens.* Hinzu tritt meist eine *Antriebshemmung.*

Wesentlich ist die *Störung der vitalen Dynamik,* welche Grundlage unserer leib-seelischen Vollzüge ist und die von uns als tragende Spannkraft, Wohlgefühl, Tätigkeitsbereitschaft (oder aber Abgespanntheit, Unlust, Erschöpfung) empfunden wird: Vitalgefühl. Die *Vitalstörung* der Melancholie tut sich objektiv in dem Eindruck des Schlaffen, Mühevollen, Energielosen, Verlangsamten und Verwelkten, in der monotonen Sprechweise, der Verarmung der Ausdrucksbewegungen, der Schwunglosigkeit der Psychomotorik kund. Im Eigenerleben des Kranken verbinden sich Verstimmung und Antriebshemmung mit dem geminderten Vitalgefühl, so dass wir von *vitaler Verstimmung* und *vitaler Hemmung* sprechen: Der Kranke empfindet seine Missbefindlichkeit, sein Darniederliegen, das Nichtkönnen sowohl leiblich als auch psychisch; Verstimmung und Antriebshemmung sind eng mit dem Empfinden leiblichen Versagens und leiblicher Schwere verbunden, sie werden *leibnahe erlebt.*

Die *Antriebshemmung* ist häufig sehr ausgeprägt *(gehemmte Depression)*: Der Kranke kann sich zu nichts aufraffen, er ist schwunglos, fühlt sich entschlusslos und wie gelähmt, ihm geht keine Tätigkeit mehr von der Hand. Die Psychomotorik (Gang, Armmitbewegungen, Ausdrucksmotorik) wird schleppend, zögernd, langsam und spärlich, der Kranke spricht weniger, er wird aspontan und schwunglos. Bei hochgradiger Antriebshemmung kann der Kranke unbeweglich, wie erstarrt oder versteinert wirken. Schliesslich kann es zum *depressiven Stupor* mit völliger Bewegungs- und Reaktionslosigkeit (bei klarem Bewusstsein) kommen, dabei oft Mutismus (Nichtsprechen), Nahrungsverweigerung, auch Sichwehren gegen pflegerische Massnahmen (Negativismus). Im Stupor besteht die Gefahr der Verwahrlosung und Austrocknung, manchmal vitale Gefährdung.

Den Gegenpol zur Antriebshemmung bilden *quälende Unruhe* und Agitiertheit: *agitierte Depression.* Es kann zu ziellosem *Bewegungsdrang* kommen: Nicht-still-sitzen-Können, gehetztes Hin-und-Her-Gehen, aber auch zu fortwährendem Jammern und Klagen: Jammerdepression oder larmoyante Depression. Besonders quälend ist die *innere Unruhe,* oft auch eine angstvolle Unruhe oder ein inneres Beben, die im Brust-Bauch-Raum empfunden, aber auch als Bewegungsunruhe in den Beinen (restless legs) erlebt werden. Die depressive Gehemmtheit verbindet sich nicht selten mit innerer Agitiertheit, so dass selbst substuporös erstarrte Kranke vielfach über eine kaum erträgliche Unruhe klagen.

Im zwischenmenschlichen Bereich kommt es zum depressiven *Rückzugsverhalten:* Der Kranke meidet Kontakte, Gespräche werden zur Qual, er zieht sich menschenscheu zurück. Oft meint er, man sehe ihm seinen Zustand an, man meide ihn oder er verdiene es nicht mehr, unter Menschen zu sein. Durch den lähmenden Gesamteindruck, der vom Depressiven ausgeht, kommt es aber auch leicht dahin, dass sich umgekehrt Gesunde von ihm zurückziehen und sich ausserstande fühlen, ihm Zuspruch und Bekräftigungen zu geben.

Die *Interessen* engen sich ein oder schwinden ganz, nichts kann den Kranken mehr anregen, frühere Hobbies bieten keinen Anreiz mehr, er kann sich schliesslich nicht mehr vorstellen, dass sie ihm früher Freude bereiteten.

Von der beschriebenen Vitalstörung zu unterscheiden sind lokalisierte leibliche Missempfindungen und Störungen vitaler und vegetativer Funktionen. *Leibliche Missempfindungen* sind bei Depressionen sehr häufig: Druck- und Schweregefühl in Brust, Kopf und Bauch, Empfindung des Zugeschnürtseins, Schmerz-, Hitze- und Kälteempfindungen, aber auch kaum einfühlbare Empfindungen des inneren Verfaulens, Vertrocknens, Schrumpfens. Bei starker leiblicher Ausgestaltung der depressiven Symptomatik sprechen wir von *somatisierter Depression,* bei besonderer ängstlicher Fixierung auf den Leib, sorgenvoller Selbstbeobachtung und unbegründeten Krankheitsbefürchtungen von *hypochondrischer Depression.* Diese sind nur besondere symptomatische Ausgestaltungen, keine eigenen Krankheiten.

Vitale und vegetative Funktionen sind in der Depression fast immer in Mitleidenschaft gezogen: Verlust der Libido und sexuellen Ansprechbarkeit, Appetitlosigkeit mit Gewichtsverlust, Obstipation, gelegentlich Amenorrhö. Oft hartnäckige Schlafstörungen: Ein- und Durchschlafstörungen; zerhackter, d.h. häufig unterbrochener Schlaf. Schlafstörungen werden sehr quälend erlebt, weil dann die depressiven Grübeleien einsetzen.

Die dynamische Reduktion (Janzarik) in der Depression bedeutet häufig auch eine Störung der *inneren Zeitstruktur* des Erlebens. Der Kranke empfindet eine Verlangsamung der Zeit, der Tag nimmt kein Ende, oder aber einen Stillstand, zugleich oft ein leib-seelisches Stehenbleiben und Stocken. Er empfindet sich an einer Stelle verharrend, nichts geht voran, die Zukunft ist abgeschnitten.

Nicht nur das subjektive Zeiterleben ist gestört, es finden sich auch chronobiologische Veränderungen: *Tagesschwankungen* von Stimmung und Antrieb mit morgendlichem Darniederliegen (Morgenflaute) und Besserung am Nachmittag sind typische Veränderungen im zirkadianen Biorhythmus; auch die Schlafstörung weist auf Veränderungen des Biorhythmus hin. Erkrankungsgipfel in Frühjahr und Herbst sind Hinweise auf längerphasige Biorhythmen. Erwähnenswert ist auch die therapeutische Wirksamkeit des Schlafentzuges und die Wirkung von Thymoleptika (Tofranil) im Sinne eines Entzuges von REM-Phasen.

Kognitive Veränderungen in der Melancholie zeigen sich in den Denkabläufen: Sie sind verlangsamt, einfallsarm, monoton dreht man sich im Kreise, das Denken kommt nicht vom Fleck, bis hin zur Denkhemmung oder dem Gefühl, im Denken blockiert und geistig abgebaut zu sein. Der Melancholiker neigt zum sorgenvollen Grübeln, er sieht keine Zukunft mehr vor sich, seine Befürchtungen steigern sich zu überwertigen Ideen und schliesslich zum *depressiven*

Wahn. Charakteristisch sind bestimmte Wahnthemen: Schuld- oder Versündigungswahn, Verarmungs-, hypochondrischer, nihilistischer Wahn. Im *Schuldwahn* bezichtigt sich der Kranke, sich schuldhaft verhalten oder versagt zu haben, er zieht Belanglosigkeiten aus der Lebensgeschichte (z.B. als Kind der Mutter eine Kleinigkeit entwendet zu haben) als Beweis heran, er empfindet sich als schlecht, minderwertig, strafwürdig. Im *Verarmungswahn* meint er, an den Bettelstab zu geraten, es sei kein Geld – auch für die Behandlung – mehr da. Im *hypochondrischen Wahn* sieht sich der Kranke von unheilbarer Krankheit befallen, der Körper verfault innerlich, er meint, dem Tode nahe zu sein. Im *nihilistischen Wahn* (délire de négation) ist nichts mehr existent: Der Kranke hat keine Organe mehr, keinen Namen, kein eigenes Bett, keine Familie. Der depressive Wahn ist ein synthymer Wahn, d.h. von der hoffnungslos-pessimistischen Grundstimmung getragen, sein Vorzeichen ist der ruinöse Niedergang, dem sich der Kranke gegenübersieht. Die typischen Themen: Sorge um moralische Integrität, leibliches Wohl und Besitz, sollen Grundängsten des Menschen entsprechen, die durch die Depression aufgedeckt und übersteigert werden (K. Schneider).

Im Zusammenhang mit den Wahnideen gibt es auch illusionäre Verkennungen (Fehldeutung von Wahrnehmungen) und Wahnwahrnehmungen: Mit einer Sinneswahrnehmung verbindet sich eine wahnhafte Ausdeutung, an der dann festgehalten wird: Eine Kranke sieht den Gärtner graben und weiss, dass ihr Grab geschaufelt wird. Schliesslich finden sich auch katathyme Pseudohalluzinationen: Hören einer Stimme, die sich bei genauer Befragung als innere Stimme, als die Stimme des Gewissens herausstellt; diese sagt der Kranken, sie sei schlecht, sie dürfe nicht weiterleben.

Katathym bedeutet: von einem stark affektbesetzten Erlebniskomplex, hier der Schuldvorstellung, herzuleiten.

Pseudohalluzination bedeutet: aus dem inneren Vorstellungsraum stammend, vom Kranken sinnlich empfunden, aber doch als subjektiv erlebt. Eine Halluzination hat dagegen mehr objektiven Charakter, sie erscheint – wie eine wirkliche Wahrnehmung -- im äusseren Raum. Pseudohalluzinationen können vom Kranken eher in Frage gestellt werden als Halluzinationen, sie werden oft von Wunschvorstellungen oder Angst bestimmt. Sie kommen auch beim Gesunden in der Einschlafphase (hypnagoge Sinnestäuschung), bei herabgesetztem Bewusstsein (bei Tagträumen als Wunschbefriedigung), bei Drogengebrauch vor. *Eidetischen* Charakter haben sie, wenn eine früher gesehene Szene in allen Details mit photographischer Treue reproduziert wird.

Die negativen, pessimistisch abwertenden Vorstellungen des depressiv Kranken kann man in der *kognitiven Trias* (A. Beck) zusammenfassen: negative Sicht seiner selbst (negative Selbsteinschätzung), seiner Umwelt und der Zukunft (Hoffnungslosigkeit, Befürchtungen). Das sich darin ausdrückende *kognitive Schema* soll bereits prämorbid aufgrund von Akkumulation frühkindlicher und späterer Lernerfahrungen angelegt sein. Zur Aktualisierung in der Depression kommt es durch entsprechende Auslösesituationen, die aber selbst bereits kognitiv verzerrt aufgefasst werden.

Sehr ernst zu nehmen ist die *Suizidgefährdung* in der melancholischen Phase. Untersuchungen in Bornholm und Island ergaben, dass 11–17% aller Zyklothymen ihr Leben durch Suizid beenden. Nahezu jeder Kranke hat lebensverneinende, lebensmüde Gedanken; konkreter werden Suizidtendenzen, wenn Möglichkeiten zur Verwirklichung überlegt werden, ein Messer oder ein Strick beschafft wird. Zum Suizid kann es kommen infolge hoffnungsloser Verzweiflung und Lebensverneinung, aus dem Gefühl der Sinnlosigkeit heraus, weil der Kranke die Qual nicht länger ertragen kann, aber auch aus Selbsthass. Die Antriebshemmung verhindert oft die Ausführung. Eine wichtige ärztliche Aufgabe ist es, die Suizidgefährdung des Kranken zu erkennen. Man muss ihn direkt nach lebensmüden Gedanken fragen, der Kranke reagiert oft erleichtert, wenn diese Thematik offen angesprochen wird. Ernsthafte Suizidgefährdung kann Klinikeinweisung, manchmal sogar gerichtliche Einweisung erforderlich machen. In vielen Fällen kann man der Suizidalität ambulant begegnen, indem man den Kranken fest und verpflichtend an die Führung des Arztes anbindet, ihn in seinem Kampf gegen Suizidgedanken stützt, seiner sozialen Isolierung entgegenwirkt und ihn kurzfristig wiederbestellt (da es immer nur möglich ist, kürzere Zeitstrecken zu überbrücken).

Die endogene Depression hat aufgrund ihrer tiefgreifenden psychischen Veränderung psychotischen Charakter. Sie lässt sich auch mittels faktoren- und clusteranalytischer Untersuchung von neurotisch-reaktiven Depressionen unterscheiden und steht diesen als *psychotische Depression* gegenüber.

Besondere Formen der Depression. Nach dem symptomatologischen *Erscheinungsbild,* nach *auslösenden Anlässen* und nach dem *Ersterkrankungsalter* werden einige Sonderformen der Depression benannt; sie sind keine eigenen Erkrankungen.

Anankastische Depression mit Hervortreten von Zwangssymptomen während der Depression.

Entfremdungsdepression mit Hervortreten von Entfremdungssymptomen, besonders Derealisation, in der Depression: Dem Kranken erscheint seine vertraute Umwelt fremd, die Welt sieht er nur wie durch eine Glasscheibe, sie erscheint ihm dunkler, fahler, farblich matter.

Phobische Depression (Angstdepression) mit Betonung von phobischen Ängsten (z.B. panische Angst, mit einem spitzen Gegenstand zustechen zu können). Meist finden sich frühneurotische Symptome und Zeichen neurotischer Abhängigkeit in der Anamnese. Die Angstdepression konnte auch mit multivariaten statistischen Verfahren als eigener Depressionstyp abgegrenzt werden.

Hypochondrische Depression mit vermehrter ängstlicher Selbstbeobachtung, Überbewertung geringer Körperhinweise und unsinnigen Krankheitsbefürchtungen, eventuell mit Übergang in hypochondrischen Wahn. Für die Hypochondrie können das darniederliegende Vitalgefühl und die leiblichen Missempfindungen in der Depression bahnend sein.

Paranoid gefärbte Depression mit misstrauischer Umdeutung von Begebenheiten, Verfolgungs- und Beeinträchtigungsgedanken, Bezichtigungen anderer. Das Eingebettetsein der Symptomatik in das Zustandsbild einer vitalen Depression macht die Diagnose (in Abgrenzung zur paranoiden Schizophrenie) klar. Vorkommen vor allem bei Spätdepressionen.

Bei diesen Erscheinungsformen ist zu fragen, ob schon vor der Depression eine latente Zwangs- oder Angstneurose oder eine Tendenz zu Entfremdungserscheinungen, sensitiver Misstrauenshaltung oder Hypochondrie bestanden hat, die durch die Depression aktiviert wurde: Charakterenthüllung durch die Depression (Mayer-Gross).

Larvierte Depression (maskierte Depression, vegetative Depression). Ist der somatisierten Depression ähnlich, jedoch treten depressive Verstimmung und Antriebshemmung weitgehend zurück, auch im Gegensatz zur hypochondrischen Depression («depressio sine depressione»). Vielfältige funktionelle Organbeschwerden, leibliche Missempfindungen und vegetative Störungen. Die larvierte Depression ist praktisch bedeutsam, da sie oft nicht erkannt wird und die Kranken längere Patientenkarrieren durchlaufen, weil sich keine somatische Ursache der Beschwerden finden lässt. Diagnostisch wegweisend: Beeinträchtigung des Vitalgefühls mit Abgespanntheit, Erschöpfung, mangelndem Elan; Tagesschwankungen; untergründige Beklommenheit; sonst nicht erklärliches phasenhaftes Auf und Ab der Symptomatik. Die genaue Exploration deckt oft Interesseneinengung, Minderung der Lebensfreude auf. Nachträglich ist die Diagnose aus dem prompten Ansprechen auf Thymoleptika («ex juvantibus») möglich.

Entlastungsdepression und *Umzugsdepression* sind an entsprechende Auslösesituationen gebunden: Entlastung nach längerer stressartiger Belastung; Wohnungswechsel (auch bei Verbesserung der Wohnsituation); auslösend ist wohl das Aufgeben der alten Wohnordnung, die mit dem Umzug verbundene Unordnung.

Spätdepressionen oder *Involutionsdepressionen* (Depressionen im Rückbildungsalter, vom 45. Lebensjahr an) sind monopolare endogene Depressionen mit später Erstmanifestation. Ihr Erscheinungsbild ist oft ängstlich-agitiert oder hypochondrisch-paranoid gefärbt, der Verlauf eher chronisch-schleppend. Die Suizidalität ist erhöht. Probleme der zweiten Lebenshälfte, bei den sich hier anschliessenden *klimakterischen Depressionen* auch die seelische Auseinandersetzung mit Problemen der Menopause (Bedeutung der Fortpflanzungsfähigkeit für das Selbstkonzept der Frau und für das Gefühl, für den Partner attraktiv zu sein) spielen bei diesen Depressionen häufig eine Rolle. Keine hormonelle Verursachung der klimakterischen Depression, Östrogenmangel bewirkt nur klimakterische Beschwerden: Hitzewallungen, Schweissausbrüche, Tachykardie, auch Stimmungslabilität und verminderte Belastbarkeit. Hormonbehandlung deshalb nur gegen klimakterische Ausfallserscheinungen sinnvoll. *Spätdepressionen* kann ein längeres Vorstadium mit uncharakteristischen dysphorischen Beschwerden, Vitalitätsnachlass, Erschöpfung und somatisierten Beschwerden vorausgehen. Im Erscheinungsbild wirken manche spätdepressive Patienten hirnorganisch abgebaut, und zwar durch das monotone, einfallsarme, unbeweglich-rigide Denken, durch stumpfe Interessenlosigkeit, Konzentrationseinbusse, scheinbare Gedächtnisstörungen (weil die Kranken sich auf die Aufnahme und Reproduktion von geistigen Inhalten nicht mehr aktiv einstellen können). Dieser *hirnorganische Gesamteindruck* kann Anlass zur differentialdiagnostischen Abgrenzung, z.B. gegenüber zerebraler Arteriosklerose und anderen Abbauprozessen, auch einem vorzeitigen Versagenszustand, sein, er schwindet nach Aufhellen der Depression aber vollständig.

Psychiatrische Depressionsmodelle. Verschiedene psychiatrische Ansätze versuchen, Depression bzw. depressives Verhalten (Inaktivität, Verlangsamung, depressive Stimmung) zu erklären. Hier bleibt jedoch offen, für welche Depressionstypen (psychotische oder neurotisch-reaktive Depression) diese Ansätze gelten. Die *ältere Psychoanalyse* (Freud, Abraham) geht von der grundsätzlichen Bedeutung des Verlusterlebnisses (Objektverlust) aus. Dem Depressiven gelingt die Ablösung vom Objekt nicht wie in der normalen Trauer, er setzt die Existenz des verlorenen Objekts intrapsychisch durch narzisstische Identifikation fort, aus dem Hass gegen das verlorene Objekt wird Selbsthass. Grundlage sind Enttäuschungen in der oralen Entwicklungsphase. Die *neuere Psychoanalyse* (Jacobson) legt Wert auf einen Konflikt zwischen überhöhten Über-Ich-Idealen und dem scheiternden Ich (Selbstwertkonflikt) oder auf wiederkehrende Hilflosigkeitserfahrungen infolge Frustrationen. Gemeinsam ist diesen Auffassungen die orale Fixierung. In persönlichkeitspsychologischer Sicht wird (für die monopolare Depression) der *Typus melancholicus* (Tellenbach) herausgestellt: Überordentlichkeit und Übergewissenhaftigkeit. Diese Menschen schliessen sich in Ordnungsstrukturen ihres Lebens ein (Inkludenz), bleiben unvermeidlich hinter ihrem hohen Selbstanspruch (z.B. im Leisten) zurück (Remanenz) und schaffen sich so selbst belastende Situationen, in denen sie scheitern und depressiv werden.

Verhaltenstheoretische Modelle. *Theorie des Verstärkerverlustes* (Lewinsohn): Eine zu geringe Rate positiver Verstärkungen, besonders ein sozialer Verstärkermangel, führen zu depressivem Verhalten; Depressive verschaffen sich aufgrund ihrer verringerten Aktivität aber auch weniger Verstärker, sie lähmen andere Personen, sich ihnen zuzuwenden und Verstärkungen zu geben, vielleicht sind sie gegenüber vorhandenen Verstärkern auch weniger ansprechbar (Verlust der Verstärkerwirksamkeit).

Theorie der gelernten Hilflosigkeit (Seligman): Wesentlich ist hier, dass Menschen die Erfahrung machen, über positive und negative

Ereignisse keine eigene Kontrolle zu haben. Die wiederholte Erfahrung der Nichtkontrolle führt zur pessimistischen Erwartung, auch künftig keinen Einfluss auf die Situation zu haben, zu falschen Attribuierungen (Erfolge werden externen Umständen, Misserfolge dagegen dem eigenen Versagen zugeschrieben) und zu «Hilflosigkeitssymptomen»: Depressivität, Angst, Insuffizienzgefühl, Verlangsamung.

Kognitive Theorie (A. Beck): Mit der kognitiven Trias wird die negative Sicht seiner selbst, der Umwelt und der Zukunft zusammengefasst (S. 84).

Therapie (somatische Verfahren). Bei der Behandlung von Depressionen müssen sich Psychotherapie und somatische Therapie miteinander verbinden. Die somatische Behandlung erfolgt vor allem mit *Thymoleptika* (Antidepressiva). Diese müssen kurmässig über längere Zeit angewandt werden, um die depressive Symptomatik zu beseitigen oder abzuschwächen, vielleicht auch eine Krankheitsphase zu verkürzen. Obwohl diese Medikamente sich auf die Depression im ganzen auswirken, liegt der Schwerpunkt ihrer Wirksamkeit je auf einer stimmungsaufhellenden, antriebsfördernden oder anxiolytisch-beruhigenden Komponente. Entsprechend erfolgt die Auswahl eines Präparates jeweils nach *Zielsymptomen,* d.h. nach der vorherrschenden Symptomausprägung: Besonders *antriebsfördernde Wirkung* (bei depressiver Hemmung) haben: Pertofran, Alival, Nortrilen. *Anxiolytische Wirkung* (bei Angst und Unruhe) weisen auf: Saroten, Aponal, Anafranil (besonders als i.v.-Dauertropf). Mehr allgemeine antidepressive und damit auch *stimmungsaufhellende Wirkung* haben: Tofranil, Noveril, Anafranil, Tolvin, Ludiomil.

Die Auswahl eines Thymoleptikums erfolgt aber auch nach Wirkintensität und individueller Verträglichkeit: Bei einer weniger schweren Depression wählt man zunächst ein weniger potentes Präparat, das dafür geringere Nebenwirkungen hat (Ludiomil). Es sind jeweils ausreichend hohe Dosierung und ausreichend lange Anwendung erforderlich; Wirkungseintritt oft nach 8–10 Tagen, bei Tofranil auch erst nach 20 Tagen. Bei Erfolg versuchsweise Reduzieren der Dosis frühestens nach 6–8 Wochen. Bei Nichterfolg Dosiserhöhung, schliesslich Wechsel auf ein anderes Präparat, eventuell auch parenterale Anwendung (Tofranil, Anafranil, Aponal) unter stationären Bedingungen.

Nebenwirkungen sind zu beachten; sie sind bei einigen Präparaten (Tolvin, Ludiomil) sehr gering, deshalb sind diese bei Altersdepressionen besonders geeignet; sie sind aber auch weniger wirksam. Bei starker Unruhe und Angst müssen manchmal Diazepampräparate (Adumbran, Tavor, Valium) oder Phenothiazine (Melleril), bei Wahn stärker potente Neuroleptika (Taxilan) dazugegeben werden.

Thymoleptische Langzeitbehandlung (in geringerer Erhaltungsdosis) ist manchmal bei chronifizierten Depressionen oder zur Rezidivprophylaxe angebracht.

Monoaminooxydasehemmer (Jatrosom, Parnate) spielen wegen der gefährlichen Nebenwirkungen (hypertensive Krisen infolge Tyraminanreicherung), die nur durch strenge Diät zu verhindern sind, eine untergeordnete Rolle und sind nur mit äusserster Vorsicht anzuwenden.

L-Tryptophan wird als Vorstufe des Serotonins zur Besserung des Schlafes, aber auch als mildes Antidepressivum eingesetzt, ist aber bei ausgeprägten Melancholien nicht ausreichend wirksam. Eher kommt 5-Hydroxytryptophan (Levothym) in Frage, das aber wegen seiner Nebenwirkungen keine Vorteile bringt.

Schlafentzug. Aus therapeutischen Gründen wird für die Dauer einer Nacht oder nur für die zweite Nachthälfte jedes Einschlafen verhindert. Schlafentzug führt oft zu prompter, aber nicht anhaltender Besserung der depressiven Symptomatik. Deshalb mehrfache Wiederholung, zweimal wöchentlich (additiver Effekt). Insbesondere in Kombination mit thymoleptischer Behandlung sehr wirkungsvoll, bringt oft den endgültigen Umschwung zur Remission. Schlafentzug ist ein Eingriff in den 24-Stunden-Biorhythmus, auf den sich auch Thymoleptika (Tofranil) auswirken.

Die *Elektrokrampfbehandlung* ist antidepressiv hochwirksam, wird seit Einführung der Psychopharmaka selten angewandt, ist aber bei schweren therapieresistenten Melancholien, unbeeinflussbaren, eventuell lebensbedrohenden Stuporzuständen indiziert und kann durch dramatische Besserung in solchen Fällen manchmal lebensrettend sein.

Die *Schlafstörungen* mit Schlafmitteln zu behandeln, ist an sich problematisch, da Schlafmittel die Wirkung von Thymoleptika abschwächen können und ein Zuviel an erzwungenem Schlaf eher ungünstig ist. Viele Depressive sind durch die Schlaflosigkeit aber so gequält, dass doch die Verordnung von Mogadon, Dalmadorm, Chloralhydrat oder eines Barbiturates (Nembutal), eventuell potenziert durch Atosil oder Melleril, erforderlich wird. Brompräparate einschliesslich Bromureide sind – wie auch sonst in der Psychiatrie – kontraindiziert. Oft fördern anxiolytisch-sedierende Thymoleptika (abends Saroten retard oder Aponal 50–100 mg) bereits den Schlafeintritt (antriebssteigernde Antidepressiva abends meiden).

Lithiumsalze wirken nicht unmittelbar antidepressiv, haben jedoch *rezidivprophylaktische Wirkung* bei phasenhaften Depressionen und bipolaren Verläufen: Phasen werden seltener und verlaufen abgeschwächt. Die Lithiumdauerprophylaxe kommt bei gehäuften Phasen in Frage und hat nur Sinn, wenn sie jahrelang fortgesetzt wird (S. 361f.).

Psychotherapie. Bei der Psychotherapie depressiver Patienten sind *kurzfristige Ziele* von *längerfristigen* zu unterscheiden. *Innerhalb der melancholischen Phase* sind die stetige, unbeirrbare Zuwendung des Arztes, geduldiges Zuhören und Akzeptieren des Kranken – gerade mit seinen Sorgen und Befürchtungen – besonders wichtig. Dem Kranken seine Befürchtungen ausreden zu wollen, ihn aufzufordern, sich «zusammenzureissen», ist verfehlt. In Gesprächen sollte vielmehr versucht werden, ihn zu stützen und ihm das Gefühl zu geben, dass man zu ihm steht und verfügbar ist, dass er kein Einzelfall ist und dass man selbst zuversichtlich ist (Technik der «beruhigenden Versicherung»). Der Zugang zum Melancholiker ist schwierig und erfordert Geduld, da er seine Klagen monoton wiederholt und kaum zugänglich erscheint und weil von ihm leicht eine lähmende, entmutigende Wirkung ausgeht. Bei gehemmten Depressionen muss dem Rückzug ins Bett geduldig entgegengewirkt werden; dabei darf der Kranke aber nicht durch Zumutung von Aktivitäten, die er noch nicht leisten kann, überfordert werden. Wichtige Lebensentscheidungen sollten auf die gesunde Zeit verschoben werden, vor allem wenn sie dem depressiven Pessimismus entspringen (Berufsaufgabe wegen Entmutigung).

Erst bei *Besserung* der Melancholie können längerfristige Therapieziele angegangen werden: Bearbeitung prämorbider Probleme, Konflikte, belastender Situationen, aber auch derjenigen Probleme, die durch die Erkrankung entstanden sind (am Arbeitsplatz, innerhalb der Familie). Wichtig sind jetzt auch: schrittweiser Aufbau von Aktivitäten zugleich mit kontingenten Verstärkungen, um dem Kranken wieder positive Erfahrungen zu vermitteln und Aktivitäten wieder attraktiv zu machen; Aufzeigen von Verhaltensmöglichkeiten, die in sich befriedigend sind und zur Selbstverstärkung führen; Aushalten momentaner Misserfolge durch positivere Zukunftsorientierung; Hilfen zur Korrektur negativer Realitäts- und Selbstbewertungen (kognitiver Ansatz).

Im *freien Intervall* kann (beim Typus melancholicus) versucht werden, überhöhte Selbstanforderungen abzubauen und Selbstsicherheit zu gewinnen, um eigene Bedürfnisse besser zur Geltung zu bringen, die depressiv-orale Anspruchslosigkeit zu verringern und die Gefahr zu mindern, sich überfordernde Situationen zu schaffen. Psychoanalytische Behandlung vermindert das Rezidivrisiko nicht.

Klinikeinweisung depressiv Kranker ist nur bei schwerem therapieresistentem Verlauf, aktueller Suizidgefahr und depressivem Stupor erforderlich. Die meisten Depressiven werden ambulant behandelt.

6.3. Nosologie von Depression und Manie

Verlaufsformen. Depression und Manie fassen wir als *Zyklothymie* (manisch-depressive Krankheit) zusammen, wenn depressive und manische Phasen sich im Krankheitsverlauf abwechseln: bipolare Verlaufsform. Aufeinanderfolge und Häufung der Krankheitsphasen sind dabei sehr unterschiedlich: depressive Phasen überwiegen im Verhältnis 3:1. Seltener ist ein strenges Alternieren manischer und depressiver Phasen (zirkulärer Verlauf), noch seltener ein regelmässiger, eventuell kurzphasischer Wechsel zwischen Manie und Depression (periodischer Verlauf). Sehr selten ist das ausschliessliche Auftreten von Manien: monopolare Manie.

Von der *bipolaren Depression* (im Rahmen der Zyklothymie) unterscheidet sich die *monopolare (einfache) Depression.* Trotz gleichen klinischen Erscheinungsbilds ist sie eine eigene Erkrankung und zählt nicht zur Zyklothymie. Im Verlaufe der Erkrankung kommt es nur zu depressiven Phasen, nie zu manischen. Oft ist die Einordnung erst nach jahrelangem Verlauf möglich. Depressionen mit hypomanischer Vor- oder Nachschwankung sind in der Einordnung als monopolar unsicher. Die *Eigenständigkeit der monopolaren Depressionen* gegenüber zyklothymen Depressionen zeigt sich vor allem in folgenden Momenten:

Erblichkeit. Erkrankungsrisiko für Eltern und Geschwister monopolar Erkrankter 13%, bipolar Erkrankter dagegen 20%. In den Familien monopolar Erkrankter finden sich fast ausschliesslich wiederum monopolare Erkrankungsfälle, in den bipolaren Familien dagegen beide Erkrankungsformen. Von eineiigen Zwillingen erkranken über 60% gleichsinnig, entweder beide bipolar oder beide monopolar.

Geschlechtsverteilung. In der Verwandtschaft monopolar Erkrankter überwiegen Frauen mit einfach-depressiven Erkrankungen.

Prämorbide Persönlichkeit und *Körperbau.* Bei der monopolaren Depression findet sich besonders eine Tendenz zur Überordentlichkeit (Typus melancholicus), bei der Zyklothymie zur syntonen Persönlichkeit (harmonische Ausgeglichenheit, warmes affektives Mitschwingen). Bei allem Vorbehalt gegenüber Konstitutionstypologien scheint bei monopolar Erkrankten der leptosome, bei zyklothymen der pyknische Körperbau zu überwiegen.

Peristatische (Umwelt-)*Einflüsse.* Bei den monopolaren Depressionen spielen situative und biographische Momente, auch altersspezifische Probleme, eine grössere Rolle als bei der Zyklothymie.

Verlauf. Bei bipolaren Verläufen liegt der Erkrankungsbeginn im Durchschnitt früher, auch kommt es zu häufigeren Phasen als bei der monopolaren Erkrankung.

Wenn im Leben eines Kranken nur eine einzige manische oder depressive Krankheitsphase vorkommt, sprechen wir von monophasischem Verlauf, sonst von multiphasischem.

Die *Dauer der Krankheitsphasen* ist verschieden: etwa 3–9 Monate oder länger, depressive Phasen im höheren Lebensalter auch 18 Monate und länger. Oft jahreszeitliche Häufung von Phasen im Frühjahr und Herbst.

Eine depressive Phase kann von einer kürzeren hypomanischen *Nachschwankung* gefolgt sein, auch kommen hypomanische Vorschwankungen, die Stunden bis Tage dauern, vor. Ähnliches gibt es manchmal bei Manien: kurze subdepressive Vor- und Nachschwankungen. Das «Umkippen» einer Melancholie in eine ausgeprägte Manie wird gelegentlich durch Antidepressiva provoziert. Das *freie Intervall,* d.h. die gesunde Zwischenzeit zwischen einzelnen Krankheitsphasen, kann sehr unterschiedlich lang sein: Monate bis viele Jahre, gelegentlich aber auch nur einige Tage.

Für die *Langzeitprognose* gilt zwar im allgemeinen, dass zyklothyme Krankheitsphasen restlos abklingen. Bei bipolaren Verläufen und reinen Manien mit vielen Phasen werden aber auch *Residualzustände* beobachtet: depressive Resterscheinungen in Form uncharakteristischer subdepressiver Erschöpfungssyndrome, Vergröberung und Entdifferenzierung der Persönlichkeit. Bei der Entwicklung solcher Residuen können auch ungünstige Lernerfahrungen und sozialer Rangverlust infolge häufiger langdauernder Krankheitsphasen und sekundäre Neurotisierung mitwirken. Spätdepressionen gehen nicht selten längere Vorstadien mit verminderter Spannkraft und somatisierten Beschwerden voraus.

Manisch-depressive Mischzustände. Die Bezeichnung Mischzustand wird verwendet, um Erscheinungsbilder zu kennzeichnen, in denen sich manische und depressive Symptome verbinden und gleichzeitig auftreten. Es lag früher die Vorstellung zugrunde, dass sich hier Symptome additiv zusammenfinden, die eigentlich als unvereinbar galten. Der Begriff hat heute keine Bedeutung mehr und wird allenfalls – ohne theoretische Voreingenommenheit – für die ängstliche Manie, den manischen Stupor und gedankenarme Manien verwendet.

Vorkommen. Die affektiven Psychosen sind häufige Erkrankungen mit einer Krankheitserwartung von etwa 0,6%. Die Prävalenz (Erkrankungshäufigkeit an einem Stichtag) liegt für Depressionen bei 3–4%, Frauen erkranken an Depressionen häufiger als Männer (2:1).

Gegenüber den Zyklothymien mit bipolarem Verlauf haben jedoch die reinen monopolaren Depressionen mit zwei Dritteln der Fälle das Übergewicht. Zyklothyme Erkrankungen beginnen häufig (zu 20%) schon vor dem 20. Lebensjahr; diese Verläufe sind durch Häufung der Phasen – besonders bei früher Manifestation von Manien – oft besonders ungünstig. Erste depressive Phasen, besonders auch bei der monopolaren Depression, treten meist später auf, Erkrankungsgipfel hier wie bei den Schizophrenien zwischen 20. und 40. Lebensjahr.

Ätiologie. Die *Erblichkeit* ist für manisch-depressive Psychosen relativ hoch. Die Konkordanz für eineiige Zwillinge beträgt im Mittel 66%, bei zweieiigen Zwillingen nur etwa 20%. Bei zwei manisch-depressiven Elternteilen erkranken 33% der Kinder, bei einem kranken Elternteil 15%. Auch die Ansprechbarkeit auf bestimmte Thymoleptika (Tofranil) scheint familiär gebunden zu sein.

Bei im übrigen ungeklärter Ätiologie ist bei den *biologischen Faktoren* die *Katecholamin-* bzw. die *Neurotransmitterhypothese* heute von Bedeutung. Frühere Befunde sprachen bereits für einen Katecholaminmangel (Serotonin) im Hirnstamm Depressiver und für verminderte Ausscheidung ihrer Metaboliten, für eine erhöhte Ausscheidung dagegen in der Manie. Heute wird der Neurotransmitterfunktion an den Synapsen Bedeutung beigemessen: In der Depression entweder ein Transmittermangel (Serotonin, Noradrenalin) im synaptischen Spalt (Low-output-Depression), oder verminderte Ansprechbarkeit der postsynaptischen Rezeptoren auf vorhandene Transmitter (Lower-sensitivity-Depression). Möglicherweise entspricht letztere der endogenen Depression, erstere dagegen reaktiv-neurotischen Depressionen. Trizyklische Antidepressiva (aber auch Monoaminooxydasehemmer, diese aber durch Hemmung des enzymatischen Abbaues) bewirken eine Anreicherung der Transmitter an den Synapsen. Biochemisch kann man ferner eine vorwiegend noradrenerge Form der Depression von einer vorwiegend serotoninergen Form unterscheiden.

Neuroendokrinologisch ist die Störung des Dexamethason-Suppressionstests bedeutsam: Normalerweise kommt es nach Dexamethasongabe zur Unterdrükkung der Kortisolausschüttung, nicht jedoch bei endogenen Depressionen. Dieser Befund kann ein Hinweis auf die Bedeutung hypothalamisch-hypophysärer Funktionen im Depressionsgeschehen sein.

Die *psychologischen Depressionsmodelle* wurden bei der Melancholie besprochen, da sie für die bipolare Verlaufsform, speziell für die Manie, weniger Bedeutung haben.

6.4. Andere depressive Syndrome

Depressive Syndrome kommen überall in der Psychiatrie vor. Zur besseren Übersicht kann man sie nach ätiologischen Gesichtspunkten ordnen. Wir gehen dabei von drei *Dimensionen* aus, die unterschiedliche Entstehungsbedingungen bzw. Ursachenfelder von Depressionen ausmachen und die bei den verschiedenen Depressionen ein unterschiedliches Gewicht haben. Die *somatogene Dimension* umfasst hirnorganische und allgemeinkörperliche Verursachung; die *psychogene Dimension* umfasst den Bereich der Erlebnis- und Konfliktverarbeitung und der lebensgeschichtlichen Umstände; die *endogene* nehmen wir als eigenständige Dimension (S. 70ff.).

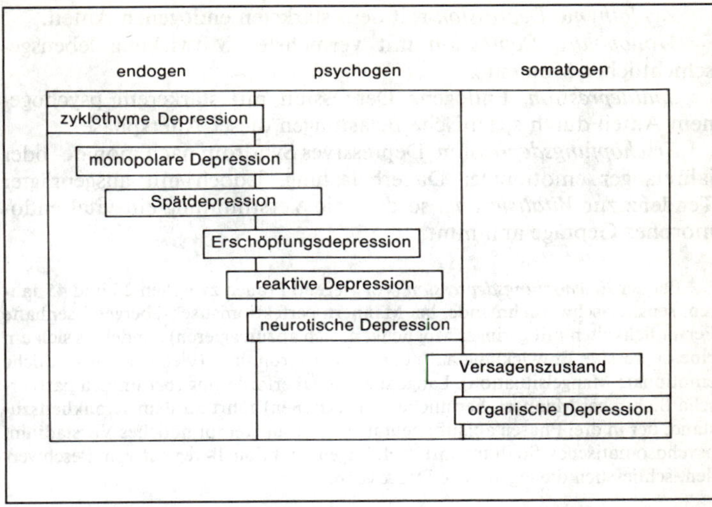

Abb. 3. Depressive Syndrome mit ihrem jeweiligen endogenen, psychogenen und somatogenen Anteil.

Wenn wir diese Dimensionen als Teilursachen oder Bedingungen von Depressionen mit jeweils unterschiedlichem Anteil auffassen, ist damit nicht einfach eine additive Zusammensetzung der Gesamtverursachung gemeint, da auch Wechselwirkungen der verschiedenen Ursachenfelder berücksichtigt werden müssen. Solange die Ätiologie psychischer Störungen nicht besser aufgeklärt ist, sollte man vielleicht modellhaft davon ausgehen, dass die Gesamtvarianz eines depressiven Syndroms sich aus Teilvarianzen der drei Dimensionen und ihrer Wechselbeziehung zusammensetzt und dass diese Teilvarianzen die Gesamtvarianz «erklären». Dieses Modell kommt in folgender Formel (in Anlehnung an R.B. Cattell) zum Ausdruck:

$$\sigma_D^2 = \sigma_{som}^2 + \sigma_{psych}^2 + \sigma_{end}^2 + q_{som,\ psych,\ end};$$

(q ist ein Zusammenhangsmass der drei Teilvarianzen.)

In vereinfachter Darstellung zeigt Abbildung 3 die wichtigsten depressiven Syndrome.

Zyklothyme Depression mit dem stärksten endogenen Anteil.

Monopolare Depression mit vermehrter Mitwirkung lebensgeschichtlicher Momente.

Spätdepression. Endogene Depression mit stärkerem psychogenem Anteil durch spezifische Belastungen dieser Altersphase.

Erschöpfungsdepression. Depressives Syndrom nach monate- oder jahrelanger emotionaler Dauerbelastung, jedoch mit ausgeprägter Tendenz zur *Vitalisierung,* so dass die Verstimmung ein vital-endomorphes Gepräge annimmt.

Bei der *Erschöpfungsdepression* (vorwiegend Frauen zwischen 25 und 45 Jahren; sensitiv-schwernehmende, bei Männern perfektionistisch-übergewissenhafte Persönlichkeiten mit geringer Möglichkeit, sich abzureagieren) handelt es sich um eine depressive Entwicklung auf neurotischer Grundlage (vielfach frühkindliche emotionale Mangelsituation). Langdauernde Überforderung (bei Frauen partnerschaftliche, bei Männern berufliche Frustrationen) führt zu dem Krankheitszustand, der in drei Phasen abläuft: neurasthenisch-überempfindliches Vorstadium, psychosomatisches Stadium mit vielfältigen funktionell-vegetativen Beschwerden, schliesslich die eigentliche Depression.

Reaktive Depression. Durch einschneidendes Ereignis erlebnisreaktiv begründete Depression, die sich aber *sekundär vitalisieren* kann und dann von einer Melancholie kaum abgrenzbar ist.

Neurotische Depression. Auf neurotischer Entwicklung beruhende und durch spezifisches aktuelles Ereignis ausgelöste, langhingezogen verlaufende Depression.

Vorzeitiger Versagenszustand (vgl. S. 323f.). Hier zu erwähnen wegen der häufigen verwaschen-subdepressiven, dysphorischen Verstimmung und des allgemeinen Vitalverlustes. Deutliches Mitwirken situativer Belastungen, die das Auf und Ab der Symptomatik häufig bestimmen.

Organische Depression. Hirnorganisch oder symptomatisch (durch körperliche Allgemeinerkrankung, auch pharmakogen) verursachte Depression, bei der die anderen Dimensionen keine Rolle spielen.

Für alle depressiven Syndrome ist es denkbar, dass Depressivität – ungeachtet unterschiedlicher Genese – eine *gemeinsame symptomatische Strecke* (common pathway) bedeutet, vermittelt durch eine Neurotransmitterstörung. Dies würde auch die Ansprechbarkeit unterschiedlichster Depressionen auf Thymoleptika erklären.

Differentialdiagnose. Wichtig ist zunächst der Ausschluss einer organischen Depression, zumal bei dieser eine kausale Therapie anzustreben ist. Die Unterscheidung zwischen bi- und monopolarer Depression ist im Einzelfall schwierig und auch nach mehreren Krankheitsphasen oft noch nicht endgültig möglich, da bei bis dahin monopolarem Verlauf immer noch eine manische Phase auftreten kann.

Wichtiger ist die Abgrenzung endogener Depressionen von neurotisch-reaktiven, so auch für die Entscheidung zur Lithiumdauerprophylaxe, da diese nur bei den endogenen Formen indiziert ist. Die Differentialdiagnose kann schwierig sein, da auch bei endogenen Depressionen vielfach Auslösesituationen und neurotische prämorbide Persönlichkeitsstrukturen deutlich sind. Eine Vitalsymptomatik ist nicht pathognomonisch, da reaktive Depressionen sekundär ein vitales Gepräge annehmen können. Vom Kranken selbst angegebene Auslösesituationen sind dann nicht relevant, wenn sie nur auf depressiv verzerrter Sicht beruhen.

Therapie. Organische Depressionen sind – soweit möglich – kausal durch Therapie der Grundkrankheit zu behandeln. Gelegentlich ist aber auch der Einsatz von Thymoleptika sinnvoll, die hier gleichfalls wirken, bei zerebraler Schädigung aber vorsichtig zu dosieren sind (Gefahr des Medikamentendelirs, bei Alkoholikern Auslösung eines Delirium tremens). Bei den endogenen Depressionen ist die Kombination von somatischer Behandlung und Psychotherapie wichtig, bei den reaktiven und neurotischen in erster Linie Psychotherapie. Bei letzteren ist unterstützende Behandlung mit Thymoleptika gleichfalls möglich, während Tranquilizer über längere Dauer wegen der Gefahr von Abhängigkeit und Sucht nicht angebracht sind und nur für eine begrenzte und dem Patienten vorher anzugebende Einnahmedauer in Frage kommen (2–3 Wochen). Depressive Verstimmungen bei einer schizophrenen Erkrankung dürfen nur mit Vorsicht thymoleptisch behandelt werden, da besonders trizyklische Thymoleptika die produktive schizophrene Symptomatik aktivieren können. Am ehesten Versuch mit Tolvin oder Ludiomil, am besten unter dem Schutz einer antipsychotisch wirksamen Dosis von Neuroleptika. Anderseits sind pharmakogene Depressionen infolge Neuroleptikadauermedikation zu beachten (Dosisreduktion).

7. Schizophrenien

7.1. Grundlagen

Nosologische Zusammengehörigkeit. Die *schizophrenen Psychosen* sind in ihrem Erscheinungsbild sehr vielgestaltig. Sie gehören jedoch zu einer Gruppe zusammen, weil sie bestimmte Gemeinsamkeiten aufweisen:

1. Trotz der Mannigfaltigkeit der klinischen Symptomatik lässt diese *Gemeinsames* erkennen. Damit zeigt sich, dass es sich um *ein und dieselbe Persönlichkeitsstörung* handelt. Der gemeinsame Grundzug wird seit E. Bleuler als *Spaltung der Persönlichkeit* verstanden. Sie macht sich in mangelnder Integration und der Lockerung oder Zerreissung von Zusammenhängen in den wesentlichen Verhaltens- und Erlebensbereichen bemerkbar.

2. Die verschiedenen *Erkrankungstypen* können fliessend ineinander übergehen, sie wechseln sich häufig beim gleichen Kranken im Laufe der Zeit ab; eine paranoid-halluzinatorische Symptomatik machen 80% aller chronisch Erkrankten wenigstens einmal in ihrem Leben durch.

3. Die *schizophrenen Endzustände* (schizophrene Persönlichkeitsveränderung), zu denen es bei ungünstigem Verlauf kommt, weisen für alle schizophrenen Erkrankungstypen dasselbe Kernsyndrom auf, welches seine spezifisch schizophrene Charakteristik durch die Grundsymptome erhält. Die einzelnen Erkrankungsformen haben also eine *gemeinsame Endstrecke.*

Eine gemeinsame *Erbanlage* für die Schizophrenien ist dagegen fraglich. Eine polygene oder aber eine in sich disharmonische *Erbanlage* (M. Bleuler) würden am ehesten die prämorbide Vulnerabilität (S. 72f.) und die Vielfalt der schizophrenen Erscheinungsbilder und Verläufe erklären können.

Vorkommen. Die schizophrenen Erkrankungen gehören nach den Alterserkrankungen zu den häufigsten Psychosen. Das durchschnittliche Erkrankungsrisiko (Lebenszeitrisiko) in der Bevölkerung liegt bei 1% (höhere Schätzungen beruhen auf Einbeziehung schizoaffektiver und anderer Randpsychosen), die Prävalenz bei 0,4%. Menschen zwischen 15 und 45 Jahren, also in der aktivsten Lebenszeit, sind besonders betroffen. Mehr als die Hälfte aller Schizophrenien beginnt vor dem 30. Lebensjahr. Männer und Frauen erkranken gleich häufig.

Das Erkrankungsalter ist bei den einzelnen Erkrankungsformen unterschiedlich: Bei der Hebephrenie im Jugendalter, bei der Katatonie etwas später (etwa zwischen 25 und 30 Jahren), bei der paranoid-halluzinatorischen Schizophrenie zumeist ab 30. Lebensjahr. Spätschizophrenien nennt man Erkrankungen jenseits des 40. Lebensjahres. Es sind meist chronisch verlaufende paranoide Formen (Spätparanoid); bei ausschliesslicher Wahnsymptomatik und gut erhaltener Persönlichkeit auch Paraphrenie genannt.

7.2. Genese

Erblichkeit. Die Morbidität für Schizophrenie liegt in betroffenen Familien deutlich höher als in der Durchschnittsbevölkerung, für Kinder von Schizophrenen bei 9–16%, bei Erkrankung beider Elternteile erkrankt etwa die Hälfte der Kinder. Erb- und Umweltbedingtes können aber nicht getrennt werden; gerade für Schizophrenien gilt ganz besonders, dass Eltern die Disposition zur Schizophrenie nicht nur *genetisch,* sondern auch *psychologisch übertragen.* Zwillingsuntersuchungen sind aussagekräftiger, besonders bei Vergleich getrennt aufgewachsener mit gemeinsam aufgewachsenen eineiigen Zwillingen. Die Konkordanz bei eineiigen Zwillingen liegt bei 25–60%, bei zweieiigen bei 5–15%; bei getrennt aufgewachsenen eineiigen Zwillingen ist die Konkordanz niedriger. Trotz erheblicher Differenzen in den Ergebnissen der verschiedenen Untersuchungen ist ein Erbfaktor im ganzen erwiesen, auch durch Adoptivstudien, mit denen zwischen genetischer und psychologischer Übertragung differenziert werden soll.

Biochemische Hypothesen. Aktuell ist zur Zeit die *Dopaminhypothese:* erhöhte Dopaminwirksamkeit an den Synapsen, vermutlich aufgrund einer Überempfindlichkeit der postsynaptischen Dopaminrezeptoren. Neuroleptika blockieren die dopaminergen Rezeptoren.

Auch durch vermehrte Freisetzung von Katecholaminen, wie bei Amphetaminpsychosen, wird eine schizophrenieähnliche Symptomatik hervorgerufen; erhöhte Katecholaminbildung konnte bei Schizophrenien jedoch nicht nachgewiesen werden. Die nach psychotoxischen Substanzen, wie LSD, Psilozybin oder Meskalin, auftretenden Psychosen erregten früher als «Modellpsychosen» Aufsehen, zumal diese Substanzen über Methylierungen mit Dopamin und Noradrenalin verwandt sind (Methylierungshypothese). Diese toxischen Rauschpsychosen unterscheiden sich aber von Schizophrenien durch das Überwiegen optischer Sinnestäuschungen und die Einsicht in den experimentell herbeigeführten Zustand.

Familieneinflüsse. Bei Kindern und Jugendlichen mit erhöhtem Schizophrenierisiko finden sich bestimmte Abweichungen, die als *Vulnerabilität* verstanden werden (s.S. 72f.). Darüber hinaus zeigen retrospektive Untersuchungen, dass schizophren Erkrankte bereits in Kindheit und Jugend eine *Ich-Schwäche* (Egopathie) aufweisen: verringerte Spontaneität und Reagibilität, Unselbständigkeit, Fügsamkeit gegenüber dominierenden Eltern, keine Trotzphasen, bei Gleichaltrigen kontaktarm, passiv und selbstbezogen. Die Ursachen sind offenbar in erster Linie in familiären Belastungen und Einflüssen zu sehen.

Allgemein finden sich bei Schizophrenen gehäuft: zerrüttete Familien, Broken-home-Situationen, Vernachlässigung oder Zurückweisung als Kind, vielfach Verlust der Mutter oder Beziehungsabbruch durch Trennung der Eltern.

Spezielle Familienuntersuchungen ergaben spezifisch gestörte Interaktionen und Kommunikationsmuster in der Herkunftsfamilie. Bestimmend für die Familienatmosphäre ist die hochgradige *narzisstische Egozentrizität* eines oder beider Elternteile. Die Kinder werden in ihrer *Entwicklung zu einem tragenden Urvertrauen,* zu *Autonomie und Selbständigkeit* schwer behindert und bleiben an die Eigenwelt der Eltern mit ihren Bedürfnissen und Konflikten gefesselt. Die Unterdrückung eigenständigen Wahrnehmens, Denkens und Fühlens führt zu *irrationalem Umweltkontakt.*

Zwei Familientypen werden beschrieben (Th. Lidz):

1. Schiefe Familie. Durch überprotektive, egozentrische Mutter und gefügig-passiven Vater kommt es zu einem familiären Gefälle (skew). Der Sohn soll in seinem Lebensvollzug die untergründigen Bedürfnisse der Mutter befriedigen (Delegation). Er kann deshalb nicht autonom werden, sieht die Welt nur entsprechend den Bedürfnissen der Mutter und hat im schwachen Vater kein Identifikationsobjekt.

2. Schismatische Familie. Offen zerstrittene Familie, ständiger Konflikt zwischen misstrauisch-dominierendem Vater und der unsicheren, aber aufdringlichen Mutter, die vom Vater verachtet und abgewertet wird. Der Vater bindet die Tochter an sich, benutzt sie als emotionalen Ersatz für die Mutter (bis zu latenter Inzestuosität), erzeugt aber bei ihr Misstrauen und Zwiespältigkeit.

Kennzeichnend für schizophrenogene Familien sind verzerrte Wahrnehmung der Realität; verworrene, amorphe oder widersprüchliche Kommunikationen; Nichteinhalten der Generationenschranke zwischen Eltern und Kindern; starre Abgrenzung der Familie gegenüber äusseren Einflüssen; Verdecken (Maskieren) der basalen Schwierigkeiten und Konflikte. Die mangelnde Strukturierung kommunikativen Verhaltens ist oft schon am Aneinandervorbeireden der Eltern erkennbar: Sie können sich auf ein gemeinsames Gesprächsthema nicht richtig einstellen.

Die *Double-bind-Situation* wurde als besonderer kommunikativer Konflikt herausgestellt: Das Kind sieht sich in einer widersprüchlichen Botschaft oder Aufforderung verstrickt, wobei es sich, wie immer es sich auch verhalten mag, stets falsch verhält. Es kann aber auch nicht entrinnen oder den Widerspruch offenlegen. *Beispiel:* Eine Mutter sagt zum Kind: «Willst Du zu mir kommen?», äussert dies aber mit feindseligem Ausdruck. Das Kind sieht sich in einer unauflösbaren «Zwickmühle». Die spezifische Bedeutung von Double-bind-Situationen für die Entstehung von Schizophrenien ist noch nicht ausreichend geklärt.

Psychodynamik. Zum Scheitern und damit zum Ausbruch der Psychose kommt es besonders in solchen Lebensphasen und -situationen, die einen neuen Entwicklungs- und Reifungsschritt und damit neue psychosoziale Anforderungen bedeuten. Solche *Schwellensituationen* können den Kranken bei seiner mangelnden Autonomie überfordern: Adoleszenz, Berufsausbildung, Eingehen einer sexuellen Beziehung, einer Ehe, Geburt eines Kindes. Zugleich kann infolge mangelnder Selbstabgrenzung jede Intimität, jedes Zunahekommen zu einer massiven Gefährdung werden. Die charakteristische *Konfliktdynamik* Schizophrener liegt überhaupt im unbefriedigten Bedürfnis nach Zuwendung und mitmenschlichem Kontakt einerseits, in ängstlicher Selbstverteidigung und Abstandhalten anderseits. Zu grosse mitmenschliche Nähe wird als Gefahr für das eigene Ich erlebt und erzeugt starke Angst.

Auslösende Situationen. Retrospektive Studien an Schizophrenen zeigen, dass überdurchschittlich viele belastende oder lebensverändernde Situationen (life events) dem Ausbruch der Psychose vorausgehen, jedoch gerade nicht die schwersten stressartigen Belastungen (schwere Verlusterlebnisse, bedrohliche Krankheit, Katastrophensituationen). Es kommt mehr auf die situative Konstellation an, die krankheitsauslösend sein kann. Von besonderer Bedeutung sind dabei mangelnde Ich-Abgrenzung, zu grosse Intimität, Missachtung der personalen Sphäre durch andere, soziale Überstimulation (z.B. zu viele Personen im Haushalt). Ein gut ausgebildetes *soziales Netzwerk* (social network: Familie, Freunde, Arbeitskollegen) kann durch die sozialen Interaktionen stützen und entlasten, durch zu viele Kontakte aber auch neue Belastungen schaffen. Übermässig ausgedrückte Emotionalität der Angehörigen (expressed emotion) führt zu höherer Rezidivquote für schizophrene Erkrankungen, geringer jedoch unter Abschirmung mit Neuroleptika.

Beispiele für auslösende Situationen: Eine Kranke erleidet einen Krankheitsschub, als sie im Urlaub ein unglückliches Quartier vorfindet, durch das Fremde hindurch müssen, um ihre eigene Schlafgelegenheit zu erreichen. – Eine erboste Mutter schneidet ihrem Sohn den Bart, den dieser sich anlässlich einer längeren Abwesenheit stehen liess, mit einer Schere ab. Auf diese Zudringlichkeit hin verfällt er unmittelbar in einen katatonen Stupor.

Soziale Faktoren. Schizophrenien kommen (in Grossstädten) in unteren sozioökonomischen Schichten gehäuft vor. Zur Erklärung gibt es verschiedene Hypothesen, zwischen denen eine Entscheidung bisher nicht möglich war:

1. Soziale Verursachung. Zugehörigkeit zu unterprivilegierten Schichten fördert Schizophrenie.

2. Selektion durch die Schizophrenie. Es kommt zum sozialen Abstieg durch die manifesten psychotischen Störungen (Drift-Hypothese) oder aber zu ungünstigen Startbedingungen während Schule und Ausbildung durch die prämorbiden Anfälligkeiten und Schwächen (vgl. Vulnerabilität). Unter den heutigen sozialen Bedingungen kommt es infolge der Psychose eher zur Frühberentung als zum beruflichen Abstieg.

Ähnliche Erklärungen gibt es für die Beobachtung, dass sich bei Schizophrenen (besonders Männern) vermehrt Ledige finden: Entweder fördert soziale Isolierung die Schizophrenie, oder aber die präschizophrene Kontaktstörung verhindert Partnerschaft und Heirat.

Schwerer verlaufende Schizophrenien ziehen häufig eine Verschlechterung der sozialen Gesamtsituation nach sich: Abbröckeln sozialer Bindungen, Kündigung des Arbeitsplatzes, Rückzug aus sozialen Freizeitkontakten, Aufgabe der Wohnung.

Die Verweildauer im psychiatrischen Krankenhaus ist bei Schizophrenen aus der Unterschicht durchschnittlich länger, weil sie von ihrer Familie rascher aufgegeben werden.

Im *transkulturellen Vergleich* zeigt sich, dass Schizophrenie auch in anderen Kulturen gleich häufig vorkommt. Die klassischen Unterformen, die wir kennen, sind unter anderen soziokulturellen Bedingungen aber eher verwischt.

7.3. Schizophrene Erlebniswelt

Schizophrenie bedeutet eine *Erkrankung der Gesamtpersönlichkeit.* So vielfältig die einzelnen Symptome auch sind, sie lassen sich als Teil eines Gesamtbildes, als Ausdruck *einer* Persönlichkeitsstörung verstehen und einordnen. Im Erleben des Kranken schliessen sich die Symptome zu einer *schizophrenen Erlebniswelt* zusammen.

Die Psychose führt plötzlich oder schleichend zum *Kontaktverlust* mit der bisher vertrauten normalen Welt und zum *Einbruch einer fremdartigen, psychotischen Welt* mit völlig neuartigen Erlebnissen. Am Anfang steht häufig eine *Wahnstimmung:* Der Kranke hat das Empfinden, dass etwas im Gange ist, die Welt sich verändert und unheimlich und verrätselt wird. Natürliche Ereignisse, wie dass es regnet oder dass ein Hund vorübergeht, sind kein Zufall mehr, alles wird problematisch. Man spürt mit sich selbst eine unfassbare Veränderung vor sich gehen, das eigene Dasein erfährt eine Wandlung. Aus der Wahnstimmung heraus kommt es vielfach zu *Wahngedanken* (Verfolgungswahn, Vergiftungswahn, Eifersuchtswahn u.a.), welche das Unfassbare jetzt konkret greifbar, kognitiv eindeutig machen. Der

Kranke hört halluzinatorisch *Stimmen,* die sich untereinander über ihn unterhalten, die ihn ansprechen, auch sein Tun und Lassen ständig kommentierend begleiten. Das *Erleben seiner selbst* wird brüchig und fragwürdig: Statt seiner eigenen Gedanken, Gefühle, Willensregungen und Körperempfindungen selbst mächtig zu sein, erlebt der Kranke sie jetzt unheimlichen Mächten oder anderen Menschen preisgegeben. Gedanken und Gefühle werden anderen zugänglich, sie werden abgehört, breiten sich im Raum aus, oder sie werden von aussen beeinflusst und manipuliert bis zum *Erleben des Gemachten* (des von aussen Veranlassten, Gesteuerten, Beeinflussten). Auch die *eigene Identität* ist in Frage gestellt: Der Kranke fühlt sich sich selbst entfremdet (Depersonalisation), seiner Person beraubt; er ist nicht nur er selbst, sondern zugleich Gott oder ein anderer Mensch (Appersonierung).

Es kommt zur Zerreissung der üblichen Denkzusammenhänge bis zur *Zerfahrenheit des Gedankenganges.* Der *emotionale Kontakt* zu anderen verflacht oder geht verloren, die unmittelbar einfühlbare Verbindung zwischen freudigem und traurigem Anlass und der affektiven Reaktion darauf lockert sich bis hin zu *inadäquaten Affekten* (Parathymie) oder zu befremdender *Gleichgültigkeit.*

Eine besondere Zwiespältigkeit der Erlebnisvollzüge drückt sich in der *Ambivalenz* aus: Miteinander unvereinbare Vorstellungen oder Gefühle sind gleichzeitig vorhanden, der Kranke empfindet zur gleichen Zeit Liebe und Hass, er kann simultan lachen und weinen. Das Sichabschliessen des Kranken in seine psychotische Eigenwelt, das Versinken in ein Eigenleben, das keinen Bezug zur mitmenschlichen Welt mehr hat, nennen wir *Autismus.* Der Schizophrene kapselt sich ab, die Umwelt hat jetzt keinen Aufforderungscharakter mehr für ihn.

Etwas sehr Charakteristisches der Schizophrenien liegt darin, dass *Psychotisches neben Gesundem* steht. Der Kranke lebt in seiner schizophren veränderten Welt mit ihren vielfältigen psychotischen Erfahrungsweisen, zugleich kann er aber in der realen Welt leben, ohne darin einen Bruch oder einen Widerspruch zu sehen (doppelte Buchführung).

Eine Kranke duldet in der Wahnvorstellung, Königin Elisabeth zu sein, nur die Anrede «Majestät», sie strickt aber gleichzeitig in aller Selbstverständlichkeit einen Strumpf für ihr Enkelkind Meier.

Auch kann schizophren zerfahrenes Denken mit geordnetem Denken, kataton-bizarres Verhalten mit natürlicher Ungezwungenheit unmittelbar abwechseln, autistische Abkapselung von plötzlicher mitmenschlicher Zuwendung durchbrochen werden.

Bei *Chronifizierung* der Schizophrenie, also bei den eher malignen Verläufen, treten die akuten produktiven Symptome zurück, es kommt zur neuen Stabilisierung der Person, es ist jedoch eine *Wandlung der Persönlichkeit* erfolgt. Antriebserlahmung, Aktivitäts- und Spontaneitätsverlust, autistisches Sicheinspinnen, affektive Verarmung, Verschrobenheiten im Sozialverhalten und Denkstörungen bestimmen jetzt das Bild. Auch dieser Zustand kann von Gesundem durchbrochen werden, der Kranke kann in seiner autistischen Eigenwelt leben und zugleich noch an der wirklichen Welt teilhaben oder aber zwischen beiden alternieren.

7.4. Schizophrene Ich-Störung

Die wichtigsten schizophrenen Krankheitserscheinungen lassen sich als Ausdruck einer *Ich-Pathologie* verstehen und damit unter einem übergeordneten Gesichtspunkt zusammenfassen.

1. Wir verstehen das *Ich* als eine *innerseelische Struktur* oder einen innerseelischen Bereich mit *Abgrenzungen.* Das Ich grenzt sich gegenüber der Aussenwelt (aber auch nach innen gegenüber Triebimpulsen) ab, es *stellt sich der Aussenwelt gegenüber* und bildet einen konstanten und kohärenten *Hintergrund* für alles bewusste Erleben. Wichtig ist das *Selbstsein des Ich,* das sich seiner selbst als wahrnehmend und erlebend, als aktiv bewusst ist.

Schizophrenie bedeutet einen Einbruch in diese Ich-Struktur: Die *Ich-Begrenzung (Ich-Demarkation) wird durchlässig,* die Umwelt kann ungehindert eindringen mit Beeinflussungs- und gemachten Erlebnissen, Ausgeliefertsein an geheime Verfolger oder Offensein für beliebige Umweltreize, die zu Zeichen werden und dem Kranken etwas zu sagen haben. Umgekehrt treten eigene Gefühle und Gedanken aus dem seelischen Eigenbereich heraus und werden anderen zugänglich: Gedankenausbreitung, Gedankenlautwerden. Das Selbstsein des Ich wird durch *Ich-Entmächtigung* und *Ich-Verlust* in Frage gestellt: Äussere Einflüsse gewinnen ungehindert Kontrolle über den

Kranken, es kommt zu Depersonalisation, zu Verlust der persönlichen Identität.

2. Das *Ich* ist aber auch etwas *Tätiges,* welches unsere Zuwendung zur Welt (Intentionalität) ermöglicht und unsere seelischen Vollzüge sinnvoll ordnet, zusammenfasst und auf Ziele ausrichtet. Diese *Ich-Leistung* wird durch die Schizophrenie beeinträchtigt. Es kommt zu einem *Nachlassen der ordnenden Spannung,* zu *Desintegration* und *Aufspaltungen,* wie es sich besonders in schizophrenen Denkstörungen, den affektiven Störungen und den katatonen Symptomen zeigt.

Als spezieller Abwehrmechanismus in der Psychose wird die tiefgreifende *Regression* auf eine frühe Entwicklungsstufe verstanden: Angst vor Vernichtung (primitives Angstniveau); Projektion eigener Vorstellungen, die dann als Stimmen hörbar werden (Projektion als primitiver Abwehrmechanismus); frühkindliche Verschmelzungs- und Omnipotenzphantasien, die sich in manchen Wahngedanken wiederfinden; äusserlich regressives Verhalten: Puerilismen, primitive «objektlose» (auf kein Objekt gerichtete) Bewegungsabläufe und Erregung, auch Einnässen und Einkoten, besonders bei katatonen Zuständen.

Als *Ich-Anachorese* wurde der Rückzug des Ichs von inkompatiblen Triebimpulsen beschrieben, um sich von Schuld zu entlasten; diese Impulse und entsprechende Vorstellungen werden vom Ich abgespalten, sie existieren aber ohne den Charakter der Meinhaftigkeit weiter und bilden sich zu psychotischen Inhalten um.

7.5. Psychopathologie des Wahnes

Obwohl der *Wahn* als psychotisches Grundphänomen gilt und bei einem Kranken meist leicht erkennbar ist, ist es doch schwierig, ihn zu definieren und genauer zu kennzeichnen.

Wahn ist kein blosser Irrtum oder Irrglaube. Wahnhafte Überzeugungen bedeuten auch kein verfälschtes Denken oder Urteilen. Vielmehr handelt es sich beim Wahn um ein *eigenständiges abnormes Erleben,* das sich auf die kognitive Erfahrung der Umwelt, besonders der zwischenmenschlichen Umwelt und der Ich-Umwelt-Beziehungen, aber auch auf die eigene Person erstreckt. In seinen Konsequenzen kann ein Wahn das Handeln des Kranken mehr oder weniger stark bestimmen. Der *Weltbezug* eines Menschen kann sich im ganzen durch einen Wahn grundlegend verändern oder verrücken.

Man hat sich im Laufe der Zeit immer wieder um Kriterien bemüht, die das Charakteristische eines Wahnes bezeichnen sollen. Da Wahn auch bei anderen psychischen Erkrankungen vorkommt, bemühen wir uns um allgemeine Kriterien des Wahnes.

Wahnkriterien. Die *objektive Falschheit* und die *Unmöglichkeit des Wahninhaltes* springen bei vielen Wahngedanken sofort in die Augen: Bei einem Abstammungs-, Grössen- oder Berufungswahn ist die Unrichtigkeit der Überzeugungen leicht erkennbar. Dennoch ist dies kein verlässliches Wahnkriterium, da manche Wahninhalte (Eifersuchtswahn) möglich sind und andere, insbesondere religiöse und magische Ideen, durchaus in den soziokulturellen Rahmen des Kranken passen können. Letzteres ist bei Gastarbeitern aus mediterranen Ländern und dem Vorderen Orient besonders zu berücksichtigen.

Die *subjektive Gewissheit,* die krankhaft falsche Überzeugung des Wahnes ist dagegen ein hochbedeutsames Kriterium. Dem Kranken sind seine Wahnerlebnisse und seine wahnhaften Überzeugungen völlig gewiss und zweifelsfrei, jeder Zufall ist ausgeschlossen. Die Wahngewissheit übersteigt auch jede andere empirische Gewissheit in unserem Lebensalltag, der Kranke ist absolut sicher, einen Beweis braucht er nicht. Gerade bei Wahninhalten, die durchaus möglich oder denkbar sind (die Untreue des Partners beim Eifersuchtswahn), kann die unerschütterliche Gewissheit der wahnhaften Deutungen (Falten im Bettlaken, leuchtender Blick der Partnerin), die nur diese eine Möglichkeit gelten lässt, ein wichtiges Kriterium sein.

Bereits die Wahnstimmung des schizophren Kranken hat für diesen eine unumstössliche elementare Eindringlichkeit.

Die *Unfähigkeit zum Überstieg* (Conrad) gehört hierher, die Unfähigkeit des Kranken, seinen Wahn zu relativieren, indem er in ein anderes Bezugsystem überwechselt. Einen Pfiff auf der Strasse beziehen wir vielleicht im ersten Augenblick auf uns; indem wir uns umdrehen und sehen, dass der Pfiff einem anderen galt, also einem anderen Bezugsystem zugehörig ist, korrigieren wir unseren ersten Eindruck. Dem Wahnkranken geht diese Möglichkeit ab.

Die Wahngewissheit zieht die *Unkorrigierbarkeit des Wahnes* nach sich. Der Kranke hält an seinem Wahn unbeirrbar fest, der Wahn ist durch Unvereinbarkeit mit der Realität, gegenteilige Erfahrungen oder Vernunftsgründe nicht zu beeinflussen. Das Bedürfnis nach Realitätsüberprüfung fehlt zumindest auf dem Höhepunkt der Erkrankung weitgehend.

Die absolute und unmittelbare (sofortige) *Wahngewissheit* gilt vor allem für die primären Wahnerlebnisse Schizophrener (Wahnwahrnehmung, Wahneinfall). Beim Erklärungswahn kann die Gewissheit geringer sein. Besonders beim depressiven und manischen Wahn geht die subjektive Überzeugung mit der Intensität der Psychose meist parallel, mit dem Nachlassen der Verstimmung geht sie auch zurück. Bei Wahnentwicklungen besteht selten sofort volle Wahngewissheit, sie wächst erst mit immer neuen Begebenheiten und Beobachtungen, die der Kranke wahnhaft ausdeutet und die seinen Verdacht bestärken. Hier ist es also eine *kumulativ erworbene Gewissheit.*

Wahngenese. Der Wahn ist nichts vom Kranken Ausgedachtes oder Erfundenes, er basiert vielmehr auf primären psychotischen Erlebnissen und Erfahrungen.

Die Unterscheidung des primären (echten) Wahnes vom sekundären bedeutete in der älteren Psychiatrie: Der primäre Wahn ist etwas psychologisch nicht Ableitbares, er ist aus keinerlei Lebensbezügen des Kranken ableitbar oder verstehbar, er ist etwas phänomenologisch Letztes. Sekundär sind dagegen alle gedanklichen Verarbeitungen. Diese Auffassung des Primärwahnes ist überholt. Zwar sind viele Wahnideen nicht unmittelbar verstehbar, sie können jedoch unter Einbeziehung unbewusster Motive, Konflikte und Abwehrmechanismen einem psychodynamischen Verstehen zugänglich gemacht werden.

Wir verstehen unter *primären Wahnerlebnissen* heute die Erlebnisweisen, die die wahnhafte Bedeutungs- und Beziehungssetzung unmittelbar hervorbringen und an die sich weitere Wahngedanken und Wahnüberzeugungen dann sekundär anschliessen.

Wesentliche primäre Wahnerlebnisse sind: *Wahnwahrnehmungen, Wahneinfälle, wahnhafte Erinnerungen.* Hier ist die wahnhafte Bedeutung unmittelbar an eine konkrete Wahrnehmung geknüpft, oder sie kommt dem Kranken unvermittelt als Einfall, oder die Erinnerung an einen Vorgang ist unmittelbar wahnhaft verfälscht.

Die *Wahnwahrnehmung* ist für Schizophrenie besonders charakteristisch (obwohl sie auch sonst, z.B. bei Depressionen, vorkommt). An einen Wahrnehmungsvorgang knüpft sich eine wahnhafte Bedeutung: *Bedeutungswahn,* zugleich meist auch eine wahnhafte Eigenbeziehung: *Beziehungswahn.*

Der Kranke sieht einen Briefträger vorübergehen, er weiss aus dem Anblick: Das bedeutet Weltuntergang. Der Briefträger kommt aber auch seinetwegen, er soll ihm ein Zeichen sein, dass er der auferstandene Heiland ist, auf den die Menschheit wartet.

Wahnwahrnehmungen Schizophrener zeigen eine Lockerung der natürlichen Wahrnehmungszusammenhänge, und es kommt gegenüber der Erfassung prägnanter Gegenstandsmerkmale zu einem Vorrang physiognomischer, ausdruckshaltiger Eigenschaften (sog. Wesenseigenschaften).

Das Dunkle der Briefträgeruniform ist für den Kranken unheilverkündend. Das Verharren des Briefträgers vor den Haustüren hat etwas Wartendes an sich; wenn er die Hand zur Türklingel hebt, so hat dies etwas Segnendes an sich. Diese physiognomisch überbetonten Wahrnehmungen sind offenbar für die wahnhafte Bedeutung konstitutiv.

Der *Erklärungswahn* ist kein unmittelbares Wahnerleben. Er dient vielmehr der Deutung unverständlicher psychotischer Erlebnisse, wie der Halluzinationen und Beeinflussungserlebnisse: Stimmen werden auf eingeschaltete Tonbandgeräte bezogen, Willensbeeinflussung auf heimliche Radarstrahlen. Sehr viele schizophrene Wahngedanken sind *sekundär:* Sie beruhen auf gedanklicher Verarbeitung primärer Wahnerlebnisse, auf inhaltlichen Ausgestaltungen, dem Herstellen von Verbindungen zwischen verschiedensten psychotischen Eindrükken. Deshalb haben sie häufig nicht dieselbe absolute *Wahngewissheit* wie die unmittelbaren psychotischen Erlebnisse. Der Ausbau von Wahnideen durch Verknüpfungen und Querverbindungen (Wahnarbeit) führt schliesslich zum *Wahnsystem.* Einzelne Wahnideen können aber auch unverbunden nebeneinanderstehen und – wie bei schwer zerfahrenem Denken – ein buntes Durcheinander sein.

Psychodynamik des Wahnes. Von aussen betrachtet erscheint der schizophrene Wahn *uneinfühlbar* und *unverstehbar.* Tieferes Eindringen in schizophrenes Erleben, in die Lebensgeschichte des Kranken und in seine besondere Psychodynamik macht jedoch vieles einfühlbar und lässt auch den Wahn als eine besondere *Konsequenz einer Persönlichkeitsentwicklung* verstehen.

Grundsätzlich ist der schizophrene Wahn aber zu trennen von einer *psychogenen Wahnentwicklung;* diese ist aus einer Konfliktdynamik unmittelbar ableitbar und daher auch leichter verstehbar.

Wenn wir den Wahn unter dem Gesichtspunkt der wichtigsten Abwehrmechanismen des Ichs betrachten, finden sich bevorzugt sehr frühe Abwehrformen, die für eine sehr weitgehende Ich-Regression in der Psychose sprechen: Projektion, Verkehrung ins Gegenteil.

So imponiert ein Liebeswahn unmittelbar als Projektion unerfüllter Wünsche (bei einem sexuell frustrierten ältlichen Fräulein). Ein Verfolgungswahn wird von der Psychoanalyse so interpretiert: Am Anfang steht die unbewusste homoerotische Wunschvorstellung «ich liebe ihn». Da dieser Wunsch vom Ich nicht akzeptiert wird, erfolgt die Verkehrung ins Gegenteil «ich hasse ihn», daraus wird schliesslich durch Projektion «er hasst mich». Die ursprüngliche Auffassung der Psychoanalyse, dass latente homosexuelle Impulse zum Wahn führen, gilt nur für einzelne Fälle.

Viele Wahninhalte – so befremdend sie auch sein mögen – können aus der Lebensgeschichte und -situation des Kranken heraus verstehbar werden, wenn wir einen einfühlenden Kontakt zum Kranken haben, besonders auch bei längerer Psychotherapie. Dabei sind präpsychotische Entwicklung und Psychodynamik besonders einzubeziehen, vielfach setzt sich eine frühere Lebensthematik oder Konfliktdynamik in der Psychose fort, jetzt jedoch in einer psychotischen Gestalt.

Das *Wahnbedürfnis* kann unmittelbar auf einer Wahnstimmung (Wahnspannung) mit ihrer extremen Brüchigkeit und Widersprochenheit der bisherigen Welterfahrung beruhen, der Kranke sucht nach neuer Sicherheit. Es kann sonst aber auch auf verschiedenen auslösenden Umständen beruhen:

Lebensgeschichtliche Konstellation. Sexuelle Versagung (bei Liebeswahn); altersspezifische Sensibilisierungen für bestimmte Themen: Eifersucht, soziale Beeinträchtigung.

Akute Belastungssituationen. Besonders bei Unsicherheit der mitmenschlichen Beziehungen, herabgesetzter Belastungsschwelle (Vulnerabilität) und mangelndem Urvertrauen infolge frühkindlicher Entwicklungsdefizite; auch beschämende, demütigende Ereignisse bei sensitiv-kränkbarer Charakterstruktur (beim sensitiven Beziehungswahn).

Minderung oder Übersteigerung der vitalen Dynamik des Verhaltens beim depressiven und manischen Wahn.

Auswirkungen des Wahnes auf das Realitätsurteil. Der Wahn ist für den Kranken eine eigene und ihm völlig gewisse Wirklichkeit. Dennoch kann ihm die normale Realität auch als wirklich gelten. Hier gibt es alle möglichen Abstufungen: Die Wahnwirklichkeit kann den Kranken so gefangennehmen, dass sie zur einzig gültigen oder beherrschenden Wirklichkeit wird und dann auch sein Verhalten bestimmt. Oder Wahn und Wirklichkeit bestehen im Sinne einer doppelten Buchführung nebeneinander, der Kranke hat seinen Wahn und geht zugleich seinen Alltagsgeschäften nach. Manchmal kommt es aber auch zu quälender Diffusion von Wahnwirklichkeit und Realität, der Kranke ringt um ein adäquates Realitätsurteil und gerät in ängstliche Ratlosigkeit.

7.6. Einzelsymptomatik

Alle *schizophrenen Krankheitssymptome* hängen untereinander zusammen. Deshalb dürfen die Einzelsymptome nie isoliert betrachtet werden, sondern stets in ihrem Zusammenhang.

Das *Schizophrensein* eines Menschen erschöpft sich auch nicht in einer noch so vollständigen Aufzählung seiner klinischen Symptome. Es tut sich vielmehr in der zwischenmenschlichen Begegnung kund: Hier tritt uns der Schizophrene – ungeachtet aller Zerrissenheit und Gestörtheit – als Person entgegen, die ihrer eigenen psychotischen Erfahrungen gewiss ist. Bei allem Abstand zu den Selbstverständlichkeiten und Konventionen unserer «gesunden» Welt bleibt er für uns eine Aufforderung, in seinem Kranksein auch eine – wenngleich radikal verschobene – menschliche Lebensform zu sehen.

Wahn. Bei vielen akuten Schizophrenien ist die *Wahnstimmung* (vgl. S. 103) Vorläuferin des eigentlichen Wahnes. Das Selbstverständliche unserer Welterfahrung, das mitmenschlich Verbindende, sogar die eigene Identität sind nicht mehr selbstverständlich, man hat das Empfinden einer unheimlichen, ungreifbaren Veränderung. Die eigentlichen *Wahngedanken* können als Versuch gelten, sich in dieser Welt des psychotischen Einbruchs wieder zurechtzufinden, der psychotischen Auflösung etwas kognitiv Fassbares entgegenzusetzen, sie können den Wiederaufbau einer neuen – der wahnhaften – Welt bedeuten. Gegenüber der ängstlichen Gespanntheit der Wahnstimmung tritt mit der Bildung eines konkreten Wahnes oft eine Beruhigung ein. Der *primäre Wahn* bildet sich unmittelbar, entweder als *Wahneinfall* (der plötzliche Einfall, hoher Abkunft zu sein, als Weltenrichter berufen zu sein) oder als *Wahnwahrnehmung.* Sekundär sind dagegen der Erklärungswahn und die Wahnarbeit.

Häufigste Wahnformen:

Bedeutungswahn. Ein zufälliges Ereignis wird mit neuer Bedeutung erlebt, es kommt zum abnormen Bedeutungsbewusstsein (Apophänie). Dieses hat häufig den Charakter einer Offenbarung.

Beziehungswahn. Zufällige Ereignisse bezieht der Kranke auf sich. Im Extremfall steht er im Mittelpunkt allen Geschehens (Anastrophé).

Beeinflussungswahn. Aufgrund seiner psychotischen Erlebnisse des Gemachten und der Beeinflussung glaubt sich der Kranke bestrahlt, hypnotisiert, okkulten Mächten ausgeliefert.

Inhaltlich können nahezu alle Lebensumstände des Menschen Gegenstand eines Wahnes werden. Besonders häufig:

Verfolgungswahn, Beeinträchtigungswahn. Der Kranke fühlt sich von Verfolgern (Freimaurern, Agenten, Geheimdiensten) beeinträchtigt, oft mit einer Fülle von Beziehungs- und Bedeutungserlebnissen.

Man horcht ihn aus, beschattet ihn, gibt sich untereinander geheime Signale, blickt ihn bedeutsam an, Gespräche brechen ab, wenn der Kranke sich nähert, er hört Andeutungen heraus, die sich auf ihn beziehen, das Fernsehen befasst sich mit ihm, die Autos fahren seinetwegen alle in einer Richtung, vorüberhuschende Scheinwerferlichter leuchten absichtlich in sein Fenster. Man will ihn blossstellen, ihm schaden, ihm nachstellen, allenfalls ihn auf die Probe stellen.

Beim *Vergiftungswahn* wollen die Verfolger den Kranken durch Beibringen von Gift, durch Einlassen von Gas schwächen oder umbringen.

Eifersuchtswahn. Der Partner wird grundlos der Untreue bezichtigt, hierfür werden wahnhafte «Beweise» erbracht.

Liebeswahn. Wahnhafte Überzeugung, von einer anderen Person geliebt zu werden.

Grössenwahn. Der Schizophrene «weiss» in seinem Wahn, dass er zum König, Weltenlenker oder Propheten erhöht ist.

Abstammungswahn. Wahnhafte Umdeutung der eigenen Abstammung, der Kranke meint von Julius Cäsar, vom Kaiser von China abzustammen.

Berufungswahn. Der Kranke ist wahnhaft davon durchdrungen, zur Erlösung dieser Welt, zur Herstellung des Weltfriedens, zur Erfindung der Weltformel berufen zu sein. Die Berufung kann auch auf die Nachkommenschaft übertragen werden:

Ein männlicher Kranker wähnte sich schwanger: Er werde den grössten Mathematiker aller Zeiten gebären.

Die Wahninhalte sind für den Kranken Realität; dennoch kann die normale Realität daneben weiterbestehen, so dass das Realitätsurteil also gespalten ist. Die *Folgen für das Verhalten* des Kranken sind deshalb auch ganz unterschiedlich: Ein Kranker mit Verfolgungswahn kann verängstigt oder empört reagieren, er kann Schutz bei anderen, Hilfe bei der Polizei suchen, auch einmal tätlich gegen vermeintliche Verfolger werden, er kann seinen Wahn aber auch relativ still für sich behalten. In der näheren sozialen Umwelt des Kranken, am Arbeitsplatz, in der Partnerbeziehung und Familie ergeben sich daraus fast immer Probleme.

Halluzinationen. Bei *Halluzinationen* handelt es sich um *Sinnestäuschungen* ohne vorhandenen Sinnesreiz, ohne sensorische Erregung. Der Halluzination entspricht kein reales Wahrnehmungsobjekt. Sie werden leibhaftig (d.h. objektiv) empfunden und erscheinen – wie reale Wahrnehmungen – im äusseren Raum.

Illusionen sind dagegen verfälschte Wahrnehmungen tatsächlicher Gegebenheiten, meist unter Affektdruck (Affektillusionen): So, wenn ein ängstlicher Mensch in einem Schatten während der Dunkelheit eine bedrohlich lauernde Gestalt sieht. Illusionäre Verkennungen kommen auch bei Schizophrenien vor, sind aber nicht kennzeichnend. Bedeutsamer sind die Halluzinationen, besonders akustische in Form des Stimmenhörens.

Stimmenhören. Der Kranke hört Stimmen, die ihn ansprechen, beschimpfen, ihm Befehle erteilen (imperative Stimmen), sich untereinander über ihn unterhalten, sein Tun und Lassen fortlaufend kommentieren (kommentierende Stimmen), seltener freundlich mit ihm sprechen. Manchmal kommt es zum Dialog zwischen dem Kranken und seinen Stimmen.

Die Stimmen werden als laut oder leise, manchmal wie von einem Tonband oder wie aus dem Telefon empfunden. Sie kommen meist von aussen, aber auch aus dem Körperinneren. Sie sind nicht mit einer inneren Stimme, der Stimme des Gewissens, zu verwechseln. Als Urheber gelten Bekannte, die an der Stimme erkannt werden, oder Unbekannte, Gott, Teufel, Dämonen.

Charakteristisch für schizophrene Halluzinationen ist:

Ich-Nähe. Ungehindertes Zudringen der Stimmen in den Erlebnisraum, Abwenden oder Ohrenzustopfen nützt nichts.

Ich-Bezogenheit. Die Stimmen meinen den Kranken persönlich, sie reden ihn an.

Zusammenhang mit dem Wahn. Wahn und Halluzinationen stehen in engem Sinnzusammenhang, die Verfolger sind auch Urheber der Stimmen und geben dem Kranken damit Hinweise, die Stimmen «beweisen» anderseits die Existenz der Verfolger.

Beim Nachlassen des Stimmenhörens werden die Stimmen «leiser», sie entfernen sich, oder der Kranke achtet nicht mehr auf sie.

Bei den Halluzinationen ist auch das *Gedankenlautwerden* einzuordnen: Das gerade Gedachte wird von einer Stimme laut ausgesprochen.

Andere akustische Halluzinationen. Geräusche, Klopfen, Schritte, Summen; sie werden oft als Signale, Morsezeichen oder ähnliches aufgefasst und wahnhaft verarbeitet.

Körperhalluzinationen (Leibhalluzinationen). Sie werden im Körperinneren oder auf der Oberfläche (haptisch, taktil) empfunden: Stechen, Brennen, Sengen, Verdrehen von Körperteilen, sexuelle Empfindungen. Sie werden oft als von aussen gemacht erlebt und wahnhaft interpretiert: Atombestrahlung, sexuelle Belästigung, Abziehen von Sperma, Eindringen in das Körperinnere.

Koenästhetische Empfindungen sind dagegen abnorme Leibgefühle, die nicht als von aussen gemacht empfunden werden: Steifigkeitsgefühle, Gefühl der Verflüssigung von Organen, Zug-, Druck- oder Bewegungsempfindungen, thermische Empfindungen im Körperinneren, Grössenveränderungen (der Rücken wird immer länger).

Geschmacks- und Geruchshalluzinationen. Sie werden oft auf Gift in den Speisen oder auf Giftgas bezogen und in den Vergiftungswahn einbezogen.

Optische Halluzinationen sind eher selten. Am ehesten visionäre Erscheinung von Gestalten, auch im Dunkeln, die Bezug auf den Wahn des Kranken haben (Sehen einer Christusgestalt, eines Propheten, einer Gloriole). Es kommen auch *illusionäre Umdeutungen* vor, die zu Wahnwahrnehmungen überleiten:

Ein Kranker verkennt beim Urinieren in der Winterkälte den aufsteigenden Dampf als Weihrauch, der ihn umwölkt. Er weiss jetzt, dass er als Christus wiederauferstanden ist.

Beeinflussungserlebnisse, gemachte Erlebnisse. Die *Beeinflussungs- und gemachten Erlebnisse* gehören zu den typischen *Ich-Störungen* bei der Schizophrenie. Gedanken, Gefühle und Willensregungen werden als von aussen gemacht, eingegeben, von einem fremden Willen gesteuert und manipuliert erlebt, der Kranke fühlt sich wie in Hypnose. So unterscheiden wir *gemachte (eingegebene) Gedanken, gedankliche Beeinflussungen,* den *Gedankenentzug,* aber ebenso Erlebnisse des Gemachten und von aussen Beeinflussten bei *Gefühlen* und *Willensstrebungen:* So das Gefühl, Lachen und Weinen seien ferngesteuert, des freien Willens beraubt zu sein, sich nach fremdem Willen wie eine Marionette zu bewegen. Auch auf *leiblichem Gebiet* finden wir Beeinflussungserlebnisse: Beeinflussung des Herzschlages, der Hirntätigkeit durch Fernwirkung.

Störungen des Ich-Erlebens. Damit sind Störungen des subjektiven Ich-Empfindens gemeint. Hierher gehören verschiedene Formen der *Beeinträchtigung des Ich-Gefühls* bis zum *Ich-Verlust:* Gedanken und Gefühle, auch Teile des Körpers, werden als fremd erlebt (Depersonalisation) oder als nicht mehr zum eigenen Ich gehörig, als nicht mehr selbstgetätigt (Verlust des Empfindens der Ich-Aktivität, der Meinhaftigkeit des eigenen Erlebens) oder als nicht zusammenhängend (Verlust der Ich-Konsistenz); die eigenen Gedanken breiten sich im Raum aus und können mitgehört werden: *Gedankenausbreitung.* Oder es kommt zur *Ich-Entmächtigung* mit den bereits geschilderten Erlebnissen des Gemachten: Vorstellungen und Gefühle sind fremdem Einfluss ausgeliefert.

Störungen der persönlichen Identität. Der Kranke fühlt sich verwandelt (in seinen eigenen Vater, in eine Monstranz, sein Kopf wird zu einem Tierkopf), in seinem Geschlecht verändert, sein Spiegelbild ist ein anderer. Er kann auch er selbst sein und zugleich ein Priester der Pharaonenzeit und ein wiedergeborener Christus.

Denkstörungen. Im Denken macht sich ein *Mangel an ordnender Spannung* bemerkbar, die eine Gedankenfolge in sich zusammenhält und auf eine Zielvorstellung hin ausrichtet (determinierende Tendenz). Das Denken entgleitet dem Kranken, es wird vage und *faselig* (sog. Fading):.

«Ich habe Eier kennengelernt, die sich nicht anders zeigen konnten, als sie alles gemeinhin nahmen.» Dies wird vom Kranken bedeutungsvoll und pathetisch vorgetragen.

Besonders machen sich jedoch *Desintegration und Spaltung* im Denken bemerkbar: Es kommt zur Zerreissung, zum Auseinanderfallen, zur Zerstückelung der Denkvollzüge in Form des *zerfahrenen Denkens.* Das Denken verliert seinen logischen Zusammenhalt, es wirkt zerrissen, sprunghaft, Nebenvorstellungen schieben sich ein.

«Eine reibende Gemeinde macht einen kurzen Schwamm, ein kurzer Schwamm erzählt vielen aus, was heute wohl sein Wille bekanntlich sein könnte.»

Solche zunächst unverständlichen Äusserungen können aus dem Gesamtzusammenhang der Psychose, besonders beim psychotherapeutischen Kontakt mit dem Kranken, dennoch einen Sinn ergeben. Es kann aber auch jede kommunikative Funktion der Sprache verfehlt werden, wenn Worte nur noch bruchstückhaft zusammengesetzt werden (Wortsalat) oder wenn eine völlige Sprachverwirrtheit (Schizophasie) besteht mit schwer entstellter, agrammatischer Sprechweise, mit Verbigerationen, Kontaminationen und Wortneubildungen.

Verbigeration ist das stereotype, auch rhythmische Wiederholen von Wörtern, Satzteilen, sich reimenden Klangassoziationen.

Kontaminationen sind unübliche Zusammenfügungen von Wörtern zu einem neuen, *verdichteten Begriff,* der dem Aussenstehenden unverständlich ist: Unterdenotativberuf, Alabasterwitz, Taschenverrenkung.

Wortneubildungen (Neologismen) werden aus Wortteilen zusammengefügt oder völlig neu gebildet: Echsenbivarze, Rankenüsen, Dekröpsgenüsel, Sinatrotpille.

Symbolhafte Beziehungen (Symboldenken) sind im schizophrenen Denken häufig.

Die Bezeichnung «Stotterbock» bedeutet für einen Kranken das Abstottern von Schulden, zugleich die Anschuldigung, dass er ein sexueller Lüstling sei.

Bei *Begriffsverschiebungen* wird ein Begriff durch einen anderen ersetzt, oder er wird nicht mehr im Kontext oder in seiner übertragenen Bedeutung aufgefasst.

Eine Kranke sieht im Klinikdirektor, weil er den Vornamen Gottfried hat, Gottvater. Seine Leitung der Klinik wird für sie zur göttlichen Führung, der sie sich auf ihrer Reise durch Schweden anvertraut. Schweden bedeutet «germanische Unschuld», deshalb wird sie ihren Freund, der sie verlassen hat, dort schuldlos wiederfinden.

Übereinschliessung (overinclusion) bedeutet die übermässige Einbeziehung nebensächlicher randständiger Bedeutungen in eine Vorstellung; das Zentrale, Wesentliche wird damit verfehlt.

Auf die Frage, was das Gemeinsame von Auge und Ohr sei, antwortet ein Kranker: «Beides kann auslaufen.» Damit bezieht er eine sehr entfernt liegende Vorstellung (Flüssigkeit in Auge und Innenohr, die auslaufen kann) in seinen Gedanken ein, verfehlt jedoch die zentrale Bedeutung «Sinnesorgane».

Response interference ist die Unfähigkeit, zwischen korrekter und inkorrekter Antwort zu unterscheiden, und zwar bei ähnlichen Begriffen oder bei Wörtern mit mehrfacher Bedeutung.

Auf die Frage, was eine Ehe sei, antwortet ein Kranker: «Eine standesamtlich beschlossene Paarung.» Die Begriffe «Paar» und «Paarung» bringt er durcheinander, ungewollt kommt es zu einer Antwort von hintergründigem Zynismus.

Gedankendrängen. Gedanken jagen einander, aber ohne feste Zielvorstellung, oft zusammenhanglos («Gedankenkarussell»).

Sperrung. Plötzliche Unterbrechung des Gedankenganges, ohne den Faden wieder aufnehmen zu können. Wird von den Kranken als *Gedankenabreissen* empfunden, manchmal auch als Gedankenentzug erlebt.

Die beschriebenen Denkstörungen werden vielfach auch als *formale Denkstörungen* bezeichnet, und zwar im Unterschied zu den inhaltlichen (Wahnideen, Zwangsgedanken). Wahn als inhaltliche Denkstörung zu verstehen ist jedoch veraltet.

Latente Denkstörungen treten oft deutlicher hervor, wenn man dem Kranken strukturierte Aufgaben stellt: Nacherzählen von Fabeln, Erklären von Sprichwörtern, Definitionsaufgaben (Wortschatztest aus dem HAWIE), Abstrahieren (Gemeinsamkeitenfinden aus dem HAWIE).

Sprache. Die Sprechweise Schizophrener ist oft geschraubt, bizarr, pathetisch, gestelzt oder umständlich. Auch die Wortbetonung kann unnatürlich, gespreizt sein, die Wortwahl schwulstig oder feierlich: *Manierismen.*

Von Manieriertheit sprechen wir aber auch bei Verschrobenheiten und Skurrilitäten des Ausdrucksverhaltens, der Körperhaltung und -bewegungen, des Ganges, der Kleidung, bei absonderlichen Gewohnheiten und affektierten Posen, die oft monoton über lange Zeit beibehalten werden.

Experimentalpsychologisch lassen sich bei Schizophrenen spezifische *Störungen der Informationsverarbeitung* (kognitive Störungen) erfassen:

1. Eine Schwäche, zwischen verschiedenen Sinnesmodalitäten (akustisch – optisch) rasch umzuschalten (cross-modal reaction).
2. Eine Schwäche, bei Reiz-Reaktions-Versuchen Vorwarnsignale ausreichend zu nutzen.
3. Die schizophrene «Unaufmerksamkeit» oder Ablenkbarkeit wird auf eine Schwäche der selektiven Aufmerksamkeit oder der Filterfunktion bezogen.
4. Abwegige gedankliche Einfälle werden auf eine Störung der normalen Reaktions- und Assoziationshierarchien bezogen: Diese bedeuten abgestufte wahrscheinlichkeiten für die Evozierbarkeit von Assoziationen, bei Schizophrenen treten aber seltene Assoziationen auf.

Affektive Störungen. Gefühlsäusserungen werden *inadäquat,* d.h. sie passen nicht zum Anlass (Parathymie): So, wenn auf eine Trauernachricht mit Heiterkeit reagiert wird. Auch der Zusammenhang zwischen erlebtem Gefühl und Gefühlsausdruck kann verlorengehen: Obwohl der Kranke Angst empfindet, lacht er oder scheint unberührt (Paramimie). Der *emotionale Kontakt* (affektive Rapport), das *affektive Mitschwingen,* die feinen *Modulationen des affektiven Ausdrucks* können schwer gestört sein. Man kommt emotional an den Kranken nicht heran, er ist wie von einer Glaswand umgeben. Er wirkt *affektiv steif* oder *verflacht-gleichgültig* und kann scheinbar unberührt berichten, wie man ihn umbringen will. Ein bestimmter Ausdruck (zorniger Blick, Ausdruck blasierter Überlegenheit) kann stereotyp eingefroren sein. Der Eindruck völliger Affektleere oder affektiver Verödung kann aber auch trügen: Ausdruckslosigkeit kann auf gleichzeitig erregten widersprüchlichen Gefühlen (Ambivalenz) oder auf Sperre des mimischen Ausdrucks beruhen.

Schizophrene Grundstimmung. Der Kranke kann wie abwesend wirken, mit in die Ferne gerichtetem oder durch uns hindurchgehendem Blick, oft auch in sich gekehrt, nicht erreichbar. Dies kann auf starker Inanspruchnahme durch psychotisches Erleben beruhen (keine Bewusstseinstrübung, keine echte Benommenheit).

Angst wird zu Beginn der Psychose (Wahnstimmung) und in katatonen Zuständen oft sehr elementar erlebt, mit dem Gefühl des Unheimlichen, der drohenden Vernichtung, eventuell auch mit angstvoller Erstarrung im Stupor. Manchmal kommen auch unmotiviert erscheinende *Gefühlseinbrüche* vor, nicht nur von Angst, sondern auch Gefühle des Erhobenseins, der Wut. Im *Wahn* sind Ängste aus Verfolgungs- und Beeinträchtigungsgedanken zu erklären. Hinter schizophrenen Erregungszuständen und aggressivem Kampf-Flucht-Verhalten steht häufig Angst. Anderseits ist bei impulsiven Fehlhandlungen oder uneinfühlbaren Kurzschlusshandlungen (unmotivierte Reisen, abrupte Suizidhandlungen, Angriffshandlungen) ein fehlender Affekt besonders schizophrenieverdächtig.

Depressive Verstimmungen, seltener maniforme, können im Verlaufe einer Schizophrenie vorkommen. Im Vorfeld der Psychose sind sie – bei Fehlen psychotischer Symptome – schwer einzuordnen. Kennzeichnender als eine manische Euphorie ist (besonders bei der Hebephrenie) der *läppische Affekt:* unernstes, seicht-flapsiges Auftreten mit leerer Heiterkeit, fader Albernheit, ohne Bezug zur aktuellen Situation (nicht mit Albernheiten in der Pubertät zu verwechseln).

Ambivalenz. Ambivalenz ist das gleichzeitige Nebeneinander gegensätzlicher, miteinander unvereinbarer Gefühle, Gedanken, Absichten: Der Kranke liebt und hasst zugleich, er äussert eine Meinung und muss das Gegenteil sofort hinzufügen, er möchte die Hand geben, zieht sie aber gleich wieder zurück (Ambitendenz). Die schizophrene Ambivalenz geht damit über zwiespältige Gefühle oder ein Schwanken zwischen Entschlüssen beim Gesunden weit hinaus; sie ist auch nicht dasselbe wie (unbewusste) Triebambivalenz bei Neurosen.

Autismus. Sichabkapseln und Sichzurückziehen des Kranken, der in seiner Innenwelt versinkt und sich von der Umwelt abschliesst und keinen Anteil mehr an ihr nimmt. Oft kommt eine *Antriebsstörung* hinzu: Der Kranke erlahmt in seiner Initiative und Spontaneität, er kann sich keine Ziele mehr setzen, er wird passiv-interesselos und verliert jede Eigendynamik und lebendige Ansprechbarkeit von aussen.

Katatone Symptome. Störungen der *Psychomotorik* einschliesslich der *Ausdrucksmotorik* (Mimik, Gestik, Körpersprache) und des *Sprechverhaltens.* Auch hier kann man von *Desintegration* und *Spaltung* sprechen, welche die *ganzheitliche Bewegungsgestalt* unserer Körpermotorik und die Umweltgerichtetheit unserer Bewegungen zerreisst, fragmentiert, blockiert, einfriert oder aber sinnlos freisetzt. Man spricht auch von *Impulsstörung,* wenn Bewegungsimpulse gesperrt oder enthemmt werden. Viele katatone Erscheinungen lassen sich zwischen zwei *Polen* anordnen:

Katatone Erstarrung (Stupor)	↔	katatone Erregung (Tobsucht)
Haltungsverharren (Katalepsie)	↔	Bewegungsstereotypie
Negativismus	↔	Befehlsautomatie

Katatoner Stupor. Bewegungs- und Reaktionslosigkeit bei voll erhaltenem Bewusstsein und Wahrnehmung der Umwelt. Der Kranke liegt wie erstarrt, er spricht nicht (Mutismus), wirkt dabei oft ratlos, verängstigt, innerlich gespannt (infolge psychotischer Erlebnisse, über die er später berichten kann). *Katalepsie* ist das Verharren in bestimmten Haltungen und Stellungen; oft kann dem Kranken wie einer Gliederpuppe jede beliebige Stellung gegeben werden, die er dann beibehält (Flexibilitas cerea bedeutet dabei einen zähen, passiven, «wächsernen» Widerstand).

Katatone Erregung. Starke psychomotorische Unruhe und Erregung mit stereotypen Bewegungsabläufen, Schreien, Kleiderherunterreissen, Grimassieren, schliesslich ungeordnetem Bewegungssturm mit Sichwälzen, Umsichschlagen, Aggressivität, mit dem Kopf gegen die Wand rennen. Als Zeichen von Regression auch Einnässen, Einkoten, Schmieren mit Kot, Exhibitionieren, Spielen am Genitale, puerilistisches (kleinkindhaftes) Verhalten.

Negativismus. Der Kranke tut automatisch das Gegenteil des Verlangten (z.B. bei der neurologischen Untersuchung).

Befehlsautomatie. Automatenhaft wird alles Verlangte ausgeführt.

Echolalie und *Echopraxie.* Automatenhaftes Nachsprechen oder Nachvollziehen alles Gehörten und Gesehenen (Echoerscheinung). Bei diesen Automatismen wird eine Erlahmung des Willensantriebes (Abulie) vermutet.

Stereotypien. Bewegungsstereotypien sind sinnlose, rhythmischleerlaufende Bewegungen: Rumpfschaukeln, Reibebewegungen, Klopfen mit der Hand, gleichförmiges Hin- und Hergehen, Grimassieren. Verbigerationen kann man als sprachliche Stereotypie auffassen.

Sperrung gibt es nicht nur in Form des Gedankenabreissens, sondern auch als plötzliche Unterbrechung eines Bewegungsablaufes, der abbricht oder fragmentiert wird.

Manierismen (vgl. S. 118).

7.7. Diagnostische Wertigkeit der Symptome

Für die Diagnose «Schizophrenie» sind im akuten Zustand die *Symptome 1. Ranges* (K. Schneider) bedeutungsvoll, bei den chronischen Zuständen vor allem die *Grundsymptome* (E. Bleuler).

Symptome I. Ranges. Gedankenlautwerden; Stimmenhören in Form von Rede und Gegenrede, kommentierender und anredender Stimmen; leibliche Beeinflussungserlebnisse; Erlebnisse des von anderen Gemachten und Beeinflussten im Fühlen, Streben, Wollen und Denken (Gedankeneingebung, Gedankenentzug, Gedankenausbreitung); Wahnwahrnehmungen.

Diese mehr produktiven Symptome haben für die Diagnose besonderes Gewicht, jedoch nur unter folgenden Einschränkungen: Ausschluss einer organischen Psychose (insbesondere toxische, Weckamin-, Ephedrin- und Rauschmittelpsychosen); Ausschluss einer vorübergehenden schizophrenen Symptomatik bei Manien und schizoaffektiven Psychosen; Ausschluss flüchtiger schizophrener Episoden bei schweren Reifungskrisen der Adoleszenz, bei Borderline-Zuständen.

Wenn die Symptomatik nur kurzdauernd ist (1–2 Wochen), kann sie die Diagnose nur dann stützen, wenn die prodromalen oder residualen Erscheinungen der Psychose längerdauernd (insgesamt wenigstens 4–6 Monate) sind.

Grundsymptome. Denkstörungen, vor allem Denkzerfahrenheit; Störungen der Affektivität, vor allem Verflachung und Inadäquatheit der Affekte; Ambivalenz; Autismus.

Diese Symptome kommen fast nur bei Schizophrenien vor und haben deshalb im Zweifelsfall besonderes Gewicht. In akuten Schüben mit guter Remissionstendenz können sie fehlen, in chronischen Zuständen stärker hervortreten. In leichteren Fällen kann die Beurteilung schwierig sein: Zurückgezogenheit und Eigenbrötelei bedeuten noch keinen Autismus; ein schizoides Temperament mit Affektkühle und Abstandhalten bedeutet keine schizophrene Affektstörung. Wichtig ist der Vergleich mit der prämorbiden Ausgangspersönlichkeit: ob ein unerklärlicher Wandel eingetreten ist.

Die frühere grundsätzliche Unterscheidung zwischen *primären* und *sekundären* (*akzessorischen,* d.h. abgeleiteten) *Symptomen* der Schizophrenie ist heute bedeutungslos. Immerhin sind auch die Symptome 1. Ranges, die nach E. Bleuler nur akzessorische Symptome sind, sehr bezeichnender Ausdruck der zentralen Ich-Störung der Schizophrenie. Wesentlicher ist dagegen, in der genauen Befragung des Kranken herauszufinden, was in seinem *eigenen Erleben und*

Wahrnehmen das *Primäre,* das *psychologisch Erste* war, und was nur *psychische Verarbeitung,* Reaktion oder spätere Zutat ist.

Also die Unterscheidung zwischen Wahnwahrnehmung und den erst darauf aufbauenden Wahngedanken; zwischen erlebter Willensbeeinflussung und der Erklärung, unter Hypnose zu stehen; zwischen einer wahnhaften Verkennung (jemand hat ihn verächtlich angesehen) und der aggressiven Reaktion.

Die *Frühdiagnose* ist bei den Schizophrenien sehr wichtig, da die Frühbehandlung für die Langzeitprognose von Bedeutung ist. Anderseits sollte die Diagnose nicht vorschnell gestellt werden. Durch die negative *Etikettierung* (labelling) als schizophren kommt es zu negativen sozialen Folgen, wie Diskriminierung durch die soziale Umwelt, Zuschreibung der sozialen Rolle des Verrückten und damit negativen Verhaltenserwartungen der Umwelt (sozietale Reaktion). Sekundär wird auch das Selbstverständnis des Kranken davon beeinträchtigt, so dass es sogar zur Symptomverstärkung (sekundären Devianz) kommen kann.

7.8. Schizophrene Unterformen

Die Unterformen der Schizophrenie werden durch das Vorherrschen bestimmter Symptome gebildet. Sie sind keine eigenen Krankheitseinheiten, sondern nur besondere syndromatische Ausprägungen, die ineinander übergehen und beim gleichen Kranken wechseln können.

Paranoid-halluzinatorische Form. *Wahn* und *Halluzinationen* bestimmen das Bild, aber auch Erlebnisse des Gemachten und der Beeinflussung, die dann in den Wahn einbezogen werden. Rein paranoid-halluzinatorische Verläufe beginnen häufig erst mit 35–40 Jahren, besonders bei chronischen Formen. Eine paranoid-halluzinatorische Symptomatik machen drei Viertel aller Schizophrenen irgendwann einmal durch.

Katatonie. Vorherrschen einer *katatonen Symptomatik.* Nur vereinzelte katatone Symptome reichen zur Diagnose nicht aus. Es besteht besondere Tendenz zu akuten Schüben mit psychomotorischer Erregung oder katatonem Stupor, oft mit dramatischem Verlauf, aber guter Remission des einzelnen Schubes. Chronische Verläufe oder katatone Endzustände, die früher häufig waren, sind selten geworden.

Periodische Katatonie. Periodisch auftretende Katatonien mit symptomfreien Intervallen, die schliesslich in schizophrene Persönlichkeitsveränderung einmünden können.

Perniziöse Katatonie (febrile oder akute tödliche Katatonie). Sehr seltene Sonderform, die unbehandelt rasch zum Tode führt. Akute hochgradige Erregung oder gespannter Stupor mit präfinalem Übergang in deliranten Zustand mit herabgesetzter Bewusstseinslage, Nesteln, Flockenlesen, Exsikkose, hohem Fieberanstieg, Hämorrhagien, Kreislaufversagen. Tod durch zerebrales Versagen mit Hirnschwellung. Zugehörigkeit zu den Schizophrenien wegen der exogenen Komponente mit letalem Ausgang fraglich. Differentialdiagnostisch kommt organisches katatones Syndrom (bei Enzephalitis) in Frage.

Sofortige intensivmedizinische Behandlung mit hohen Neuroleptikadosen (Triperidol, Haloperidol i.v.), Glukokortikoiden (Solu-Decortin 250 mg i.v. mehrmals), Wasser- und Elektrolytbilanzierung. Lebensrettung oft nur durch Elektrokrampfbehandlung möglich.

Hebephrenie. Vorherrschend sind *affektive Störungen* und *Beeinträchtigungen des sozialen Umweltkontaktes:* Läppische Grundstimmung, leere Heiterkeit oder Gleichgültigkeit, affektive Verflachung, unberechenbares, flapsiges, oft enthemmtes Verhalten, soziale Beziehungslosigkeit. Der Kranke wirkt unernst, er vermag zu nichts wirklich Stellung zu nehmen, kann sich keine Ziele setzen, schliesslich auch *Denkstörungen.* Bei chronisch-schleichendem Verlauf oft ungünstige Prognose.

Schizophrenia simplex. Symptomarme Form, vor allem fehlen die produktiven Symptome (Wahn, Halluzinationen) und katatone Erscheinungen. *Schleichende Entwicklung der Grundsymptome:* Fast unmerklich kommt es zum Nachlassen von Initiative, Schwung, Zielstrebigkeit, sozialem Engagement. Die mitmenschlichen Beziehungen verblassen, der Kranke nimmt wenig Anteil, die Eigendynamik versandet, schliesslich fehlt jede aktive Selbstgestaltung des Lebens. Die Krankheit zeigt sich oft erst nach einiger Zeit in beruflichem Versagen, im Abbrechen jeden Vorwärtsstrebens und im Abbröckeln der früheren sozialen Beziehungen: sog. Knick in der Lebenslinie. Trotz der anfangs schweren Erkennbarkeit (Abgrenzung gegenüber neurotischen Depressions- und Versagenszuständen, depressiv-resignativen Entwicklungen) zu den schweren Schizophrenieformen gehörig, da kaum therapierbar; häufig sozialer Abstieg.

Koenästhetische Schizophrenie. Hier bestimmen *koenästhetische Leibgefühle* und *Körperhalluzinationen* das Erscheinungsbild: Klagen über abstruse und kaum einfühlbare Körperempfindungen (vgl. S. 114), die hypochondrisch im Sinne von Krankheitsbefürchtungen, aber nicht als Beeinträchtigungswahn verarbeitet werden. Körperhalluzinationen werden selten mit dem Gefühl des Gemachten erlebt. Sekundär können absonderliche Nahrungsgewohnheiten oder andere hypochondrische Praktiken hinzutreten.

Schizophrene Endzustände. Nach Abklingen eines akut-psychotischen Zustandes kann die *Remission* unterschiedlich sein. Sie reicht von völliger Gesundung über leichteste Persönlichkeitsabwandlungen (Stiller- und Matterwerden, Einengung des emotionalen Kontaktes) bis zu schwereren *Residualzuständen,* die dann meist auch *Endzustände* sind. Diese sind vor allem durch *Grundsymptome* gekennzeichnet; ein Restwahn, Stimmenhören, vereinzelte katatone Symptome können zwar beibehalten werden, sie sind für den Kranken jetzt aber meist inaktuell und in eine relative Ich-Ferne gerückt. Die *schizophrene Persönlichkeitsveränderung* zeigt sich in Kontaktschwäche, autistischer Eigenbezogenheit, Verlust der interessierten Zuwendung, in Antriebslahmheit, Verlust der Initiative und der natürlichen, spontanen Lebendigkeit, in Versandung und Entleerung der Affekte, Einbusse jeder Zielstrebigkeit und verschrobenem, bizarrem Verhalten. Begriffe wie *Potentialverlust* oder *dynamische Entleerung* suchen die durchgehende Erlahmung von Antrieb, Umweltbezug und affektiver Ansprechbarkeit zu charakterisieren.

Die schizophrenen Endzustände haben mit einer Demenz, die hirnorganisch verursacht ist, nichts zu tun. Sie sind auch nicht grundsätzlich irreversibel, da situative Veränderungen und schwere Erschütterungen überraschende Besserungen, meist allerdings nur vorübergehend, zur Folge haben können.

Für die *Entstehung* der schizophrenen Endzustände sind in erster Linie die *Krankheit* mit ihrem *prozesshaftem Fortschreiten* und die *Auseinandersetzung* des Kranken mit der Krankheit verantwortlich. Der Rückzug von der sozialen Umwelt, die verminderte emotionale Ansprechbarkeit und das Sicheinspinnen in die autistische Eigenwelt haben für den Kranken dabei eine gewisse Schutz- und Abwehrfunktion: Die Umwelt, die ihn sonst überfordern könnte, und die quälenden psychotischen Erlebnisse sollen ihm nicht mehr zu nahe rücken. Neben den krankheitsbedingten Faktoren sind aber auch *soziale Faktoren* bei der Entwicklung eines Residualzustandes von Bedeutung; vor allem ein mangelndes Reizangebot aus der Umwelt und eine soziale Unterforderung des Kranken wirken sich schädlich aus. So kam es früher in den psychiatrischen Krankenhäusern zu massiver Einengung des persönlichen Entscheidungs- und Verhaltensspielraumes des Kranken, weil seiner sozialen Kompetenz nichts mehr zugetraut wurde, und damit zu besonders schweren Residualzuständen (Institutionalisierungs- oder Hospitalisierungseffekt, Anstaltsartefakte). Schliesslich kann auch eine zu hoch dosierte *neuroleptische Dauermedikation* zu passiver Antriebslosigkeit, Herabsetzung des Bewegungsantriebes (Akinese) und verminderter emotionaler Ansprechbarkeit führen, was einen psychotischen Potentialverlust vortäuschen kann.

7.9. Verlauf

Nach einem *Vorstadium* (meist Monate, manchmal Jahre) mit empfindlicher Reizbarkeit, Unzugänglichkeit, Rückzug aus sozialen Beziehungen, Antriebsverlust, subdepressiver oder hypochondrischer Verstimmtheit (pseudoneurotisches Vorstadium), auch Verstimmungszuständen, die vorerst wieder abklingen (Vorpostensyndrome), beginnt die Psychose *akut* oder *schleichend*.

Der *Verlauf* der Psychose erfolgt entweder in *akuten Schüben:* einzelnen aktiven Krankheitszeiten von Wochen oder Monaten Dauer, oder aber *chronisch-progredient* (prozesshafter Verlauf). Häufig bleibt es bei einem einzigen Schub, der ausheilen kann, meist aber doch wenigstens zur sozialen Heilung führt. Bei sich häufenden Schüben oder prozesshaftem Verlauf ist die Langzeitprognose ungünstiger. Es gilt die prognostische Regel: Akuter Beginn und dramatische Symptomatik sind eher günstig, schleichender Beginn und chronifizierter Verlauf sind eher ungünstig. Die Prognose ist auch dann günstiger, wenn psychoreaktive Momente vorherrschen und manisch-depressive Schwankungen und eine syntone Ausgangspersönlichkeit bestehen. Insgesamt können wir mit folgenden Heilungschancen rechnen:

Ein Drittel praktische Ausheilung, ein Drittel leichtere Residualzustände, aber sozial voll eingegliedert und berufstätig (soziale Heilung), ein Drittel schwerere Residual- bzw. Endzustände.

An einen akuten Krankheitsschub kann sich nach Abklingen der Symptomatik noch ein Zustand von Erschöpfung, asthenischer Mattigkeit und mangelndem Elan anschliessen: postremissiver Erschöpfungszustand, der entweder abklingt oder aber in einen leichteren Residualzustand überleitet.

7.10. Therapie

Wichtig ist die Verbindung somatischer Therapie mit Psycho- und Soziotherapie. Im Einzelfall kann die Behandlung mit Psychopharmaka zunächst Vorrang haben; sie schafft durch Beseitigung schwerster Störungen erst die Vorbedingungen für Psychotherapie und sozialpsychiatrische Bemühungen.

Die meisten schizophrenen Störungen lassen sich ambulant behandeln, zumindest im abklingenden Krankheitsschub. Selbst akute paranoide Zustände können oft mit hochdosierter intravenöser Neuroleptikabehandlung und engmaschiger Betreuung ambulant beherrscht werden. In anderen Fällen (bei mangelnder Krankheitseinsicht, starker Erregung, schweren Verhaltensauffälligkeiten, Fremd- und Selbstaggression) wird stationäre Behandlung erforderlich sein. Gerichtliche Einweisung nur im Notfall, um dem Kranken spätere soziale Nachteile zu ersparen. Bei eher subakuten Krankheitsfällen kommen statt stationärer auch teilstationäre Einrichtungen (Tages- oder Nachtklinik, Übergangsheim) in Frage.

Krankheitsbewusstsein und Krankheitseinsicht fehlen bei den Schizophrenien zumeist. Viele Kranke haben jedoch ein untergründiges Empfinden dafür, dass sie Hilfe brauchen, dass sie beim Therapeuten besonderes Verständnis für ihre Ängste und ihre Not finden, und lassen sich deshalb auf eine Behandlung ein. Manche suchen von sich aus eine Klinik auf.

Somatische Therapie. Im Vordergrund steht die Behandlung mit *Neuroleptika,* welche in einem mittleren bis hohen Dosierungsbereich (jenseits der «neuroleptischen Schwelle», die durch beginnende extrapyramidale Nebenwirkungen, z.B. in der Handschrift, bezeichnet wird) eine *antipsychotische Wirkung* entfalten: Sie unterdrücken produktive Symptome, wie Wahn und Halluzinationen, fördern die Distanzierung des Kranken und schirmen gegen angsterzeugende Reize ab. Denkstörungen, Autismus und Antriebsstörungen sprechen weniger gut an; ebenso sind schleichend-progrediente Verläufe, chronifizierte besonnene Wahnbildungen und hebephrene Zustände pharmakotherapeutisch schlechter beeinflussbar. Neuroleptika sind im Gegensatz zu Thymoleptika nicht gegen bestimmte Zielsymptome gerichtet, sie unterscheiden sich voneinander nur in der neuroleptischen Potenz, aber auch in der unterschiedlichen sedierenden Wirkung. Bei akuten Krankheitszuständen sollte ein hochpotentes Präparat hochdosiert gegeben werden, eventuell auch intravenös (Dapotum acutum, Haloperidol, Glianimon, bei Katatonien bevorzugt Triperidol). Nach Abklingen der Symptomatik Dosisreduktion und Ermitteln einer Erhaltungsdosis, Übergang auf perorale Medikation oder Depotpräparat. Meist mehrmonatige Behandlung erforderlich.

Bei rezidivgefährdeten Kranken erfolgt eine *neuroleptische Dauerbehandlung.* Dadurch werden in vielen Fällen Rückfälle und damit erneute Klinikaufnahmen verhütet. Hier kommen Depotpräparate (Dapotum D, Lyogen-Depot, Haldol Decanoat, Imap) besonders in Frage; dabei sind auch die regelmässigen Kontakte zum Arzt im Rhythmus der Injektionsintervalle wesentlich, die zur Besprechung aktueller Lebensprobleme und situativer Schwierigkeiten genutzt werden.

Nebenwirkungen. Am häufigsten sind das *Parkinsonoid,* das akute *dyskinetische Syndrom* (Zungen-Schlund-Syndrom, torsionsdystone Kopf-Nacken-Schulter-Verkrampfungen; sofort Akineton i.v. geben) und die *Akathisie;* bei Langzeitmedikation selten die *Spätdyskinesie* (tardive dyskinesia). Zur Therapie vgl. S. 368f. Antiparkinsonmittel nur therapeutisch geben, nicht schon prophylaktisch.

Endokrin kann es zu Libido- und Potenzstörung und Galaktorrhö (Prolaktinhemmung) kommen.

Bei zu hoher Dosierung tritt unerwünschte *Neurolepsie* ein: Passivität, Antriebs- und Spontaneitätsverarmung, verringerte Reagibilität auf Umweltreize, eingeengte Motorik, besonders auch herabgesetzter Bewegungstrieb (Akinesie). Zu beachten ist auch die Möglichkeit einer *pharmakogenen Depression.*

Bei therapieresistenten Fällen, die auf ausreichend hoch dosierte und ausreichend lang durchgeführte neuroleptische Behandlung nicht ansprechen, sowie bei der Katatonie kommt *Elektrokrampfbehand-*

lung in Frage. Bei der perniziösen Katatonie darf man nicht zögern, sie nach Versagen anderer Therapien als lebensrettende Massnahme einzusetzen.

Psycho- und Soziotherapie. Für das *Behandlungsmilieu* innerhalb der Klinik ist wichtig: möglichst geringe Einengung des Kranken, Anregung zu Kontaktmöglichkeiten, z.B. in Stations- und Beschäftigungsgruppen, zu eigenen Gestaltungs- und Entscheidungsmöglichkeiten. Die Lebenssituation im Krankenhaus sollte den normalen Lebensbedingungen nicht zu sehr entfremdet sein. Monotonie, Leerlauf, Sich-selbst-überlassen-Bleiben müssen vermieden werden, ebenso aber auch Überforderung des Kranken durch pausenlose Aktivität und therapeutische Zudringlichkeit (Milieugestaltung, Milieutherapie).

Die *Beschäftigungstherapie* soll Eigentätigkeit und Freude an Selbstgeschaffenem aktivieren und damit Selbstbestätigung vermitteln. Der Kranke soll eigenen kreativen Einfällen uneingeschränkt vertrauen lernen. Tätigkeit in Gruppen bedeutet zugleich Heraustreten aus autistischer Vereinzelung, Einüben von Interaktionen, Erleben emotionaler Befriedigung aus wechselseitigen Kontakten.

Die *Arbeitstherapie* führt mit gezielteren Aufgaben, für die der Kranke Verantwortung übernimmt, wieder stärker an die Realität heran (Vermeidung stumpfsinnig-monotoner Tätigkeiten).

Bewegungstherapie, möglichst in Gruppen, fördert das Erleben eigener Aktivität, das Sicheinstellen auf den Partner (im Spiel), die Erweiterung des körperlichen Bewegungsraumes, adäquates Sicheinstellen auf körperliche Nähe/Distanz von Mitpatienten. Diese Therapien gewinnen immer mehr den Charakter einer *Gruppentherapie.*

Eine besondere institutionelle Form sind *therapeutische Gemeinschaften.* Im Gegensatz zum klassischen Krankenhausbetrieb sind hier Selbstbestimmung des Kranken, voller Informationsfluss zwischen Therapeuten und Patienten, Mitverantwortung des Kranken auch für den Therapieprozess, Abbau der Krankenhaushierarchie wichtige Grundsätze. Auch soll die therapeutische Gemeinschaft die Wirklichkeit soweit repräsentieren, dass sie für den Kranken eine realistische Lernumwelt bedeutet. Gefahren dieser Therapieform sind: totale Diffusion der Rolle des Therapeuten, der sich nicht abgrenzt, mangelnde therapeutische Distanz zum Kranken und Befriedigung eigener neurotischer Bedürfnisse am Kranken; Entwicklung einer treibhausartigen Subkultur, die das Ich des Kranken letztlich nicht stärkt; Missachtung der individuellen Bedürfnisse des Kranken, z.B. sich einem Therapeuten seiner Wahl unter Wahrung der Vertraulichkeit eröffnen zu können.

Die *analytisch orientierte Psychotherapie* ist eine spezielle, auf die Psychodynamik des Kranken eingehende Psychotherapie. Sie weicht vom klassischen psychoanalytischen Vorgehen in folgendem ab:

Kein freies Assoziieren im Liegen, weil der Psychotiker die damit verbundene Regression nicht kontrollieren kann und sein schwaches, unabgegrenztes Ich von unbewusstem Material überflutet werden kann; *kein direktes Deuten* von Widerständen und unbewusstem biographischem Material, da der Kranke davon überfordert wird.

Bei der *Psychotherapie von Psychosen* bringt der Therapeut sich selbst aktiver ein: Er akzeptiert insbesondere die Rolle, die der Kranke ihm in seiner Übertragung zuschreibt. Seine Grundhaltung wird überhaupt von uneingeschränktem Annehmen des Patienten bestimmt. Auch aggressive Formen psychotischer Zuwendung nimmt er voll an, wobei ihr Ausdrucksgehalt (Wunsch nach Nähe, nach Selbstbehauptung) entziffert und durch entsprechendes, meist symbolhaftes Therapeutenverhalten beantwortet wird. In solchem Therapeutenverhalten liegt eine indirekte (nichtverbale) Deutung. Auch bei direkten Deutungen muss der Therapeut dem Kranken stets als unbeirrbares Beziehungsobjekt verfügbar bleiben und diesem die Erfahrung vermitteln, dass er sich auch durch Aggressivität nicht feindselig stimmen lässt, sondern konstant zu ihm hält. Die Psychosenpsychotherapie setzt besondere Ausbildung und Erfahrung voraus, sie erfordert extrem hohen ärztlichen Einsatz und kann deshalb bisher erst wenigen Kranken zugute kommen.

Verhaltenstherapie. Sie strebt unmittelbar Veränderungen des Verhaltens und der verzerrten Kognitionen an, bezieht aber auch systematisch angst- und symptomauslösende situative Bedingungen und Reize sowie Verstärker des psychotischen Verhaltens mit ein. Vorausgehen muss stets eine genaue Analyse des Verhaltens und aller verhaltenswirksamen Faktoren, um klar definierte und kontrollierbare neue Lernbedingungen zu schaffen. Positive Verhaltensweisen (z.B. spontane Kontaktaufnahme zu Mitpatienten oder Personal, selbständiges Aufstehen, aktives Mitmachen beim Sport) werden entsprechend durch Belohnung verstärkt, negative Verhaltensweisen durch konsequente Nichtverstärkung abgeschwächt.

Betreuung im Intervall. Hier kommt es darauf an, in regelmässigen Kontakten (z.B. anlässlich der Injektion von Depotneuroleptika alle 2–3 Wochen) die aktuellen interpersonellen und sozialen Probleme und Konflikte zu bearbeiten und den Kranken zu stützen. Dazu gehören auch Probleme, die durch die Krankheit entstanden sind: Rangverlust in der Familie, Probleme am Arbeitsplatz. Anfänglich müssen dem Kranken noch Hilfen gegeben werden, im ganzen sollte er aber wieder zu einem selbständigen, aktiven Leben ermutigt und sollten Selbstwertgefühle und Autonomie bestärkt werden. Rückzugs- und Abkapselungstendenzen ist entgegenzuwirken, Kontaktmöglichkeiten sind zu fördern (auch durch Patientenklubs).

Wichtig ist die *Einbeziehung der Familie.* Dabei muss vermieden werden, dass diese den Kranken künftig als potentiell krank, sozial inkompetent, unberechenbar und schwach sieht und alle seine Verhaltensweisen und Äusserungen fortwährend auf die Goldwaage legt.

Die Herausnahme des Kranken aus seiner Familie und seinen gewohnten Verhältnissen wirkt sich ungünstig aus. Alleinstehende Schizophrene können in *Übergangsheimen* ausreichende Stützung und Kontaktangebote erfahren; schrittweise werden sie an ein selbständiges Leben herangeführt.

8. Psychotische Randformen und Entwicklungen

8.1. Randpsychosen

Von der Kerngruppe der endogenen Psychosen heben sich Psychosen ab, die durch die Mischung schizophrener und affektiver Symptome oder durch eine erlebnisreaktive Genese atypisch sind und einem Randbereich zugehören.

Schizoaffektive Psychosen. Die *schizoaffektiven Psychosen* werden als Mischung (Mischpsychose) oder als Überschneidungsbereich von Schizophrenien und affektiven Psychosen angesehen, da sich die Symptomatik aus beiden Bereichen zusammensetzt. Neben schizophrenen Symptomen, wie Wahn, Halluzinationen, aber auch katatonen Symptomen und zerfahrenem Denken, sehen wir depressive, vor allem aber manische Verstimmtheit. Entsprechend der manischen Übersteigerung kann es zu Grössenwahn, expansivem Berufungswahn, grandiosem Liebeswahn («von Präsident Kennedy geliebt zu sein») kommen. Die diagnostische Einordnung ist oft über längere Zeit schwierig.

Der Verlauf entspricht mehr dem phasenhaften Auf und Ab der Zyklothymie mit eher günstiger Prognose (daher auch die Bezeichnung «phasische Psychose»), oft aber mit gehäuften psychotischen Episoden.

Die Behandlung mit Psychopharmaka richtet sich nach der vorherrschenden Symptomatik: schizophrene und manische Symptomatik neuroleptisch, depressive thymoleptisch. Auch bei schizoaffektiven Psychosen kommt die Lithiumdauerprophylaxe in Frage; manchmal ist bei Häufung der Psychosen zusätzlich eine nicht zu hoch dosierte neuroleptische Dauermedikation (Decentan-Depot bis 1,0 ml i.m. alle 3 Wochen; Melleril retard abends 100–200 mg) sinnvoll.

Andere atypische Psychosen. Es gibt weitere phasisch verlaufende Sonderformen, welche meist gut remittieren. Die Kleist-Leonhardsche Schule fasst sie als eine eigene Gruppe von Erkrankungen zusammen, die *zykloiden Psychosen.* Diese sind – wie die Zyklothymie – bipolar angelegt.

Angst-Glücks-Psychose. Entweder ein *Angstzustand* mit ängstlichen Vorstellungen, auch misstrauischen Beziehungsideen, Stimmenhören (vielleicht nur Pseudohalluzinationen) oder eine *Glückspsychose* mit dem Gefühl der Erhöhung oder Berufung, mit Beglückungsideen. Beide Zustände können unmittelbar miteinander abwechseln. Entscheidend für die Diagnose ist der affektive Hintergrund. Bei ekstatisch gehobener Stimmung mit göttlichen Eingebungen, zum Heil der Welt berufen zu sein, auch in Form der Stimme Gottes und religiös-visionärer Erlebnisse, spricht man auch von *ekstatischer Psychose.*

Motilitätspsychose. Entweder eine *Hyperkinese* mit übersteigerter Bewegungsunruhe, ständig wechselnden faxenhaften Bewegungen, auch Verworrenheit, oder eine *Akinese* mit stuporähnlichem bewegungslosem Zustand. Es fällt die Nähe zur Katatonie auf.

Verwirrtheitspsychose. Bei der *erregten Form* ideenflüchtiges unzusammenhängendes Denken (wie bei verworrener Manie), anders als bei der Manie nehmen die Kranken aber oft keinen Bezug auf Umwelt und aktuelle Situation. Bei der *gehemmten Form* besteht starke Denkhemmung, die bis zum Mutismus geht. Bei beiden Formen auch Beziehungsideen und Halluzinationen. Die Kranken können zugleich hyper- oder akinetisch, entsprechend der Motilitätspsychose, sein.

Wochenbettpsychosen. Die *Wochenbettpsychosen* schliessen wir hier an, weil sie überwiegend endogene Psychosen, oft von atypischem Gepräge, sind, die durch Generationsvorgänge ausgelöst werden. Sie sind somit keine eigenständigen Krankheiten. Wir nennen Wochenbettpsychosen alle Psychosen, die innerhalb von 6 Wochen (meist in den ersten 10 Tagen) nach der Entbindung auftreten. Sie sind wesentlich häufiger als Schwangerschafts- und Laktationspsychosen (die später auftreten). Es handelt sich vorwiegend um Depressionen bzw. Zyklothymien, sehr häufig schizoaffektive oder andere atypische Psychosen, selten schizophrene Ersterkrankungen. Das Erscheinungsbild kann dramatisch sein mit Erregung, Angst, Situationsverkennung, Halluzinationen, Beziehungswahn. Bei Wochenbettdepressionen mit herabgesetztem Vitalgefühl und Angst spielen Insuffizienzgefühle, den Aufgaben der Mutter nicht gewachsen zu sein, eine besondere Rolle. Nicht selten sind amentielle Bilder, die aber nicht als exogen einzuordnen sind, weil meist jeder Zusammenhang mit Verlauf und Komplikationen von Schwangerschaft, Entbindung und Wochenbett fehlt. Sie gehen zudem oft in endogen-psychotische Zustände über. Abzugrenzen sind sie jedoch von eklamptischen Psychosen, die einer exogenen Psychose entsprechen (vgl. S. 66f.).

Kurzfristige hypomanische freudige Aufgedrehtheit oder weinerliche Empfindlichkeit und Bedrücktheit («blues») sind kurz nach der Entbindung häufig. Sie sind keine Psychosen, können aber Ausdruck einer emotionalen Labilisierung im Zusammenhang mit psychischen Problemen der Entbindung sein: ambivalente Einstellung zum Kind (besonders bei unbewusster Ablehnung) und zum Partner; Zwiespältigkeit zwischen narzisstisch-symbiotischer Mutter-Kind-Beziehung und Aufbau einer eigentlichen Objektbeziehung zum Kind; Probleme der Identifikation mit der eigenen Mutterrolle, die mit dem Beginn des Stillens real auf die Wöchnerin zukommt. Auch kann die plötzliche Entlastung von Todesangst bedeutsam sein, wie sie neurotisch-infantile Frauen mit konfliktreicher Mutterbeziehung vor der Entbindung empfinden können.

Schizophrene Reaktion (schizoforme Erlebnisreaktion). In engem zeitlichem und inhaltlichem Zusammenhang mit einer schweren Belastungssituation oder einem schweren, nicht zu bewältigenden Konflikt oder als Reaktion in sprachfremder Umgebung, kommt es zu einer heftigen psychotischen Episode mit schizophrener Symptomatik: Halluzinationen, wahnhafte Beziehungserlebnisse, verworrenes bis zerfahrenes Denken, ängstliche Unruhe, auch katatone Symptome. Bei besonderer emotionaler Spannung als auslösendes Moment spricht man auch von Emotionspsychose. Die psychotischen Inhalte stehen oft in unmittelbarem Zusammenhang mit dem auslösenden Ereignis. Die Symptomatik klingt nach Tagen oder Wochen ab; im allgemeinen keine Neigung zu Rezidiv, schubförmigem Verlauf oder Chronifizierung, sonst muss die Diagnose überprüft werden. Bestanden vor dem auslösenden Ereignis bereits präpsychotische Veränderungen, handelt es sich um keine schizophrene Reaktion. Es ist fraglich, ob die (relativ seltene) schizophrene Reaktion ein selbständiges Krankheitsbild ist oder nur eine gutartig verlaufende Schizophrenie.

Hier anzuschliessen sind andere *akute reaktive Psychosen* (in der skandinavischen Psychiatrie auch psychogene Psychosen genannt, allerdings unter Einbeziehung von Wahnentwicklungen und reaktiven Depressionen). Diese werden gleichfalls durch ein stark belastendes Ereignis (schwere Verlusterlebnisse, Katastrophen, Haft, Generationsvorgänge) ausgelöst, nehmen einen akuten heftigen Verlauf und klingen mit dem Abstand zum auslösenden Ereignis binnen kurzer Zeit wieder folgenlos ab. Die wichtigsten dieser Psychosen sind folgende:

Oneiroide Zustände mit traumhafter Verworrenheit und phantastisch-bunten szenenhaften optischen Halluzinationen.

Amentiaähnliche Zustände mit ängstlich-ratloser Benommenheit, illusionären Verkennungen, Stimmungslabilität mit Weinerlichkeit. Auch stärkere Bewusstseinsstörung mit Verwirrtheit. Wird auch als *Wochenbettpsychose* beobachtet.

Psychogener Dämmerzustand in Form des *Ganser-Syndroms*. Meist durch Haftsituation ausgelöste psychogene Umdämmerung. Der Kranke wirkt desorientiert, verhält sich puerilistisch, oft mit grotesken Fehlhandlungen, in denen er systematisch alles falsch macht. Der Zustand kann eine demonstrative Note haben.

Bei der *Pseudodemenz* fehlt die Umdämmerung, der Kranke ist orientiert, er versagt jedoch bei leichtesten Leistungs- und Gedächtnisaufgaben, vollführt falsche Handlungen (den Schlüssel verkehrt herum ins Schlüsselloch stecken), ohne apraktisch zu sein. Psychogener Dämmerzustand und Pseudodemenz dürfen nur mit Vorsicht als zweckgerichtete psychogene Reaktion oder gar als Simulation angesehen werden, sie kommen auch als Verhaltensstörung bei hirnorganischer Erkrankung vor. Je gröber die Symptomatik, desto eher der Verdacht auf hirnorganische Grundlage.

Pseudoneurotische Schizophrenie. Das Zustandsbild der *pseudoneurotischen Schizophrenie* wird meist über Jahre von polymorphen neurotischen (phobischen, zwanghaften, depressiven) Symptomen und Charakterstörungen beherrscht. Typisch sind auch Störungen in der Adoleszenz, die zunächst leicht als Reifungskrisen eingeordnet werden: Entfremdungssyndrome, depressiv-hypochondrische, ängstliche oder apathische Verstimmungen. Schizophrene Grundsymptome deuten sich nur diskret an: sozialer Rückzug, Kontaktverarmung, sonderlinghafte Selbstbezogenheit, Ambivalenz. Eingesprengt sind bei Überflutung durch Angst psychotische Episoden von kurzer Dauer (Mikropsychosen), in denen wahnhafte Beziehungsgedanken, Halluzinationen, stärkere Derealisation oder Depersonalisation auftreten können (Derealisation: die vertraute Umwelt, Räume, Personen kommen einem unwirklich und fremd vor; Depersonalisation: das eigene Ich, der eigene Körper, das eigene Gesicht im

Spiegel kommen einem fremd, unwirklich, nicht dazugehörig vor). Ein Teil der Fälle geht später in schizophrene Verläufe über. Die pseudoneurotische Schizophrenie wird einem Grenzbereich zwischen Psychose und Neurose zugeordnet. Höher dosierte Behandlung mit Neuroleptika kommt nur in psychotischen Episoden in Frage, sonst Versuch einer Psychotherapie, allenfalls unterstützend milde Neuroleptika (Fluanxol 0,5 mg, Melleril).

Borderline-Störungen. Die Borderline-Zustände werden von der pseudoneurotischen Schizophrenie oft nur unscharf abgegrenzt. Vielfach wurde die Bezeichnung «borderline» auch nur als Sammeltopf für milde, abortive Schizophrenien (latente Schizophrenie), schwer charaktergestörte Menschen im Erbumkreis von Schizophrenien, narzisstische Charakterstrukturen (mit Kontaktstörung, Selbstbezogenheit, instrumentellem Benutzen anderer Menschen, die als Verlängerung des eigenen Selbst erlebt werden) verwendet. Heute sind Borderline-Störungen schärfer zu fassen.

Borderline-Patienten können über lange Zeit, so während der ganzen Schulzeit, vordergründig sozial «funktionieren», bis die Reifungsanforderungen der Adoleszenz zur Dekompensation führen. Schon frühzeitig fallen aber ein Mangel an empathischem Einfühlungsvermögen, ungenaue Realitätserfassung sowie Ich-Schwäche auf: schlechte Kontrolle von Triebimpulsen (herabgesetzte Impulskontrolle) und mangelnde Angsttoleranz (Nichtaushaltenkönnen von Angst). Charakteristisch für viele Borderline-Störungen sind der Wechsel zwischen vielfältigen (polymorphen) neurotischen Symptomen (Panneurose) und das chaotische Persönlichkeitsbild.

Eine junge Patientin hatte nacheinander: Herzphobie mit tachykarden Zuständen; Berührungsphobie beim Palpieren des Pulses; anorektische Nahrungsabwehr; Zwangssymptome mit Vergewisserungszwängen; Fressattacken mit Adipositas. Dabei wechselnde Stimmungen, grandiose Phantasien im Wechsel mit Überbescheidenheit und Angst vor Beschämung, Schulddepressionen und alternierend Wut und Selbsthass im Zusammenhang mit selbstüberschätzenden Berufsplänen.

Bei Borderline-Störungen handelt es sich um eine schwere *Persönlichkeitspathologie,* die auf sehr frühe Entwicklungsstörungen der ersten 3 Lebensjahre zurückgeht. Sehr frühe psychische Kompetenzen werden nicht erworben: In den Objektbeziehungen findet die Fusion von Gut und Böse nicht statt, so dass die liebevolle und die kritisierende Mutter wie zwei getrennte Personen genommen wird. Die Realitätswahrnehmung ist beeinträchtigt, zwischen Phantasie und Wirklichkeit kann nicht ausreichend unterschieden werden. Die Selbst-Objekt-Abgrenzung ist unscharf, eigene Vorstellungen und Wünsche und solche anderer Personen werden nicht genügend auseinandergehalten.

Die bereits erwähnte Patientin liest am Gesicht der Mutter Meinungen und Wünsche ab und kann diese in ihrer Vorstellung von den eigenen nicht mehr abgrenzen. Die Mutter ist für sie wie zwei verschiedene Personen, weil sie einmal lieb, einmal kritisch ist. Beim Studieren phantasiert sie eine Person, die ihr Zuspruch geben soll; immer wieder hält sie sie für wirklich und schreit sie an: «Warum sagst du denn nichts?»

Zum Verständnis von Borderline-Störungen ist die psychoanalytische Entwicklungsdiagnose wesentlich. Eine *Entwicklungsdiagnose* bedeutet, aus Verhaltensweisen und Äusserungen des Patienten auf das erreichte Niveau der Objektbeziehungen, der Selbst-Aussen-Abgrenzung, der Realitätsprüfung, der Angst und der Ich-Abwehrformen zurückzuschliessen und damit die Entwicklungsdefizite aus der frühkindlichen Entwicklung festzustellen. Eine Entwicklungsdiagnose ist damit etwas anderes als eine *Merkmalsdiagnose,* die auf Feststellung beobachtbarer Merkmale und Symptome beruht und der üblichen klinischen Diagnostik zugrundeliegt.

Die Differentialdiagnose zu Reifungskrisen der Adoleszenz kann schwierig sein, da sich auch bei Borderline-Störungen Identitätsdiffusion mit Gefühlen innerer Leere und Orientierungslosigkeit findet.

Bei Borderline-Fällen kommen *psychotische Episoden* mit schizophrener, selten manisch-depressiver Symptomatik vor. Sie werden durch emotionale Spannung, aber auch durch Drogen oder Alkohol ausgelöst und bedürfen neuroleptischer Behandlung.

Sonst werden Borderline-Fälle nicht mit klassischer Psychoanalyse, sondern mit abgewandelten Psychotherapiemethoden behandelt, die eine bessere psychische Strukturierung, bessere Selbstkognition und Realitätserfassung und mehr persönliche Autonomie zum Ziel haben. Bei ständig schwelender Angstbereitschaft und mangelnder Angsttoleranz kann emotionale Abschirmung mit milder neuroleptischer Therapie (Melleretten, Truxaletten, Haldol 0,5 mg Kapseln, Benpon) in Frage kommen; Tranquilizer sind dagegen kontraindiziert.

8.2. Wahnerkrankungen

Der Wahn hat bei den endogenen Psychosen, besonders den Schizophrenien, eine besondere Bedeutung. Er kommt aber auch bei den akuten und chronischen hirnorganischen Krankheiten vor. Darüber hinaus gibt es *reine Wahnerkrankungen,* die nur durch die Entwicklung eines Wahnes gekennzeichnet sind, also ohne sonstige psychotische Symptome. Überwiegend handelt es sich dabei um *Wahnentwicklungen,* sehr selten um *paranoische Grenzformen,* bei denen ein unbeeinflussbares prozessartiges Fortschreiten des Wahnes an ein endogenes Geschehen denken lässt.

Sensitiver Beziehungswahn. Der sensitive Beziehungswahn ist die wichtigste Form einer Wahnentwicklung (paranoide Entwicklung). Er entsteht auf der Grundlage einer besonderen Charakterstruktur und wird durch ein spezifisches Ereignis ausgelöst. Der *sensitive Charakter* äussert sich in kränkbarer Empfindlichkeit und Verletzlichkeit, neigt aber auch zu verhaltenen Affekten, die er nicht ausagieren kann und die ein beständiger Stachel bleiben können. Bei eher sthenischen, kämpferischen Persönlichkeiten ist die Verletzlichkeit nur verborgen. Das auslösende Ereignis wird auch als *Schlüsselerlebnis* bezeichnet, es passt wie der Schlüssel ins Schloss zu der besonderen Empfindsamkeit dieser Menschen und führt zu einer Verletzung des Selbstwertgefühls. So kann ein beschämendes, demütigendes, kränkendes Erlebnis, das zugleich eine Niederlage, ein Versagen oder eine Verfehlung (oft nur auf dem Hintergrund von Moralvorstellungen der Umwelt) bedeutet, den Anstoss zur Wahnentwicklung geben.

Eine junge Frau glaubte sich von einer Schulklasse, die einen Ausflug machte, beim Geschlechtsverkehr mit ihrem Freund überrascht, obwohl sie sich noch rasch zurückziehen konnten. Die zunächst nur überwertige Idee des Blossgestelltseins entwickelte sich rasch zu einem Beziehungswahn: In der Folge sah sie sich überall abschätzig oder höhnisch angeblickt, man ging ihr aus dem Wege, unterhielt sich über sie. Das Gerede über sie breitete sich im ganzen Ort aus. Auch nach mehrmaligem Umzug in weit entfernte Ortschaften spürte sie jeweils nach mehreren Tagen, wie auch die neuen Nachbarn sie geringschätzig behandelten und Anspielungen machten.

Es handelt sich um eine verständliche Wahnentwicklung, die unmittelbar einfühlbar ist. Eigenbeziehungen spielen dabei eine besondere Rolle: Die Kranke bezieht Ereignisse in der Umwelt katathym auf sich, sie münzt harmlose Blicke oder Bemerkungen zu Anspielungen um.

Eine Sonderform ist der *Masturbantenwahn.* Masturbation wird – oft infolge ungenügender Sexualaufklärung – schuldhaft verarbeitet; ein kleiner Anlass genügt jetzt, dass der meist jugendliche Patient überall Anspielungen auf seine Onanie empfindet: Man spricht über ihn, sieht ihn verachtungsvoll an, an seinen Augenschatten lesen alle ab, dass er masturbiert. Aus seinen Befürchtungen, als Masturbant blossgestellt zu werden, wird wahnhafte Wirklichkeit.

Beim *Verfolgungswahn der Schwerhörigen* (meist im höheren Lebensalter) führt die beeinträchtigte sprachliche Verständigung zu dem Gefühl, dass man über sie redet, sie vom Gespräch ausschliesst. Der Schwerhörige entwickelt Misstrauen, bezieht harmlose Gesten und mitmenschliche Reaktionen auf sich und entwickelt schliesslich einen Beeinträchtigungs- und Verfolgungswahn. Zu ähnlichen Wahnbildungen kann es in *sprachfremder Umgebung* kommen.

Symbiontischer Wahn (konformer Wahn, induzierter Wahn, Folie à deux). Während Wahnkranke sonst eher auf Widerspruch ihrer Umwelt stossen, kommt es sehr selten zur Übernahme der Wahngedanken durch Gesunde. Es sind meist Personen, die eng mit dem eigentlichen Wahnkranken (Schizophrenie oder chronische Wahnentwicklung) zusammenleben, wie Ehepartner oder Geschwister. Diese akzeptieren kritiklos die Wahnvorstellungen, übernehmen sie und bauen sie sogar weiter aus. Da beide Wahnpartner sich ständig gegenseitig in ihrem Wahn bestärken und in dem Wahn ein besonderes Wir-Gefühl entwickeln, ist Heilung meist erst nach Trennung vom eigentlichen Kranken möglich.

Expansive Wahnentwicklungen. Bei sthenisch-durchsetzungsbereiter, selbstbewusster, aber doch insgeheim verletzlicher Persönlichkeit kommt es nach Kränkungen oder Niederlagen zu expansiven Wahnbildungen. Der *Querulantenwahn* nimmt von einer tatsächlichen, oft sehr geringfügigen, oder einer nur vermeintlichen Benachteiligung oder Rechtsverletzung, die den Kranken nicht ruhen lässt, seinen Ausgang. Es entwickelt sich ein Kampf um sein vermeintliches Recht, zuletzt nur noch um das Rechthaben. Der Kampf zieht mit der Zeit immer weitere Kreise: Es werden höchste Gerichte, der Internationale Gerichtshof, die UNO angerufen, Richter werden der Rechtsbeugung, Rechtsanwälte der Mittäterschaft bezichtigt. Rechte und Ansprüche anderer Menschen gelten nichts. Auch hier entwickelt sich aus der zunächst nur überwertigen Idee, die aber den Kranken schon beherrscht und ihm einen ständigen Stachel gibt, schliesslich die wahnhafte Überzeugung einer systematischen Benachteiligung und Verschwörung. Man spricht auch vom Kampfparanoiker, der fanatisch um sein Recht kämpft (berühmtes Beispiel ist der Michael Kohlhaas der Kleistschen Novelle).

Andere Kränkungen oder persönliche Niederlagen können Ausgangspunkt eines paranoischen *Verfolgungswahnes* sein, der gleichfalls zu einem sthenischen Kampf gegen die vermeintlichen Widersacher, auch zur Anrufung von Strafgerichten und Behörden führt. Seltener kommt es zu megalomanen Wahnbildungen im Sinne eines *Erfinderwahns,* eines *Liebeswahnes* oder eines religiösen *Berufungswahnes.* Hier spielen illusionäre Wunscherfüllungen (Wunsch nach Erhöhung, aber auch nach Kompensation eines kläglichen Lebens) in der Wahnentstehung eine Rolle, besonders auch bei Haftpsychosen mit Begnadigungswahn.

Die *Paranoia* als eigenständige Wahnkrankheit ist umstritten. Sehr selten gibt es Fälle, bei denen die Definition von Kraepelin zutrifft: Schleichende Entwicklung eines unerschütterlichen Wahnsystems durch krankhafte Verarbeitung der Lebensereignisse bei völliger Besonnenheit und sonstiger Ungestörtheit. Es sind Fälle, bei denen das Wahnsystem über Jahrzehnte beibehalten wird, ohne dass ein Ausgang in eine Schizophrenie erfolgt. Bei diesen Kranken fällt die Geschlossenheit des Wahnsystems auf, welches eine eigene weiterwuchernde Konsequenz entfaltet, aber auch die ständige paranoische Bereitschaft, Begebenheiten zu beobachten oder zu provozieren und sie dann wahnhaft zu deuten und als «Beweis» in den Wahn einzubeziehen. Beachtlich kann die Konsequenz sein, mit der aus der wahnhaften Überzeugung heraus gehandelt wird: Einschalten des Staatsanwaltes, aktives Vorgehen gegen Verfolger, auch Tätlichkeiten, selten Tötungsdelikte. Auch hier steht ein beschämendes oder schuldhaft erlebtes Ereignis, oft aus der sexuellen Sphäre, das Jahrzehnte zurückliegen kann, am Anfang der Wahnentwicklung. Im Charakter dieser Kranken fällt ein Überlegenheitsgefühl, das mit dem beschämenden Anlass kontrastiert, besonders auf. Manche dieser Fälle kann man als Grenzform einer charakterogenen (sensitiven) Wahnentwicklung nach Fehlverarbeitung eines auslösenden Ereignisses ansehen, bei anderen kann man eine Beziehung zum schizophrenen Formenkreis vermuten.

9. Allgemeine Neurosenlehre

9.1. Grundlagen

Unter *Neurosen* verstehen wir eine *gestörte Erlebnis- und Konfliktverarbeitung.* Sie äussern sich in bestimmten Symptombildern und Verhaltensstörungen und bedeuten eine Einschränkung der persönlichen und zwischenmenschlichen Entfaltung und Selbstverwirklichung. Den Neurosen liegen *Fehlentwicklungen der Persönlichkeit* zugrunde, die bis in die frühe Kindheit zurückreichen, dem Kranken selbst aber verborgen sind. Wir gehen damit von der psychoanalytischen Grundlegung der Neurosenlehre aus.

Zu neurotischen Störungen kommt es, wenn das seelische Gleichgewicht gestört wird. Das seelische Gleichgewicht eines Menschen hängt von seiner Gesamtpersönlichkeit, seinen Umweltbeziehungen und den belastenden Ereignissen und Konflikten ab, die auf ihn zukommen und die er bewältigen muss. Die Persönlichkeit wird vor allem durch die bisherige Lebensgeschichte, besonders durch die Entwicklung der frühen Kindheit, geprägt. Belastende Ereignisse gewinnen erst auf dem Hintergrund der Persönlichkeit und ihrer Belastbarkeit und Verarbeitungsmöglichkeiten ihre individuelle Bedeutsamkeit. Ob ein Erlebnis zum Konflikt wird, der das seelische Gleichgewicht so stark stört, dass daraus eine neurotische Symptomatik entsteht, hängt also wesentlich von der Persönlichkeit und ihrer Art und Weise ab, mit Konflikten und Belastungen umzugehen.

Neurosen manifestieren sich einmal in *Symptomen* (Symptomneurosen):

Störungen des Erlebens (Psychoneurosen): Angst, Depression, Zwangssymptome, Entfremdungserscheinungen.

Störungen körperlicher Funktionen: Konversionsstörungen; im weiteren Sinne aber auch psychosomatische Störungen.

Zum anderen äussern sich Neurosen in *Störungen des Verhaltens:* gehemmtes Kontaktverhalten, mangelnde Durchsetzungsfähigkeit, anklammerndes Verhalten, Geiz und Pedanterie, Fehlerwartungen an die Umwelt.

Da neurotische Verhaltensweisen überdauernd und stabil sind, können wir sie auch als bestimmte *Persönlichkeitsmerkmale* oder -eigenschaften sehen, welche das Verhalten dauerhaft bestimmen. Wir sprechen deshalb auch von einer *neurotischen Persönlichkeitsstruktur* (neurotischer Charakter, neurotische Charakterstörung, Charakterneurose). Die *Symptomneurosen* hängen mit den *Charakterneurosen* vielfach eng zusammen, man darf sie nicht isoliert sehen.

Kennzeichnend für neurotische Störungen sind besonders folgende Momente:

Der Kranke bleibt trotz seiner neurotischen Störungen doch in vielen anderen Bereichen *ungestört:* Erfassung der Realität und Realitätskontakt bleiben bis auf einen begrenzten Bereich intakt. Die Neurose wirkt sich am ehesten auf die zwischenmenschlichen Beziehungen, auf die Arbeits-, Genuss- und Anpassungsfähigkeit aus. Viele neurotische Gefühle, Erlebnisse, Impulse werden zudem als ichdyston und störend erlebt (S. 156). Der Neurotiker *leidet* selbst unter seiner Störung, zumindest an einem allgemeinen Unbehagen, und er leidet unter ihren zwischenmenschlichen Auswirkungen. Das subjektive Betroffensein, der *Leidensdruck* wird von vielen als wichtiges Charakteristikum der Neurosen herausgestellt.

Trotz dieses Leidensdruckes kann der Neurotiker seine Störungen und Symptome aber *nicht aufgeben.* Beim Versuch, sie zu unterdrükken, kommt es zu innerer Spannung, Unbehagen, Angst.

Neurotische Störungen zeigen zudem eine besondere Tendenz zur Wiederholung: *Wiederholungszwang,* d.h. die psychischen und körperlichen Symptome kehren immer wieder, es ist ein innerer *Widerstand gegen das Gesundwerden.* Der Wiederholungszwang zeigt sich auch darin, dass traumatische Situationen, die die innere Konflikthaftigkeit besonders ansprechen und an denen der Neurotiker deshalb stets aufs neue scheitert, immer wieder aufgesucht oder herbeigeführt werden. Diese wiederholte Konfrontation mit Konfliktsituationen bietet allerdings auch die Chance zu allmählicher Durcharbeitung des Konfliktes und damit zur Selbstheilung.

Neurosen bedeuten nicht nur eine bestimmte klinische Symptomatik, die Symptome sind vielmehr Ausdruck einer tieferliegenden

Störung, einer *Störung der Persönlichkeitsdynamik* und der *Erlebnisverarbeitung.*

Von ihrer Entstehung her sind Neurosen *missglückte Konfliktlösungen* oder *misslungene Verarbeitungsversuche von Erlebnissen.* Wesentlich sind dabei folgende Momente:

1. Die neurotischen Konflikte sind *innere Konflikte* , oder sie werden nach *innen verlagert (internalisiert).* Diese Konflikte und ihre Verarbeitung sind *unbewusst.*

2. In der neurotischen Konfliktverarbeitung erfolgt ein Rückgriff auf *frühkindliche Konflikte und Ängste,* diese werden durch das auslösende Ereignis und den dadurch ausgelösten aktuellen Konflikt reaktualisiert: *Regression.*

3. Der Rückgriff auf frühkindliche Konflikte zeigt, dass der frühere Entwicklungskonflikt ungelöst blieb und dass der Neurotiker seinen infantilen Konflikten verhaftet geblieben ist: *Fixierung.* Die Vorgeschichte einer neurotischen Erkrankung reicht damit bis in die frühe Kindheitsentwicklung zurück.

Die intrapsychischen Abläufe, die zu neurotischen Störungen führen, werden von der *Psychoanalyse* aus den dynamischen Beziehungen der einzelnen Anteile der psychischen Organisation abgeleitet. Mit dieser *Psychodynamik* werden wir uns vorwiegend beschäftigen. Dabei muss immer bewusst bleiben, dass viele Begriffe der Psychoanalyse (Ich, Es, Über-Ich; Unbewusstes) nur theoretische Konstrukte sind.

Neurotische Störungen lassen sich aber auch mit Modellen und Konstrukten der *empirischen Psychologie* begreifen. Insbesondere können wir sie lern-, motivations- und kognitionspsychologisch erfassen und beschreiben. Diese Vorstellungen sind wichtige Grundlagen für die *Verhaltenstherapien* der Neurosen. Wir werden nur die wichtigsten Ansätze kurz darstellen.

Von hirnorganischen Krankheiten und den endogenen Psychosen sind die Neurosen scharf abgegrenzt. Sie sind nicht hirnorganisch verursacht. Nur gelegentlich kann ein frühkindlich erworbenes zerebrales Residualsyndrom (minimale zerebrale Dysfunktion) zu einer neurotischen Entwicklung beitragen. Wesentlich wird dabei die verminderte Frustrations- und Belastungstoleranz; seitens der Umwelt kommt es leicht zu Fehlerwartungen, Überforderung, Enttäuschungsreaktionen, wenn die zu hoch gesteckten Erwartungen nicht erfüllt werden, und zu mangelnder Bestätigung.

Von den endogenen Psychosen unterscheiden sich die Neurosen vor allem dadurch, dass es bei ihnen nicht zum Bruch mit der Realität und zur Desintegration der Persönlichkeit kommt. Von den Borderline-Fällen unterscheiden sich Neurotiker darin, dass sie ein reiferes Entwicklungsniveau der Gesamtpersönlichkeit erreicht haben, vor allem in der Ich-Abgrenzung, in den Objektbeziehungen (besonders der Fähigkeit, konstante emotionale Beziehungen zum Objekt aufrechterhalten zu können), in der Triebkontrolle, im Angstniveau, in der Ich-Abwehr und Realitätsanpassung (vgl. S. 137, 148).

9.2. Psychoanalytische Persönlichkeits- und Entwicklungslehre

Grundannahmen. Einige *Grundannahmen* machen die Besonderheit der Psychoanalyse aus: Psychische Vorgänge und menschliches Verhalten sind nicht zufällig, sondern streng *determiniert,* und sie sind Teil einer Entwicklung, die in die gegenwärtige Persönlichkeit einmündet: *genetischer Gesichtspunkt.* Erlebens- und Verhaltensweisen lassen sich dementsprechend auf Vorläufer, auf frühere seelische Vorgänge und Erlebnisse, frühere Konflikte und Beziehungen zur Umwelt zurückverfolgen. Die Persönlichkeit eines Menschen, sein Verhalten und seine neurotischen Störungen stehen in einem durchgehenden *lebensgeschichtlichen Zusammenhang.*

Der *dynamische Gesichtspunkt* besagt, dass alles Verhalten und Erleben von bestimmten inneren Antrieben gesteuert wird. Persönlichkeit ist also nicht statisch, sondern dynamisch zu sehen. Verhalten wird nicht nur von aussen ausgelöst, sondern zum wesentlichen Teil von motivierenden Innenfaktoren. Ein Grossteil der motivierenden Antriebe und Gegenantriebe, ihre Konflikte sowie die damit verbundenen Wunschvorstellungen, Phantasien und Affekte sind uns jedoch *nicht bewusst,* sie sind innerlich nicht wahrnehmbar. Deshalb wird zwischen dem *Bewussten* und dem *Unbewussten* als zwei verschiedenen seelischen Bereichen unterschieden.

Triebbegriff. Als die wesentlichen verhaltensbestimmenden Antriebe galten in der älteren Psychoanalyse die *libidinösen Antriebe* (oder Triebe). Es sind *psychische Grundantriebe,* die aber eine *somatische Triebquelle* haben. Damit sind bestimmte körperliche Reiz- und Befriedigungsmöglichkeiten gemeint, die psychisch als Triebwunsch repräsentiert werden. Der oralen Reiz- und Lustmöglichkeit, die durch den Mund vermittelt wird, entspricht auf psychischer Ebene der Wunsch nach Einverleiben und Beissen, der analen der Wunsch nach Zurückhalten/Hergeben, der phallisch-genitalen der Wunsch nach Vorzeigen/sexuellem Vollzug.

Die wichtigsten Körperregionen, die von früher Kindheit an spezifische Befriedigungsmöglichkeiten verschaffen, sind Mund, After und Genitalien. Entsprechend differenzieren sich die libidinösen Antriebe als *oral, anal* und *phallisch-genital*. Da die frühkindlichen Entwicklungsphasen nacheinander von diesen Antrieben und den damit verbundenen Konflikten und Belastungen besonders bestimmt werden, nennen wir sie orale, anale und phallische Phase, später folgt die genitale Phase als Zeit reifer Genitalität und Bindungsfähigkeit.

Der heutige Triebbegriff der Psychoanalyse erschöpft sich aber nicht in den spezifischen Triebqualitäten. Da die frühkindlichen Entwicklungsphasen nicht nur triebbestimmt sind, sondern auch zugleich bestimmte psychosoziale und emotionale Entwicklungsstufen bedeuten, verbinden sich mit den libidinösen Antrieben auch *psychosoziale* und *emotionale Bedürfnisse*.

Oral	Zärtlichkeits- und Geborgenheitswünsche, Wünsche nach Abhängigkeit, Selbstwertmotive (narzisstische Bedürfnisse)
Anal	Besitzwünsche, Selbstbehauptungs- und Durchsetzungswünsche, Wunsch nach Machtausübung und Autonomie
Phallisch	Geltungswünsche
Genital	Bindungswünsche

Schliesslich gibt es weitere wichtige Antriebe, die keinen Bezug zu den biologisch begründeten Trieben haben. Vom *Ich* gehen *eigene Antriebe* aus: Selbsterhaltungs-, Bewältigungs-, Gestaltungstendenzen gegenüber der Umwelt, Abwehrimpulse, die sich gegen unerwünschte Antriebe und Vorstellungen richten. Aus der Interaktion mit anderen Menschen ergeben sich Antriebe, die mit den Objektbeziehungen zusammenhängen: Anschlussmotive, Wünsche, Bindungen aufrechtzuerhalten, Spannungen in einer Beziehung zu vermindern.

Strukturmodell der Persönlichkeit. Zum besseren Verständnis der psychischen Dynamik dienen bestimmte hypothetische psychische *Strukturen* (Instanzen): das Es, das Ich und das Über-Ich.

Das *Es* bedeutet den Triebpol der Persönlichkeit und umfasst die psychischen Repräsentanzen der Triebe: Bedürfnisse, Trieb- und Befriedigungswünsche, entsprechende Vorstellungen und Phantasien sowie begleitende Affekte.

Das *Ich* verwirklicht den Kontakt zur Realität, es vermittelt zwischen dem Es, dem Über-Ich und der Realität. Es kontrolliert Triebregungen, anderseits wirkt es instrumentell in die Realität hinein, um Triebbefriedigungen zu sichern. Es führt den Kompromiss herbei zwischen inneren Antrieben und Bedürfnissen, den Beschränkungen der Realität und den Normforderungen des Über-Ich (was man sich vor seinem Gewissen erlauben darf). Das Ich verschafft dabei insbesondere dem *Realitätsprinzip* Geltung und vollbringt damit eine wichtige Aufgabe der *Anpassung:* Eigene Bedürfnisse und Wünsche mit den Erfordernissen und Gegebenheiten der Umwelt, besonders auch der sozialen, in Einklang zu bringen. Dazu gehört auch die Realitätsprüfung, d.h. die Unterscheidung zwischen Innen und Aussen, zwischen Vorstellung oder Wunschbild und der Realität.

In der Entwicklung des Menschen ist anfangs der *Primärprozess* das vorherrschende Erlebensmuster. Es ist die Erlebensweise des sehr kleinen Kindes: irrationales Denken, magisches Wunschdenken ohne Korrektur durch die Realität, Fehlen zeitlicher Zusammenhänge (kein Vorher – Nachher). Bezeichnend sind Verdichtung und Verschiebung von Denkinhalten (Zusammenziehen mehrerer Objekte zu einem Bild, Ersatz eines Objektes durch ein anderes) unter Verwendung symbolhafter Beziehungen. Der Primärprozess wird vom *Lustprinzip* beherrscht, das sofortige Triebbefriedigung verlangt. Beim Erwachsenen finden sich noch Rudimente des primärprozesshaften Denkens, besonders im Traumerleben. Durch Regression in der Psychose kann es wieder vorherrschend werden. Während der Primärprozess die Funktionsweise des Es ist, ist der *Sekundärprozess* die Funktionsweise des sich mehr und mehr strukturierenden Ichs, es kennzeichnet damit den erwachsenen Menschen. Der Zwang zum Triebaufschub (Wartenmüssen auf die Mutter, auf das Gestilltwerden, auf das Hochgenommenwerden) ist eine Realitätsforderung, auf die das Kind zwar zunächst noch mit phantasierter Wunscherfüllung antwortet, sie leitet jedoch zum *Realitätsprinzip* über: eigene Bedürfnisbefriedigung mit der Realität in Einklang zu bringen, aber auch Realität und Wunschbild zu unterscheiden. Kennzeichnend für den Sekundärprozess ist das verbale Denken und das Denken in logischen und zeitlichen Zusammenhängen.

Zur Auseinandersetzung mit der Umwelt verfügt das Ich über *Ich-Funktionen,* die sich autonom aufgrund von Reifung und Erfahrung entwickeln. Dazu gehören motorische Kontrolle, Sinneswahrnehmung, Denk- und Urteilprozesse, Gedächtnis, aber auch die Toleranz, Frustration und Angst zu ertragen. Zur Auseinandersetzung mit dem Triebbereich verfügt das Ich über *Kontroll- und Abwehrmechanismen* (Ich-Abwehr), die die ungezügelte Triebbefriedigung verhindern. Dabei werden aber nicht nur der Triebimpuls selbst, sondern auch seine psychischen Repräsentanzen (Wünsche, Vorstellungen, Phantasien) abgewehrt. Einer der wichtigsten Abwehrmechanismen, der für die neurotischen Symptombildungen bedeutsam ist, ist die *Verdrängung.* Verdrängung bedeutet, unerwünschte Antriebe und Bedürfnisse und die entsprechenden Vorstellungen aus dem aktuellen Bewusstseins- und Erlebnisfeld ins Unbewusste abzudrängen, so dass sie nicht mehr erlebnisfähig sind. Das Ich lernt es, bereits auf ein Angstsignal, welches unerwünschte Impulse und Wunschphantasien auslösen, mit Abwehr zu reagieren, so dass die Verdrängung damit auch *angstvermeidend* wirkt. Diese *Signalangst* zeigt dem Ich also an, dass eine innere Gefährdung besteht, auf die es antwortet. Verdrängtes Material wird durch die Verdrängung nicht unwirksam, das Ich muss eine ständige Verdrängungsarbeit leisten, um die andrängenden Impulse unter Kontrolle zu halten. Sie können dank der *Zensur* des Ichs nur noch in symbolisch verhüllter oder verschlüsselter Form im Traum und in Phantasien wiederkehren, aber auch in neurotischen Symptomen.

Das *Über-Ich* vertritt die Normen, sittlichen Forderungen und Verbote der gesellschaftlichen Umwelt. Es entwickelt sich aus den elterlichen Verboten, indem diese *internalisiert* werden: Aus äusseren Normforderungen wird das Gewissen. Aus der äusseren Strafandrohung wird eine innere Selbstverurteilung und Selbstbestrafung (durch das schlechte Gewissen), die elterliche Strenge wandelt sich zur strengen Selbstkontrolle durch das Über-Ich. Das Über-Ich bildet auch das *Ich-Ideal:* den eigenen Anspruch auf immer weitergehende Selbstvervollkommnung.

Frühkindliche Entwicklung. Die konstruktive Bedeutung der *frühkindlichen Entwicklung* für das spätere Leben liegt darin, dass hier entscheidende *Lernerfahrungen* gemacht werden und dass sich wichtige psychische *Strukturen* herausbilden. Die frühkindlichen Konflikt- und Belastungssituationen sind besonders für Neurotiker eine frühe Lernerfahrung, die den Weg zu späteren Konflikten bahnt. Schädigende Einflüsse der frühen Kindheit sind nicht einzelne psychische Traumen, sondern ein anhaltend *ungünstiges erzieherisches Klima.* Besonders zu nennen sind Verwöhnung und Härte, aber auch der Wechsel zwischen diesen Extremen, mangelnde Verlässlichkeit der Zuwendung und der Befriedigung der Grundbedürfnisse, forciertes Sauberkeitstraining in der analen Phase (erzieherische Strenge führt zu einem ebenso strengen Über-Ich), motorische Einengung und Brechen des Willens in den frühen Phasen der sich entwickelnden Lokomotorik und Intentionalität, überprotektiv-kontrollierendes und ängstlich einengendes Verhalten der Eltern, Triebunterdrückung (Genussfeindlichkeit bereits beim Essen), inkonsequente Erziehung (dasselbe Verhalten wird einmal belohnt, das andere Mal bestraft).

Die frühkindlichen Erfahrungen konzentrieren sich besonders in einzelnen *Entwicklungsphasen.* Diese werden nach *triebdynamischen Gesichtspunkten* unterschieden, und zwar wegen ihrer unterschiedlichen Triebausgestaltung und der damit verbundenen spezifischen Konflikt- und Belastungsmöglichkeiten.

Darüber hinaus sind die Kindheitsphasen aber auch wichtige Stadien in der Entwicklung *psychosozialer* und *emotionaler Grundbedürfnisse* (S. 145), für die Strukturierung der psychischen Subsysteme *Ich* und *Über-Ich* sowie für die *Charakterbildung.* Ferner ist die Kindheitsentwicklung von besonderer Bedeutung für die Entwicklung reifer *Objektbeziehungen:* vom undifferenzierten symbiotischen objektlosen Stadium, wo noch keine Ich-Aussen-Abgrenzung erfolgt, über frühe Objektbeziehungen (Trennung von guter und böser Mutter, später Fusion von Gut und Böse) zur reifen Objektkonstanz: Fähigkeit zur konstanten emotionalen Beziehung zu einer Person, auch in deren Abwesenheit oder wenn sie vorübergehend «böse» ist. Hierher gehören auch die Entwicklungsstufen der *Angst,* von den frühen Formen der Vernichtungs-, später der Verlustangst, über Bestrafungsangst (Kastrationsangst) bis zur Über-Ich-Angst (Gewissensangst), welche äussere Kontrolle durch innere ersetzt.

Die *frühkindlichen Entwicklungsphasen* seien kurz gekennzeichnet:

Orale Phase (1. Lebensjahr). Vollständige Abhängigkeit des Säuglings von seiner sozialen Umwelt. Die Abhängigkeit wird psychologisch wirksam, sobald sie – spätestens mit 6 Monaten – auch erlebt wird. Allmachtsphantasien (primärer Narzissmus) werden später von Verlustangst abgelöst, sobald die Mutter sich entfernt. Das Erleben der Verlässlichkeit und Präsenz der Umwelt begründet das Urvertrauen (Erikson). Mit der Aufgabe der ursprünglichen symbiotischen Einheit mit der Mutter kommt es zur Ich-Aussenwelt-Trennung. Das bedeutet aber auch, in sich ein Vorstellungsbild der Mutter aufzubauen. Über das Erleben von Zärtlichkeit durch Hautempfindungen und im Dialog mit der Mutter kommt es zum Erleben eines abgegrenzten Körper-Selbst, damit aber auch zur ersten Vorstellung eines eigenen Selbst. Frustration und Verwöhnung sind die schädlichen Einflüsse in dieser Phase. Die wesentliche Angsterfahrung ist die Angst vor dem Verlassenwerden.

Anale Phase (2.–3. Lebensjahr). Phase der aktiven Zuwendung zur Aussenwelt, der Entwicklung der Lokomotorik. Wesentlich wird das Erlernen der Sphinkterkontrolle von Blase und Darm als erste Sozialisationsanforderung und damit das Erlernen von Selbstkontrolle. Das willentliche Festhalten oder Hergeben ist eine Grunderfahrung, das erste Nein des Kindes ist für die Abgrenzung des eigenen Selbst wichtig. Darin liegt aber auch das erste Erleben aggressiver Machtausübung. Das Fortlaufen von der Mutter und Zurückkommen, das Zurückhalten und Hergeben des Stuhles wird zur Grundlage von Selbstbestimmung und Autonomie. Gute und böse Objekteigenschaften verschmelzen jetzt, es ist dieselbe Mutter, die sich einmal liebevoll zuwendet, dann wieder fortgeht. Restriktive Einengung, Überprotektion, Brechen des kindlichen Trotzes sind die schädlichen Einflüsse in dieser Phase. Die wesentliche Angsterfahrung ist die Angst vor Liebesverlust.

Phallische Phase (4.–6. Lebensjahr). Das Genitale wird als eigene Lustquelle erlebt und wird für den Geschlechtsunterschied und die persönliche Selbstbewertung bedeutsam. Charakteristisch ist das Vorzeigen und Vergleichen der Genitalien, das Interesse an Doktorspielen. Die Triade Kind-Mutter-Vater wird jetzt bedeutsam, damit wird diese Phase zur *ödipalen Phase:* Bindungswünsche, Besitzanspruch und sexuelle Phantasien (Heiratsphantasien) richten sich auf den gegengeschlechtlichen Elternteil, zugleich kommt es zu Angst vor der Strafe des rivalisierenden Elternteiles. Dieser Konflikt (Ödipuskomplex) wird durch Verdrängung der Triebwünsche und Identifikation mit dem rivalisierenden Elternteil (Identifikation mit dem Aggressor) gelöst. Diese Identifikation wird zu einer wichtigen Grundlage der Identifikation mit der eigenen Geschlechtsrolle. Durch Internalisierung elterlicher Normen bildet sich das Über-Ich, Objektvorstellungen werden jetzt mit Werten ausgestattet. Eine überstarke Bindung an den gegengeschlechtlichen Elternteil, der mit seinem Zugriff das Kind an sich bindet, ist der schädliche Einfluss in dieser Phase und führt zur Fixierung auf die ödipale Konstellation. Die wesentliche Angsterfahrung ist die Angst vor Strafe, vor körperlicher Bedrohung (Kastrationsangst).

9.3. Psychodynamik

Neurotischer Konflikt. Ein krankmachender, neurotischer Konflikt ist stets ein *innerer Konflikt* oder ein nach innen verlagerter, *internalisierter Konflikt,* welcher *unbewusst* ist. Auch wenn die auslösende Konfliktsituation zunächst eine äussere ist und auch vom

Kranken ganz so gesehen wird, spielt sich der eigentliche neurotische Konflikt doch nicht zwischen dem Kranken und der Umwelt ab, er wird vielmehr internalisiert und spielt sich im Individuum selbst ab.

Wenn ein Mann zu einer Frau Kontakt aufnehmen möchte, auf eine harmlos-schnippische Bemerkung aber sofort zurückweicht und aufgibt, bedeutet der tiefere, intrapsychische Konflikt, der diesem Verhalten zugrundeliegt: Libidinöse Annäherungswünsche liegen im Widerstreit mit Gehemmtheit und verborgenen Ängsten, die in dieser Situation aktiviert werden. Um Angst zu vermeiden, tritt der Mann unter einem Vorwand den Rückzug an. Es ist also ein angstvermeidendes Verhalten, das wir deshalb auch als Abwehrverhalten bezeichnen. Diese innere Dynamik und ihre Herkunft bleiben dem Mann aber verborgen, sie sind unbewusst. Auf bewusster Verhaltensebene sagt er sich, die Frau sei eben zu schnippisch gewesen (Rationalisierung).

Der innere Konflikt des Neurotikers besteht zwischen gegensätzlichen Antrieben, Vorstellungen und Gefühlen. So können Triebwünsche und ihre innere Verweigerung gegeneinanderstehen, man kann dann auch sagen: Das Es steht mit seinen Wünschen im Widerspruch zum kontrollierenden, abweisenden Ich.

Auch der Gesunde kennt solche Konflikte. Bei ihm findet aber letztlich ein Ausgleich zwischen Triebwünschen, Realitätsansprüchen und Gewissensnormen unter der regulierenden und zusammenfassenden Funktion des Ichs statt. Seine Psychodynamik ist damit spannungsvermeidend und zugleich wirkungsvoll. Triebkontrolle und Triebbefriedigung, Wunsch und Realität, Selbstbehauptung und soziale Normen stehen beim Gesunden in einem letztlich ausgeglichenen Verhältnis. Beim Neurotiker kommt es dagegen zu erheblichen inneren Spannungen. Wenn bei ihm Triebwünsche und entsprechende Phantasien und Gefühle mit übermässig strengen Über-Ich-Forderungen in unlösbaren Konflikt geraten, löst dies im Ich *Angst* aus. Zur *Abwehr der Angst* dient dem Ich die *Verdrängung* der unerwünschten Impulse ins Unbewusste. Demselben Zweck der Angstvermeidung dient die *Verleugnung,* das Ausblenden äusserer hinweisgebender Reize, die einen Aufforderungscharakter haben und die Triebregung besonders ansprechen (Versuchungssituation). Als *neurotische Angst* verstehen wir die Angst vor inneren Gefahren, die Angst vor unerwünschten, mit dem Ich-Ideal unvereinbaren Antrieben. Die *neurotische Angst* und die *Angstvermeidung* sind ein zentrales Moment bei den Neurosen, der Neurotiker muss ständig einen hohen Abwehraufwand treiben, um die Angst niederzuhalten.

Innere Antriebe sind dabei nicht an sich brisant und ich-gefährdend, sie werden erst durch übermässig strenge und unnachsichtige, auch irrationale Über-Ich-Forderungen unerträglich. Besonders ichgefährdend werden sie durch Versagen der Abwehr, durch unvollkommene Verdrängung. Der Bedrohungsaspekt ist für das Ich deshalb so beherrschend, weil das Ich des Neurotikers schwach ist und keine Angst oder Unlust ertragen kann. Es findet anderseits auch keinen Ausgleich zwischen den entgegenstehenden Kräften.

Die dauernde Gefährdung des Neurotikers liegt besonders darin, dass jeder aktuelle Konflikt an *frühkindliche Konflikte,* die nicht ausreichend verarbeitet wurden, anknüpfen kann, so dass damit auch die früheren Ängste wiederbelebt werden. Statt Ängste aktiv (durch Einsicht, Handeln, Verändern der Umwelt) bewältigen zu können, wird die Angstvermeidung sein Hauptanliegen.

Ich-Abwehr. Alles, was das Ich zur Angstvermeidung und zur Unbewusstmachung der angst- und unlustauslösenden Vorstellungen und Gefühle einsetzt, fassen wir als *Ich-Abwehr* zusammen.

Dazu gehören zunächst die *Abwehrmechanismen* im engeren Sinne, die sich als besonders wirksam herausbilden und mit einer rigiden Automatik funktionieren. Einige der wichtigsten sind:

Verdrängung:	Abdrängen unerwünschter Vorstellungen aus dem aktuellen Bewusstseinsfeld ins Unbewusste, auch selektives Vergessen unlustbetonter Vorstellungen.
Verleugnung:	Ausblenden äusserer Gegebenheiten (vgl. Wahrnehmungsabwehr), auch Nichtwahrhaben eigener Gefühle und Vorstellungen.
Projektion:	Eigene Wünsche und Gefühle werden auf einen anderen Menschen verlagert und in diesem dann wiedererkannt.
Reaktionsbildung:	Ein verpönter Antrieb wird ins Gegenteil verwandelt und ist dann hochgeschätzt (anale Unsauberkeit wird durch zwanghafte Ordnungsliebe und Sauberkeit ersetzt).
Rationalisierung:	Ein Verhalten oder Erleben wird nachträglich anders begründet (gieriges Essen z.B. mit Zeitmangel).

Verschiebung:	Ein Impuls wird auf ein anderes Objekt verschoben (Ärger über die Partnerin wird nicht an ihr, sondern am Kellner ausgelassen).
Identifikation:	Emotionale Orientierung an einer anderen Person mit Übernahme von deren Überzeugungen, Verhaltensweisen, besonders um Angst vor Aggression abzuwehren (Identifikation mit dem Aggressor).
Regression:	Wiederbelebung von Erlebens- und Konfliktkonstellationen früherer Entwicklungsstufen.
Introjektion:	Verinnerlichung einer an sich äusseren Objektbeziehung, z.B. bei Verlusterlebnissen: die Existenz des verlorenen Objekts wird innerlich fortgesetzt, weil die Ablösung vom Objekt nicht gelingt.
Sublimierung:	Umwandlung von Triebimpulsen in sozial hochbewertete Aktivität: Aggressivität wandelt sich in sportlichen Ehrgeiz, sexuelle Antriebe wandeln sich in kreative oder soziale Tätigkeit. Das ursprüngliche Triebziel wird dabei gegen ein anderes vertauscht.

Die Abwehrmechanismen sind auch beim Gesunden für die psychische Dynamik wichtig. Erst ihr übermässiger Einsatz und das Vorrangigwerden bestimmter Abwehrformen sind als neurotisch zu bezeichnen.

Das Ich verfügt nicht nur über die Abwehrmechanismen, sondern darüber hinaus über vielfältige andere Formen der Abwehr, die wir als *Abwehrverhalten* im weiteren Sinne bezeichnen. Um Angst und Unlust zu vermeiden, unerwünschte Antriebe und Wünsche zu unterdrücken, um Kränkung und Selbstwertminderung, Depression und Hilflosigkeit zu mindern, kann im Grunde jedes Verhalten oder innere Erleben eingesetzt werden: Um sexuelle Hingabeängste oder Angst vor Zurückweisung durch den Partner abzuwehren, kann der Neurotiker die Beziehung aufgeben (Fluchtverhalten) oder aber einen Streit anfangen, damit die Beziehung daran scheitert. Angst vor Alleinsein kann durch lautes Spielen des Radios, Kränkung durch Selbstironie, das Gefühl mangelnder Ich-Identität durch Erleiden von Schmerz (um sich selbst zu fühlen) abgewehrt werden.

Ein Abwehrverhalten kann selbst *Symptomcharakter* annehmen, es leitet zu den neurotischen Persönlichkeitsstörungen über.

Besondere Bedeutung hat auch die *psychosoziale Abwehr* (interpersonelle Abwehr): Innerseelische Konflikte werden entschärft durch Personalisierung und Schuldzuweisung an andere, durch die *Suche nach dem Sündenbock.* Durch psychosoziale Abwehr wird ein innerseelisches Problem nach aussen verlagert, es wird externalisiert. Zu nennen ist auch die *Delegation:* Ein Kind wird unbewusst dazu angehalten, untergründige Bedürfnisse der Eltern, die diese nie verwirklichen konnten, in seinem eigenen Lebensvollzug zu erfüllen.

Eine sexuell gehemmte Mutter sieht mit geheimem Wohlgefallen die sexuellen Eskapaden des Sohnes und bestärkt ihn darin. Mit dieser an den Sohn delegierten Triebbefriedigung vermeidet sie eigene Angst.

Auslösende Situation. Die *auslösenden Situationen,* die zum aktuellen neurotischen Konflikt führen, sind typischerweise solche, die die besondere Konfliktbereitschaft des Neurotikers gezielt ansprechen. Es kommt nicht auf die objektive Belastung durch ein Ereignis an, sondern auf die *subjektive Wertigkeit.* Besonders zu nennen sind *Verlockungen* (Situationen mit besonderem Aufforderungscharakter) und *Versagungen* (Frustrationen), die zu einem speziellen Triebkonflikt passen: Bei sexueller Triebambivalenz (Konflikt zwischen sexuellen Wünschen und entgegenstehenden Momenten) wird eine erotische Verlockung ebenso wie eine Versagung (Zurückweisung) den aktuellen Konflikt in Gang setzen können. Man spricht deshalb auch von auslösenden *Versuchungs- und Versagungssituationen.*

Als auslösende lebensgeschichtliche Konstellation ist die *Adoleszenz* mit ihren *Reifungsanforderungen* zu nennen. Neuartige Probleme dieser Altersphase sind: Finden einer eigenen, selbstgewissen Identität und eines konsistenten Selbstbildes (die Antwort auf die Frage: Wer bin ich?), die Auseinandersetzung mit der eigenen Sexualität und Geschlechtsrolle, Ablösungs- und Autoritätsprobleme, Übernahme von Rollen der Erwachsenenwelt. Damit ergeben sich auch besondere Konfliktmöglichkeiten. In der Adoleszenz finden wir eine allgemeine psychische Auflockerung und emotionale Instabilität, aber auch eine narzisstische Egozentrizität mit Denk- und Erlebensmustern, die frühkindliche Erlebnisweisen wiederbeleben: omnipotente Phantasien, Wunschträume und Idealbildungen ohne Bezug zu ihrer Realisierung (Allmacht der Gedanken). Ausser zu aktuellen krisenhaften Zuspitzungen (Reifungskrisen) kann es zur Manifestation einer Neurose kommen.

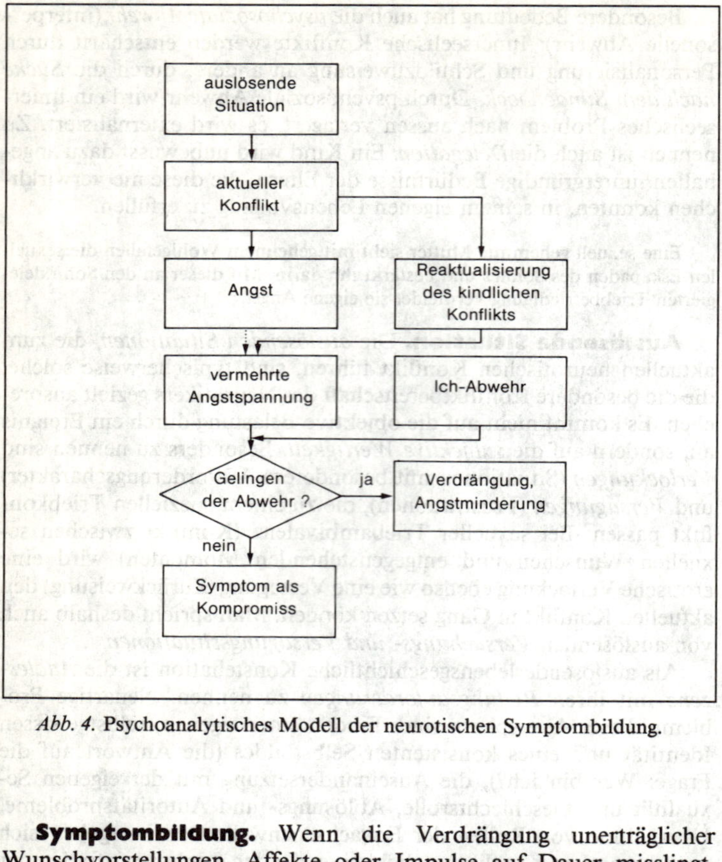

Abb. 4. Psychoanalytisches Modell der neurotischen Symptombildung.

Symptombildung. Wenn die Verdrängung unerträglicher Wunschvorstellungen, Affekte oder Impulse auf Dauer misslingt, kommt es zur Ausbildung eines *neurotischen Symptoms.* Die Konfliktspannung hat dann ein Ausmass gewonnen, dass das Symptom ein Ausweg ist. Man kann es als einen *Kompromiss* innerhalb des gesamten konflikthaften Motivationszusammenhanges verstehen, als Kompromiss zwischen Triebwünschen, Über-Ich-Forderungen, den Anforderungen der Realität, die das Ich vertritt, und der Ich-Abwehr (Abb. 4).

Beispiel. Ein Tischlerlehrling bekommt, während er an seinem Gesellenstück arbeitet, einen Beschäftigungskrampf in der rechten Hand (schmerzhafte tonische Muskelverkrampfung bei intaktem Muskel und intakter Innervation). Er muss die Arbeit deshalb einstellen. Das Gefühl, mit dem Gesellenstück vor seinem Meister bestehen zu müssen, war ihm so unerträglich geworden, dass er mehrfach die Phantasie gehabt hatte, dem Meister das fertige Gesellenstück an den Kopf zu werfen. Diese für ihn nicht akzeptable aggressive Vorstellung löste eine untergründige Angst aus, die nicht mehr ausreichend durch Verdrängung abgewehrt werden konnte. So kommt es zu dem motorischen Konversionssymptom, welches die Situation sofort entschärft: Er kann die verkrampfte Hand nicht mehr gegen den Meister erheben. Zugleich wird an eine frühkindliche Konstellation angeknüpft: Der Meister erinnert ihn an seinen Vater. Den latenten Hass auf seinen Vater, der ihn früher unter Strafandrohung an der Masturbation gehindert hatte, überträgt er auf den Meister. Damit wird aber auch die frühere Angst wiedererlebt, so dass seine innere Spannung wächst, bis es zur Entlastung im Symptom kommt. Das Symptom des Beschäftigungskrampfes bekommt damit noch eine zweite Bedeutung: Es unterbindet auch das Masturbieren.

Das neurotische Symptom stellt eine *missglückte Problemlösung* dar. Obwohl der Kranke durch das Symptom subjektiv gequält ist, bedeutet es doch eine innere Entlastung. Diese innere Entlastung, welche zur Symptomfixierung beiträgt, nennen wir *primären Krankheitsgewinn.*

Unter *sekundärem Krankheitsgewinn* verstehen wir dagegen die realen Folgen, vor allem die sozialen Konsequenzen, die das Symptom oder die Krankheit mit sich bringen und die belohnend und damit auch verstärkend wirken: Rücksichtnahme, verhätschelnde Zuwendung, Krankschreibung, Befreiung von Pflichten, Schmerzensgeld, Berentung. Die Verstärkung durch den sekundären Krankheitsgewinn kann bei Neurosen wie auch anderen Krankheiten zur Chronifizierung beitragen, verstärkende Momente, die vom Arzt ausgehen, zur iatrogenen Fixierung von Symptomen.

Kinderneurotische Symptome. Schon im Kindesalter können aktuelle neurotische Konflikte oder konflikthaft wirkende Überforderungen zu *neurotischen Frühsymptomen* (Primordialsymptomen) führen. Diese sind im Gegensatz zu den Erwachsenenneurosen meist flüchtiger, mit Beendigung oder Entschärfung der aktuellen Situation können sie wieder schwinden. Anderseits machen sich aber auch im Kindesalter schon charakterneurotische Fixierungen und anhaltende neurotische Symptombilder bemerkbar.

Häufige Erscheinungsbilder, die bei der Anamnese erwachsener Neurotiker stets miterfasst werden sollten, sind: Bettnässen, Nägelkauen, Haareausreissen, Sprechhemmungen einschliesslich Stottern, Angstsymptome (Dunkelangst, Pavor nocturnus, Phobien), Schlafstörungen, Essstörungen, Zwangssymptome, Tics (unwillkürliche Bewegung in Form einer Zuckung, ohne Bewegungsziel, nicht neurogen verursacht): mimische Tics, Blinzeltic, Schnüffeltic, Räuspertic, Schultertic. Weiter gehören auch Verhaltensstörungen hierher: Schulangst, Schuleschwänzen, Lügen, sowie psychosomatische Störungen, wie Bronchialasthma, andere nervöse Atmungssyndrome, Erbrechen, funktionelle Bauchbeschwerden.

Neurotische Charakterstörung. Neurosen äussern sich nicht nur in *Symptomen,* sondern auch in Verhaltens- und Erlebensweisen, die sich als Trait verfestigen und die wir dann als Ausdruck eines *neurotischen Charakters* verstehen. Wir unterscheiden deshalb zwischen *Symptomneurosen* und *Charakterneurosen.*

Auch eine neurotische Charakterbildung beruht auf gestörter Konfliktverarbeitung, das charakterneurotische Verhalten wirkt ebenso wie ein Symptom angstvermeidend. Der Unterschied zwischen einem neurotischen Symptom und einem neurotischen Charakter liegt vor allem darin, dass der Kranke das Symptom zwar als von ihm selbst ausgehend, aber dennoch als fremd oder unsinnig, als *ich-dyston* erlebt. Er leidet unmittelbar unter dem Symptom. Die Charakterstörung wird dagegen als ich-gemäss, als ganz der eigenen Persönlichkeit zugehörig erlebt, sie ist *ich-synton.* So ist der zwangsstrukturierte Pedant durch seine Zwanghaftigkeit nicht gequält, er will ja selbst peinlich genau sein, er setzt alles daran, genauer und gewissenhafter als andere Menschen zu sein. Das zwanghaft Kleinliche ist völlig in seinen Charakter *integriert.* Charakterneurotisches Verhalten hat auch einen stärkeren mitmenschlichen Bezug als Symptome, es wirkt sich unmittelbarer im *interpersonellen Verhalten* aus.

Die neurotische Charakterstörung bildet sich meist schon in der Kindheit aus, zu neurotischen Symptombildungen kommt es dagegen meist erst später.

Auch beim Gesunden bilden sich *Charakterstrukturen* aus; diese zeigen fliessende Übergänge zu den Charakterneurosen. Von einer *krankhaften Charakterstörung* sprechen wir erst dann, wenn die soziale Anpassung beeinträchtigt ist, es zu stärkeren intrapsychischen

Spannungen kommt und die zwischenmenschlichen Beziehungen gestört werden. Bei den Charakterstörungen werden die infantilen Antriebe nicht ausreichend sublimiert, die Distanz zu den frühkindlichen Triebzielen ist geringer als beim Gesunden. Deshalb ist ständiges Abwehrverhalten notwendig. Die charakterneurotischen Züge setzen sich mit besonderer rigider Hartnäckigkeit durch, dadurch ist die Selbstverfügbarkeit des Neurotikers begrenzt.

In der *Genese* der Charakterstrukturen wirken sich *Hemmungen* und *Fixierungen* in der Bewältigung der frühkindlichen Entwicklungsphasen aus. Als besonderer strukturbildender Abwehrmechanismus ist die *Reaktionsbildung* zu nennen: die Entwicklung eines Verhaltens, das der ursprünglichen Triebregung entgegengesetzt ist und nun hochgeschätzt ist. So wird in der analen Phase aus verdrängter analer Lustbefriedigung (Schmieren und Spielen mit Kot) die pedantische Reinlichkeit und Ordentlichkeit des Zwangscharakters.

Entsprechend ihrer Genese werden die Charakterstrukturen nach den frühkindlichen Phasen benannt.

Oraler Charakter: anspruchsvoll, gierig, Riesenerwartungen, Anlehnungsbedürfnis, dabei leicht zu enttäuschen. Bei Hemmung kommt es zum depressiven Charakter: opferwillig, kann für sich nichts fordern, anspruchslos, dabei aber untergründig hohe Erwartung auf Zuwendung. Es ist eine Problematik des Gebens und Nehmens.

Narzisstischer Charakter: Selbstbezogenheit und Selbstverherrlichung, kann andere Menschen nicht lieben, sondern sie nur benutzen, erwartet aber selbst Liebe; kühle Kontaktlosigkeit.

Analer Charakter: geizig-retentiv, übertriebene Ordnungsliebe, Pedanterie, Sauberkeitsdrang; Machtausübung, indem man andere zur Ordentlichkeit anhält, Eigensinn und Rachlust. Es ist eine Problematik des Festhaltens und Hergebens, der Unordentlichkeit gegen Ordentlichkeit, der Autonomie gegen Unterordnung.

Phallischer Charakter: Bei Frauen konkurrierender Ehrgeiz gegenüber Männern, rivalisierendes Geltungsbedürfnis, sie möchte den Mann entmachten.

Die Unterscheidung von Symptom- und Charakterneurosen bedeutet nicht, dass es verschiedene Krankheiten sind. Es sind nur unterschiedliche Erscheinungsweisen der Neurose. Zwischen Symptombildung und einer bestimmten Charakterstörung bestehen enge Beziehungen: so zwischen Konversionsstörungen und der hysterischen Charakterstörung, Zwangsneurose und dem Zwangscharakter, neurotischer Depression und dem oral-depressiven Charakter.

Auch kann dasselbe Verhalten einmal als Symptom auftreten, ein anderes Mal ganz in die Persönlichkeit integriert sein und als charakterneurotischer Zug auftreten.

Unsinnig häufiges Händewaschen kann einem Waschzwang entsprechen und ist dann ein Symptom. Der Kranke verspürt einen inneren, ihm aber unsinnig erscheinenden Drang, sich unentwegt waschen zu müssen. Das häufige Händewaschen kann aber auch ich-synton sein, wenn der Kranke es selber will, es aus innerer Überzeugung tut und Genugtuung über seine unvergleichliche Sauberkeit empfindet. In diesem Fall ist es ein charakterneurotisches Verhalten.

Der innere Zusammenhang zwischen Symptomneurosen und Charakterneurosen wird nicht von allen Autoren anerkannt. *Dagegen* wird vor allem angeführt, dass dem Ausbruch einer Symptomneurose nicht immer ein entsprechender Charakter vorhergegangen ist. Bei zwangsneurotischen Kranken lässt sich eine prämorbide zwanghafte Charakterstruktur nur bei einem Drittel nachweisen. Auch gibt es viele Charakterneurosen, wo es nie zu einer Symptombildung kommt.

Strukturelle Persönlichkeitsstörungen. Es gibt schwere Charakterstörungen, die nicht auf Fehlverarbeitung frühkindlicher Konflikte bei sonst gut durchstrukturierter Persönlichkeit beruhen, sondern bei denen *primäre Strukturmängel* der Persönlichkeit zugrundeliegen. Voraussetzung sind schwere Entwicklungs- und Sozialisationsdefizite infolge schwer gestörter familiärer Situation. Dabei wirken sich vor allem frühe emotionale Entbehrungen, mangelndes Reizangebot, Beeinträchtigungen des sozialen Lernens schädigend aus (vgl. S. 163). Zusätzliche Bedingungen können in einer minimalen zerebralen Dysfunktion, vielleicht auch in anlagebedingten Faktoren liegen. Bei fehlender emotionaler Zuwendung und Bestätigung erlernt das Kind nicht die Fähigkeit, vertrauensvolle und tragende emotionale Beziehungen aufzubauen. Elterliche Normen werden ungenügend internalisiert, die innere Verhaltenskontrolle wird unzureichend ausgebildet. Die Fähigkeit, Frustrationen auszuhalten, wird nicht erlernt. Diese Störungen kann man unter dem Begriff *Ich-Schwäche* (mangelnde Impulskontrolle, Frustrationsintoleranz) und der *Über-Ich-Schwäche* (man richtet sich nur nach äusserer Kontrolle, nicht nach inneren Massstäben) zusammenfassen. Es resultieren daraus dissoziale, deviante und soziopathische Entwicklungen.

Paarneurosen, Familienneurosen (Gruppenneurosen). In der *Zweierbeziehung* können sich Probleme und Spannungen aus folgenden Momenten ergeben:

Macht und *Abhängigkeit.* Einseitige Machtausübung des einen und Unterwerfung des anderen stören das Gleichgewicht. Macht ist nicht nur als unmittelbarer sozialer Druck zu verstehen, sie wird auch subtil durch Kranksein, Schwächezustände, Beschwerden ausgeübt. Soziale Macht ist nicht nur soziale Dominanz, sondern auch Belohnungsmacht: die Verfügung über Belohnungen und Verstärker dem anderen gegenüber. Zusammenhalt des Paares und Konvergenz in den gemeinsamen Zielen sind bei ausgeglichener Belohnungsmacht optimal.

Ich-starkes und *ich-schwaches (regressives) Verhalten.* Das freie Spiel zwischen beiden Möglichkeiten ist für die Paarbeziehung wichtig. Das bedeutet gegenseitiges Stützen, wobei einmal der eine, einmal der andere stützt, tröstet, Zuspruch gibt. Bei Verschiebung des Gleichgewichtes dominiert der eine Partner, der andere ist hilflos, schwach, anklammernd.

Abgrenzung der Paarbeziehung nach innen und aussen. Zu geringe Abgrenzung gegeneinander kann regressive Verschmelzungswünsche ausdrücken. Zu starre gegenseitige Abgrenzung führt reziprok zu durchlässigen, diffusen Grenzen nach aussen mit wahlloser Kontaktbereitschaft.

Zu einer *neurotischen Paarbeziehung* kommt es besonders leicht, wenn ein Partner eine hysterische Charakterstörung hat: So überfordert eine hysterische Frau den Partner durch unersättliche Zuwendungswünsche, sie bleibt aber letztlich unbefriedigt und agiert ständig, um konkurrierende Beachtung anderer Männer zu erhalten oder um über den eigenen Partner selbst Geltung zu gewinnen. Es kommt dadurch leicht zu schweren Spannungen in der Paarbeziehung, solange der Partner nicht auf die neurotischen Angebote eingeht. Das neurotisch-unbewusste Zusammenspiel von Partnern infolge ähnlichen Grundkonflikts nennen wir *Kollusion.*

Familienneurosen drängen sich heute immer mehr ins Blickfeld. In Familien kann sich ein Wechselspiel zwischen der Neurose des einzelnen und dem Familiengeschehen entwickeln. So werden Interaktionen in der Familie von untergründigen Triebbedürfnissen des einzelnen (Machtausübung, larvierter Triebbefriedigung durch Delegation) mitbestimmt, aber auch von seinem Abwehrverhalten. Darüber hinaus ist die Familie aber auch als *soziales System,* als soziale Funktionseinheit (im Sinne der Kleingruppe) zu sehen. Diese Blickrichtung konzentriert sich nicht auf den individuellen Kranken, sondern bezieht alle Familienmitglieder mit ein. Jetzt wird die Frage wichtig, ob die Störung des einzelnen Ausdruck einer *Störung der Gesamtfamilie* ist, aber auch, ob die Familie die Störung des einzelnen Mitgliedes richtig wahrnimmt, ob sie sie ertragen kann, wie sie mit ihr umgeht.

Das neurotische Familienmitglied kann jetzt als *vorgeschobener* oder als *Indexpatient* in Erscheinung treten, in dem sich in Wirklichkeit eine Störung der Gesamtfamilie anzeigt. Charakteristisch ist das neurotisch gestörte Kind, in dem sich letztlich der elterliche Konflikt manifestiert; indem die Familie sich ganz auf die Störung des Kindes konzentriert, wird der eigentliche Konflikt dorthin verlagert und damit Angst vermieden. Die Interaktionen und Kommunikationen in diesen Familien gehorchen bestimmten rigiden *Familienregeln,* welche spontanes Verhalten einengen, selbst aber verdeckt bleiben. Im *sozialen Beziehungsnetz* der Familie bilden sich bestimmte Positionen aus (Machtposition, Aussenseiterposition), aber auch Bündnisse (Koalitionen) zwischen einzelnen Mitgliedern, die gleichfalls den Verhaltensspielraum einengen. So gilt in Magersuchtfamilien die Regel der Genussfeindlichkeit (man isst nicht aus Freude, sondern nur, um gross und stark zu werden), und es bilden sich Koalitionen zwischen Kind und einem Elternteil, jedoch so, dass der jeweilige andere Elternteil ausgeschlossen bleibt.

Für das längerfristige Familiengeschehen haben die *familiären Verpflichtungen,* die auf gerechten Ausgleich, Solidarität und Loyalität abzielen, eine besondere Bedeutung. Diese Verpflichtungen schliessen aber auch eigene Konfliktmöglichkeiten ein und müssen bei Familientherapien besonders berücksichtigt werden.

9.4. Verhaltenstheoretische Aspekte der Neurosen

Verhaltenspsychologisch sind Neurosen ein *Fehlverhalten* oder *unangepasstes Verhalten,* welches *erlernt* wurde. Dabei sind aber nicht nur die *Lernbedingungen* bedeutsam, unter denen Neurosen entstehen, sondern auch alle *verhaltenswirksamen Faktoren,* die dazu führen, dass Neurosen beibehalten werden.

Bei der Verhaltensanalyse von Neurosen stossen wir einmal auf einfachere Lernprozesse, die der *klassischen Konditionierung* entsprechen, zumeist aber auf hochkomplexe Lernabläufe und verhaltenswirksame Umstände, die sich mit den Begriffen des *operanten Lernens* fassen lassen.

Insbesondere die *Angstsyndrome,* vor allem die *Phobien,* können wir als ein Erlernen von Angstanlässen oder neuen auslösenden Signalen verstehen. Diese neuen Auslösereize treten an die Stelle der ursprünglichen und rufen jetzt allein Angst hervor. Besonders kennzeichnend bei den Phobien ist die *Generalisierung* der Angstreaktion auf ähnliche, benachbarte Auslösereize: So wird eine Hundephobie, die ursprünglich dem aggressiv emporspringenden Hund galt, auf entferntes Hundegebell, auf Hundehaare, schliesslich auf das Wort «Hund» ausgedehnt. Die Gesamtheit der dabei entstehenden Angstanlässe nennen wir *Angsthierarchie,* wobei die auslösenden Reize in mehr oder weniger grossem Abstand zum ursprünglichen Auslösereiz stehen.

Bei *Zwangsneurosen* erinnert die sinnlose Wiederholung vieler Zwangssymptome an fixierte Verhaltensstereotypien, die man im Tierversuch unter massivem Stress (Unentrinnbarkeit bei monotonem unangenehmem Reiz; unlösbare Unterscheidungsaufgaben) induzieren kann. Bei Zwangsbefürchtungen und Zwangsvermeidungen sind die erlernten Hinweisreize, die Unbehagen und damit das zwanghafte Vermeiden auslösen, weniger fest umrissen als bei der Phobie, aber doch deutlich: So sind Türklinken, Geldmünzen und -scheine, Toiletten Hinweisreize, welche Besudelung und Verunreinigung mit Bakterien anzeigen, sie werden damit verhaltenswirksam. Die zwangsneurotischen Hinweisreize lassen ebenso wie die phobischen Angstreize eine Generalisierungstendenz erkennen.

Viele Zwangssymptome haben eine deutlich angstreduzierende Wirkung, so dass sich daraus ein verstärkendes Moment ergibt. Die *Angstreduktionshypothese* trifft allerdings nicht für alle zwangsneurotischen Symptome zu. Zwangsvorstellungen und -befürchtungen haben einen angsterzeugenden Effekt, die Angstreduktion erfolgt erst durch sekundäre abwehrende Verhaltensweisen. Hier haben innere Vorstellungen die Wirkung von internen Angstreizen.

Bei vielen neurotischen Symptomen fällt eine *mangelnde Habituation* (Habituationsschwäche) auf: Wiederholte Angstreize schwächen die Angstreaktion nicht ab. Allerdings setzt sich der Neurotiker seinen Angstreizen auch nicht systematisch aus (ausser bei kontraphobischem Verhalten), vielmehr entwickelt er ein Vermeidungs- und Fluchtverhalten, um den auslösenden Reizen und damit Angst und Unlust zu entgehen.

Angst und Unlust sind für operante Lernbedingungen neurotischen Verhaltens wesentliche Momente: Vermeidung oder Minderung von Angst und Unlust bedeuten eine Belohnung und damit eine negative Verstärkung. Alle Verhaltensweisen, die Angst und Spannung reduzieren, und dazu gehören sehr viele neurotische Verhaltensweisen, haben durch die Angstreduktion also ein *selbstverstärkendes Moment.* Umgekehrt wirkt die Auslösung von Angst und Unlust als Bestrafung, so dass entsprechende Verhaltensweisen im Sinne eines *Vermeidungslernens* künftig gemieden werden.

Die besondere *Löschungsresistenz* neurotischer Symptome beruht vor allem auf inneren selbstverstärkenden Faktoren, wie Minderung von Angst und Konfliktspannung, darüber hinaus aber auch auf äusseren Verstärkern, wie der Art der Zuwendung von Beziehungspersonen. Auch der Arzt kann ungewollt durch sein Verhalten neurotische Symptome verstärken und damit fixieren, so, wenn er bei der Visite immer wieder mit wohlwollender Genugtuung nach den Symptomen und Beschwerden fragt (iatrogene Fixierung).

Von wachsender Bedeutung für die Erklärung neurotischen Verhaltens ist die *Kognitionspsychologie.* Beim Scheitern des Neurotikers in den verschiedensten Lebenssituationen und unter unterschiedlichen auslösenden Bedingungen ist die kognitive und affektive Bewertung der Situation entscheidend. Es kommt zu *kognitiven Verzerrungen:* zu Fehleinschätzungen der Situation und der Zielerwartungen, die in einer Situation gegeben sind, zur fälschlichen Erwartung negativer Handlungsfolgen, zu falschen kausalen Zuordnungen (Attribuierungen). Die kognitive Verzerrung betrifft aber auch das eigene Selbst, vor allem kommt es zur Abwertung eigener Kontrollmöglichkeiten, zu verfälschten Kontrollerwartungen.

Die kognitiven Verzerrungen beruhen auf verfestigten *kognitiven Schemata,* so dass die unrealistische Sichtweise des Neurotikers sich immer wieder beharrlich durchsetzt. Kognitive Schemata sind selbsterlernte Verhaltensbereitschaften. Sie erfahren beim Neurotiker dadurch immer erneute Verstärkung, dass er ungünstige Handlungsausgänge durch sein eigenes Verhalten selbst herbeiführt und sich dadurch immer wieder bestätigt findet (vgl. auch verhaltenspsychologische Depressionsmodelle S. 87f.).

Die Versuchungs- und Versagungssituationen, die beim Neurotiker zu verstärktem Abwehrverhalten und zur Symptombildung führen, stellen oft keine unmittelbare Versuchung oder Frustration dar. Vielmehr werden hier vielfältige situative *Hinweisreize* wirksam, die dem Neurotiker schon im Vorfeld der eigentlich brisanten Situation eine mögliche Versuchung oder Versagung signalisieren und die ihn zu einem angstvermeidenden Verhalten auffordern und damit verhaltenswirksam werden. Auch solche Hinweisreize werden durch operante Konditionierung erlernt.

Strukturelle Persönlichkeitsstörungen (S. 158) können wir als *Lerndefizite sozialen Lernens* auffassen. Hier wirken sich ungünstig aus: Ausfall wichtiger Modellpersonen sozialen Lernens (unvollständige Familie, Ausfall eines Elternteils durch Alkoholismus oder Psychose); Unzuverlässigkeit des elterlichen Verhaltens und der Zuwendung, vor allem in ihrer belohnenden oder bestrafenden Verhaltenswirksamkeit; inkonsequente Erziehung; machtorientierter, autoritärer Erziehungsstil, der blosse Anpassung (Konformität) und Unterwerfung verlangt. Einschränkungen des sozialen Lernens führen dazu, dass Selbststeuerung und Selbstkontrolle des Verhaltens nicht erlernt werden, dass also äussere Sanktionen und äusserer Druck zur Konformität nicht durch innere Kontrollen ersetzt werden. Damit wird auch nur unzureichend erlernt, Handlungsfolgen zu antizipieren und sich adäquat darauf einzustellen, Frustrationen zu ertragen und Triebbefriedigung zu verschieben.

10. Spezielle Neurosen

Die einzelnen *Neuroseformen* unterscheiden wir nach ihrer *vorherrschenden Symptomatik,* weil damit prägnante Neurosetypen erfasst werden. Dies sind aber keine scharf abgegrenzten Krankheiten, denn es gibt zwischen ihnen viele Überschneidungen. Auch die den einzelnen Neuroseformen zuzuordnenden Charakterstrukturen entsprechen im Einzelfall nicht immer den reinen psychoanalytischen Charaktertypen, sondern haben verschiedene Charakteranteile.

Die Unterscheidung zwischen *Symptomneurosen* und *Charakterneurosen* hat weniger eine systematische als eine praktische Bedeutung (so für die Frage der Therapie). Tatsächlich finden wir bei Neurotikern häufig sowohl Symptombildungen als auch neurotische Charakterstörungen, die sich im interpersonellen Verhalten, in Behinderungen der Selbstverwirklichung und im Abwehrverhalten äussern. Symptom- und Charakterneurosen bezeichnen deshalb nur diejenigen Fälle, bei welchen es zu einem Übergewicht entweder der Symptome oder aber der Charakterstörung gekommen ist. Solange eine neurotische Charakterbildung zur Angstabwehr ausreicht, verhindert sie wohl auch die Bildung von Symptomen.

Neben der *Symptomatik* einer Neurose (und ihrer Genese) ist deshalb das *interpersonelle Verhalten* des Kranken von besonderer Bedeutung, weil sich hierin die charakterneurotischen Störungen bemerkbar machen. Die zwischenmenschlichen Interaktionen des Kranken wirken sich nicht nur in seinem familiären und beruflichen Umfeld aus, sondern besonders auch in der Arzt-Patient-Beziehung. Deshalb lassen wir beim Erstgespräch mit dem Patienten, bei der Erstuntersuchung sein zwischenmenschliches Verhalten uneingeschränkt auf uns wirken, um damit seinen Interaktionsstil mit sozialen Partnern zu erfassen. Im therapeutischen Umgang sind diese Interaktionen besonders wichtig: Dort kommt es darauf an, dass wir uns in die vom Neurotiker unbewusst gesteuerten interaktionellen Arrangements nicht hineinziehen lassen, dass wir sein unbewusstes Anliegen aber dennoch verstehen.

So wäre es verkehrt, sich durch das hilfeheischende, anklammernde Verhalten des Herzneurotikers immer wieder zu überflüssigen ärztlichen Massnahmen und zu instrumenteller Zuwendung (EKG, Laboruntersuchung) verleiten zu lassen. Wir kommen damit dem Kranken zwar im Augenblick entgegen, in Wirklichkeit befriedigen wir aber nur seine unersättlichen neurotischen Bedürfnisse und bestärken ihn auf Dauer in seiner infantilen Abhängigkeitshaltung (iatrogene Fixierung). Als psychotherapeutisch eingestellte Ärzte müssen wir stets daran denken, die wirklichen Interessen des Kranken zu vertreten, nicht aber seine neurotischen Bedürfnisse nach Anlehnung, Abhängigkeit und Anklammerung zu befriedigen. Denn damit entsteht ein Teufelskreis fortwährender Bekräftigung der Fehlhaltung des Patienten, aus dem er und der Therapeut sich nicht mehr lösen können. Hierin liegt auch der wesentliche Grund für die *Abstinenzregel* der psychoanalytischen Behandlung: Keine Bedürfnisse des Kranken zu befriedigen, seien dies Triebwünsche oder emotionale und psychosoziale Bedürfnisse. Stattdessen sollen diese Bedürfnisse in der Therapie angesprochen, d.h. verbalisiert und interpretiert werden.

Nach ihrem *Vorkommen* machen Neurosen etwa zwei Drittel aller psychischen Störungen aus. Die Prävalenz liegt bei 10%, unter Einbeziehung leichterer Fälle bei 24%. Frauen überwiegen im Verhältnis 2:1. Die meisten Krankheitsfälle finden sich im mittleren Lebensalter; dabei ist aber zu berücksichtigen, dass viele Neurotiker sich erst spät zu einer Behandlung entschliessen.

In der allgemeinärztlichen Praxis machen Neurosen einen beträchtlichen Anteil aller Krankheiten aus, sie beanspruchen einen überproportionalen Anteil der ärztlichen Arbeitszeit. 15% der Bevölkerung (in Mannheim) suchen jährlich wegen psychischer Beschwerden einen Arzt auf, davon 14% einen Allgemeinarzt. 40–60% der Fälle einer nervenärztlichen Praxis sind Neurosen.

In der ärztlichen Allgemeinpraxis werden psychologische Diagnosen allerdings zurückhaltend gestellt, es werden vielfach unbestimmte Diagnosen, wie vegetative Dystonie, Zervikalsyndrom, Erschöpfungszustand, bevorzugt. Dies liegt teilweise an der Scheu, den Kranken mit einer psychologischen Diagnose zu konfrontieren, zumal viele Patienten eine somatische Diagnose eher annehmen. Auch ist das herkömmliche medizinische Krankheitskonzept ein vorwiegend somatisches. Immerhin wird von vielen Ärzten doch eine psychische Mitwirkung bei vielen Beschwerdebildern angenommen, was sich an der sehr häufigen Verordnung von Psychopharmaka, speziell Tranquilizern, ablesen lässt.

10.1. Angstneurose

Symptomatik. Für die *Angstneurose* ist die bis zur Panik gesteigerte *freiflottierende Angst* kennzeichnend, eine Angst, die sich auf kein bestimmtes Objekt und keine bestimmte Situation richtet, sondern ungerichtet ist. Sie äussert sich in chronischer Angst, meist aber im akuten *Angstanfall:* Der Kranke ist von panischer Angst erfüllt, er geht ganz in Angst auf. Der Angstanfall geht mit physiologischen Angstkorrelaten einher: Tachykardie, Erröten oder Erblassen, Schweissausbruch, Atemstörungen, Beklemmung, Zittern, Durchfall. Sekundär kann es zur *Angst vor der Angst* kommen, der ängstlichen Erwartung erneuter Angstanfälle. Die begleitenden somatischen Beschwerden, vor allem am Herz-Kreislauf-System, werden manchmal so dramatisch empfunden, dass sie ihrerseits zu sekundären Erwartungsängsten führen. So kann die *Herzneurose* als eine solche Weiterverarbeitung des angstneurotischen Geschehens aufgefasst werden: Es stellt sich eine panische Angst ein, ohnmächtig oder tot umzufallen, aus dem Schlaf nicht wieder aufzuwachen, eine Angst vor plötzlichem Herzinfarkt.

Die Ängste, die viele andere Neurosen begleiten, sind keine Angstneurosen, bei diesen sind die ständig vorhandene hohe Angstbereitschaft und der den Kranken völlig überwältigende Angstanfall das Leitsymptom. Ungerichtete Ängste kommen aber auch bei Borderline-Zuständen und panikartig nach Rauschmittelintoxikationen (LSD) vor, auch wenn die Rauschwirkung bereits abgeklungen ist: «flash back». Sonst ist die Angstneurose von schwerer diffuser Angst bei ängstlichen Depressionen und bei Schizophrenien abzugrenzen.

Interpersonelles Verhalten. Es findet sich häufig eine hysteriforme Planlosigkeit, die sich aber weniger in impulsiver Aktivität als in Kopflosigkeit, Hilflosigkeit, auch in naiven Fehlerwartungen an die Umwelt äussert. Deshalb wurde die Angstneurose früher auch als Angsthysterie bezeichnet. Der Kranke tritt anklammernd-hilflos auf, er lässt sich lieber führen und helfen, bei Enttäuschung seiner Ansprüche (mangelnder Zuwendung oder Trennung von den Schutzfiguren) wird er noch hilfloser; dieses Verhalten hat einen hohen Aufforderungscharakter an die Umwelt, sich ihm zuzuwenden. Auch für andere Neurosen mit starker Angst gilt, dass die Kranken sich stark an den Therapeuten anklammern und eine hohe *Trennungsempfindlichkeit* zeigen: Arztwechsel, Urlaub des Therapeuten rufen starke infantile Trennungsangst hervor und sind ihnen deshalb unerträglich.

Psychodynamik. Das ungehemmte *Durchbrechen* starker Angst zeigt, dass bei diesen Kranken die *Angstabwehr versagt.* Angstanlässe werden zwar verdrängt, der weiterbestehenden Erregung und Angst ist der Kranke aber hilflos ausgeliefert. Infolge starker *Gehemmtheit* ist ihm auch eine Entlastung durch aktives Handeln nicht möglich, aber auch nicht durch ein motorisches Symptom (wie bei der Konversionsneurose), deshalb bricht die Angst immer wieder durch.

Einengende Verwöhnung schon in der präödipalen Phase führt dazu, dass die Abwehr von Angst nicht erlernt wird, die Fixierung auf Angst vor Liebesverlust führt dazu, dass der Kranke immer wieder Anlehnung und Schutz bei starken «Schutzfiguren» (wie auch dem Arzt) sucht.

Verlauf und Therapie. Der Verlauf der Angstneurose ist meist chronisch. In leichteren Fällen kommt konfliktbearbeitende Psychotherapie in Frage, wobei der Kranke es lernen sollte, eigene Möglichkeiten der Angstbewältigung zu entwickeln, aber auch Ängste zu ertragen und für sich selbst mehr Verantwortung zu übernehmen. In schweren Fällen bleibt oft nur die Möglichkeit stützender Gespräche, aber auch eines systematischen Trainings, um den Kranken zu befähigen, wieder eigene Schritte zu machen, ohne eine helfende Person in ständiger Blick- und Rufnähe um sich zu haben. Häufig ist unterstützende medikamentöse Therapie erforderlich: Tranquilizer nur für den akuten Angstanfall bzw. nur für einen streng begrenzten Zeitraum (2–3 Wochen), da die Gefahr der Medikamentenabhängigkeit besteht. Stattdessen sind Neuroleptika in kleiner Dosis oft vorzuziehen (Haldol-Kapseln, Melleretten). Bei starker Somatisierung der Angst (Tachykardie, subjektives Herzklopfen), auch bei heftigen Erwartungsängsten, sind Betarezeptorenblocker sinnvoll, um zumindest die Peripherie zu beruhigen und durch verminderte Wahrnehmung des Herzklopfens auch die Angst zu mindern.

10.2. Herzphobie

Symptomatik. Bei der *Herzphobie* (Herzneurose) konzentriert sich die Angst völlig auf das Herz: anfallsartiges Auftreten von *Todesangst,* Angst vor Herzstillstand und Herzinfarkt. Dabei finden sich heftige physiologische Angstkorrelate: Tachykardie, Beklemmung,

Schweissausbruch, Erstickungsgefühl, Blutdruckerhöhung. Ausgangspunkt der Herzphobie ist meist ein *sympathikovasaler Anfall* mit Herzrasen, Blutdruckanstieg, starker Erregung. Im Laufe der weiteren phobischen Entwicklung kommt es zu *Erwartungsängsten* vor dem nächsten Anfall. Sekundär schliessen sich *hypochondrische Verhaltensweisen* an: ängstliche Selbstbeobachtung mit Palpieren des Pulses und extremer Schonung (Vermeidungsverhalten).

Es gibt auch Fälle, wo das Erleben von Angst infolge Verleugnung oder Abspaltung des Angstaffektes ganz zurücktritt; hier stehen dann die somatischen Angstkorrelate (Herzrasen, stenokardische Empfindungen) ganz im Vordergrund.

Differentialdiagnostisch ist die Herzphobie vom Herzinfarkt abzugrenzen. Beim Herzinfarkt steht der *pektanginöse Schmerz* mit Meiden jeder Bewegung im Vordergrund, bei der Herzphobie dagegen die *Angst.*

Interpersonelles Verhalten. Das anklammernd-hilfeheischende Verhalten tritt hier besonders deutlich hervor. Die Kranken können nicht mehr allein sein, nur die ständige Nähe des Arztes kann sie beruhigen. Zugleich sind sie in ihrer Gefühlseinstellung gegenüber ihren Beziehungspersonen ambivalent (Liebe und Anlehnung, zugleich aber untergründiger Vorwurf und Hass). In ihrer familiären Umwelt entwickeln sie eine Schonatmosphäre wie in einem Herzsanatorium. Zum ärztlichen Umgang mit diesem Verhalten, das einen starken Hilfsappell bedeutet, vgl. S. 165.

Neben diesem A-Typ des Herzneurotikers gibt es noch einen B-Typ. Dieser neigt eher zur Verleugnung von Angst und somatischen Angstkorrelaten, zu kontraphobischer forcierter Aktivität (Sport) und damit zur Flucht in die Gesundheit. Ein ähnliches krankheitsverleugnendes Verhalten finden wir nicht selten auch bei Herzinfarktpatienten.

Psychodynamik. Bestimmend ist eine unbewusste *Trennungsproblematik.* Diese hat ihren Ursprung in früher Kindheit, die Kranken haben Trennungen von der Mutter nicht zu tolerieren und verarbeiten gelernt. Sie können auch Trennungen nicht antizipieren und sich darauf einstellen. Es kommt zu persistierenden *Ängsten vor Verlassenwerden und dem Alleinsein.* Die infantile Trennungsproblematik kann durch aktuelle Trennungssituationen, auch durch Herztod bei Bekannten, besonders angesprochen und reaktualisiert werden, so dass es dann zu der herzphobischen Symptomatik kommt.

Verlauf und Therapie. Während bei Angstneurosen und Phobien Frauen überwiegen, ist es bei der Herzphobie umgekehrt. Die bevorzugte Altersgruppe ist zwischen 18 und 40 Jahren. Organische Herzbefunde fehlen völlig, Infarkte sind sogar seltener als in der Durchschnittsbevölkerung. Die herzphobische Symptomatik neigt zur Chronifizierung und Ausbildung eines hypochondrischen Vermeidungs- und Schonverhaltens. Konfliktbezogene analytische Psychotherapie oder Verhaltenstherapie sind in jüngerem Alter am erfolgversprechendsten. Im akuten herzphobischen Anfall gibt man ein Diazepampräparat i.m. oder i.v. (Valium, Tranxilium).

10.3. Phobische Neurose

Symptomatik. *Phobien* sind inadäquate, irrationale *Ängste,* die auf bestimmte *Reize, Objekte oder Situationen bezogen* sind, z.B. Tierphobien (Hunde, Schlangen, Spinnen, Mäuse), Platzangst als Angst, sich über freie Plätze zu bewegen, Erythrophobie als Angst zu erröten. Die ausgelöste Angst kann bis zur Panik gehen. Der Phobiker kann ihr nur entgehen, indem er die auslösenden Situationen *meidet.* Manche dieser Ängste (vor Spinnen, Schlangen) sind harmlos oder ohne praktische Bedeutung, krankhaft werden sie dagegen besonders dann, wenn das Sozialverhalten durch die Ängste und die sekundären Vermeidungsstrategien stärker beeinträchtigt wird.

Einige der zahllosen *Angstauslöser* seien aufgeführt:

Agoraphobie (Platzangst): Angst vor freien Plätzen, offenen Strassen.

Klaustrophobie: Angst vor engen Räumen, im Lift, vor dem Beengtwerden im Autobus oder im vollbesetzten Kino.

Zoophobie (Tierphobie): Angst vor Tieren.

Höhenangst (Akrophobie): Angst vor dem Abgrund auf hohen Türmen, Aussichtspunkten, im Flugzeug.

Erythrophobie: Angst zu erröten. Verwandt sind auch das Lampenfieber (als Erwartungsangst), die Angst, frei vor anderen zu sprechen, die Angst, durch Körper- oder Mundgeruch aufzufallen.

Der Phobiker ist bezüglich der auslösenden Signale stark *sensibilisiert* und nimmt sie bevorzugt wahr. Die Angstreize werden oft auf ähnliche Reize ausgedehnt: *Generalisierung der Angstreaktion* (vgl. S. 161). Dem Kranken selbst erscheinen seine Ängste, sobald sie vorbei sind, unbegründet, er kann ihre Wiederkehr aber nicht verhindern. Das *Vermeidungsverhalten* zur Ausschaltung angstauslösender Anlässe kann den sozialen Verhaltens- und Bewegungsspielraum des Phobikers stark einengen, so, wenn er infolge Klaustrophobie kein Verkehrsmittel mehr benutzen, kein Geschäft, in dem Menschen sich drängen, mehr aufsuchen kann. Vielfach genügt aber auch die Anwesenheit einer Begleitperson zur Angstreduktion.

Manche Phobien haben den Charakter einer *Zwangsbefürchtung:* Sie werden als unsinniges Sichaufdrängen der Befürchtung erlebt. Diese eher *zwangsneurotischen Phobien* beinhalten meist die Befürchtung, andere gefährden, etwas Aggressives tun zu können. Auslösend ist oft der Anblick von spitzen Gegenständen (Messer, Scheren), der die Befürchtung wachruft, etwa das eigene Kind damit erstechen zu können.

Kontraphobisch (oder Überkompensation) nennen wir ein Verhalten, wenn man gerade das tun muss, vor dem man Angst hat: Wenn man als Schlangenphobiker Dompteur wird.

Interpersonelles Verhalten. Das zwischenmenschliche Verhalten ist durch Hilflosigkeit und Ausweichen (bis zu Flucht- und Vermeidungsverhalten) gekennzeichnet. In der therapeutischen Situation ist der Phobiker ohne zu überlegen sofort zu allem bereit, um dann aber doch mit Ausweichen, Symptomverstärkung, Überspielen der eigentlichen Probleme zu reagieren. Aus seiner Hilflosigkeit heraus pocht der Phobiker auf Schutz, Hilfe, ständige Anwesenheit anderer, was Familienangehörige als Herrschenwollen empfinden.

Psychodynamik. Der ausgestanzte Symptomcharakter der Phobien zeigt, dass bei der phobischen Neurose die Angstabwehr besser ausgebildet ist als bei der Angstneurose. Während beim Angstneurotiker die diffuse Angst leicht in das Gesamtverhalten integriert wird, so dass er sich insgesamt ängstlich fühlt und verhält, ist die Phobie weniger ich-synton.

Psychodynamisch steht die phobische Angst vor einem äusseren Objekt stellvertretend für eine innere Angstgefahr. Vorwiegend sind es sexuelle und aggressive Wunschphantasien, welche Angst auslösen, aber nur unvollkommen verdrängt werden. Die innere Angst wird jetzt auf eine äussere Angstsituation verschoben (Externalisierung). Indem man die äussere Gefahr meidet, verschanzt man sich zugleich gegen die innere Triebgefahr.

So können sexuelle Verführungsphantasien im engen Fahrstuhl wachgerufen werden, zugleich entsteht damit Angst. Um diese Angst bannen zu können, wird sie externalisiert: Die Angst vor den eigenen sexuellen Annäherungswünschen wandelt sich in eine Berührungsangst im Fahrstuhl. Diese äussere Gefahrensituation lässt sich jetzt besser kontrollieren: Der Kranke meidet jeden Fahrstuhl.

Beim *Fall des kleinen Hans* (Freud) verschob der kleine Junge seine ödipale Angst vor dem rivalisierenden Vater und die Angst vor seiner eigenen Gegenaggression auf Pferde. Es kam zur Pferdephobie mit der Befürchtung, diese würden ihn beissen.

Verlauf und Therapie. Eng umschriebene Phobien ohne schwerere charakterneurotische Störung lassen sich durch Verhaltenstherapie gut behandeln. Sonst kommt längerdauernde psychoanalytische Behandlung in Frage. Die Prognose ist dann ungünstiger, wenn zuvor eine angstneurotische Symptomatik bestanden hat und die diffusen Ängste mehr und mehr durch objekt- und situationsbezogene Ängste ersetzt werden.

10.4. Konversionsneurose, hysterische Charakterstörung

Wir fassen die durch Konversionssymptome gekennzeichnete *Konversionsneurose* und die *hysterische Charakterneurose,* die sich besonders im interpersonellen Verhalten äussert, zusammen.

Die Bezeichnung Hysterie wird heute eher gemieden, da sie abwertend ist, den Kranken vorschnell abstempelt und diskriminiert. Auch wird die Diagnose «Hysterie» oft fälschlich gestellt, um eine unklare Symptomatik ohne somatischen Befund, auch um Ängstlichkeit und Theatralik eines Patienten zu bezeichnen. Für die hysterischen Symptome haben wir die Bezeichnung Konversionsneurose, es bleiben jedoch die Charakterstörungen, für die es keine andere Bezeichnung gibt.

Viele behalten die Bezeichnung «Hysterie» deshalb nur der hysterischen Charakterstörung vor.

Symptomatik. In der Persönlichkeit des Hysterikers fällt zunächst die abnorme *Angstverarbeitung* auf. Der Kranke ist emotional übermässig stark ansprechbar, schon bei kleinen Anlässen schlägt das Pendel stark aus, entweder zur überschwenglichen, begeisterten Seite oder zur ängstlichen. Angst hat jedoch eine besonders starke desintegrierende Wirkung: Der Kranke wird rasch erregt, kopflos und planlos, dabei impulshaft aktiv, Angst wird heftig geäussert (Schreien), oder es kommt ebenso rasch zum Umschlag in Wut und Aggressivität (als Angstabwehr), die gleichfalls heftig ausagiert werden. Diese Erscheinungsweise wird auch als Angsthysterie bezeichnet und entspricht der *hysterischen Charakterneurose.* Bei zurückgehaltener Angst und Erregung kommt es zu Konversionsstörungen oder zu hysterischen Anfällen und Bewusstseinsstörungen. Diese Erscheinungsform entspricht der eigentlichen *Konversionshysterie,* sie findet sich eher bei weniger intelligenten, undifferenzierteren Menschen. Bei diesen Störungen setzt sich die innere Spannung und Erregung unmittelbar in die Symptomatik um. Der Angstanlass ist dabei «vergessen», das Angstgefühl wird verdrängt, es bleiben davon abgespalten nur die Erregung und Aktivierung zurück, die sich in der Symptomatik entäussern und entladen. Die Konversionssymptomatik ist ausserordentlich bunt und vielfältig.

Die körperlichen *Konversionssymptome* sind psychogene Körperstörungen bei völlig intaktem Organ und intakter Innervierung. Es fehlen die von psychosomatischen Krankheiten her bekannten Organläsionen, jedoch kann es sekundär zu somatischen Auswirkungen kommen, so, wenn eine psychogene Lähmung zur Inaktivitätsatrophie der Muskeln, zu Gelenkkontrakturen führt. Die Konversionssymptome befallen nicht die inneren Organe, sondern *Willkürmuskulatur, Sensorik* und *Sensibilität.*

Oft drückt die Symptomatik *symbolisch* das unbewusste Anliegen des Kranken aus: eine psychogene Sehstörung das Nichtsehenwollen des sexuell Aufregenden; der grosse hysterische Anfall (mit seinen koitusähnlichen Bewegungen) den unbewussten Wunsch nach sexueller Hingabe. Auch der *Appellcharakter* der Störungen ist nicht zu übersehen: Sie fordern Beachtung und Aufmerksamkeit, ihre Dramatik beeindruckt die Umwelt.

Motorische Konversionsstörungen umfassen Lähmungen, tonische Muskelverkrampfungen, Tics, Gangstörungen, Tremor, psychogene Aphonie (Stimmlähmung).

Differentialdiagnostisch müssen psychogene von organischen Tics, psychogener von essentiellem Tremor, psychogener Schiefhals vom organischen Tortikollis abgegrenzt werden.

Sensorisch-sensible Konversionsstörungen umfassen Seh- und Hörstörungen, Einengungen des Gesichtsfeldes (röhrenförmige und andere Skotome), Parästhesien, Anästhesien und Schmerzempfindungen der Haut. Psychogene Sensibilitätsstörungen entsprechen in ihrer Ausbreitung nicht der tatsächlichen Innervation, sondern einer vorgestellten, sie sind handschuh- oder strumpfförmig begrenzt.

Vielfache subjektive Körperbeschwerden treten auf, die nahezu jede wirkliche Krankheit imitieren können. Sehr häufig Globusgefühl im Hals (Gefühl eines Klosses oder eines wandernden Balles bis zum Schlund); Klavusgefühl (umschriebener Kopfschmerz, als ob ein Nagel eingeschlagen worden wäre). Zu nennen sind auch psychogenes Würgen und Erbrechen (Brechneurose) und Scheinschwangerschaft («grossesse nerveuse», eingebildete Schwangerschaft), sogar mit Zunahme des Leibesumfanges, Erbrechen, Wahrnehmung von Kindsbewegungen.

Hysterische Anfälle und Bewusstseinsstörungen. Der *grosse hysterische Anfall* äussert sich in hyperlordotischer Überstreckung der Wirbelsäule, und zwar in tonischer Verkrampfung («arc de cercle»), aber auch mit Zuckungen, rhythmischen Beckenbewegungen bis hin zu einem Bewegungssturm. Infolge psychogener Bewusstseinseinschränkung ist der Kranke nicht richtig ansprechbar, oder er wendet sich ab, kneift die Augen zu. Der Zustand ist manchmal durch energischen Zuruf zu durchbrechen.

Hyperventilationstetanie. Anfallsartige Hyperventilation mit Keuchen und Hecheln. Der Ausdruckscharakter der Angst ist deutlich: angstvoll aufgerissene Augen, Ringen nach Luft, stridorartiges Atemgeräusch. Erst sekundär kommt es durch die Überatmung zum tetanischen Anfall mit Pfötchenstellung der Hände, gespitztem Mund, Steifigkeitsgefühl und Parästhesien in den Armen und perioral, schliesslich Einengung des Bewusstseins. Der tetanische Anfall löst selbst wiederum Angst aus. Sofortmassnahme: Zur Anreicherung der Einatemluft mit CO_2 in Plastiktüte atmen lassen (Tüte nicht direkt vor das Gesicht halten, dies wird angstvoll erlebt, sondern durch Schlauch atmen lassen); bei ausgeprägter Angstatmung auch Valium i.v.

Psychogene Bewusstseinsstörungen äussern sich als anfallsartige Umdämmerung, Derealisation, pseudodement-abwesendes Verhalten, auch Umsinken (ohne dass eine vagovasale Ohnmacht vorliegt). Die anfallsartigen Manifestationen unterscheiden sich von epileptischen durch die erhaltene Pupillenreaktion, es kommt auch nicht zu Einnässen und Zungenbiss.

Psychogene Gedächtnisstörungen. In der Form der *hysterischen Amnesie* werden unangenehme Ereignisse vergessen und können nicht mehr erinnert werden, oder es wird nur der unangenehme Anteil selektiv vergessen. Nicht selten sind Phantasievorstellungen, deren ursprünglicher sexueller Inhalt vergessen wurde. Diese Erinnerungsstörungen beruhen auf der psychischen Angstabwehr des Hysterikers, der den Angstanlass verleugnet und «vergisst», alles Akzeptable und die Erregung aber stehenlässt.

In den letzten Jahrzehnten wurde der grosse hysterische Anfall, der zur Zeit Freuds noch sehr häufig war, immer seltener. Überhaupt sind die *dramatischen Ausdrucksformen* neurotischer Erkrankungen mehr und mehr den *Intimformen* gewichen: depressiven und Arbeitsstörungen, psychosomatischen Krankheiten. In den Entwicklungsländern sind Konversionshysterien dagegen auch heute nicht selten.

Sexuelle Funktionsstörungen sind sehr häufig. Bei Frauen Sexualekel, Orgasmusstörungen, Frigidität, Dyspareunie (schmerzhafter Koitus infolge muskulärer Verkrampfung: Abwehrkrampf), ähnlich der Vaginismus (schmerzhafte Zusammenziehung der Vaginalmuskulatur); bei Männern Ejaculatio praecox (vorzeitiger Samenerguss), erektive Störungen, fehlende sexuelle Satisfaktion. Kennzeichnend ist sexuelle Erregbarkeit bei mangelnder Befriedigungsmöglichkeit, sexuelle Stimulierbarkeit, bis die Funktionsstörung «im letzten Augenblick» die Befriedigung zunichte macht. Häufiger Partnerwechsel dient dazu, sich sexuell zu beweisen, neue Partner bei Rivalinnen auszustechen.

Arbeitsstörungen hysterischer Persönlichkeiten hängen mit der Ungeduld zusammen, mit der sensationelle Erfolge erwartet werden, aber auch mit einer Erotisierung sachbezogenen Arbeitens: In sexuellverführerischem Agieren am Arbeitsplatz wird Ungeduld viel rascher belohnt als bei mühevoller Kleinarbeit.

Interpersonelles Verhalten. Die *hysterische Charakterstörung* ist bei Männern bisher wenig untersucht und beschrieben worden. Dagegen haben wir von der weiblichen Hysterie ein gutes Bild. Ob hysterische Charakterstörungen bei Frauen häufiger sind als bei Männern, ist dagegen nicht erwiesen. Die hysterische Patientin ist durch momentane Umweltreize übermässig leicht ansprechbar, sie reagiert impulsiv, lässt sich aber nicht festlegen, sondern wird im nächsten Augenblick von neuen sich bietenden Möglichkeiten bestimmt. Dieses sprunghafte Verhalten macht sich im zwischenmenschlichen Umgang besonders bemerkbar: Die Hysterikerin ist emotional übermässig ansprechbar, steigert sich rasch in etwas hinein, ist dabei aber labil, die Gefühle schlagen rasch um. In einer Gruppe beansprucht die Hysterikerin sofort Aufmerksamkeit, sie ist lebhaft beteiligt, blickt werbend um sich, wer von den anwesenden Männern sich zuwenden wird, belohnt durch Blickkontakte. Ihr Gegenüber fühlt sich besonders angesprochen und emotional einbezogen. Besondere Probleme ergeben sich in der Partnerschaft: Die Hysterikerin fordert bedingungslose Zuwendung und ständige Liebesbeweise, sie saugt sich am Partner fest, stösst ihn aber auch wieder von sich oder zettelt oberflächliche Beziehungen zu Ersatzpartnern an, um ihn herauszufordern. Sie ist sexuell leicht erregbar, vereitelt aber die Befriedigung. Bei starken phallischen Charakteranteilen kommt es zum Konkurrieren mit dem Mann oder zur Tendenz, ihn zu entmachten. Es kann zur Kampfehe mit sadomasochistischem Wechselspiel von Beherrschen und Unterwerfung kommen. Reale Schwierigkeiten werden ausgeblendet und nicht zur Kenntnis genommen, Wunschdenken bestimmt oft das Handeln.

Hysterikerinnen wirken nach aussen häufig egozentrisch, theatralisch-unecht, verführerisch oder provokant, dabei gefühlskalt, manchmal intrigant. Dabei muss man aber immer die Tragik des hysterischen Charakters im Blick behalten, den ständigen Konflikt zwischen Zuwendungswünschen und Angst vor Festlegung, zwischen sexuellen Wünschen und der Angst vor ihrer Realisierung.

Psychodynamik. In der Genese der hysterischen Neurose sind einmal *ödipale Probleme* wichtig: Die starke Fixierung auf *inzestuöse sexuelle Wünsche,* die ursprünglich dem Vater galten und die abgewehrt werden müssen. Der Stärke der sexuellen Triebwünsche entspricht dabei die Heftigkeit der Abwehr. Sexuelle Phantasien liegen oft sehr an der Oberfläche, wobei das eigentlich Sexuelle aber vergessen oder verdrängt ist. Eine *orale Problematik* zeigt sich in einem *Abhängigkeitskonflikt:* dem Wunsch nach Zuwendung und nach Abhängigkeit, wobei die Angst vor Liebesverlust paradoxerweise zum Zurückstossen des Partners führt. Schliesslich wird auch eine *Schwäche der Selbstrepräsentanz* und der Selbstbewertung deutlich, wenn hysterische Patienten, statt sich selbst zu sein, sich in Rollen hineinsteigern und sich so zur Darstellung bringen (Theatralik).

Es sind aber nicht nur diese Grundkonflikte, die eine hysterische Neurose ausmachen, sondern ganz wesentlich ist es der besondere *hysterische Abwehrstil.* So wird der ödipale Konflikt ständig neu inszeniert, um die Angst abzuwehren. Die zwischenmenschlichen Aufregungen, die der Hysteriker herbeiführt, dienen dazu, die eigentliche Angst nicht wahrzunehmen. Verdrängung und Verleugnung sind die wichtigsten Abwehrmechanismen, dazu kommt die Abspaltung (Dissoziation) unerträglicher Gefühlsanteile aus dem Erleben.

Verlauf und Therapie. Prognostisch eher günstig für eine analytische Therapie sind Hysterien, bei denen eine Sublimierung der sexuellen Impulse möglich ist. Therapieresistent sind dagegen die Fälle mit starker infantiler Abhängigkeit und oral-forderndem Verhalten. In der Arzt-Patient-Beziehung kann das emotional einbeziehende, erotisch verführende oder anspruchsvolle Verhalten störend werden und Abwehr des Therapeuten hervorrufen. Die Therapie wird dadurch beeinträchtigt, dass die Konflikte in der Übertragungssituation immer neu ausgelebt, aber nicht verbalisiert und bearbeitet werden. Bei somatischen Konversionssymptomen kommen Verhaltenstherapie, aber auch suggestive Verfahren in Frage.

10.5. Zwangsneurose, zwanghafte Charakterstörung

Wir fassen die durch Zwangssymptome gekennzeichnete *Zwangsneurose* und die *zwanghafte Charakterneurose,* die sich besonders im interpersonellen Verhalten äussert, zusammen.

Symptomatik. Von *Zwang* (Anankasmus) sprechen wir, wenn bestimmte Vorstellungen, Denkinhalte oder Handlungsimpulse sich einem immer wieder *aufdrängen* und nicht unterdrückt werden können. Der Kranke erlebt die Gedanken und Impulse zwar als von ihm selbst ausgehend, er lehnt sie aber ab, steht nicht hinter ihnen, sieht sie selbst als unsinnig oder ungerechtfertigt an. Dennoch kann er sich gegen sie nicht wehren, er ist innerlich unfrei und seinen Zwängen ausgeliefert. Beim Versuch, sie zu unterdrücken, kommt es zu unerträglicher Angst und Spannung.

Auch beim Gesunden kommen leichte, harmlose Zwangserscheinungen vor, so, wenn einem eine Melodie nicht aus dem Kopf gehen will, wenn man auf dem Gehsteig auf jede zweite oder dritte Platte tritt, wenn man am Briefkasten übertrieben sorgsam ist und prüft, ob der Brief wirklich hineingefallen ist.

Der Zwangsneurotiker fühlt sich dagegen seinen Zwängen in quälender Weise ausgeliefert; die Zwänge können ihn völlig beanspruchen, er ist dagegen machtlos.

Nicht das Unsinnige, Unbegründete der Zwangsinhalte und Zwangsimpulse ist das Krankhafte, sondern das *Sichaufdrängen,* ohne sich dagegen wehren zu können.

Einzelne häufige Zwänge seien kurz geschildert:

Zwangsgedanken (Zwangsvorstellungen, Zwangserinnerungen). Bestimmte Gedankeninhalte drängen sich immer wieder auf, müssen mehrfach gedacht werden. Oft sind es aggressive, sexuelle, obszöne Gedanken, die dann Schuldgefühle wecken. Nicht selten muss das Gegenteil gleich dazu gedacht werden. Häufig muss der Kranke Geschehnisse, eigenes Handeln gedanklich immer wieder rekapitulieren, um sich zu vergewissern, dass er es richtig gemacht hat, dass er die Kleidung in der richtigen Reihenfolge angezogen hat, sich richtig rasiert hat, dass er auch nichts verloren hat.

Zwangsbefürchtungen. Sich zwanghaft aufdrängende unsinnige Befürchtungen, meist mit aggressiv-schädigendem, obszönem oder anderem verbotenem Inhalt. Der Kranke befürchtet, andere umgebracht, in der Toilette heruntergespült, beim Ausdrücken der Zigarette angesengt zu haben, in der Kirche etwas Obszönes in die Stille hinein gesagt zu haben.

Zwangsgedanken und Zwangsbefürchtungen sind die häufigsten Zwangserscheinungen und finden sich bei den meisten Zwangskranken.

Zwangsimpulse. Der sich innerlich aufdrängende Impuls, anderen zu schaden, das eigene Kind zu erstechen, den Altar zu besudeln, dem Vorgesetzten etwas Unanständiges an den Kopf zu werfen. Die Zwangsimpulse werden fast nie verwirklicht, der Kranke fühlt sich durch sie besonders gequält und schuldig. Er entwickelt häufig ausgedehnte *abwehrende Verhaltensweisen,* um den Zwangsimpulsen entgegenzutreten oder um sich zu vergewissern, dass er sie nicht ausgeführt habe: Vermeidung der entsprechenden Situationen, sich mehrfach auf den Mund schlagen, um nichts Obszönes zu sagen, mehrfach (z.B. siebenmal) das Gegenteil zu denken, wiederholt einen Höherstehenden zur Absicherung zu fragen (Fragezwang).

Zwangsbefürchtungen und Zwangsimpulse stehen sich nahe, da der Kranke bei einem verspürten Zwangsantrieb sich hinterher oft nicht sicher ist, ob er ihm widerstehen konnte, so dass nun eine Zwangsbefürchtung daraus wird.

Zwangshandlungen. Meist sind es zwanghaft ausgeführte Handlungen, die der *Absicherung* oder der *Abwehr* anderer Zwänge dienen. Sehr häufig ist der Waschzwang: unsinnig oft wiederholtes Händewaschen, manchmal bis zu schwerer Hautschädigung. Beim Zählzwang werden Knöpfe des Gegenübers, Hausnummern, Autos gezählt. Beim Ordnungszwang werden bestimmte Ordnungen in der Küche, auf dem Schreibtisch, beim Sichanziehen strikt eingehalten, bei Abweichungen muss von vorn begonnen werden. Der Kontroll- und Vergewisserungszwang bedeutet, Wasserhähne, Türschlösser, Lichtschalter mehrfach anzufassen und zu prüfen, ob sie wirklich geschlossen bzw. ausgeschaltet sind. Hierher gehören auch bestimmte *Vermeidungen:* Die Türklinke nur mit dem Ellbogen betätigen, um Besudelung und Infektionen zu vermeiden, Geldscheine, die durch viele Hände gegangen sind, nicht zu berühren (vgl. S. 161).

Zwangshandlungen werden zu *Zwangsritualen* ausgebaut: Zwänge müssen in bestimmter Reihenfolge ausgeführt werden, eine Handlung muss 15mal oder 75mal ausgeführt werden, ehe der Kranke Ruhe findet. Zwangsrituale können den Lebensraum eines Kranken auf das Schwerste einengen, so dass er kaum lebensfähig bleibt. Der Kranke ist meist gequält und in unfroher Stimmung. Manche Patienten meiden schliesslich jede Aktivität und erlegen sich Immobilität auf, um nichts Verbotenes zu tun oder damit nichts Besudelndes an sie herankommt.

Ein wesentliches Moment vieler Zwänge ist ein *krankhafter Zweifel.* So dienen Vergewisserungs-, Frage- und Kontrollierzwänge dazu, den Zweifel zu beheben, ob man etwas Verbotenes, Ungeordnetes getan hat, ob man eine Handlung richtig ausgeführt hat. Waschzwänge sollen den letzten Zweifel beseitigen, dass noch ein Rest von Schmutz und Verunreinigung zurückgeblieben ist. Viele Vermeidungs- und Wiedergutmachungszwänge gelten dem Zweifel, ob man jemandem schaden könnte oder bereits geschadet hat.

Andere Zwänge dienen dazu, einen vorangegangenen Zwangsgedanken oder Zwangsimpuls mit obszönem, sadistischem oder Beschmutzungsinhalt *wiedergutzumachen* oder zu *bestrafen.* Neben diesen charakteristischen Inhalten der Zwänge fällt auch immer wieder eine Todesthematik auf: Angst vor Tod, Zerfall und Verwesung, die durch Zwänge abgewehrt werden muss.

Viele Zwänge haben etwas *Magisches:* Wie mit einem Zauberritus soll durch ein genau festgelegtes Tun Schlimmes ferngehalten und abgewehrt werden. Beachtlich sind auch *Allmachtsphantasien:*

Ein Kranker hatte die Zwangsbefürchtung, durch harmlose Bewegungen, durch Anheben der Bettdecke, durch seinen Händedruck ungewollt Spermatozoen zu verbreiten und damit Tausende von Frauen zu schwängern. Ein anderer hegte die Befürchtung, durch seinen Lidschlag unschuldige Menschen zum Fenster hinauszuwerfen, durch die Wasserspülung auf der Toilette Menschen in die Kanalisation mitreissen lassen zu können.

Nicht selten leiden Zwangsneurotiker auch unter somatischen Beschwerden (zwangsneurotisches Organsyndrom): Kopfschmerz, Obstipation, Ermüdung, Schlafstörungen und funktionellen Herzbeschwerden.

Differentialdiagnostisch sind Zwänge bei einer anankastischen Depression und bei Schizophrenien abzugrenzen, aber auch hirnorganische Zwangssyndrome, z.B. nach Enzephalitis.

Interpersonelles Verhalten. Im zwischenmenschlichen Verhalten sind ausgedehnte Zwangsrituale sehr störend. Besonders macht sich aber interpersonell die *zwanghafte Charakterstörung* (Zwangscharakter) bemerkbar. Sie ist bei der Zwangsneurose unterschiedlich ausgeprägt: Es gibt Kranke, bei denen die Zwangssymptome überwiegen, andere, wo der Zwangscharakter beherrschend ist.

Der Zwanghafte ist äusserlich meist fügsam und überangepasst, er wirkt in seinem ganzen Auftreten dabei willentlich beherrscht und kontrolliert, in der Körperhaltung oft unfrei und kontrakt-starr, einer bequemen Sitzgelegenheit gibt er nicht gern nach, die Körpermotorik ist wenig ausgreifend. Untergründig machen sich jedoch immer wieder eine aggressive Haltung, rächende Genugtuung, Neigung zu Willkür und Eigensinn bemerkbar. So kann der Zwangsneurotiker auch eigene Schwächen und kleine Fehler nicht zugeben, er macht indirekt Vorwürfe, möchte sein Gegenüber in subtiler Weise erniedrigen oder in Gewissenhaftigkeit und Ordentlichkeit übertreffen. In seiner moralischen Überzeugung ist er unnachgiebig streng. Bezeichnend ist vielfach eine besondere Haltung gegenüber Autorität: Der Zwangskranke unterwirft sich der Autorität, übt selbst aber Macht aus, indem er der Familie sein System der übertriebenen Genauigkeit und Reinlichkeit aufzwingt, sie auch in seine Zwangssymptome als Helfer miteinbezieht.

Der Zwangskranke übersteigert Sparsamkeit zum Geiz, Ordnungsliebe zur Pedanterie, Prinzipientreue zu eigensinniger Willkür. Seine Ambivalenz zeigt sich anderseits in partieller Schlamperei, in einem verborgenen Winkel voll Schmutz und Unrat, einer gelegentlichen verschwenderischen Geldausgabe. Emotional wirken Zwangskranke häufig ausdrucksarm, in ihrer Spontaneität eingeengt, sie können sich schwer frei zu etwas entscheiden, sondern orientieren sich lieber an festen Regeln und Richtlinien, auch an zwanghaften Regeln, die sie für sich selbst aufgestellt haben und an denen sie rigide festhalten.

Psychodynamik. An den Zwängen lassen sich zumeist *anal-aggressive Triebimpulse* ablesen: aggressiv-sadistische, antisoziale und zerstörerische, anal-beschmutzende, Macht und Willkür ausübende Antriebe. Daneben finden sich *sexuelle Impulse,* aber gleichfalls mit der Betonung des Verbotenen, Obszönen, Verwerflichen.

Auf der anderen Seite sehen wir die übermässig *strenge Gewissensbildung* (strenges, unnachsichtiges Über-Ich), die all dies im Grunde nicht zulässt und beständigen Selbstzweifel, Angst und Schuldgefühle unterhält. Diese Kontrastdynamik von zügellosen analen und sexuellen Antrieben einerseits und rigorosen Gewissensnormen anderseits vermag der Zwangsneurotiker nicht zu lösen und zum Ausgleich zu bringen. So kann man die Zwangssymptome als *ersatzweise Triebbefriedigung* verstehen:

Die unerlaubten Antriebe verwirklichen sich in entstellter Form in Zwangsgedanken, -befürchtungen und -impulsen. Andere Symptome haben wiederum den Charakter einer *Abwehr* in Form von Sicherung, Vermeidung, Selbstbestrafung.

Das Ausgeliefertsein an die Zwänge und an das Hier und Jetzt der aktuellen Situation, die Unfähigkeit zu eigener Spontaneität und eigentlicher Lebensgestaltung, der ständige Zweifel, der durch Kontrolle und Vergewisserung beruhigt werden muss, zeigt die besondere *Ich-Schwäche* des Zwangskranken.

Die vorherrschenden *Abwehrmechanismen* sind: *Regression* auf die Stufe magischen Denkens mit ungenügender Trennung von Denken und Handeln, Befürchten und Tun; *Ungeschehenmachen* durch Abwehrhandlungen und Rückversicherung, *Isolierung* des blossen Impulses (jemanden zu schädigen, etwas Obszönes zu sagen oder zu tun) aus dem erlebnismässigen Gesamtzusammenhang.

Für die Genese des Zwangscharakters ist die *Reaktionsbildung* gegenüber anal-sadistischen Antrieben bedeutsam (vgl. S. 157).

Während der Kindheitsentwicklung sind eine strenge, einengende Familienatmosphäre, unnachsichtiges Sauberkeitsstraining, starre Moralvorstellungen, Unterdrückung von Spontaneität und motorischer Entfaltung schädigend.

Die Mitwirkung eines erbbedingten Anlagefaktors wurde bei der Zwangsneurose immer wieder erwogen. Bei der *malignen Form* der *Zwangskrankheit* ist an eine zerebrale Mitverursachung zu denken.

Verlauf und Therapie. Zwangsneurosen verlaufen ausgesprochen chronisch und sind sehr therapieresistent. Durch längere psychoanalytische Behandlung sind jedoch bei etwa der Hälfte der Fälle Besserungen möglich. Insbesondere bei Zwangshandlungen hat sich Verhaltenstherapie bewährt. Bei schweren zwangsneurotischen Dekompensationen und begleitender depressiver Verstimmung können anxiolytische Thymoleptika (Anafranil-Dauertropf) und Phenothiazine (Melleril 3mal 100 mg) Entspannung und Symptomabschwächung herbeiführen. Nur bei der malignen Form (Zwangskrankheit), wo das Leben des Kranken extrem eingeschränkt ist und jede Psychotherapie erfolglos bleibt, kann in seltenen Fällen eine stereotaktische Operation in Frage kommen, die zumindest das Imperative, die quälende Aufdringlichkeit der Zwangssymptome mildern kann. In der Übertragungssituation der Arzt-Patient-Beziehung kann die Beflissenheit des Kranken, hinter der aber geheime Machtansprüche und Besserwisserei stehen, störend sein. Der kaum verhüllte Triumph über frühere fehlgeschlagene Behandlungen und aggressive Haltungen können beim Arzt Widerstände und Abwehr wachrufen.

10.6. Neurotische Depression, depressive Charakterstörung

Wir fassen die *neurotische Depression* und die *depressive Charakterneurose,* die sich besonders im interpersonellen Verhalten äussert, zusammen.

Symptomatik. Wir finden bei der neurotischen Depression eine depressive Symptomatik: traurige oder ängstliche Grundstimmung, Antriebshemmung und Lustlosigkeit, Minderwertigkeitsgefühle, Selbstvorwürfe, Suizidgedanken. Der Kranke ist interesselos, konzentrationsgemindert, er kann sich auf Aufgaben nicht richtig einstellen, auch hypochondrische Beschwerden können auftreten. Weiter kommt es zu Schlaf- und Appetitstörungen, Erschöpfung, Kopfdruck und anderen uncharakteristischen Körperbeschwerden. Die sexuelle Appetenz ist selten gestört, höchstens bei langer Dauer der Depression.

Die neurotische Depression ist von der endogenen Depression schwer abzugrenzen, besonders in leichteren Fällen von Melancholie. Bei der neurotischen Depression fehlen meist die charakteristischen Vitalsymptome, jedoch ist dies kein sicheres Kriterium. Schuldgefühle beruhen auf eigenem Versagen, Hemmungen und situativen Überforderungen, bei der Melancholie sind sie dagegen elementarer und werden als Wesensmerkmal empfunden: Der Melancholiker glaubt sich in seiner Substanz schlecht und minderwertig. Depressive Wahnbildungen, schwere depressive Stuporzustände und elementare Agitiertheit fehlen bei der neurotischen Depression.

Diagnostisch ist nicht nur das psychopathologische Erscheinungsbild wichtig, sondern auch die prämorbide neurotische Entwicklung und Persönlichkeit. Ein phasenhaftes Auf und Ab kann auch bei der neurotischen Depression beobachtet werden, wenn es infolge Versagens der charakterneurotischen Abwehr und erneuter auslösender situativer Konstellationen immer wieder zu depressiven Dekompensationen kommt. Typischer ist allerdings ein chronischer Verlauf mit durchgehender Depressivität. Zu reaktiven Depressionen besteht ein fliessender Übergang, besonders wenn bei diesen durch die auslösende Situation frühkindliche Konflikte wiederbelebt werden.

Interpersonelles Verhalten. Die *depressive Charakterstörung* entspricht der oral-gehemmten Charakterstruktur. Der Kranke ist überbescheiden, anspruchslos, aufopfernd, er verlangt für sich selbst nichts, äussert keine Wünsche; eher verzichtet er, als dass er unbescheiden erscheinen könnte. An sich selbst stellt er hohe Ansprüche, er will anderen nicht zu nahe treten und gibt lieber sein Eigensein auf und ist unselbständig. Auf der anderen Seite finden sich ausgeprägte infantile Abhängigkeitswünsche: Andere sollen ihn lieben, sein Opfer anerkennen, ihm Zuwendung geben. Durch symbiotische Wünsche fühlen sich andere leicht überfordert und wie aufgefressen, durch die Überbescheidenheit des Kranken beschämt. Dadurch kommt es bei anderen Menschen leicht zu einem feindseligen Sichabgrenzen, zu aggressiver Abwehr. Die Fehlerwartungen des Kranken an seine Umwelt kann kaum jemand erfüllen, deshalb bleiben tiefgehende Enttäuschungen nicht aus. Besonders wirkt sich dies in einer Partnerschaft aus, wenn Sichaufopfern und gleichzeitiger fordernder Liebesanspruch den Partner zu erdrücken drohen.

Psychodynamik. Grundlegend für die depressive Charakterstörung sind vor allem *frühe Frustrationen:* liebloses Klima, mangelnde emotionale Wärme und Versagungen in der oralen Phase. Diese führen zu frühzeitiger Resignation und Hoffnungslosigkeit, aber auch zu Wutimpulsen. Die Wut wird durch Wendung gegen sich selbst abgewehrt: *Selbstaggression.* Gleichzeitig bildet sich ein überhöhter *Selbstanspruch* (Ideal-Ich) aus, so dass der Kranke mit seinem schwachen Ich ständig hinter dem eigenen Anspruch zurückbleiben muss. Das führt zu verminderter Selbstachtung, zu Selbstvorwürfen. Hierauf beruht aber auch die Empfindlichkeit des depressiven Neurotikers gegenüber narzisstischer Kränkung (Kränkung, die den persönlichen Selbstwert herabmindert).

Aber auch grenzenlose *Verwöhnung* in der oralen Phase ist schädigend. Das Kind wird damit abhängig und hilflos gehalten, ihm wird jede eigene Aktivität abgenommen, um Bedürfnisse zu befriedigen. Dies führt zu *Ich-Schwäche*.

Grundzug der depressiven Charakterneurose ist eine Störung im gegenseitigen Geben und Nehmen. Oral-kaptatives (einverleibendes) und oral-aggressives Verhalten (beissendes Sichaneignen) sind gehemmt, Triebbefriedigung löst Angst und Schuldgefühle aus. Auf der anderen Seite besteht ein starker Anspruch auf Liebe und Zuwendung, der zu einer *Abhängigkeitshaltung* führt. Diese macht den Kranken für erneute Versagungen besonders verwundbar, anderseits führt sie notwendigerweise zu Frustrationen, wenn die Umwelt sich gegen den Anspruch wehrt.

Verlauf und Therapie. Der Verlauf ist eher chronisch, der Beginn einer Depression selten plötzlich.

Therapeutisch ist längere Psychoanalyse angezeigt, aber auch eine kognitiv gerichtete Verhaltenstherapie, die zur Korrektur verzerrter Selbstkognitionen und von Fehlerwartungen an die Umwelt führen soll. Bei schwererer depressiver Verstimmung wird man auch mit Thymoleptika behandeln, eine Lithiumprophylaxe ist dagegen wirkungslos.

10.7. Sonstige neurotische Störungen

Hypochondrie. Hypochondrie ist keine Krankheit, sondern ein psychopathologisches Syndrom, das bei unterschiedlichen psychiatrischen Krankheiten vorkommt: bei der hypochondrischen Depression, bei Schizophrenien, bei hirnorganischen Erkrankungen und Residualzuständen. Bei der *hypochondrischen Entwicklung* (hypochondrischen Neurose) stellt sich die Hypochondrie am reinsten dar: ängstliche Selbstbeobachtung des eigenen Körpers, unbegründete Krankheitsbefürchtungen, Schonung und Vermeidung von Gefährdungen und Schädlichem. Die *Selbstbeobachtung* bezieht kleinste harmlose Körperhinweise ein, diese werden überbewertet und zu Krankheitssymptomen umgedeutet. Aus der ängstlichen Grundhaltung heraus wird der eigene Leib sorgfältig beobachtet, der Puls gefühlt, der Stuhlgang überwacht. Die *Krankheitsbefürchtungen* beziehen sich auf den ganzen Körper oder auf bestimmte Organe: Sorge vor Hirntumor, Herzversagen, Darmkrebs. Die *Schonungs- und Vermeidungshaltung* entspringt einer *verminderten Risikobereitschaft:* Der Kranke will sich gesundheitlich absolut absichern, er hat kein Vertrauen in seine Körperfunktionen mehr. Schädliches, wie Zugluft, Auskühlung, Bakterien, aber auch Bohnenkaffee und scharfe Gewürze, werden ferngehalten; körperlicher Einsatz bei der Arbeit, im Sport, bei der Sexualität wird gemieden, um dem Körper keine Kräfte zu entziehen. Der vermehrten sorgenvollen Zuwendung zum eigenen Körper entspricht reziprok ein Rückzug von der Welt, der Hypochonder ist in schweren Fällen schliesslich ganz von seinen gesundheitlichen Sorgen und Praktiken eingenommen.

Psychodynamisch bedeutet Hypochondrie eine Verschiebung der Aufmerksamkeit und damit des libidinösen Interesses von der Aussenwelt auf den eigenen Körper. Ursprüngliche Ängste im Zusammenhang mit sexuellen und aggressiven Durchsetzungswünschen werden durch die hypochondrische Angst um den Körper ersetzt und können jetzt besser abgewehrt werden. Das Aufgehen im Erleben unbestimmter koenästhetischer Leibempfindungen, die als Krankheitssymptome bewertet werden, deutet auf eine Regression auf eine sehr frühe Entwicklungsstufe hin.

Obwohl die hypochondrischen Ängste den Kranken sehr quälen, entspricht die Störung doch mehr einer Charakterstörung: Die Sorge um die Gesundheit drängt sich dem Kranken nicht wie eine Phobie auf, er steht vielmehr ganz hinter ihr, sie ist ich-synton. Deshalb hält er auch an seinen Krankheitsbefürchtungen unbeirrt fest und beruft sich auf seine selbst erlebten Beschwerden.

In der *Entstehung* der hypochondrischen Entwicklung spielen Unsicherheiten der sexuellen Selbstverwirklichung und der Selbstbehauptung und aggressiven Durchsetzung eine grosse Rolle. Auslösend sind häufig entsprechende Konflikt- und Belastungssituationen, wo der Kranke sich nicht behaupten kann und sein Rückzug im interpersonellen Bereich zu einem leiblichen Rückzug vor drohender Krankheit und Gefährdung wird. Die hypochondrische Angst um die körperliche Unversehrtheit wird häufig auch mit der Kastrationsangst der ödipalen Phase in Zusammenhang gebracht.

Vielfach entstammen Hypochonder einer *Familie,* in der ängstliche Überbesorgtheit um die Gesundheit vorrangig ist: hier werden hypochondrische Verhaltensweisen tradiert.

Hypochondrische Entwicklungen knüpfen manchmal an Masturbation bei Jugendlichen an, die schuldhaft erlebt wird, aber auch an eigene Krankheit. Meist handelt es sich dabei aber nur um hypochondrische Reaktionen oder Ausgestaltungen von tatsächlicher Krankheit, die mit der Zeit wieder abklingen. Hierher gehören auch hypochondrische Reaktionen von Medizinstudenten, die Krankheiten, die sie gerade im Praktikum kennengelernt haben, bei sich festzustellen glauben. Nicht selten sind sekundäre hypochondrische Entwicklungen, die sich an eine Herzphobie anschliessen.

In der *Arzt-Patient-Beziehung* kann das starke Drängen des Hypochonders auf immer neue diagnostische Interventionen belastend werden. Die blosse Abstempelung des Kranken als Hypochonder, den man nicht ernst zu nehmen braucht, wird seiner tatsächlichen Notlage und den tieferliegenden Problemen jedoch nicht gerecht. Nichternstnehmen kann auch dazu führen, eine tatsächliche Krankheit zu übersehen. Das Fehlen objektiver körperlicher Befunde kann den Kranken zwar im Augenblick erleichtern, bedeutsamer ist aber seine Enttäuschung, und er besteht letztlich mit einem untergründig-aggressiven Rechthaben auf «seiner» Krankheit. Vielfach ist eine Patientenkarriere mit Wandern von einem Arzt zum anderen die Folge. Es gibt aber auch viele Hypochonder, die keinen Arzt bemühen und die zu Hause mit zwanghafter Penibilität ihren gesundheitlichen Praktiken obliegen.

Therapeutisch ist die Hypochondrie schwer zu beeinflussen. Am ehesten sind analytisch oder nichtdirektiv orientierte Gespräche sinnvoll, die sich auf die interpersonellen Probleme des Kranken konzentrieren und ihn die tieferliegende Bedeutung seiner gesundheitlichen Ängste erkennen lassen.

Narzisstische Charakterstörung. Personen mit krankhaftem Narzissmus sind extrem *selbstbezogen:* Sie haben ein übersteigertes, *aufgeblähtes Selbstbild* und *benutzen andere Menschen* nur als Instrument für die eigene Selbsterhöhung und für die Bestätigung ihres «grandiosen Selbst» und ihrer Grössenphantasien. Zu empathischer Einfühlung in andere Menschen, in deren Gefühle und Bedürfnisse sind sie unfähig. Deshalb haben ihre mitmenschlichen Beziehungen den Charakter kalter Ausbeutung und Ausnutzung. Auch sonst fehlt es ihnen an echten, tiefgehenden Gefühlen, wie Trauer, Liebe, Zuneigung, Vertrauen. Andere Menschen werden als mittelmässig abgetan oder sie werden aus Neid abgewertet.

Von Borderline-Strukturen unterscheiden sich narzisstische Störungen durch das gute, fast glatte soziale Funktionieren, die soziale Anpassung, die gute Ich-Begrenzung und Impulskontrolle. Narzisstisch gestörte Menschen können sogar beruflich Höchstleistungen vollbringen.

Der krankhafte Narzissmus beruht auf einer sehr frühen Störung des Selbstbildes und der Objektbeziehungen. Zu Lasten der Objektbeziehungen wird die Selbstschätzung übersteigert, das Interesse gilt nur dem eigenen Selbst, dieses wird idealisiert und grossartig. Das unrealistisch überhöhte Selbstbild und damit die Fixierung an frühkindliche Allmachts- und Grössenphantasien dient diesen Menschen dazu, mit den Frustrationen der Realität fertigzuwerden und das Gefühl eigener Ohnmacht abzuwehren.

Eine konflikt- und problembearbeitende Psychotherapie ist bei diesen Fällen kaum möglich.

Schizoide Charakterstörung. Schizoide Persönlichkeiten *schirmen sich nach aussen betont ab,* indem sie Gefühle nicht erkennen lassen, sich kühl-distanziert, unbeteiligt, empfindlich-abwehrend verhalten, jede emotionale Nähe zu anderen Menschen meiden, sich abgrenzen. Durch die Kontaktängste sind die mitmenschlichen Beziehungen stark gestört. Anderen Menschen teilt sich leicht das Gefühl von Unbeteiligtsein und Leere mit, das auch die Kranken verspüren und unter dem sie leiden. Schizoide Menschen nehmen auch die Gefühle anderer nicht wahr, sie ziehen sich auf sich selbst zurück, das *Affektive* wird vom Erleben *abgespalten* und *unterdrückt.*

Auch bei der schizoiden Neurose liegen die Ursachen in der frühesten Kindheit. Massive Versagungen führen zu mangelndem Urvertrauen und zu ängstlicher Abwehr des emotionalen Kontaktbedürfnisses und der unbefangenen intentionalen Zuwendung zur Welt. Die schizoide Störung ist keine Vorstufe zur Schizophrenie.

Masochistische Charakterstörung. Der *psychische Masochismus* wird vom sexuellen abgegrenzt, er hat aber klinisch nur geringe Bedeutung. Masochismus bedeutet eigentlich Lust am Bestraftwerden und am Leiden. Beim masochistischen Charakter führt ein besonders strenges und rächendes Über-Ich nicht – wie gewöhnlich – zum schlechten Gewissen und zu Schuldgefühlen, sondern zu einem untergründigen *Strafbedürfnis.* Der Kranke sucht immer wieder Situationen und Lebensumstände, welche Belastung und Leiden und damit Bestrafung bedeuten. Er findet Partner, bei denen er sadistische Tendenzen wachruft. Auch vom Arzt lässt er sich nicht gern helfen, er frustriert ihn durch Passivität und kann ihn zu aggressiver Gegenübertragung aufreizen. Dieses verstärkt wiederum die masochistischen Tendenzen (sadomasochistische Interaktion).

Die masochistische Suche nach Leiden bedeutet nicht nur Beschwichtigung des Über-Ichs durch Strafe und Busse, sie kann auch insgeheim einer Selbstwerterhöhung dienen.

Der depressive Charakter kann mit seiner Aufopferungswilligkeit ähnlich sein, beim Masochisten fehlt aber der depressive Perfektionsdrang.

Entfremdungssyndrom. Entfremdung ist eine subjektiv empfundene *Veränderung des Realitätskontaktes* und des *Selbsterlebens.* Im ersteren Fall sprechen wir von *Derealisation:* Die vertraute Umwelt, die eigene Wohnung, Häuser, Mitmenschen erscheinen einem fremd, unwirklich, wie durch eine Glaswand getrennt, man hat nicht mehr den lebendigen Kontakt zu den Dingen, diese erscheinen auch farblich matter, dunkler, verschleiert. Manchmal erscheint auch die umgebende Welt wie weit weg, man hat nicht mehr den unmittelbaren Zugang zu ihr. Bei der *Depersonalisation* kommt man sich selbst fremd, unwirklich, unlebendig vor. Dieses Fremdheitsgefühl kann sich auf den eigenen Körper beziehen (somatopsychische Entfremdung): Der eigene Körper oder Teile davon sind unwirklich, marionettenhaft unbelebt, wie vom Ich abgetrennt; oder es bezieht sich auf das Seelische (autopsychische Entfremdung): man kommt sich psychisch wie vom Ich getrennt, irreal vor. Der Kranke fühlt sich nicht als er selbst, obwohl er genau weiss, dass es doch sein Körper und dass er selbst es ist.

Die Entfremdungserlebnisse haben mit den schizophrenen Ich-Störungen nichts zu tun, sie werden vom Kranken stets mit der *Note des Als-ob* erlebt: als ob er vom Ich, von der Wirklichkeit entfremdet sei. Es bleibt immer noch ein beobachtendes Ich, welches die Veränderung selbst erlebt. Auch fehlt das Erleben des Gemachten, von aussen Herbeigeführten. Depersonalisation und Derealisation sind häufig miteinander verbunden.

Entfremdung ist eine tiefgreifende *Störung der Zuwendung* des Ichs zur Welt und zu sich selbst, der lebendige Kontakt geht verloren.

Psychodynamisch kann man darin eine Abwehr konflikthafter Erlebnisse sehen, welche durch die Abkehr von der Realität oder von sich selbst entschärft werden.

Entfremdungserscheinungen können bei fast allen psychiatrischen Krankheiten vorkommen; auf exogener Grundlage z.B. bei Intoxikationen (LSD), bei endogener Depression (Entfremdungsdepression), Schizophrenien. Besondere Bedeutung haben Entfremdungssyndrome bei Neurosen und neurotischen Reifungskrisen der Adoleszenz. Sie können hier über lange Zeit therapieresistent andauern, ihre Langzeitprognose ist aber nicht schlecht, wenn es sich nicht um ein pseudoneurotisches Vorstadium einer Schizophrenie handelt.

Anorexia nervosa (Pubertätsmagersucht). Die Anorexie kommt fast nur bei Mädchen von der Vorpubertät an bis etwa 25 Jahren vor. Männliche Anorexien sind sehr selten und eher auf Schizophrenien oder Brechneurosen verdächtig. Kernsymptom dieser Erkrankung ist die *Nahrungsabwehr,* die Verweigerung zu essen. Es ist keine Appetitstörung (wie bei konsumierenden Erkrankungen), vielmehr sind die Kranken von Nahrung meist fasziniert (viele kochen gern und raffiniert), sie lehnen sie aber für sich willentlich ab und setzen alles daran, die Nahrungszufuhr und den Esstrieb unter Kontrolle zu halten und zu unterdrücken. Im Bestreben, auch die Nahrungsassimilation und damit das Körpergewicht zu reduzieren, gelangen viele Kranke zu einem Abführmittelabusus und zu willentlich herbeigeführtem Erbrechen.

Durch die Nahrungsverweigerung kommt es zu erheblicher *Abmagerung,* manchmal bis zur Kachexie mit schweren somatischen Begleiterscheinungen: Eiweissmangel- und Vitaminmangel-Myokardiopathie, Hypokaliämie und anderen Elektrolytstörungen, Lanugobehaarung, Akrozyanose, Herabsetzung von Grundumsatz, Körpertemperatur, Blutdruck. Gelegentlich kommen Todesfälle vor, wenn nicht rechtzeitig therapeutisch eingegriffen wird.

Im anorektischen Zustandsbild fallen weiter besonders auf: ausgeprägter *Bewegungsdrang,* auch bei völliger Entkräftung; *fehlerhafte Körperwahrnehmung,* so dass Hunger- und Sättigungsempfindungen nicht richtig interpretiert werden, die Kachexie verleugnet wird. Das angestrebte *Körperideal* ist eine knabenhafte Figur.

Neben der Nahrungsverweigerung kommt es immer wieder zu oralen Triebdurchbrüchen in Form von *Fressattacken* (bulimische Attacken), in denen gierig grössere Nahrungsmengen heruntergeschlungen werden, oft auch heimlich («Speisekammeranekdote»). Die bulimischen Attacken sind meist mit starken Unlust- und Schuldgefühlen, auch Scham vor sich selbst, verbunden, häufig folgt ein absichtlich herbeigeführtes Erbrechen, um sich von der Nahrung wieder zu befreien.

Fast regelmässig findet sich eine *sekundäre Amenorrhö,* welche wahrscheinlich psychogen verursacht ist, da sie häufig schon vor Beginn der eigentlichen anorektischen Nahrungsverweigerung und der Abmagerung einsetzt.

Die Anorexia nervosa hat eine starke autoaggressive, selbstzerstörerische Note. Bei den Kranken fällt eine besondere willensbetonte, ehrgeizige und leistungsbezogene Komponente auf. In Kontrast zum forcierten Autarkiebestreben steht aber häufig eine tiefgehende Resignation und Verzweiflung.

Von den Entstehungsbedingungen und der *Psychodynamik* her handelt es sich um eine *Reifungskrise* der Adoleszenz. Umstritten ist dabei noch, ob nur die Reifungsanforderungen die Erkrankung auslösen oder ob eine bis in die frühe Kindheit zurückgehende neurotische Entwicklung den Weg in die Krankheit bahnt.

Für letztere Auffassung spricht die Überangepasstheit und Bravheit der Kranken während ihrer Kindheit (Ausdruck von Ich-Schwäche) und die Familienkonstellation mit ihren spezifischen Wirkungen schon in der Kindheit: genuss- und triebfeindliche Atmosphäre, überprotektive Mutter bei schwächlichem Vater, Koalitionsbildungen zwischen Kind und jeweils einem Elternteil, wobei der andere Elternteil ausgeschlossen bleibt. Es wird vermutet, dass anorektische Mädchen in der Kindheit nicht gelernt haben, sich auf eigene Sättigungsempfindungen zu verlassen, sondern stets auf den Wink der Mutter warteten.

Auslösend für die Erkrankung ist ein *Reifungskonflikt* im Zusammenhang mit der Entwicklung der Sexualität, den körperlichen Reifezeichen, der Übernahme der weiblichen Geschlechtsrolle. Eine heftige *Sexualabwehr* zusammen mit Ablehnung der eigenen Geschlechtsrolle und Reifezeichen, aber auch der Mutter, die das Weibliche verkörpert, wird auf die orale Antriebssphäre verschoben: Aus der

Sexualabwehr, die aber immer noch deutlich erkennbar bleibt, wird (durch Regression) eine *orale Abwehr.* Dem Esstrieb nachzugeben bedeutet für die Kranke, der Triebhaftigkeit an sich zu unterliegen. Der Körper mit den sich entwickelnden weiblichen Attributen wird durch rigoroses Hungern in Schach gehalten.

Auffallend ist die geringe Verdrängung des zentralen Konfliktes, den die Kranken uns oft direkt mitteilen: Sie wollen nicht erwachsen werden, sie wollen nicht weiblich sein, sie wollen die Triebhaftigkeit nicht. Bei den meist intellektuell begabten Mädchen wird der Konflikt auch zu einem Trieb-Geist-Konflikt stilisiert.

Die Anorexia nervosa ist an keine bestimmte Charakterstruktur gebunden.

Bedeutsam ist die *Familiendynamik:* Aus der Umklammerung durch die kontrollierende, neugierige, übermässig eindringliche Mutter hat sich die Kranke nie lösen können. Sie entwickelt jetzt das Bedürfnis, sich durch die rigorose Triebabwehr ihre Autonomie zu beweisen, sich damit als eigenständige Person – und nicht nur als Kind ihrer Mutter – zu erleben. Hierin liegt ein Moment *narzisstischer Selbstbehauptung,* jedoch um den Preis der Selbstzerstörung. In der Familie kommt es meist zu einem Machtkampf um das Essen. Der Therapie setzt die Familie häufig massiven Widerstand entgegen, so dass Behandlungsabbrüche nicht selten sind.

Eine *primäre hypothalamische Störung* als Ursache der Anorexia nervosa wurde immer wieder diskutiert, sie ist aber nicht erwiesen.

Der *Verlauf* der Anorexia nervosa ist chronisch, einige Fälle gehen später in eine schizophrene Psychose über. Die *Therapie* ist ausgesprochen schwierig. Bei bedrohlichem Körperzustand ist zunächst die Auffütterung vordringlich, zur emotionalen Entlastung eventuell unter Neuroleptika (Protactyl hochdosiert: 300–600 mg täglich). Ein psychotherapeutisches Arbeitsbündnis herzustellen, gelingt wegen der fehlenden Krankheitseinsicht der Patientin (und ihrer Familie) nicht leicht. Die Kranke setzt den häuslichen Machtkampf um das Essen in der Klinik fort und möchte auch hier ihren Willen diktieren. Das Dilemma des Therapeuten liegt darin, dass jeder Zwang zur Nahrungsaufnahme (z.B. mit der Nahrungssonde) an die ständige Vergewaltigung im Elternhaus anknüpft. Es ist deshalb besonders wichtig, der Kranken zu zeigen, dass man sie in ihrem Autonomiestreben und ihrem Trotz versteht, sie aber dennoch nicht sterben lassen kann. Letztlich kommt es in der Therapie auf eine *Ablösung von der Mutter* an, um wirkliche Autonomie zu erlangen. Wegen der gestörten Familienbeziehungen werden auch Familientherapien unternommen. Neuerdings werden *Verhaltenstherapien* der Anorexie wichtig.

Es gibt auch prognostisch günstigere *anorektische Reaktionen*, und zwar als kürzerdauernde und meist spontan wieder abklingende abnorme psychische Reaktionen auf eine akute situative Belastung.

Differentialdiagnostisch ist sonst an konsumierende Krankheiten, an hypophysäre Kachexie und – nach Entbindung mit starker Blutung – an ein Sheehan-Syndrom zu denken. Für die Abgrenzung ist die aktive Nahrungsverweigerung der Anorexie wichtig, bei ihr fehlt auch das hirnlokale Psychosyndrom der hypophysären Erkrankung. Endokrine Ausfälle sind bei der Anorexie sekundärer Natur. Von den bulimischen Durchbrüchen der Anorexia nervosa ist die *Bulimia nervosa* abzugrenzen: Häufige unwiderstehlich-impulsiv auftretende Fressattakken mit anschliessendem absichtlichem Erbrechen, um das Körpergewicht konstant zu halten. Es kommt bei diesen Fällen höchstens zu leichtem Untergewicht, nie zu der hochgradigen Abmagerung der Anorexiekranken. Das gierige Hinunterschlingen grosser Nahrungsmengen erinnert an den Kontrollverlust bei Suchtkrankheiten. Das Erbrechen ersetzt bei diesen Kranken die sonst üblichen Kontrollmechanismen der Nahrungsaufnahme.

II. Psychoreaktive Störungen

II.1. Grundlagen

Psychoreaktive Störungen (abnorme Erlebnisreaktionen, Konfliktreaktionen, abnorme seelische Reaktionen) sind Störungen, die in einem zeitlichen und verständlichen Zusammenhang mit einer *situativen Belastung* oder einem *Erlebnis* auftreten und mit der Erlebnisverarbeitung oder der Distanzierung vom auslösenden Ereignis wieder abklingen. Der belastende Charakter eines Ereignisses hängt von seinem persönlichen Stellenwert ab, aber auch von der Belastbarkeit und Widerstandskraft des Individuums und seinen Verarbeitungsmöglichkeiten.

Von *Konfliktreaktionen* sprechen wir, wenn sich die Belastung als Frustration oder Konflikt darstellt. Dies ist dann der Fall, wenn das belastende Ereignis in die Motivation eingreift und in Widerspruch zu wesentlichen Antrieben des Menschen steht.

Der Verlust eines Menschen wird zu einem Konflikt, wenn man ihn untergründig gehasst hat, wenn also eine ambivalente zwiespältige Gefühlsbeziehung zu ihm bestanden hat; Überarbeitung wird zum Konflikt, wenn ein autoritärer Vorgesetzter antreibt und dies im Widerspruch zum eigenen Autonomiestreben und Selbstwerterleben steht; die Belastung durch einen schwierigen Ehepartner wird konflikthaft, wenn Trennungs- und Bindungswünsche einander gegenüberstehen.

Konflikte wirken aber nur dann pathogen, wenn es dadurch zu einer *Überforderung* kommt, wenn eine Konfliktlösung nicht möglich ist. Normalerweise haben Konflikte eine positive konstruktive Bedeutung für Lebensbewältigung und Reifung.

Die psychoreaktiven Störungen beruhen nicht auf einer neurotischen Entwicklung. Wenn es sich um eine neurotische Reaktion oder Dekompensation einer Neurose handelt, lässt sich diese prämorbid nachweisen und in ihren Ursachen, Fehlverarbeitungen und Frühsymptomen (Primordialsymptomen) bis in die Kindheit zurückverfolgen. Menschen mit einer Konfliktreaktion waren dagegen bis dahin ungestört und unauffällig, sie sind es auch wieder nach Abklingen der Reaktion. Der Umweltkonflikt oder die Belastung besteht auch nicht in den typischen Versuchungs- und Versagungssituationen wie bei den Neurosen. Es handelt sich um belastende Ereignisse und Situationen, die jeden Menschen betreffen können. Sie führen aber nur im Einzelfall und nicht zwangsläufig zu einer krankhaften seelischen Reaktion.

Eine scharfe Trennung psychoreaktiver Störungen von neurotischen Reaktionen, wie sie diese Definition nahelegt, ist jedoch nicht möglich. Auch für viele reaktive Störungen werden bestimmte persönliche Voraussetzungen angenommen, welche erklären sollen, dass es gerade in diesem Einzelfall zu einer Überforderung und damit zur krankhaften Reaktion kommt. Für Erschöpfungsreaktionen wird eine asthenische, für Erregungszustände eine ängstlich-reizbare und unausgeglichene, für Kurzschlussreaktionen eine primitive Ausgangspersönlichkeit mit geringer Impulskontrolle angenommen. Dies sind aber Persönlichkeitsmerkmale, bei denen die Frage nach ihrer frühkindlichen Entstehung auftaucht. So wird man auch Konfliktreaktionen, die bei einem Menschen wiederholt auftreten, eher als neurotisch bedingt ansehen. Bei abnormen Trauerreaktionen können konflikthafte Beziehungen zum Verstorbenen und die Art der Erlebnisverarbeitung auf ein neurotisches Geschehen hindeuten. Die strenge Situationsbezogenheit der abnormen Reaktionen ist gleichfalls kein sicheres Abgrenzungskriterium, da neurotische Reaktionen gleichfalls durch spezifische Auslösesituationen in Gang gebracht werden.

Dennoch bleibt anzuerkennen, dass sehr heftige und massive Belastungssituationen auch bei nichtneurotischen Menschen abnorme psychische Reaktionen hervorrufen können. Auch ist behandlungsstrategisch von Bedeutung, Patienten mit situativen Problemen, momentanen Anpassungsschwierigkeiten und akuten Konfliktreaktionen von jenen zu trennen, bei denen wegen einer tiefergehenden neurotischen Störung längerdauernde Psychotherapie angebracht ist.

Psychoreaktive Störungen können wir auch als *Stressreaktionen* auffassen. Dabei ist aber weniger das biologische Stressmodell (Selye) anwendbar, als vielmehr verhaltenspsychologische Stresskonzepte, welche die subjektive Wertigkeit von belastenden Ereignissen und das psychische Verhalten unter Stress besonders berücksichtigen. Dabei sind auch psychosoziale Stressoren miteinzubeziehen: Leistungsdruck, Leistungs- und Versagensangst, soziale Isolierung und andere soziale Angsterfahrungen, so die Orientierungslosigkeit und Anonymität in der Hochschulsituation der Studenten.

Nach dem *kognitiven Stressmodell* (Lazarus) wird die persönliche Wertigkeit eines belastenden Ereignisses danach bestimmt, wie das Ereignis vom einzelnen bewertet wird: *kognitive Bewertung*. Entscheidend ist dabei der *Bedrohungsaspekt:* wie bedrohlich oder ängstigend eine Situation einem erscheint. Besonders belastend sind dabei solche Situationen, die man nicht verändern, auf die man keinen Einfluss nehmen kann: *Erfahrung der Nichtkontrolle.*

Die kognitive Bewertung umfasst aber nicht nur die Situation, sie bedeutet auch eine Selbsteinschätzung der persönlichen Bewältigungsmöglichkeiten: ob man die Situation verändern oder ihr entgehen kann, oder ob man durch Abwehrmechanismen (Verleugnung, Rationalisierung) den Bedrohungsaspekt verringern kann. Die Stressauswirkungen hängen letztlich vom Verhältnis der *Umweltanforderungen* zu der individuellen *Bewältigungskapazität* (coping resource) ab. Der Bewertungsprozess bedeutet jedoch kein bewusst-rationales Abschätzen, sondern ist weitgehend unbewusst.

Die charakteristischen *Verhaltensänderungen unter Stress,* wie sie die Stressforschung erarbeitet hat, lassen sich zu den klinischen Zustandsbildern vieler psychoreaktiver Störungen gut in Beziehung setzen.

Allgemein kommt es unter stärkerem Stress zur Primitivierung und Stereotypisierung des Verhaltens, das weniger angepasst wird, dessen Feineinstellung verlorengeht; es kommt zu vorschnellem Reagieren, zum Verfehlen von Problemlösungen. Die Wahrnehmung ist weniger selektiv und fokussierend, Lernprozesse werden blockiert.

In Anlehnung an Tierversuche sind auch *Hemmungs- und Erregungsformen* wichtig.

Erregungstyp: beschleunigtes, desorganisiertes Verhalten, Aggressivität, schablonenhaftes statt angepasstes Verhalten.

Hemmungstyp: Scheu und Isolierung, herabgesetzte Sensibilität für Reize, motorische Verlangsamung bis zur Bewegungsstarre (Totstellreflex).

Erregung ist für das Kampf-Flucht-Verhalten bestimmend, *Hemmung* für Rückzugsverhalten.

Das *Kampf-Flucht-Verhalten* ist ergotrop gesteuert, es geht mit adrenergischer Aktivierung einher und bedeutet Erregung und motorische Handlungsbereitschaft, so bei Kurzschlusshandlungen. Wenn eine Kampf- oder Fluchtreaktion nicht möglich ist oder unterdrückt wird, kann es zur alleinigen neurohumoralen bzw. *vegetativen Stressreaktion* des Organismus kommen: vagovasaler Kollaps, sympathikotone Krise, psychovegetatives Syndrom.

Rückzugsverhalten kann sich in Depressivität und Hilflosigkeitssymptomen äussern, aber auch in sensorischer und motorischer Desaktivierung: psychogener Stupor, psychogene Umdämmerung. Zu massivem Rückzugsverhalten kommt es in auswegloser Situation, so bei Extrembelastungen (längerer KZ-Aufenthalt): Apathie und Lethargie gehen mit dem Gefühl der Hoffnungslosigkeit und des Aufgebens einher, es kommt zur trophotropen Erschöpfungsphase.

II.2. Reaktive Depression

Bei Verlusterlebnissen (Todesfall, Trennung, Beziehungsabbruch zu einem nahestehenden Menschen), beruflichen Enttäuschungen, sozialen Belastungssituationen, Entwurzelung durch Umzug, in kritischen Lebensphasen (mit der Notwendigkeit zur Neuorientierung, zur Veränderung des bisherigen Lebenskonzeptes, zur Übernahme neuer Rollen) kann es zur *depressiven Reaktion* kommen. Von der Betroffenheit und Traurigkeit des Gesunden unterscheidet sich die reaktive Depression durch ihre *Intensität* und *Dauer.* Es kommt zu depressiver, ängstlicher, verzweifelter Verstimmung, der Kranke kann wie versteinert, antriebsgehemmt, aber auch innerlich wie leer sein. Nicht selten sind somatisierte Beschwerden: Kopfschmerzen, Inappetenz, Schlafstörungen, aber auch psychosomatische Reaktionen: Obstipation oder Durchfälle, nervöse Atembeschwerden, sogar ulzerative Kolitis. Die depressive Verstimmung kann sehr tiefgehend sein, die Antriebshemmung so ausgeprägt, dass der Kranke sich zu nichts mehr aufraffen kann. In anderen Fällen kommt es zu feindselig-vorwurfsvoller Haltung. Eine reaktive Depression kann ein vitales Gepräge annehmen (sekundäre Vitalisierung), so dass sie dann von einer endogenen Melancholie nicht zu unterscheiden ist. Dann besteht auch Suizidgefahr. Die Dauer einer reaktiven Depression kann Wochen bis Monate, selten Jahre betragen.

Abnorme Trauerreaktion (abnorme Verlustreaktion). Die abnorme Trauerreaktion ist ein Sonderfall der reaktiven Depression nach Verlust eines Menschen. Hier lässt sich der Unterschied zur *normalen Trauerreaktion* gut feststellen: Auch der Gesunde ist von einem Verlusterlebnis schwer betroffen, fassungslos, voller Schmerz, traurig-klagend, es kann auch zu stillem, gramvollem Rückzug kommen. Allmählich gelingt es ihm aber, sich in einem Prozess innerer Vergegenwärtigung von dem Verstorbenen zu lösen und die Vorstellung des Todes auch mit in dessen inneres Vorstellungsbild (Objektrepräsentanz) einzubeziehen. Durch diese *Trauerarbeit* wird er schliesslich wieder für neue mitmenschliche Beziehungen frei. Bei der abnormen Trauerreaktion gelingt dieser Ablösungsprozess nicht. Besonders leicht kommt es zur abnormen Trauerreaktion, wenn eine ambivalente Gefühlsbeziehung zum Verstorbenen bestand und latente Hassgefühle ihm gegenüber nun zu Schuldgefühlen führen. Der Anlass der Schuldgefühle ist aber verdrängt. Die Selbstvorwürfe werden meist auf ein vermeintliches Versagen bezogen, nicht genug für den Verstorbenen getan zu haben, oder es kommt zur interpersonellen Abwehr: Die Ärzte haben Schuld, dass er vorzeitig sterben musste. Es können aber auch reale Schuldvorwürfe (wenn man den Unfall selbst verursacht hat, dem der Verstorbene zum Opfer fiel) oder eine infantile Abhängigkeitsbeziehung zum Verstorbenen eine Rolle spielen. Bezeichnend ist manchmal, wie die Existenz des Toten intrapsychisch fortgesetzt wird: Für ihn wird der Tisch noch mitgedeckt, sein Zimmer wird wie im Augenblick des Todes belassen.

Therapeutisch kommt bei depressiven Reaktionen eine konfliktzentrierte Kurzpsychotherapie, auch in Form einer nichtdirektiven Gesprächstherapie oder kognitiven Verhaltenstherapie in Frage. Bei stark vitalisierter Depression ist anfangs wie bei einer Melancholie zu behandeln (Thymoleptika, beruhigend-akzeptierende Zuwendung des Arztes). Eine abnorme Trauerreaktion kann Monate bis Jahre anhalten.

II.3. Erschöpfungsreaktion

Reaktive Versagens- und Erschöpfungszustände treten besonders bei Menschen auf, die in ihrer psychophysischen Konstitution nicht sehr belastbar *(asthenisch)* sind. Bei den auslösenden Momenten ist aber nicht die objektive Überforderung entscheidend. Auch asthenische Menschen können, wenn sie stark motiviert sind, Erstaunliches leisten. Entscheidend ist das konflikthafte Moment der Überforderung (S. 193), wenn Anstrengung und Belastung als sinnlos oder als widersprochen erlebt werden oder wenn Leistung und berufliche Verantwortung eine sonstige Leere im Leben ausfüllen sollen (Flucht in die Arbeit). Bei den Erschöpfungsreaktionen sind chronische Dauerbelastung oder auch die Kumulation von Mikrostressoren von Bedeutung. Die Summe der stressartigen Belastungen führt zu einer Gesamtbeanspruchung (Stress-Strain-Konzept), welche schliesslich nicht mehr bewältigt werden kann und zu Erschöpfungsreaktionen, insbesondere auch zu funktionellen körperlichen Beschwerden und Organdysfunktionen führt. Das Ausweichen in einen hektischen Lebens- und Arbeitsstil, Alkohol- sowie Schlafmittel- und Stimulantiengebrauch verschlimmern die Situation, da sie neue Störungsbedingungen schaffen.

Das *Erscheinungsbild* der Erschöpfungsreaktion kann von rein psychischer Symptomatik bis zu vegetativ-funktionellen Beschwerden reichen: psychasthenischer Versagenszustand oder psychovegetatives Syndrom.

Psychasthenischer Versagenszustand. Es kommt zu ruheloser und gereizter Abgespanntheit und Erschöpfung, Unlust, dysphorischer (missmutiger) Verstimmung, Leistungsunfähigkeit, Konzentrationsminderung, Schlafstörungen. Der Kranke kann sich nicht entspannen, vielmehr ist ein innerer Spannungszustand kennzeichnend, der ihn schreckhaft und reizbar macht.

Psychovegetatives Syndrom (allgemeines psychosomatisches Syndrom, vegetative Neurose; früher vegetative Dystonie oder Dysregulation genannt). Neben diffusen körperlichen Beschwerden, wie Kopfdruck, benommenem Kopf, Schwindelempfindungen, Herzklopfen, Herzstichen, Beklemmung in der Brust, kommt es zu Symptomen verstärkter vegetativer Übererregbarkeit, Ruhetachykardie, gesteigerten Muskeleigenreflexen, Durchfällen.

Vegetative Labilität und Übererregbarkeit sind an sich noch nichts Krankhaftes. Vegetative Stigmata finden sich beim heutigen Zivilisationsmenschen häufig und sind eher ein Normalbefund: Dermographismus, respiratorische Herzarrhythmie, Schwitzen an Händen und Füssen, Axillarschweiss, Lidflattern, vasoneurotisch labile Gesichtsröte, Chvostek-Phänomen.

Vom psychovegetativen Syndrom gibt es Übergänge zu *funktionellen Störungen von Organsystemen:* hypertone Kreislaufdysregulation, nervöses Atmungssyndrom, Reizmagen und Reizkolon. Mit zunehmender *Somatisierung* treten eigentliche psychische Symptome, wie Angst, depressive Verstimmung, Unlust und innere Gespanntheit, zurück. Diese Störungen besprechen wir bei den psychosomatischen Krankheiten.

Therapeutisch wird bei Erschöpfungssyndromen mehrdimensional vorgegangen: konfliktzentrierte und die Lebensführung betreffende beratende Gespräche; Entspannung und Schlafregulation durch Entspannungstechniken und kurzbefristete Diazepammedikation (Adumbran, Valium, Librium, Lexotanil, Tranxilium; zum Schlafen Mogadan, Dalmadorm). Konfliktverschleiernde Medikation ohne therapeutisches Gespräch ist dagegen nutzlos. Vorübergehende Herausnahme aus dem Konfliktfeld (Urlaub, Kur) kann der Distanzierung dienen. Wichtig ist die Regulierung des Tagesrhythmus mit Wechsel zwischen Arbeit und Erholungsphasen, ausreichender Nachtschlaf (ohne die Schlafdauer überzubewerten), sinnvolle Freizeitbeschäftigung.

Bei stärkeren vegetativ-funktionellen Beschwerden sind sportliches Training und Schwimmen, bei stärkeren tachykarden Beschwerden die Anwendung eines Betarezeptorenblockers sinnvoll. Weiter kommen Kneippanwendungen, rhythmische Gymnastik, autogenes Training und Biofeedback in Frage.

II.4. Kurzschlussreaktionen

Hierzu rechnen wir die verschiedensten akuten reaktiven Störungen, die durch besondere Erregung oder Hemmung, impulshaftes Verhalten, heftige Entladung oder heftiges Ausagieren innerer Spannung (Kampf-Flucht-Verhalten) gekennzeichnet sind. Auslösend sind heftige affektive Erregungen, Angst- und Schreckerlebnisse, Haftsituation (Einzel- und Dunkelhaft).

Es sind *Kurzschlussreaktionen,* weil ein Erlebnis reflexhaft und ohne Überlegung und innere Verarbeitung von einer Reaktion beantwortet wird.

Es sind *Primitivreaktionen,* soweit diese Reaktionen von unterbewusst-primitiven Mechanismen und Antrieben bestimmt werden. Das Bewusstsein wird oft von der Ebene klarer Vergegenwärtigung und bewussten Handelns auf ein eingeengtes oder dämmriges Bewusstsein heruntergeschaltet; damit wird die Ich-Dominanz über das Erlebnisfeld eingeengt, die Verhaltenssteuerung gemindert.

Reaktiver Erregungszustand. Psychomotorische Erregung mit heftigen Affekten: Angst, Wut, Verzweiflung. Oft sind die abrupte Auslösung, das kurzschlüssige Durchbrechen der Erregung kennzeichnend. Dabei kann es – etwa bei einem Partnerstreit – zu gegenseitigem Aufschaukeln der Erregung mit aggressiver Entladung kommen.

Eine explosive Affektentladung (Affektsturm) kann zum *psychogenen Bewegungssturm* führen: plötzliche ziellose Hypermotorik, planloses Umsichschlagen, sinnloses Fortlaufen, blinde Angriffshandlungen. Hierher gehört auch der *Amoklauf:* Explosivreaktion mit aggressivem Bewegungsdrang, der Amokläufer schiesst oder sticht alles nieder, was ihm in den Weg kommt, manchmal mit anschliessendem Suizid. Im reaktiven Erregungszustand kann es auch zu *abrupten Suizidhandlungen* kommen.

Hysterische Reaktionen. Grundsätzlich können alle Konversionssymptome, die wir bei der Konversionsneurose besprochen haben, auch als akute psychoreaktive Störungen auftreten. Besonders zu nennen sind *psychogener Stupor* (Emotionsstupor, Affektstupor), *psychogene Umdämmerung* (vgl. S. 22f.), *Hyperventilationstetanie.*

Kurzschlusshandlungen. Hier kommt es unter starkem affektivem Druck kurzschlussartig zu einer relativ komplizierten Handlung: *Dranghaftes Fortlaufen* (Poriomanie, Fugue), auch mit Benutzung von Verkehrsmitteln, etwa als Heimwehreaktion; *Brandstiftung* als Ausdruck von Wut und Rache; *Kindstötung* einer unehelichen Mutter in beschämender, subjektiv auswegloser Situation. In Abgrenzung zur bewusst intendierten geplanten Handlung handelt es sich bei der Kurzschlusshandlung um eine psychogene Bewusstseinseinengung, meist mit anschliessender Amnesie. Starker Affektdruck reicht nicht zur Annahme einer Kurzschlusshandlung, die bewusste Planungsfunktion muss aufgehoben sein.

II.5. Psychoreaktive Störungen nach einschneidenden Ereignissen

Schreckreaktionen, Katastrophenreaktionen. Plötzliche und überraschende Erschütterung durch massive Angst (Lebensbedrohung) kann den *Angstschutz,* d.h. den Schutz vor extremer

Angststimulation, durchbrechen. Es kann zu *Kurzschlussreaktionen* und desorganisiertem Verhalten, massiven *vegetativen Reaktionen* (Schwächeanfall, Schweissausbruch, Entleerung von Blase und Mastdarm) kommen, gefolgt von schwerer *Schlafstörung,* eventuell mit Angstträumen, und *angstneurotischer Fixierung* auf den Auslösereiz, der in der Folge phobische Reaktionen auslöst. Für die Entstehung einer Schreckreaktion ist das *Überraschungsmoment* wesentlich, vielfach aber auch die *Erfahrung der Nichtkontrolle:* dass man keine eigene Kontrolle über das Geschehen hat und ihm ausgeliefert ist.

Vergewaltigungsreaktion. Eine Vergewaltigung dient dem Täter nicht primär zur Triebbefriedigung, sondern bedeutet absichtliche Gewaltanwendung und Demütigung des Opfers, jedoch mit sexuellen Mitteln (sexualisierte Aggression). Deshalb sind auch zusätzliche Verletzungen nicht selten.

Das *Erleben des Opfers* in einer Vergewaltigungssituation wird wesentlich bestimmt von unmittelbarer Todesangst, der Erfahrung der Nichtkontrolle, des hilflosen Ausgeliefertseins, der Missachtung der persönlichen Selbstbestimmung mit gewaltsamem Eindringen in den Körperinnenraum, der demütigenden Selbstentwertung, die der Täter ja auch anstrebt und die vom Opfer genau verstanden und als Beschmutzung und Herabwürdigung empfunden wird. Die *unmittelbare Reaktion* ist häufig ein *Substupor* mit motorischer Aktionsunfähigkeit («wie gelähmt»), Anästhesie (das Eindringen wird kaum verspürt), eventuell auch emotionaler Anästhesie (die Todesangst wird nicht mehr verspürt). Manchmal kommt es zur Derealisation, in der alles unwirklich erscheint. An das Tatgeschehen schliesst sich ein *Vergewaltigungssyndrom* an.

Sofortreaktion: Je nach Ausgangspersönlichkeit kommt es zu unterkühlter, kontrollierter Reaktion oder aber zu kurzem bis mehrstündigem Affektsturm mit Weinen, Zittern, Schreien, Nichtalleinseinkönnen. Für die Dauer von 2 bis 3 Wochen vorherrschend ein Gefühl von Fassungslosigkeit, innerem Aufgewühltsein, Ruhelosigkeit mit Schlafstörungen und Angstträumen. Dann wird meist versucht, zur Alltagsroutine zurückzukehren, in vielen Fällen jedoch mit Veränderung des alltäglichen Lebensstiles.

Langzeitreaktion: Charakteristisch sind *phobische Reaktionen* mit Angstauslösung durch Männer, abendliche Dunkelheit, Alleinsein in der Wohnung, plötzliches Klingeln an der Tür sowie eine allgemeine *Misstrauenshaltung* gegenüber Männern. Es besteht meist eine tiefgehende *Selbstwertkrise,* auch mit Schuldgefühlen (oft durch die Umwelt induziert), ob das Geschehen hätte vermieden werden können. Zusätzliche Belastung durch Vorurteile und Reaktionen der Umwelt und die Gerichtsverhandlung. Fast immer findet sich für längere Zeit eine heftige *Sexualabwehr;* dadurch können sich Partnerschaftsprobleme ergeben. Häufig neigen die Frauen zur *Verdrängung* des Tatgeschehens, sie wollen damit nicht mehr konfrontiert werden. Bewältigung ist aber nicht nur durch Distanzierung, sondern vielfach nur durch aktives Sichauseinandersetzen möglich, um das Erlebte in das eigene Leben integrieren und neu anfangen zu können. Dabei können in längerem zeitlichem Abstand zur Tat noch *depressive Reaktionen* auftreten. Dauer des Vergewaltigungssyndroms bis zu 2 Jahren, seltener überdauernde Beschwerden (phobische Symptome, manchmal psychosomatische Reaktionen).

Die *Therapie* erfolgt in Form einer *Krisenintervention.* Dabei bringt der Therapeut sich selbst aktiver ein als bei anderen Psychotherapien, er muss stützen, von Schuldgefühlen entlasten, bei lebenspraktischen Problemen helfen. Er muss auch bei heftigeren affektiven Reaktionen der Betroffenen als konstante Beziehungsperson verfügbar sein. Später ist konfliktzentrierte Kurzpsychotherapie angezeigt, vor allem mit Rücksicht auf die Selbstwertproblematik.

Unfallreaktion. Das Erleben von Schreck, Schmerz und Verletzung, die plötzliche Unterbrechung der Lebenskontinuität, die Regression durch das Krankenlager, auch die Konfrontation mit dem Tode, können zu krankhaften *psychischen Reaktionen* führen: depressive, mutlose, resignierte, hilflose Reaktionen; regressive Schonhaltung mit Übertreibung von Schmerzen und Funktionsstörungen, Klagsamkeit, Unselbständigkeit bis zu infantilen Verhaltensweisen. Speziell bei Schädelverletzungen kann es zum *psychasthenischen Versagenszustand* kommen, der von eventuellen Kommotionsfolgen abzugrenzen ist.

Bei *Chronifizierung* handelt es sich in der Regel um eine zweckgerichtete, *tendenziöse Unfallreaktion* (Unfallneurose, Rentenneurose, Entschädigungsneurose). Dafür ist nicht die objektive Schwere des Unfalls massgebend, sondern die subjektive Verarbeitung. Es kommt zur subjektiven Symptom- und Beschwerdeverstärkung (Aggravation, Überbewertung), zur Fixierung von Beschwerden, auch zu zusätzlichen Körperstörungen in der Art von Konversionsstörungen (Ganglähmungen, Umfallen, psychogenes Zittern) oder Pseudodemenz.

Für die *Entstehung* einer zweckgerichteten Unfallreaktion ist zunächst der sekundäre Krankheitsgewinn verantwortlich, der zur Symptomverstärkung führen kann. Zu langer Krankenhausaufenthalt, mangelnde Frühaktivierung des Verletzten, Unsicherheit des Arztes, keine feste Führung wirken begünstigend. Es bildet sich eine – oft unbewusste – *Begehrenshaltung* (Rente, Schmerzensgeld, Entschädigung) aus, welche nun das Beschwerdebild unterhält. Frühberentung fixiert das Zustandsbild endgültig. Eine tendenziöse Unfallreaktion wird nicht entschädigt und nicht berentet; Berentung kommt in seltenen Fällen nur dann in Frage, wenn der Kranke (meist nach längerer Patientenkarriere) sich aus eigener Kraft aus seiner unbewussten psychischen Fehlhaltung nicht mehr lösen kann, diese eigenen Krankheitswert erlangt hat und psychotherapeutisch-rehabilitative Massnahmen erfolglos geblieben sind.

Psychische Störungen durch Extrembelastung. Während der nationalsozialistischen Verfolgung der Juden und Zigeuner kam es unter den Bedingungen der Konzentrationslager zur Extrembelastung. Die dadurch hervorgerufenen psychischen Folgeschäden haben gegenüber anderen psychoreaktiven Störungen eine Sonderstellung: Sie klingen im Laufe der Zeit nicht ab, sondern es kommt zu dauerhaften Veränderungen der Persönlichkeit: *erlebnisreaktiver Persönlichkeitswandel.* Für die Entstehung sind verantwortlich: die ständige Todesangst und Bedrohung, sadistische Misshandlungen, die extreme Hungersituation, vor allem aber die totale Entrechtung und menschliche Herabwürdigung, der Sinnverlust des Lebens, die Hoffnungslosigkeit, die tiefgehende Verunsicherung tragender sozialer Beziehungen.

Die unmenschliche Belastung im Konzentrationslager, besonders in Todeslagern und bei jahrelanger Inhaftierung, haben nur wenige gesund und beschwerdefrei überstanden.

Wir finden bei Überlebenden ein *Nichtvergessenkönnen* der Verfolgungssituation, die Erinnerung drängt sich mit photographischer Detailtreue immer wieder auf (Hypermnesie), es besteht ein *chronisches Angstsyndrom,* oft mit phobischer Fixierung auf angstauslösende Signale (Uniformen, Hunde, Klingeln). Die Überlebenden leiden oft unter einem Schuldgefühl, unverdient überlebt zu haben:

Überlebensschuld. Darüber hinaus finden sich vielfältige andere Störungen des Erlebens und Verhaltens mit folgenden Schwerpunkten: *asthenische Erschöpfung* mit Kopfschmerzen, Konzentrationsmangel, Erschöpfung, Schlafstörungen, vegetativen Störungen; *apathische Gehemmtheit* mit Initiativelosigkeit und apathischem Rückzugsverhalten; *depressive Resignation; sensitiv-misstrauische Haltung* mit Gereiztheit, Hassgefühlen, misstrauisch-paranoider Haltung, sozialer Isolierung. Die spätere Lebensbewältigung war meist erschwert, die Anpassung im Einwanderungsland schwierig.

Endogene Psychosen nehmen unter Extrembelastung nicht zu.

12. Persönlichkeitsstörungen

12.1. Grundlagen

Definition. *Persönlichkeitsstörung* ist ein rein deskriptiver Begriff und bedeutet nichts ätiologisch Einheitliches. Wir fassen damit Menschen zusammen, die eine *Extremausprägung bestimmter Persönlichkeitsmerkmale* aufweisen, welche im Lebensvollzug zu *Störungen* und *Beeinträchtigungen* führen. Wesentlich ist dabei, dass es überdauernde, situationsübergreifend *stabile* Persönlichkeitseigenschaften (traits) sind, die sich an regelmässig wiederkehrenden Verhaltensweisen ablesen lassen. Weiter ist wesentlich, dass diese Züge sich in der persönlichen Selbstverwirklichung und im Sozialverhalten stark *störend auswirken* und/oder einen subjektiven *Leidensdruck* hervorrufen. Wir können auch von *abnormen Persönlichkeiten* sprechen, die an sich selbst leiden oder an denen ihre Umwelt leidet (K. Schneider).

Die Definition der Persönlichkeitsstörungen geht damit vor allem von den *sozialen Auswirkungen,* der *beeinträchtigten Selbstverwirklichung* und/oder dem *persönlichen Leidensdruck* aus. Der sich hier anschliessende Begriff der *Soziopathie,* der sozial schädliches Verhalten stärker betont, bezieht dabei einen bestimmten Verhaltensstil mit ein, das *Acting-out.* Damit sind unkontrolliertes Ausagieren und Ausleben, impulshaftes Nachgeben gegenüber Antrieben und Gefühlen, auch Abreagieren an anderen gemeint.

Die Herkunft der Persönlichkeitsstörungen, ihre Entstehung ist nicht einheitlich. Ein Teil von ihnen sind schwere *Charakterneurosen* (Charakteropathien). Bei einem anderen Teil handelt es sich um *strukturelle Persönlichkeitsstörungen* (vgl. S. 158). Hier sind Über-Ich-Defekte (keine Internalisierung sozialer Normen, keine Schuldgefühle) und eine Ich-Schwäche (Triebwünsche und Realitätsforderungen können nicht aufeinander abgestimmt werden) wesentlich. Dazu gehören auch Soziopathien mit antisozialem Verhalten. Bei diesen Persönlichkeitsstörungen haben frühe Sozialisationsmängel besonderes Gewicht (vgl. S. 163).

Während neurotische Charakterstörungen etwas lebensgeschichtlich Gewordenes bedeuten, ist für das *Psychopathiekonzept* der älteren Psychiatrie die *Anlage* wesentlich. Damit sind sowohl die Erbanlage als auch frühkindliche Prägungen gemeint, die zusammenwirken (Unifaktion) und die Charakteranlage endgültig verfestigen. Wenn auch eine erbliche Disposition zu Charakterabnormitäten (wie auch zu Neurosen) aufgrund von Adoptivstudien wahrscheinlich ist, wird heute der Umweltbedingtheit und der psychodynamischen Entwicklung oder auch der Lerngeschichte der Persönlichkeit das grössere Gewicht beigemessen. Das Psychopathiekonzept bleibt nur noch für bestimmte Persönlichkeitsvarianten als *Grenzbegriff* brauchbar, bei denen die Erbkomponente das relativ grössere Gewicht hat. Möglicherweise trifft dies am ehesten für Anomalien des Temperaments und des psychomotorischen Antriebs zu, z.B. für hyperthyme Persönlichkeiten.

Die Bezeichnungen «Psychopathie» und «Psychopath» werden heute besser gemieden, weil sie die Vorstellung von Minderwertigkeit und moralischem Defekt erwecken und diese Menschen damit abwerten und negativ abstempeln.

Zu den Persönlichkeitsstörungen gehören auch *hirnorganisch begründete Abweichungen,* die als *Pseudopsychopathie* bezeichnet werden. Hier spielen perinatale und frühkindliche Hirnschädigungen die Hauptrolle. Zu den Persönlichkeitsfehlentwicklungen, bei denen eine minimale zerebrale Dysfunktion eine Teilursache ist, bestehen fliessende Übergänge.

Verlauf, Therapie. Gestörte Persönlichkeiten bleiben meist ihr Leben lang gefährdet, weil sie in Umweltschwierigkeiten und Krisen geraten. Die meisten Lebensschwierigkeiten fallen in das 3. Lebensjahrzehnt. Dennoch gelingt dem grösseren Teil längerfristig eine leidliche Lebensbewältigung, etwa indem sie zu einem erträglichen Arrangement mit der Umwelt kommen oder die Beziehungen zur Umwelt einengen und damit Schwierigkeiten vermeiden.

Therapeutisch kann bei jüngeren Patienten psychoanalytische Gruppenbehandlung versucht werden. Bei starkem Agieren können therapeutische Gemeinschaften zur nachholenden Sozialisation sinnvoll sein. Bei älteren Patienten bleibt meist nur die Möglichkeit psychagogischer Betreuung, entlastender und stützender Gespräche, von Beratungsgesprächen in aktuellen Schwierigkeiten.

12.2. Einzelne Persönlichkeitsstörungen

Unabhängig von ihrer Genese werden abnorme Persönlichkeiten unsystematisch nach den vorherrschenden Persönlichkeits- und Verhaltensmerkmalen beschrieben und typisiert. Einige dieser Typen sind mit entsprechenden neurotischen Charakterstörungen identisch.

Abnorme Persönlichkeit	Neurotische Charakterstörung
Anankastische Persönlichkeit	zwanghafter Charakter
Geltungsbedürftige Persönlichkeit	hysterischer Charakter
Depressive Persönlichkeit	depressiver Charakter
Schizoide Persönlichkeit	schizoider Charakter

Auf einige weitere Typen abnormer Persönlichkeiten sei kurz eingegangen. Dabei darf nicht vergessen werden, dass Typen lediglich Ordnungsbegriffe sind. Der Idealfall eines reinen Typus ist eher selten, und im Einzelfall ist nur die Frage, wieweit er diesem oder jenem Typus entspricht.

Asthenische Persönlichkeiten. Wenig vitale, leicht erschöpfte Menschen mit geringer Spannkraft und wenig Durchsetzungsfähigkeit, geringer Ausdauer, Gefühl von Schwäche und Neigung zu Erschöpfungsreaktionen (S. 197ff.). Astheniker fühlen sich auf häufige Erholungspausen und Vermeidung von Überforderung angewiesen.

Sensitive, selbstunsichere Persönlichkeiten. Mangelndes Selbstvertrauen, verletzliches Selbstwertgefühl, deshalb empfindsam und kränkbar. Diese Menschen können ihre Affekte schlecht verarbeiten oder abreagieren, es kommt leicht zur Retention und Anstauung aggressiver Impulse.

Hyperthyme Persönlichkeiten von hypomanisch-lebhaftem Temperament und gesteigerter Aktivität (Betriebsamkeit, vermehrter

Sprechantrieb und motorischer Antrieb). Ausgesprochen vital-leistungsfähige, aber auch umtriebige, distanzlos-erregbare Menschen.

Haltschwache Persönlichkeiten. Willensschwache, leicht verführbare Menschen, die zielstrebiges Verhalten nicht durchhalten können und, statt Anstrengungen auf sich zu nehmen, sich lieber treiben lassen.

Querulatorische Persönlichkeiten. Fanatisch-rechthaberische Menschen, die auch kleine Rückschläge oder Benachteiligungen im Leben gern anderen Menschen als Sündenböcken zuschreiben, die übermässig sensitiv-empfindsam reagieren und sich leicht in einen querulatorischen Kampf mit Rundumverteidigung verwickeln. Daraus entstehen leicht querulatorische Entwicklungen (S. 139f.).

13. Suizid

13.1. Grundlagen

Suizidhandlungen gehören zu den häufigsten und wichtigsten psychiatrischen Notfallsituationen, sie erfordern besonders verantwortungsvolle ärztliche Entscheidungen.

In anthropologischer Sicht kann der Suizid als eine spezifisch menschliche Entscheidungsmöglichkeit, als letzter Ausdruck menschlicher Freiheit gesehen werden. Fast jeder Mensch geht im Laufe seines Lebens einmal mit dem Gedanken an einen Suizid um. Wir Ärzte müssen innerhalb unseres beruflichen Handelns aber davon ausgehen, dass nahezu jede konkrete Suizidhandlung Ausdruck einer *schweren persönlichen Krise* oder *Abschluss einer krankhaften psychischen oder psychosozialen Entwicklung* ist und dass jeder Suizidpatient unsere Hilfe benötigt.

Diese ärztliche Einstellung zum Suizid hängt eng mit unserem beruflichen Engagement, unserem Helfenwollen zusammen, sie ist aber auch objektiv begründet. Wenigstens ein Drittel aller *gelungenen Suizide* beruht auf einer endogenen Psychose. Bei Einbeziehung anderer psychischer Störungen (neurotisch-reaktiver, Persönlichkeitsstörungen, Alkoholismus und andere Süchte) kommen manche Autoren auf über 90% aller Suizide, die durch eine psychische Krise oder Krankheit bedingt sind. *Bilanzsuizide,* die auf kühlem, distanziertem Abwägen beruhen, sind dagegen sehr selten. *Suizidversuche* beruhen seltener auf Psychosen, meist dagegen auf akuten Krisensituationen oder neurotischen Störungen. Nach einem Suizidversuch ist die Mehrzahl der Patienten froh, gerettet zu sein.

Wir müssen zwischen dem *gelungenen Suizid* und dem *Suizidversuch* unterscheiden, beide fassen wir als *Suizidhandlungen* zusammen. Ein Suizidversuch kann nicht als misslungener Suizid gelten, es besteht ein qualitativer Unterschied. Epidemiologische Daten sprechen dafür, dass es sich in beiden Fällen um unterschiedliche Populationen handelt, wenn auch mit Überschneidungen. Der Häufigkeitsgipfel für Suizidversuche liegt in der Adoleszenz (besonders hohe Suizidgefährdung bei Studenten). Suizide nehmen dagegen im Alter zu, hier liegt das Durchschnittsalter zwischen 55 und 60 Jahren. Für Suizidversuche überwiegt das weibliche Geschlecht, für Suizide das männliche. Im Laufe der letzten Jahrzehnte haben Suizidversuche stärker zugenommen als Suizide. Auch in der Motivation scheinen sich Suizid und Suizidversuch zu unterscheiden. Erweiterter Suizid ist der Versuch, Angehörige mit in den Tod zu nehmen; dabei ist aber die Selbsttötung das Primäre.

Epidemiologie. Nach Schätzungen der WHO sterben jährlich 500 000 Menschen durch Suizid. In der Bundesrepublik ist Suizid die dritthäufigste Todesursache in der Altersgruppe zwischen 15 und 45 Jahren: etwa 20 von 100 000 Menschen pro Jahr (dies entspricht etwa der Zahl der jährlichen Verkehrstoten in diesem Land). Die Zahl der Suizidversuche liegt weitaus höher, Schätzungen schwanken zwischen 3:1 und 10:1, die Dunkelziffer liegt hier besonders hoch (ungeklärte «Unfälle»).

Besondere Gefährdung bei Alleinstehenden (Geschiedenen, Verwitweten, Ledigen), vor allem im Alter (soziale Isolation), aber auch bei Vorkommen von Suizidhandlungen in der Familie und in der eigenen Vorgeschichte (Rückfallgefährdung 10–20%). In Kriegszeiten nehmen Suizide ab, in Zeiten wirtschaftlichen Niedergangs dagegen zu. Dies deutet auf sozioökonomische und soziale Zusammenhänge hin. Die Suizidrate differiert in verschiedenen Ländern beträchtlich (sehr hoch in West-Berlin, hoch in Schweden, Österreich und der Schweiz, mittel in den USA, niedriger in Norwegen, besonders niedrig in Irland).

Ursachen. Als besonders suizidgefährdend sind die *endogenen Depressionen* zu nennen. Hier ist auch die Rezidivgefahr nach vorausgegangenem Suizidversuch sehr hoch, der Suizid wird oft sehr entschlossen durchgeführt. Die Gefährdung ist zu Beginn und gegen Ende einer Phase hoch, besonders auch unmittelbar nach der Klinikentlassung, aber auch nach Beseitigung der Antriebshemmung durch antriebsfördernde Thymoleptika. Auch *reaktive* und *neurotische Depressionen* führen zu Suizidhandlungen. Hier – wie auch bei Altersdepressionen – ist eine Suizidhandlung oft ein Alarmsignal, das das Bestehen einer Depression nach aussen kundtut.

Schizophrenien. Hier oft besonders brutale Ausführung, manchmal in Form eines *Raptus:* abruptes Auftreten aus dem Zustand scheinbarer Ruhe oder katatoner Spannung heraus.

Bei *psychoreaktiven Suizidhandlungen* gehen häufig längere *neurotische Entwicklungen* oder *krisenhafte Zuspitzungen* voraus, auch bei den Kurzschlussreaktionen, zu denen es kurzfristig in stark belastender Situation kommt. Besonders zu nennen sind *neurotisch-depressive Menschen* mit Gefügigkeit, Selbstüberforderung und Opferwilligkeit, aber auch oraler Abhängigkeit (Angewiesensein auf ständige Zuwendung anderer), welche die zwischenmenschlichen Bindungen belasten kann. Hier wirken sich spezifische Belastungen besonders stark aus.

Reifungskrisen der Adoleszenz mit Schwierigkeiten der Selbstfindung (Identitätsdiffusion) und Ablösung von den Eltern, egozentrischem Rückzug, Fehlen neuer tragender Bindungen können zu Suizidalität führen.

Bei Suizidhandlungen von *Jugendlichen* und *Kindern* (frühestens ab 8. Lebensjahr) sind die auslösenden Situationen (schlechte Schulnoten, Angst vor Strafe, Zurückweisung) meist nur die letzte, oft aber bezeichnende Etappe einer längerdauernden Entwicklung mit gestörter Elternbeziehung, Überforderung, Geschwisterrivalität, Gefühl des Nichtverstandenseins. Das Erleben von Zurücksetzung, Kränkung, Angst und schliesslich Ausweglosigkeit gewinnt erst auf diesem Hintergrund seine Bedeutsamkeit.

Manchmal kommt es zu «suizidalen Gesten», d.h. Selbstbeschädigungen, die den Ernst der Situation anzeigen sollen.

Alkoholismus spielt im Vorfeld von Suizidhandlungen eine bedeutende Rolle. Nicht wenige Suizidversuche ereignen sich unter unmittelbarer Alkoholwirkung.

Bedrohliche Körperkrankheiten (Krebserkrankungen) haben für Suizide nur untergeordnete Bedeutung. Eher können soziale Begleitumstände ausschlaggebend sein: Beziehungsabbruch zu Angehörigen, Isolierung, Verlust beruflicher Aufstiegschancen; in höherem Alter spielen spezifische Alternsprobleme mit. Bei chronischen Dialysepatienten ist der Verlust eigener Kontrolle über die wichtigen Lebensbelange gravierend, eine Suizidhandlung kann hier die Bedeutung haben, eigene Kontrolle wiederherzustellen. Um eine versteckte Suizidhandlung kann es sich handeln, wenn die lebenserhaltende Therapie unterlaufen wird.

13.2. Genese von Suizidhandlungen

Bei den *psychoreaktiven Suizidhandlungen* ist es für das Verständnis wichtig, sich die *Situationsbewertung* durch den Patienten, seine unmittelbare *Motivation* zur Suizidhandlung und die Eigendynamik der *suizidalen Situation* vor Augen zu führen.

Ausweglose Situation. Hintergrund einer Suizidhandlung ist meist das Erleben einer subjektiv *unerträglichen* oder *ausweglosen Situation:* massive Enttäuschungen, Verlusterlebnisse (Verlassenwerden, Beziehungsabbruch), Kränkungen, besonders auch narzisstische Kränkungen, die das Selbstwertgefühl in Frage stellen. Die objektive Schwere einer belastenden Situation ist für einen Suizidentschluss häufig weniger ausschlaggebend, manchmal fällt sogar die relative Geringfügigkeit eines Anlasses (Zurücksetzung, Kränkung) auf. Hier ist stets zu bedenken, dass die *kognitive Bewertung* des Ereignisses entscheidend für sein subjektives Gewicht, für den Bedrohungsaspekt der Situation ist (vgl. kognitive Stresstheorie von Lazarus). Hinzu kommt die *Bewertung der eigenen Bewältigungsmöglichkeiten,* die zum Erleben von Ausweglosigkeit führt. Die Suizidhandlung kann so auch als extremes *Problemlösungsverhalten* bei anders nicht abwendbarer oder lösbarer Situation verstanden werden. Bei manchen auslösenden Situationen spielt auch das Erleben eines *Verlustes der Eigenkontrolle* über das Geschehen, die Erfahrung der Nichtkontrolle und damit das Gefühl von Hilf- und Machtlosigkeit eine Rolle. Neuerdings wird auch dem *Erlernen von Suizidalität* zum Zweck der Selbstbehauptung Bedeutung zugemessen: Wenn Eltern und andere Beziehungspersonen häufig mit Suizid drohen, wird dieses von den Kindern im Sinne eines Modell-Lernens übernommen.

Motivation zur Suizidhandlung. Der Wunsch nach Selbsttötung ist nicht das einzige Motiv zur Suizidhandlung. Vielmehr spielen vielfältige andere Beweggründe mit, die teils bewusst, teils unbewusst sind. Dabei lassen sich einige wesentliche Motive abheben, die immer wieder festzustellen sind, im Einzelfall aber ein unterschiedliches Gewicht haben (Abb. 5).

1. Autoaggression. Wunsch nach Selbstvernichtung, Selbstzerstörung. Neben depressiver Verzweiflung und einem Sichaufgeben kann auch eine Inversion (Umkehrung) ohnmächtiger Aggression bedeu-

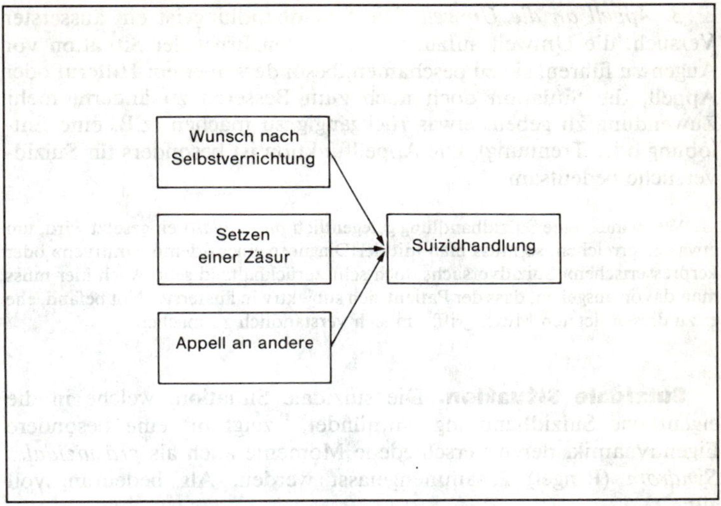

Abb. 5. Motive zu einer Suizidhandlung.

tungsvoll sein: Aufgrund von Kränkungen oder Enttäuschungen bildet sich eine Fremdaggression, die aber nicht ausagiert werden kann und gehemmt bleibt und sich nun gegen die eigene Person richtet (psychoanalytisch: der Hass gegen das verlorene Objekt wird nach Introjizierung des Objekts zum Selbsthass).

2. Setzen einer Zäsur, eines Einschnittes im Erleben. Durch blosses Ausschalten des Bewusstseins (durch ein Schlafmittel) will der Kranke der unerträglichen Situation entgehen, es ist ein Nicht-mehr-erleben-Wollen, ein Aus-dem-Felde-Gehen («ich wollte erst einmal nichts als schlafen und wegsein»).

Für diesen motivationalen Anteil sind die «weichen» Suizidarten von Bedeutung, die heute (besonders von Frauen) bevorzugt werden: Einnahme von Schlaf- und Beruhigungsmitteln («harte» sind Erhängen, Erschiessen, Pulsschnitt, Sichertränken oder -herabstürzen). Bei der Verwendung von Schlafmitteln kommt es zunächst zum Bewusstseinsverlust, erst später (zweizeitig) zum Todeseintritt. Der mögliche Tod wird oft nur in Kauf genommen, eine eventuelle Rettung manchmal als «Gottesurteil» angenommen.

3. Appell an die Umwelt. Die Suizidhandlung ist ein äusserster Versuch, die Umwelt aufzurütteln, ihr den Ernst der Situation vor Augen zu führen, sie zu beschämen, besonders aber ein Hilferuf oder Appell, die Situation doch noch zum Besseren zu ändern, mehr Zuwendung zu geben, etwas rückgängig zu machen (z.B. eine Entlobung oder Trennung). Die Appellfunktion ist besonders für Suizidversuche bedeutsam.

Wenn auch eine Suizidhandlung gelegentlich *manipulativ* eingesetzt wird, um etwas zu erreichen, so muss man mit der Diagnose eines «demonstrativen» oder «erpresserischen» Suizidversuchs doch sehr zurückhaltend sein. Auch hier muss man davon ausgehen, dass der Patient sich subjektiv in äusserster Not befand, ehe er zu diesem letzten Mittel griff, um sich verständlich zu machen.

Suizidale Situation. Die suizidale Situation, welche in die eigentliche Suizidhandlung einmündet, zeigt oft eine besondere Eigendynamik, deren verschiedene Momente auch als *präsuizidales Syndrom* (Ringel) zusammengefasst werden. Als bedeutungsvoll gilt:

Erleben von Ausweglosigkeit und *Hilflosigkeit,* keine eigenen Kontrollmöglichkeiten über die Situation mehr haben: situative Einengung.

Gehemmte Aggression, Verbitterung, Vorwurfshaltung mit Wendung der Aggression gegen die eigene Person.

Sichhineinwühlen in masochistische *Todesgedanken,* in Selbstmordphantasien, starke gedankliche Einengung, keine sonstigen Lösungsmöglichkeiten sind in Sicht: dynamische Einengung.

Sozialer Rückzug und Isolierung, Einengung der zwischenmenschlichen Kontakte, Sichabsondern, Kontaktabbruch, auch wenn Dritte in der Nähe sind. Alarmierend ist oft nach vorheriger Verzweiflung und Unruhe der Eintritt plötzlicher Ruhe und Zurückgezogenheit.

Das präsuizidale Syndrom darf nicht als regelmässige oder gesetzmässige Symptomverbindung missverstanden werden.

Suizidankündigungen sind häufig, zumindest in verschlüsselter Form (bei gelungenen Suiziden in 75% der Fälle). Sie sind deshalb stets ernst zu nehmen.

Kurzschlussartige Suizidversuche überwiegen: Bei zwei Dritteln der Fälle beträgt die Zeitspanne zwischen dem ersten Gedanken an einen Suizid und der Ausführung weniger als 1 Tag.

13.3. Intervention

Erkennen der Suizidalität. Für die Erkennung eines aktuellen Suizidrisikos ist die Kenntnis besonderer Risikofaktoren und Hinweise wichtig.

Allgemeine Risikofaktoren
1. Suizidhandlungen in der Familie oder näheren Umgebung (suggestive Sogwirkung, Lerneffekt).
2. Suizidversuche in der eigenen Vorgeschichte.
3. Es besteht eine Psychose.
4. Höheres Lebensalter.

Psychosoziale Risikofaktoren
1. Alleinstehend (ledig, geschieden, verwitwet).
2. Verlust oder Zusammenbruch tragender und haltgebender Strukturen (Arbeit, Familie).
3. Soziale Isolierung.

Unmittelbare Hinweise auf Suizidalität
1. Gedankliche Einengung, keine Lösungsmöglichkeiten in Sicht, Suizidphantasien.
2. Aufgeben jeder Zukunftsplanung.
3. Der Kranke denkt an konkrete Möglichkeiten der Verwirklichung eines Suizids, trifft Vorbereitungen. Eventuell Suizidankündigungen, auch versteckte.
4. Der Kranke zieht sich zurück, bricht Kontakte ab, nimmt Termine beim Arzt nicht mehr wahr.

Behandlung. Oft zunächst *Akutbehandlung* mit Entgiftung (zwei Drittel der Fälle sind Intoxikationen mit Schlafmitteln oder anderen Medikamenten).

Psychotherapeutische Betreuung sollte möglichst rasch nach Aufklaren des Bewusstseins beginnen, da jetzt beste Voraussetzungen zum Aufbau einer tragfähigen Arzt-Patient-Beziehung bestehen. Das Angebot einer Weiterbetreuung muss in jedem Fall gewährleistet sein, auch wenn nach überstandenem Suizidversuch keine unmittelbare Suizidalität mehr fortbesteht (weil sich die autoaggressive Energie in der Suizidhandlung erschöpft hat oder weil der Appell an die Umwelt erfolgreich war). Die Behandlung erfolgt zunächst nach den Grundsätzen einer *Krisenintervention:* unmittelbares Annehmen und Akzeptieren des Patienten; sich als Bezugsperson, die Konstanz gewährleistet und sich nicht entzieht, zur Verfügung stellen; direkte Problem- und Konfliktbearbeitung, Hilfen beim Finden neuer Lösungsansätze und bei der Distanzierung geben. Dabei soll der Patient kurzfristig wieder in die Lage kommen, sich für seine eigenen Belange kompetent zu fühlen und die Verantwortung dafür wieder zu übernehmen. Es kann unerlässlich sein, die wichtigsten Beziehungspersonen miteinzubeziehen, besonders dann, wenn in gestörter Familie der Suizidant nur das «schwächste Glied» und Indexpatient ist. Später kann längerdauernde Psychotherapie zur Behandlung neurotischer Persönlichkeitsstörungen notwendig sein. Bei Psychosen und Süchten steht die Behandlung des Grundleidens im Vordergrund. Bei fortbestehender Suizidalität ist die Frage einer Klinikeinweisung zu prüfen. Oft lässt sich die suizidale Situation ambulant bewältigen; vorschnelle, eventuell sogar dramatische Einweisung kann ein Agieren des Arztes infolge negativer Gegenübertragung und Lästigsein des Patienten oder ein Ausweichen vor den eigentlichen Problemen des Patienten bedeuten.

Prävention. Für die *unmittelbare Prävention* von Suizidhandlungen ist die *Früherkennung einer Suizidgefährdung* wesentlich. Nicht wenige Patienten suchen in ihrer Not vorher einen Arzt auf, ohne jedoch von Suizidgedanken zu sprechen. Es gilt, solche Not zu erkennen und offen anzusprechen. Von besonderer Bedeutung für die Suizidprophylaxe sind heute psychologisch-psychotherapeutische Beratungsstellen, psychosoziale Dienste und nichtprofessionelle Einrichtungen, wie das Sorgentelefon für Kinder und Jugendliche und die Telefonseelsorge mit jederzeitiger Erreichbarkeit bei Tag und Nacht. Diese bieten bereits im *Vorfeld der Suizidalität* Hilfen in schwierigen Lebenssituationen und für soziale Isolierte, für Jugendliche ebenso wie für alte Menschen an.

Ein wichtiger Grundsatz *allgemeiner Prävention* ist, das *Selbsthilfepotential* des Patienten und seiner nächsten Umgebung zu stärken, um Krisen, Beziehungskonflikte und andere Belastungen selbst zu bewältigen. Psychiatrisch-psychotherapeutische Prävention darf nicht dazu führen, Menschen in Abhängigkeit von professionellen Hilfen zu halten.

14. Suchtverhalten

J. Brand-Jacobi

14.1. Grundlagen

Süchtiges Verhalten ist eine Möglichkeit, die menschlichem Handeln und Erleben grundsätzlich innewohnt. Zu allen Zeiten haben Menschen natürliche oder eigens dazu hergestellte Stoffe verwendet, um eine Veränderung ihres Bewusstseins (auch mit Halluzinationen) zu bewirken, die Antriebslage zu steigern oder herabzusetzen, die Leistungsfähigkeit zu verbessern, einen Zustand der Euphorie oder die Dämpfung von Angst und Schmerzen zu erreichen. Bei allen das Verhalten und Erleben beeinflussenden, d.h. psychotropen (psychoaktiven) Stoffen besteht aber prinzipiell die Möglichkeit des Missbrauchs und der Abhängigkeit, besonders dann, wenn der psychotrop veränderte Zustand dazu dient, der Leere zu entgehen und aus der Realität zu fliehen. Das Suchtverhalten *entgleitet der Selbstkontrolle.*

Das konkrete Erscheinungsbild der Sucht ist stark von soziokulturellen Bedingungen beeinflusst. Hier spielen Verfügbarkeit und Produzierbarkeit des Stoffes, soziale Normen und Sanktionen, epochale Moden und schichtspezifische Unterschiede eine grosse Rolle. Vom klinisch-psychiatrischen Standpunkt aus stehen das *süchtige Individuum,* die *süchtige Fehlhaltung,* das *abnorme Suchtverhalten* im Vordergrund des Interesses.

Sucht und Suchtverhalten sind nicht an chemische Suchtmittel gebunden. Die Spielsucht und die Wettsucht spielen in angelsächsischen Ländern eine grosse Rolle. Auch bei uns zeigen viele Jugendliche bei Spielautomaten (Flippern, Geldspielautomaten, Videospiele) Merkmale süchtigen Verhaltens: impulsives Verlangen und Verfallensein. Prinzipiell kann jedes menschliche Handeln und Erleben süchtige Formen annehmen; dies gilt besonders für lusterzeugende Verhaltensweisen, wie Sexualität (sexuelle Deviationen, Perversion) oder Essen (Fresssucht, Fettsucht). Aber auch Arbeit und Berufstätigkeit können den zwanghaften und abhängig machenden Charakter einer Sucht bekommen («workaholics»). Bei all diesen Formen spricht man von *nichtstoffgebundenen Süchten.* Hiervon zu unterscheiden sind die *stoffgebundenen Süchte,* bei denen ein chemischer Stoff süchtig verwendet wird. Nur bei den stoffgebundenen Süchten spricht man von Missbrauch und Abhängigkeit. Die Übergänge vom normalen Stoffgebrauch zum abnormen und damit zum behandlungsbedürftigen Suchtverhalten sind fliessend; es bedarf konkreter Definitionen und Kriterien zur richtigen Diagnosestellung.

Definitionen. Der Begriff *Sucht* wird heute nur noch als allgemeiner Oberbegriff für psychopathologische Phänomene und Syndrome im Bereich süchtigen Verhaltens verwendet. Wir können bei den stoffgebundenen Süchten *Missbrauch, Gewöhnung* und *Abhängigkeit* voneinander unterscheiden, wenngleich hier keine scharfen Trennlinien möglich sind, sondern die Übergänge fliessend sein können.

Missbrauch. Unter Missbrauch (Abusus) versteht man den quantitativ oder qualitativ abweichenden Gebrauch eines chemischen Stoffes, Medikamentes oder Genussmittels. Bei Tabletten bedeutet dies die eigenmächtige Erhöhung der Dosis oder die Verwendung für einen anderen Zweck, z.B. Schlafmittel tagsüber als Beruhigungsmittel einzunehmen. Beim Alkohol kann Missbrauch vorliegen, wenn sehr grosse Mengen getrunken werden oder der Alkohol bei unpassenden Gelegenheiten (Strassenverkehr, Arbeitsplatz) konsumiert wird. Missbrauch liegt schliesslich auch dann vor, wenn es unter Einnahme des Stoffs zu gewollten vorübergehenden psychischen Veränderungen (Räuschen, «alles vergessen») kommt.

Gewöhnung. Die Gewöhnung an einen Suchtstoff geschieht in pharmakologischer und in psychischer Hinsicht. Unter *pharmakologischem* Gesichtspunkt versteht man unter Gewöhnung die Adaptation von Zellen oder Zellverbänden an das Vorhandensein eines chemischen Stoffs.

Experimentell kann man zeigen, dass sich der isolierte Darm an das Vorhandensein von Opiaten adaptiert und bei der Reaktion eine Gewöhnung eintritt.

Psychische Gewöhnung beinhaltet zwei psychologische Prozesse. Zum einen besteht Gewöhnung in der graduellen Verminderung der Reaktion eines Organismus auf einen wiederholt auftretenden Reiz. Diese Reaktionsverminderung ist als Folge eines Lern- oder Adaptationsvorganges (Habituation) biologisch zunächst sinnvoll. Bei der Sucht bedeutet sie jedoch die Notwendigkeit, sich den Reiz immer wieder und in immer stärkeren Intensitäten zuzuführen. Zum zweiten meint Gewöhnung die Gewohnheitsbildung süchtigen Verhaltens und Erlebens, wobei bestimmte Suchtverhaltensweisen fest im Verhaltensrepertoire des Individuums durch spezifische Situationsreize (abendliches Trinken vor dem Fernseher, Ärger mit dem Chef) und durch spezifische Verstärkungen (abschalten, richtig ausgelassen sein) verankert sind. Ein Unterlassen des Suchtverhaltens fällt deshalb schwer.

Abhängigkeit. Wir unterscheiden psychische und physische Abhängigkeit. *Psychische Abhängigkeit* ist das übermächtige, impulsive Verlangen nach dem Suchtstoff. *Physisch* ist ein Individuum von einem Stoff abhängig, wenn nach längerfristigem Gebrauch des Mittels der Entzug der Droge zu einem Zustand körperlicher und psychischer Störungen (Missbehagen, Beschwerden, Veränderungen von Sensorik und Motorik) führt. Das Auftreten eines solchen *Entzugssyndroms* bei Stoffentzug belegt die körperliche Abhängigkeit. Zusätzlich weist das Schwinden des Entzugssyndroms nach erneuter Stoffzufuhr auf das Bestehen einer Abhängigkeit hin.

Ein zweites Kriterium der physischen Abhängigkeit ist die *Toleranzentwicklung* und damit die Tendenz zur Dosissteigerung. Zur Erzielung des gleichen psychotropen Effektes müssen immer grössere Mengen des Suchtmittels zugeführt werden. Auftreten eines Entzugssyndroms und/oder Toleranzentwicklung sind also die entscheidenden Kriterien der Abhängigkeit, man kann sie auch als die operationale Definition der physischen Abhängigkeit bezeichnen.

Der Begriff der *stoffgebundenen Abhängigkeiten* hat klinisch-diagnostisch den unpräzisen und weiteren Terminus «Sucht» ersetzt. Je nach Suchtstoff sprechen wir von Alkohol-, Amphetamin-, Barbituratabhängigkeit und anderen mehr. Der Missbrauch lässt sich von der Abhängigkeit graduell abgrenzen: durch den Wunsch, aber nicht inneren Zwang, das Suchtmittel einzunehmen, durch fehlende oder nur befristete Dosissteigerung und besonders durch fehlende körperliche Abhängigkeit. Der Missbrauch kann, muss aber nicht, in Abhängigkeit übergehen.

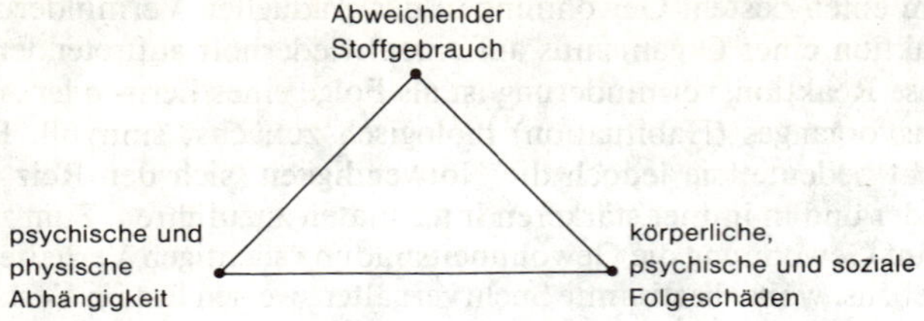

Abb. 6. Dimensionen des Suchtverhaltens.

14.2. Dimensionen des Suchtverhaltens

Allgemein lassen sich drei Dimensionen des Suchtverhaltens unterscheiden, die auch für die Diagnosestellung wichtig sind: *physische und psychische Abhängigkeit, abweichender Stoffgebrauch, Folgeschäden* (Abb. 6). Diese verschiedenen Dimensionen stehen in einem vielfältigen wechselseitigen Zusammenhang und bedingen, oft multiplikativ verknüpft, die Schwere der Sucht. Dabei kann jede Dimension beim einzelnen Patienten graduell unterschiedlich ausgeprägt sein.

Physische und psychische Abhängigkeit. Physische und psychische Abhängigkeit bilden die zentrale Dimension im Suchtverhalten, sie verstärken sich in der individuellen Suchtentwicklung wechselseitig. Die *physische Abhängigkeit* zeigt sich klinisch in einem Entzugssyndrom, sobald die Zufuhr des Suchtmittels unterbrochen wird: Es kommt zu körperlichen und psychischen Störungen, wie vegetativen Erscheinungen, Unruhe, Angstgefühlen. Diese körperliche Abhängigkeit bringt den Kranken vielfach dazu, gegen das drohende Entzugssyndrom wiederum das Suchtmittel zu konsumieren; wir bezeichnen dies als den Teufelskreis der Sucht. Wegen der klaren Beobachtbarkeit und klinischen Bedeutsamkeit wird diese Symptomatik auch als entscheidendes Kriterium zur Definition der Abhängigkeit gewählt.

Zum psychiatrischen Verständnis der Sucht und insbesondere für die Therapie ist jedoch die rein körperliche Abhängigkeit nicht hinreichend. Wesentlich ist auch die *psychische Abhängigkeit:* Im Erleben des Patienten finden wir ein unwiderstehliches Verlangen nach dem Stoff. Manchmal wird es auch als übermächtige Gier oder als überwältigender Drang beschrieben. Im Verhalten äussert sich dieses unwiderstehliche Verlangen in der *Unfähigkeit zur Abstinenz* und/oder einem *Nichtaufhörenkönnen* nach einmal begonnener Drogenzufuhr. Letzteres wird auch als *Kontrollverlust* bezeichnet. Unwiderstehliches Verlangen, Abstinenzunfähigkeit und Nichtaufhörenkönnen sind damit die Merkmale der psychischen Abhängigkeit.

Abweichender Stoffgebrauch. Beim *abweichenden Stoffgebrauch* wird der Einfluss soziokultureller Bedingungen und Verhältnisse auf das Suchtgeschehen deutlich, denn ohne eine normative Festlegung eines akzeptierten Stoffgebrauchs können wir nicht bestimmen, was am Stoffgebrauch abweichend ist.

Im wesentlichen bestimmen *Quantität, Qualität* und *Legalität* die Abweichung von der Norm. Jedes Trinken im Übermass, der übermässige Nikotin- oder Koffeingenuss, die gesteigerte Zahl von Tabletten zeigen quantitativ einen abweichenden Stoffgebrauch an. Ob jedoch 2 Liter Bier quantitativ abweichend sind, wird regional, alters- und schichtspezifisch unterschiedlich beurteilt. Qualitative Abweichungen zeigen sich insbesondere im nichtsituationsgemässen Gebrauch von Suchtmitteln (am Arbeitsplatz, am Steuer, frühmorgens) und in der Loslösung des Suchtmittelgebrauchs von sozialen Konventionen und Riten (heimliches Trinken, Trinken aus der Schnapsflasche). Die legale Normabweichung bestimmt ebenfalls den abweichenden Stoffgebrauch. Illegale Drogen sind Stoffe, deren Gebrauch der Gesetzgeber zum Schutze des Individuums und der Allgemeinheit einschränkt. Hier kann der Gebrauch entgegen den legalen Vorschriften als abweichender Stoffgebrauch verstanden werden. Am Beispiel von Haschisch, dessen pharmakologisches Missbrauchspotential gering ist, wird der Einfluss normativ-legaler Bestimmungen auf die Definition von Sucht deutlich.

Folgeschäden. Eine dritte Dimension süchtigen Verhaltens sind die *Folgeschäden* abhängigen Stoffgebrauchs auf psychischem, physischem und sozialem Gebiet. Wir können akute Folgeschäden von Langzeitfolgen unterscheiden. Weiter können wir die direkt stoffbedingten Folgeschäden von den generellen Auswirkungen der Abhängigkeit unterscheiden, wenngleich beide im konkreten Einzelfall kaum zu trennen sind. Die stoffbedingten Folgeschäden werden bei den einzelnen Abhängigkeitsformen dargestellt (S. 228f., 238ff.).

Die *psychischen Auswirkungen* der Abhängigkeit sind Interesseverlust und Gleichgültigkeit gegenüber Aktivitäten, Interessen und Erfahrungen ausserhalb des Suchtverhaltens. Es fehlt eine Gerichtetheit auf persönliche Ziele und Wünsche, es besteht ein Mangel an Initiative: *adynamisches Syndrom*. Die wiederholt scheiternden Versuche, vom Suchtmittel loszukommen, führen zu Selbstanschuldigungen, Selbstunsicherheit, Niedergeschlagenheit bis hin zur Hoffnungslosigkeit. Suizidversuche und Suizide sind unter Suchtkranken häufig. Anschuldigungen und Vorwürfe der Umgebung zwingen zum Verheimlichen, zum Ausweichen, vielfach finden sich Unaufrichtigkeit und Neigung zur sozial erwünschten Darstellung der eigenen Person sowie verminderte Selbstkritik. Psychische Langzeitfolgen zeigen sich in Unzuverlässigkeit, Sichtreibenlassen, Einengung der Interessen auf die Beschaffung des Suchtstoffes, ethischer Abstumpfung, also einem *Persönlichkeitsverfall;* es können chronische Hirnschädigungen hinzukommen.

Die unmittelbaren *körperlichen Auswirkungen* sind weitgehend von der Art des Suchtmittels bestimmt. Übereinstimmend finden wir vegetative Störungen, Ruhelosigkeit, Schlaflosigkeit, meist auch ein vermindertes sexuelles Bedürfnis, Appetitverlust mit Gewichtsabnahme, teilweise spezifische neurologische Ausfälle.

Die *sozialen Folgeschäden* der Abhängigkeit sind zu Beginn meist gering, gewinnen jedoch im Verlauf der Suchtentwicklung ein immer grösseres Gewicht. Die soziale Ablehnung des Süchtigen durch die Umgebung ist massiv. Gleichzeitig fühlt sich der Süchtige nicht mehr an Vorschriften und normative Regeln seiner Umwelt gebunden, es kommt zur Minderung des ethischen Standards eigenen Handelns, zu kleineren oder grösseren Gesetzesübertretungen (oft als Beschaffungskriminalität). Praktische Auswirkungen hat der Führerscheinverlust wegen Fahrens unter Alkoholeinfluss, was je nach beruflicher Tätigkeit für die soziale Stellung schlimme Folgen haben kann. Die Unfallgefährdung ist erhöht, es kommt zu häufigeren Krankheitszeiten, häufigeren Fehlzeiten am Arbeitsplatz, Kündigungen und Arbeitsplatzwechseln. Kennzeichnend ist in vielen Fällen ein sozialer Abstieg, der um so rascher verläuft, je geringer die sozialen und finanziellen Möglichkeiten zum Abfangen der Suchtfolgen sind.

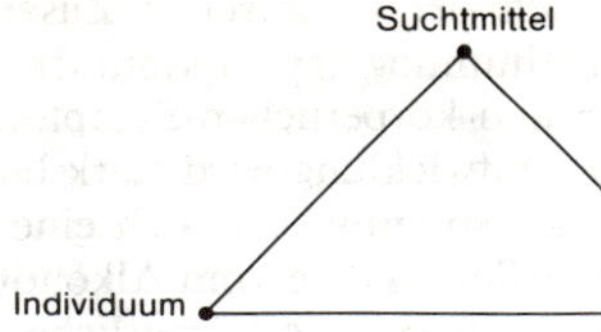

Abb. 7. Bedingungsfaktoren der Suchtentwicklung.

14.3. Bedingungsfaktoren der Suchtentwicklung

Entstehung und Entwicklung einer Abhängigkeit sind nicht auf eine einfache Ursache zurückzuführen, sondern es wirken immer verschiedene Bedingungsfaktoren zusammen: *Multikonditionalität.* Man kann drei grosse Faktorengruppen unterscheiden: 1. das *Suchtmittel* mit seinen pharmakologischen Eigenschaften; 2. das *Individuum* mit spezifischen körperlichen und psychischen Charakteristiken; 3. das soziokulturelle und situative *Umfeld* (Abb. 7).

Suchtmittel. Die Merkmale der Abhängigkeit werden in hohem Masse von den pharmakologischen Eigenschaften des Suchtmittels bestimmt. Hier ist es besonders das *Missbrauchspotential,* die Suchtpotenz, die einer Stoffgruppe zukommt. Aus diesem Grund hat die WHO vorgeschlagen, die Abhängigkeiten nach den verwendeten Stoffgruppen zu ordnen. Es werden *8 Typen von Drogenabhängigkeit* unterschieden:

1. Drogenabhängigkeit vom Morphin-Typ
2. Drogenabhängigkeit vom Barbiturat-Alkohol-Typ
3. Drogenabhängigkeit vom Kokain-Typ
4. Drogenabhängigkeit vom Cannabis-Typ
5. Drogenabhängigkeit vom Amphetamin-Typ
6. Drogenabhängigkeit vom Khat-Typ
7. Drogenabhängigkeit vom Halluzinogen-Typ
8. Drogenabhängigkeit vom Opiat-Antagonist-Typ

Die Einordnung von Suchtstoffen in eine Typenklasse erfolgt hierbei nicht ausschliesslich nach der chemischen Zusammensetzung, sondern nach der Übereinstimmung im Missbrauchspotential und nach psychopathologischen und körperlichen Symptomen. Die Progredienz einer Abhängigkeitsentwicklung wird stark bestimmt durch das Suchtpotential der Droge; so entwickelt sich eine Abhängigkeit vom Morphin-Typ weit schneller als eine vom Alkohol-Typ. Kokain und Cannabis erzeugen eine nur geringe körperliche Abhängigkeit, hier ist die psychische Abhängigkeit von grösserer Bedeutung.

Individuum. Eine typische und einheitliche *Suchtpersönlichkeit* als Voraussetzung zur Entwicklung der Abhängigkeit gibt es *nicht.* Prinzipiell ist jeder Mensch suchtgefährdet. Wir kennen jedoch eine Reihe spezifischer Belastungen und Risikofaktoren, die eine Suchtentwicklung begünstigen können. Nach Langzeitstudien sind Abhängige in ihrer Kindheit und Jugend durch verminderte Selbstkontrolle und Neigung zu Impulsivität und ungesteuerten Trotzreaktionen gekennzeichnet. Die *verminderte Selbstkontrolle* kann als grundlegender Bedingungsfaktor von Suchtentstehung und -entwicklung aufgefasst werden. Als Gegenstück dazu finden wir *Reizhunger* und grosse Offenheit gegenüber äusserer Stimulation auf dem Hintergrund eines sonst eher aktivitäts- und initiativearmen Verhaltens. Der genetischen Prädisposition kommt insbesondere beim Alkoholismus eine gewisse Bedeutung zu. Klinisch wichtig sind eine Reihe körperlicher, psychischer und sozialer Belastungen, die oftmals am Beginn einer Suchtentwicklung stehen. Zu nennen sind chronische Schmerzzustände, langandauernde Schlaflosigkeit, postoperative Schmerzmedikation, Neuralgie- und Kausalgiekranke, Amputationsschmerzen. Unbehandelte Angstsyndrome, Phobien, auch Depressionen stehen vielfach am Anfang einer Sucht, ebenso Ehekrisen, unlösbar erscheinende Konflikte, schwere Verlusterlebnisse. Schliesslich ist auch das Lebensalter beim ersten Drogenkonsum von Bedeutung. So ist die Gefährdung für Abhängigkeit vom Morphin-Typ im mittleren und höheren Lebensalter äusserst gering, andere Abhängigkeiten (Schnüffelsucht) betreffen fast nur das Jugendalter. Insgesamt lässt sich ein Trend zu einem immer geringeren Durchschnittsalter der Abhängigen feststellen. Aber auch der Altersalkoholismus gewinnt zunehmend an Bedeutung.

Soziokulturelles und situatives Umfeld. Die sozialen Bedingungen bestimmen weitgehend Bild und Progredienz einer Abhängigkeitsentwicklung. Von praktischer Bedeutung ist hier die *Griffnähe* zum Suchtmittel. Die Wahrscheinlichkeit der Suchtentwicklung ist um so grösser, je leichter der Zugang zur Droge ist. Deshalb sind auch bestimmte Berufsgruppen besonders gefährdet; beim Alkoholismus sind es Gastwirte und Gaststättenpersonal, Berufe im Baugewerbe; bei Tablettenabhängigkeit finden wir häufig Angehörige medizinischer Berufe (Ärzte, Krankenpflegepersonal, Apotheker). Kulturell spielen kollektive Verhaltensstile gegenüber Genuss und Missbrauch von Suchtmitteln eine grosse Rolle. Soziologisch können wir bezüglich des Alkohols *Abstinenzkulturen* (islamische Länder) von *Ambivalenzkulturen* (z.B. Skandinavien) und *Permissivkulturen* (Italien, Frankreich) unterscheiden. Individuell kommt der Vorbildwirkung von Eltern und Gleichaltrigen eine grosse Rolle zu. Kontrollierter Genussmittelgebrauch bedarf der Erziehung und Einübung, süchtiger Missbrauch wird vielfach modellhaft übernommen. Schliesslich ist auch der Einfluss der Werbung nicht gering («...hilft dir schnell über den Berg»).

14.4. Prävention und Behandlung

Wegen der grossen Verbreitung von Suchtkrankheiten kommt der *Prävention* eine entscheidende Rolle zu. Wichtig sind die sachgerechte, aber nicht drohende oder dramatisierende Information und Aufklärung, besonders von Jugendlichen. Entscheidenden Einfluss hat die Modellwirkung der Eltern als Vorbild für einen verantwortlichen und kontrollierten Genussmittelgebrauch. Eine Verbesserung des sozialen Images von nichttrinkenden Personen muss mit einem Abbau der positiven Bewertung des Konsumenten («ein Mann kann etwas vertragen») einhergehen. Die Zahl der Abhängigen lässt sich insgesamt durch gesetzgeberische Massnahmen (Spirituosenverteuerung durch Besteuerung, Strafe bei Alkohol im Strassenverkehr, Verbot der Werbung) senken.

Die allgemeinen Prinzipien der Behandlung sind bei den verschiedenen Formen der Abhängigkeit ähnlich. Den Behandlungsverlauf kann man in *drei Stufen* unterteilen:

1. Körperliche Entgiftung und Erholung. Entzug des Suchtstoffes, Überwindung des Entzugssyndroms, Abklingen bzw. Therapie vegetativer und organischer Beeinträchtigungen.

2. Entwöhnung. Wiedererlernen eines drogenfreien Lebens, Aufbau von Aktivitäten, Problemlösungskompetenz und Selbstkontrollfähigkeiten, in Einzelfällen Wiedererlernen kontrollierten Genussmittelgebrauchs.

3. Rehabilitation. Schaffung von sozialen und persönlichen Voraussetzungen zur Verminderung der Rückfallgefahr, Lösung persönlicher Konflikte und Probleme, berufliche Rehabilitation, sinnvolle Freizeitgestaltung.

Die Behandlung der Abhängigkeiten sollte von *drei Prinzipien* geleitet sein:

1. Totalitätsprinzip. Die Therapie muss physisch, psychisch und sozial, d.h. umfassend, erfolgen.

2. Pluralitätsprinzip. Die Behandlung sollte multidisziplinär (Arzt, Suchthelfer, Sozialarbeiter) und multizentrisch (Krankenhaus, Fachklinik, ambulante Dienste, Selbsthilfegruppen) erfolgen.

3. Permanenzprinzip. Die Behandlung muss sich über einen langen Zeitraum erstrecken.

15. Alkoholabhängigkeit

J. Brand-Jacobi

Vorkommen. Unter den psychiatrischen Erkrankungen ist Alkoholismus die mit Abstand häufigste diagnostische Kategorie. Etwa bei einem Drittel aller psychiatrischen Aufnahmediagnosen handelt es sich um Suchtprobleme. Man rechnet in der Bundesrepublik mit einer Zahl von 1,8 Millionen Alkoholikern, das entspricht etwa 3% der Gesamtbevölkerung, wobei die Tendenz noch steigend ist.

Der Pro-Kopf-Verbrauch an reinem Alkohol beträgt in der Bundesrepublik 12,5 Liter im Jahr; dies entspricht einer jährlichen Gesamtausgabe für Alkoholika von DM 635.– pro Bundesbürger. Der Bierverbrauch, seit Jahren der höchste in der Welt, beträgt jährlich 150 Liter pro Person. Dabei trinkt die Mehrzahl mässig, eine Minderheit sehr stark (keine Normalverteilung). Von besonderer Bedeutung sind die Zunahme des Alkoholkonsums und die ansteigende Zahl von Behandlungsfällen bei Jugendlichen und Frauen. Bei den Jugendlichen sind besonders Angehörige sozioökonomisch niedrigerer Schichten und Arbeitslose betroffen. Das Verhältnis Männer:Frauen lag bis vor einigen Jahren noch bei 10:1, inzwischen beträgt der Anteil der Frauen etwa ein Viertel aller Erkrankungsfälle, also eine sprunghafte Zunahme.

Definition. Der Terminus *Alkoholismus* wird heute als allgemeiner Oberbegriff für Alkoholmissbrauch schlechthin und für die verschiedenen psychiatrischen Krankheitsbilder gebraucht, die mit Alkoholmissbrauch im Zusammenhang stehen. Es sind dies die Alkoholabhängigkeit sowie die akuten und chronischen Alkoholpsychosen. Die Diagnose *chronischer Alkoholismus* ist klinisch noch weithin üblich, sollte aber durch den angemesseneren Terminus *Alkoholabhängigkeit* ersetzt werden. Die Definition der Alkoholabhängigkeit durch die WHO lautet:

Alkoholabhängige sind exzessive Trinker, deren Abhängigkeit vom Alkohol einen solchen Grad erreicht hat, dass sie deutliche geistige Störungen oder Konflikte in ihrer körperlichen und geistigen Gesundheit, ihren mitmenschlichen Beziehungen, ihren sozialen und wirtschaftlichen Funktionen aufweisen, oder dass sie Vorstufen dieser Störungen zeigen.

15.1. Symptomatologie

Die Diagnose «Alkoholabhängigkeit» stützt sich auf das *abweichende Trinkverhalten,* auf Zeichen körperlicher und psychischer *Abhängigkeit* sowie auf die unterschiedlichen *Folgeschäden.*

Das *abweichende Trinkverhalten* zeigt sich besonders in der Trinkmenge; als Richtlinie gelten mehr als 80 g reiner Alkohol täglich und/oder mehr als 240 g Alkohol mehrmals im Monat. Auch ein abweichendes Trinkmuster (morgens trinken, heimlich trinken, «kippend» trinken, in sozial unangemessenen Situationen trinken) kann auf Alkoholabhängigkeit hinweisen.

Zeichen der *Abhängigkeit* sind Abstinenzunfähigkeit und Kontrollverlust. Bei der *Abstinenzunfähigkeit* handelt es sich darum, dass der Kranke sich subjektiv unfähig fühlt, über längere Zeiträume keinen Alkohol zu trinken. Trinken und Alkohol haben – auch in seinen Vorstellungen – eine übergrosse Bedeutsamkeit für ihn. Er steht unter einem Zwang, trinken zu müssen, es ist ein unwiderstehliches Verlangen. Der *Kontrollverlust* ist die Unfähigkeit, mit dem Trinken nach dem ersten oder zweiten Glas aufzuhören, es ist ein Weitertrinkenmüssen bis zum Vollrausch. Der Beginn des Kontrollverlustes ist meist eine einschneidende Wende in der Entwicklung der Alkoholabhängigkeit. *Körperliche Abhängigkeit* zeigt sich durch wiederholt auftretende *Entzugssymptome* (Zittern, Schweissausbruch, Angstzustände) nach mehrstündiger Alkoholkarenz und durch Antrinken – besonders morgens – gegen die Entzugserscheinungen.

Bei den *körperlichen Folgeschäden* sind besonders zu nennen: Nerven- und Gehirnschädigungen (Polyneuropathie, Hirnatrophien, Entzugskrämpfe, Alkoholpsychosen), gastrische Störungen (Übelkeit, morgendliches «trockenes Kotzen»), Herz- und Kreislaufstörungen, Leberschädigung, Potenzstörungen. Insgesamt ist die Sterblichkeit bei Alkoholikern um das Drei- bis Fünffache gegenüber der Normalbevölkerung erhöht. Die neuropsychiatrischen Bilder der akuten und chronischen Folgeschäden des Alkoholismus vgl. Kap. 4.3., S. 49ff.

Seelische Folgeschäden. Zunächst vermehrte alkoholbedingte Umweltkonflikte, Bagatellisieren oder Rationalisieren des Alkoholkonsums, das wiederkehrende Erleben der Niederlage mit Zerknirschung (Katzenjammerstimmung). Später kommt es zu Persönlichkeitsveränderungen, eine intellektuelle Niveausenkung folgt oft erst nach einem Jahrzehnt. Die Persönlichkeitsveränderung macht sich in Stimmungslabilität, unausgeglichener Stimmung, in dysphorisch-depressiven, reizbar-aggressiven oder euphorischen Verstimmungen, in Interessen- und Aktivitätseinschränkung, in nachlassender Zielstrebigkeit und zunehmender Bedenkenlosigkeit bemerkbar. Die intellektuelle Niveausenkung äussert sich in psychischer Verlangsamung, Nachlassen von Konzentration und Gedächtnis, rascher geistiger Ermüdbarkeit, vermehrter Suggestibilität und Minderung der Urteils- und Kritikfähigkeit. Diese Veränderungen gehen schliesslich in ein chronisches hirnorganisches Psychosyndrom (Wesensänderung und Demenz) über.

Die *sozialen Folgeschäden* sind vielgestaltig. Beruflich wirken sich vermehrte Fehlzeiten, Unfallhäufung und schliesslich nachlassende Identifikation mit dem Beruf aus. Familiär kommt es zu Rangverlust und Rollenwandel des Alkoholabhängigen, zu zunehmenden ökonomischen Schwierigkeiten, schliesslich zur Ausgrenzung des Kranken, zur sozialen Desintegration.

15.2. Formen und Verlauf der Alkoholabhängigkeit

Klinische Typen. Die individuelle Ausprägung der Alkoholabhängigkeit kann von Patient zu Patient sehr variieren. Letztlich gibt es so viele Alkoholikertypen, wie es alkoholabhängige Menschen gibt. Grob vereinfachend lassen sich jedoch fünf *Prägnanztypen* unterscheiden. Diese Einteilung beruht auf der Analyse einer grossen Zahl von Alkoholiker-Biographien (E.N. Jellinek).

Alpha-Alkoholismus. Konflikt- und Entspannungstrinker. Keine körperliche, jedoch psychische Abhängigkeit, aber ohne Kontrollverlust. Prinzipiell ist Abstinenz möglich, sie ist aber nicht leicht durchzuhalten.

Beta-Alkoholismus. Exzessives Trinken ohne psychische oder physische Abhängigkeit, aber mit deutlichen körperlichen Folgeschäden (Polyneuropathie, Gastritis, Leberschaden). Starke Abhängigkeit von soziokulturellen Anlässen als Verführung: Gelegenheits- oder Wochenendtrinker.

Gamma-Alkoholismus. Süchtiges Trinken, Alkoholabhängigkeit. Besonderes Merkmal: häufige Kontrollverluste, dazwischen kürzere bis längere Abstinenzzeiten, prinzipiell Fähigkeit zur Abstinenz, die aber nicht durchgehalten werden kann. Progredienz mit Toleranzentwicklung: Kontrollverlust-Trinker.

Delta-Alkoholismus. Alkoholabhängigkeit. Besonderes Merkmal: Unfähigkeit zur Abstinenz (trotz körperlicher und sozialer Folgeschäden), kein Kontrollverlust, sondern ständig gleichmässig hohe Aufnahme von Alkohol und ständig erhöhter Alkoholspiegel: «Spiegeltrinker.»

Epsilon-Alkoholismus. Unregelmässig und selten auftretende exzessive Trinkperioden: Quartalstrinker, periodischer Trinker. Dieser Alkoholismustyp ist selten.

Der Gamma- und der Delta-Alkoholismus sind die klinisch bedeutsamen Formen der Alkoholabhängigkeit, sie konstituieren die Alkoholabhängigkeit als Krankheit.

Das periodische Trinken (Epsilon-Alkoholismus) nennen wir auch *Dipsomanie.* Zugrunde liegen den Trinkperioden meist Verstimmungszustände (bei depressiven, manischen, epileptischen Patienten). Äussere Anlässe spielen keine Rolle, deshalb gehören Wochenendtrinken und Trinken am Zahltag nicht hierher. Von der Dipsomanie zu unterscheiden ist die *Polydipsie:* die dranghaft-impulsive Aufnahme grosser Mengen (nichtalkoholischer) Flüssigkeit, bis zu 20 l und mehr am Tag. Ursächlich können ein Diabetes insipidus (hypothalamisch-hypophysär bedingt oder nephrogen), Nebenniereninsuffizienz, Niereninsuffizienz sein. Es gibt aber auch eine psychogene Polydipsie auf neurotischer Grundlage, auch Mischbilder mit dem Diabetes insipidus. Übergänge von der Polydipsie zur (alkoholischen) Dipsomanie sind ausserordentlich selten.

Verlaufsstadien. Die Entwicklung vom sozial integrierten Alkoholgebrauch bis zum Vollbild der Alkoholabhängigkeit kann unterschiedlich rasch erfolgen. Im allgemeinen vergehen zwischen 7 und 10 Jahre, bis sich die physische und psychische Abhängigkeit sowie Folgeschäden ausgebildet haben. Unter bestimmten Bedingungen, besonders auch beim Jugendalkoholismus, kann diese Entwicklung sehr viel schneller verlaufen.

Trotz dieser Unterschiedlichkeit im individuellen Fall hat Jellinek ein allgemeines *Verlaufsstadien-Modell* der Entwicklung zur Alkoholabhängigkeit aufgestellt, dem klinisch eine gewisse Bedeutung zukommt:

Präalkoholische Phase. Erleichterungstrinken, um Spannungen abzubauen, Trinken um der intendierten Wirkung willen. Erst allmählich Dosissteigerung.

Prodromalphase. Erste Erinnerungslücken («black outs», «Filmriss», alkoholische Palimpseste) schon nach geringeren Alkoholmengen, heimliches und morgendliches Trinken, übermässiges Denken an Alkohol, subjektiv erlebtes Verlangen nach Alkohol. Noch kaum Vollräusche. Über das eigene Trinken wird ungern gesprochen.

Kritische Phase. Kontrollverlust und/oder Abstinenzunfähigkeit, Bedürfnis und Mehr-Bedürfnis nach Alkohol. Wechselnde und scheiternde Abstinenzversuche, Erleben ständiger Niederlagen mit reizbar-aggressiven Reaktionen und Selbstmitleid. Bagatellisieren und Rationalisieren des Alkoholkonsums. Soziale Beziehungen (Freunde, Arbeit) lockern sich.

Chronische Phase. Mehrtägige Intoxikationen, Toleranzverlust. Alkohol wird zum einzigen Lebensinhalt, auch Trinken von technischen Produkten: Brennspiritus, Haarwässer. Schwere körperliche Abhängigkeit, gegen Entzugssymptome wird angetrunken. Ausgeprägte soziale Folgeschäden, Gedächtniseinbussen, ethische Nivellierung, Verwahrlosung.

15.3. Entstehungsbedingungen

Für die Entwicklung einer Alkoholabhängigkeit gelten dieselben *Bedingungsfaktoren* wie für andere Suchtentwicklungen (Kap. 14.3., S. 223ff.). Auch die Alkoholabhängigkeit wird *multifaktoriell* verursacht, die Bedingungen umfassen das *Suchtmittel Alkohol* mit seinen spezifischen Wirkungen, *individuelle Voraussetzungen* und das *soziale Umfeld.*

Alkohol als Suchtmittel. Das Suchtpotential des Alkohols beruht auf seiner psychotropen Wirkung und auf der Entwicklung von physischer Abhängigkeit und Toleranz.

Bei den *psychotropen Wirkungen des Alkohols* sind wesentlich: Entspannung, Euphorisierung und gesteigertes Selbstgefühl. Subjektiv positiv erlebt werden besonders: Nachlassen von ängstlicher Spannung, von Kontakt- und Aggressionshemmungen, geringere Entmutigung durch Misserfolge, optimistische Selbsteinschätzung, Erleichterung riskanter Entscheidungen, vermehrter Redefluss. Die euphorisierende Wirkung des Alkohols tritt in späteren Stadien der Alkoholabhängigkeit zurück, viele Alkoholkranke erleben jetzt eine missmutig-depressive Stimmungsänderung. Neben Entspannung und Euphorisierung ist der Wunsch, stark, männlich und mächtig zu sein, ein Motiv zum Trinken. Aus klinischer Sicht passt dazu: die Tendenz zum Prahlen, zu überhöhter Geschwindigkeit, zu tätlicher Aggression unter Alkoholeinfluss.

Lernpsychologische Suchttheorien gehen davon aus, dass Alkoholmissbrauch ein operant erlerntes Verhalten ist. Fortfall von Hemmungen und Selbstunsicherheit, Vermeidung von Einsamkeit, vermindertes Konfliktbewusstsein, das Gefühl männlicher Stärke und euphorisches Wohlgefühl unter Alkoholwirkung sind Verstärker, die zum Trinken motivieren. Insbesondere das Antrinken gegen Entzugssymptome bedeutet eine sehr wirksame Verstärkung im Sinne eines Vermeidungslernens. Trinkspezifische soziale Reize (Wirtshausatmosphäre) werden zu hinweisgebenden Reizen, welche in die Trinkgewohnheiten einbezogen werden und zusätzlich zum Trinken motivieren.

Die *physische Abhängigkeit* macht sich besonders durch ein *Entzugssyndrom* nach Alkoholkarenz bemerkbar: Zittern, Schweissausbrüche, Schreckhaftigkeit, Schlafstörungen, ängstliche Reizbarkeit, Tachykardie, Magen-Darm-Störungen.

Die *Toleranzsteigerung* ist beim Alkohol ausgeprägt, in späteren Stadien nimmt die Toleranz jedoch wieder ab, so dass bereits geringe Alkoholmengen zu Intoxikationen führen.

Individuelle Voraussetzungen. Alkoholabhängigkeit ist kein homogenes Merkmal, das direkt vererbt wird. Es spielt jedoch ein *genetischer Faktor* eine Rolle: Die Konkordanz für Alkoholismus ist bei eineiigen Zwillingen fast doppelt so hoch wie bei zweieiigen Zwillingen. Die familiäre Häufung von Alkoholismus ist jedoch nicht nur erbbedingt, sondern auch umweltbedingt (peristatisch): Der trinkende Vater als Modellperson, gestörte familiäre Interaktionen, mangelndes

Erlernen eines kontrollierten Genussmittelgebrauchs können wesentlich sein.

Biochemisch sind vielleicht unterschiedliche Enzymaktivitäten im Metabolismus des Alkohol, die vermutlich erbbedingt sind, bedeutsam.

Alkoholabhängigkeit resultiert aus einer *gestörten Persönlichkeitsentwicklung.* Die *Persönlichkeit* des Alkoholikers hat deshalb immer wieder besonderes Interesse gefunden. Klinisch werden bestimmte Persönlichkeits- und Verhaltenszüge des Alkoholabhängigen beschrieben: oberflächliche mitmenschliche Bindungen, dürftige Partnerbeziehungen, erschwerte Realitätsanpassung, mangelndes Durchhaltevermögen (z.B. im Beruf), eine Unfähigkeit, Spannungen und Frustrationen zu ertragen, ein Verlangen nach rascher Befreiung von Unlust, nach Sofortbefriedigung. Die *Unlustvermeidung* wird als wesentlicher Persönlichkeitszug gesehen. Ob diese Merkmale schon prämorbid vorhanden und damit Bedingung der Alkoholabhängigkeit sind, ist aber fraglich. Persönlichkeitspsychologische Untersuchungen haben zudem auch kein einheitliches Persönlichkeitsbild ergeben.

Psychodynamisch wurde immer wieder eine *orale Fixierung* des Alkoholabhängigen wegen der Unlustvermeidung und dranghaften Befriedigungssuche betont und eine orale Abhängigkeitshaltung (passiver Liebesanspruch, unersättliche infantile Ansprüche) oder aber eine pseudoautarke Haltung als Abwehr von Abhängigkeitswünschen (betont maskulines Auftreten, Imponiergehabe) beschrieben. Dagegen sind aber auch die *autodestruktiven Tendenzen* des Alkoholabhängigen bedeutsam. Diese werden durch eine *süchtige Objektbeziehung* erklärt: Das ambivalente Erleben einer überwiegend bösen Mutter in früher Kindheit führt zur Verinnerlichung eines vorwiegend destruktiven, bösen mütterlichen Objektes. Dieses wird untergründig gehasst und muss durch Zufuhr des Suchtmittels immer wieder zerstört werden. Das Suchtmittel wird dabei (durch Projektion der Hassgefühle) selbst zum gehassten Objekt, das durch Einverleibung beseitigt werden muss. Viele Alkoholabhängige trinken deshalb auch nicht mit Genuss, sondern mit Abscheu. – Die Partnerwahl von Alkoholikern ist oft neurotisch bestimmt: Bevorzugung älterer oder solcher Frauen, auf die infantile Abhängigkeitswünsche und idealisierte Mutterphantasien leicht projiziert werden können. Die Ehefrauen von Alkoholabhängigen sind oft dominant und lebenstüchtig.

Zur Frage der *Persönlichkeit* von Alkoholabhängigen ist zusammenfassend zu sagen:

1. Es gibt *keine einheitliche Alkoholikerpersönlichkeit.* Alkoholabhängigkeit ist auch an keine bestimmte neurotische Persönlichkeitsstruktur oder Neuroseform gebunden.

2. Bei den Persönlichkeitsmerkmalen, die bei Alkoholikern beschrieben werden, kann es sich auch um *Folgen* der Suchtentwicklung und der toxischen Alkoholwirkung handeln.

3. Über die *prämorbide Persönlichkeit* des Alkoholikers ist wenig Gesichertes bekannt. Aus Langzeitstudien ergibt sich: herabgesetzte Impuls- und Selbstkontrolle; Abhängigkeit von äusserer Reizstimulation bei sonst eher passivem Verhalten (vgl. S. 224).

Soziales Umfeld. Hier ist auf *soziokulturelle Einstellungen und Verhaltensstile* gegenüber dem Gebrauch von Alkohol zu verweisen, wie sie sich in bestimmten Kulturkreisen und den verschiedenen Ländern, aber auch in religiösen und beruflichen Gruppierungen finden (vgl. S. 225), weiter auf die *Griffnähe* von Alkoholgetränken.

Untersuchungen zur Häufung des Alkoholismus in den verschiedenen *sozioökonomischen Schichten* («Elendsalkoholismus» in den unteren, «Wohlstandsalkoholismus» in den oberen Schichten) sind widersprüchlich, eine Schichtabhängigkeit hat sich nicht deutlich nachweisen lassen. *Arbeitslose* scheinen aber besonders gefährdet zu sein. – Wichtig sind die Einflüsse der *Herkunftsfamilie:* Sie betreffen weniger abweichendes Sozialverhalten schlechthin, als vielmehr das Erlernen von Selbstkontrolle, Eigenmotivation und des kontrollierten Gebrauchs von Alkoholgetränken.

15.4. Behandlung

Ein grosses Problem bei der Behandlung der Alkoholabhängigkeit ist die richtige Diagnosestellung und die anschliessende Motivierung des Patienten zur Therapie. Die meisten Alkoholabhängigen kommen erst dann zur Behandlung, wenn körperliche oder soziale Folgeschäden sie dazu zwingen; zu diesem Zeitpunkt ist dann die Alkoholabhängigkeit meist schon weit fortgeschritten. Auf der Seite des Arztes besteht die Gefahr, eine vermutete Alkoholabhängigkeit nicht offen anzusprechen und abzuklären, weil man dem Patienten die sozial abwertende Diagnose ersparen oder gekränkte Reaktionen vermeiden will. Die Chancen einer Behandlung sind aber desto besser, je frühzeitiger Therapiemassnahmen eingeleitet werden. Insgesamt sind die Erfolgsraten bei der Behandlung der Alkoholabhängigkeit heute noch eher gering: Bei nur einem Viertel kommt es zur langjährigen Abstinenz, ein weiteres Viertel kann als deutlich gebessert eingeschätzt werden, etwa die Hälfte aller Patienten wird wiederholt rückfällig.

Stufen der Behandlung. Im Vorfeld der eigentlichen Behandlung geht es in der *Kontakt- und Motivierungsphase* darum, eine differenzierte Diagnostik der Alkoholabhängigkeit durchzuführen, welche die medizinischen, psychologischen und sozialen Aspekte erfasst. Die Entscheidung zur stationären oder ambulanten Behandlung hängt neben der Schwere des Krankheitsbildes und der Dauer der Abhängigkeit sehr von sozialen Erwägungen (Arbeitsplatz, Familie, Erreichbarkeit stationärer Einrichtungen, Kostenregelung) ab. Die Motivierung zur Behandlung soll nicht durch Vorhaltungen oder Appell an die Willenskraft des Patienten erfolgen, sondern durch gemeinsame Überlegungen, welchen Schaden die Alkoholabhängigkeit bereits angerichtet hat und für welche Lebensinhalte, Aktivitäten und Ziele sich eine Behandlung lohnen kann.

Die *Entgiftung* findet in der Regel *ambulant,* bei schweren Entzugssyndromen aber unter stationären Bedingungen statt. Hier sind ausreichende medizinische Betreuung sowie genügende Abschirmung von Alkoholreizen gesichert. In der Entgiftungsphase geht es um den *Entzug* vom Alkohol, der von leichteren bis schweren Entzugssymptomen begleitet sein kann (vegetative Störungen, Unruhe, kognitive Beeinträchtigungen). Diese können durch Neuroleptika gemildert werden, bei stärkerer Ausprägung und im Prädelir mit Distraneurin. Distraneurin kann der Gefahr eines Entzugsdelirs entgegenwirken; es soll wegen seiner hohen Suchtpotenz aber nur für maximal 8–10 Tage gegeben werden, bei leichten Entzugssymptomen und bei wiederholten (ambulanten) Abstinenzversuchen ist es kontraindiziert. – Die Entgiftung bedeutet zugleich *körperliche Erholung* des Kranken mit verbessertem Appetit, Auffütterung und allmählicher Kräftigung.

Die *Entwöhnungsphase* dient dem Ziel eines alkoholfreien Lebens und schliesst sich überlappend an. Hier kommt es oft zum abrupten Ende der Behandlungsmotivation, da es dem Kranken körperlich wieder viel besser geht und er die längerfristige Entwöhnung nicht mehr für notwendig erachtet. Hier ist darauf hinzuwirken, dass die eigentliche Behandlung der Alkoholabhängigkeit einer umfassenden Therapie bedarf und dass diese Voraussetzung zur Erzielung der Abstinenz ist. Institutionell kommen zur Entwöhnung spezielle Suchtkliniken oder ambulante Programme in Frage. Die Form der Behandlung ist nach Dauer und therapeutischer Orientierung recht unterschiedlich, es werden jedoch stets die psychologisch-lebensgeschichtlichen und die sozialen Faktoren der Erkrankung mit einbezogen. Insbesondere der Aufbau eines «neuen Lebens» mit neuen Inhalten, Aktivitäten, verbesserter Selbstkontrolle, aber auch die Abklärung und Lösung familiärer Konflikte, die berufliche Rehabilitation u.a. stehen im Mittelpunkt der therapeutischen Bemühungen.

Die *Nachsorgephase* gewinnt bei der Behandlung der Alkoholabhängigkeit zunehmend an Bedeutung. Hier hat sich das Prinzip der Alkoholiker-Selbsthilfegruppen ausserordentlich bewährt (Anonyme Alkoholiker, Blaues Kreuz, Guttempler). Wenngleich über die eigentlichen Wirkprinzipien dieser Selbsthilfegruppen wenig bekannt ist, stehen sie doch in ihrer Behandlungseffektivität den professionellen Alkoholismustherapien kaum nach.

Eine *medikamentöse Behandlung* der Alkoholabhängigkeit gibt es nicht. Ein unterstützendes Hilfsmittel stellt die Einnahme von Mitteln dar, die Alkoholunverträglichkeit bewirken: Disulfiram (Antabus), Nitrefazol (Altimol). Bei Alkoholgenuss kommt es dann zu leichteren bis schwereren unangenehmen Intoxikationserscheinungen (Gesichtsrötung, Kopfschmerz, Übelkeit und Erbrechen, Kreislaufbeschwerden). Diese negativen Folgen und die Angst davor sollen den Alkoholkranken abhalten, Alkohol zu trinken. Voraussetzung ist jedoch, dass das Medikament regelmässig eingenommen wird. Wegen unangenehmer Nebenwirkungen (Müdigkeit, Impotenz, Gefahr exogener Psychosen) und wegen einiger Kontraindikationen (Patienten mit Herzschäden, Leberschaden, deutlicher organischer Hirnschädigung) kommt der Behandlung mit Disulfiram nur begrenzte Bedeutung zu. Voraussetzung ist in jedem Fall die regelmässige Kontaktmöglichkeit mit dem Arzt, wobei den psychologischen und sozialen Belangen grössere Bedeutung zuzumessen ist als der Verordnung des Medikamentes.

In aller Regel ist die Totalabstinenz das *Ziel der Behandlung* der Alkoholabhängigkeit. In bestimmten Fällen, bei Patienten mit gesicherten sozialen Verhältnissen (Beruf, Familie, Wohnung), mit gering ausgeprägter körperlicher Folgesymptomatik sowie bei nicht zu starker psychischer Alkoholabhängigkeit kann kontrolliertes Trinken als Therapieziel sinnvoll sein. Diese Behandlungsindikation sollte jedoch sehr vorsichtig gestellt werden, da sich der Wunsch nach kontrolliertem Trinken vielfach als erster Schritt auf dem Weg zum Rückfall erweist.

16. Toxikomanien und Intoxikationspsychosen

M. Gmür

Grundlagen. Bei den Toxikomanien unterscheiden wir – wie bei anderen Suchtentwicklungen – zwischen Gewöhnung und Abhängigkeit.

1. Drogengewöhnung: der Wunsch, die Droge weiterhin zu konsumieren, aber ohne Tendenz zur Dosissteigerung und ohne physische Abhängigkeit mit Entzugserscheinungen.

2. Drogenabhängigkeit: das überwältigende Bedürfnis, den Drogenkonsum fortzusetzen und sich die Droge unter allen Umständen zu beschaffen. Dabei Tendenz zur Dosissteigerung und psychische und physische Abhängigkeit von der Droge.

Abhängigkeit erzeugende Drogen sind u.a.: Rauschgifte im engeren Sinne (Opium, Morphium, Morphinderivate und synthetische Morphinersatzmittel); Stimulantien (Amphetamine u.a.); Analgetika, vielfach Kombinationspräparate (pyrazolon-, phenazetin-, kodein- und koffeinhaltig); Hypnotika (Barbiturate u.a.); Tranquilizer (Diazepame, Meprobamat); Kokain; Lösungsmittel (Äther, Trichloräthylen, Benzol).

Nach den Stoffgruppen unterscheiden wir verschiedene *Typen der Drogenabhängigkeit* (vgl. S. 223f.).

Drogenabhängigkeit entwickelt sich durch periodische oder kontinuierliche Einnahme einer Droge. Ihre Entstehung gründet in den drei Faktoren *Droge, Persönlichkeit* und *Gesellschaft.*

Auslösende Momente sind häufig: Insuffizienzgefühle, Kontakthemmung, dysphorische Verstimmung, Schmerz- und Spannungszustände, Angst, Schlaflosigkeit, psychosomatische Beschwerden, Krisensituationen (Reifungskrisen, Existenzkrisen). Gesucht wird dabei die jeweils euphorisierende, stimulierende, analgetische, angst- und spannungslösende oder sedierend-betäubende Wirkung der Droge. Momente aus dem *sozialen Umfeld* können begünstigen: sozialer Stress (Leistungs- und Versagensangst, sonstige soziale Angsterfahrungen, Isolation); die Griffnähe der Droge. So hat der Tranquilizergebrauch in der Bevölkerung ständig zugenommen, davon wird aber nur ein kleiner Teil abhängig.

Bei der *Entwicklung der Abhängigkeit* werden das Streben nach Unlustvermeidung, das Unvermögen, die Realität und ihre Anforderungen zu akzeptieren und auszuhalten, deutlich, der Drogengebrauch bedeutet *Flucht in eine Scheinwelt.*

Verminderte Selbstkontrolle und das *Bedürfnis nach äusserer Stimulation* (Reizhunger) sind spezifische *individuelle Voraussetzungen* zu einer Suchtentwicklung. Sonst finden sich vielfach abnorme Persönlichkeitszüge (asthenische, ängstlich-verletzliche, aber auch perfektionistische), die aber auch Ausdruck der Suchtentwicklung selbst sein können, in der Kindheit Verwöhnung oder aber Härte und emotionale Entbehrungen.

Drogenabhängigkeit bei Jugendlichen. *Epidemiologisch* ist die Drogenwelle bei Jugendlichen in den letzten 2 Jahrzehnten bedeutsam geworden, sie hat im Laufe der Zeit immer jüngere Altersgruppen (bis zu Schulkindern von 12–14 Jahren) erfasst. In den USA hat fast die Hälfte aller Erwachsenen schon einmal einen psychotropen Stoff genommen, 25% der jüngeren Menschen haben Drogenerfahrung. In der Schweiz sind 0,1% der Bevölkerung drogenabhängig, 2% alkoholabhängig; in Basel haben 10% der Schulkinder Drogenerfahrung.

Neue Verwendungsformen von Drogen sind: Schnüffeln, Inhalieren, besonders auch die intravenöse Zufuhr («Fixen», vor allem bei Opiaten und Amphetaminen): Hier wird rascher rauschartiger Wirkungseintritt («flash») als Drogeneinzelerlebnis – ohne Kontakt zu anderen – angestrebt. Komplikationen des Fixens sind multiple Spritzenabszesse, Hepatitis, neuerdings auch die Möglichkeit des AID-Syndroms.

Drogenkarriere: Einstiegsdroge ist vielfach Haschisch, zunehmend auch Alkohol. Aus Probieren und Nachahmen wird nur bei einem Teil der Fälle gewohnheitsmässiger Drogengebrauch mit Übergang zu harten Drogen (Heroin, LSD, Amphetamin, Kokain). Nur bei 10–20% der Haschischkonsumenten kommt es zu psychischer Abhängigkeit mit Umsteigen auf andere Drogen.

Nach anfänglichem Probieren kommt meist ein Stadium rituellen Drogengebrauchs in Gruppen mit starkem Gruppengefühl und Distanzierung von der Realität, danach das Stadium psychischer und physischer Abhängigkeit mit egozentrischer Isolierung, Ausblenden der Konflikte, Beherrschtsein durch die Droge. Die Angst vor Entzugssymptomen führt schliesslich zu ständiger Drogenzufuhr, die Drogenbeschaffung ist einziges Interesse des Abhängigen.

Häufig ist die *Polytoxikomanie:* Gebrauch mehrerer Suchtstoffe gleichzeitig oder im Wechsel (polyvalente Sucht). Der Übergang von Einstiegsdrogen wie Haschisch und Marihuana auf harte Drogen beruht nicht auf den pharmakologischen Eigenschaften dieser Drogen, sondern auf den psychologischen und sozialen Voraussetzungen des Drogengebrauchs.

Besondere *Risikofaktoren* für einen Drogengebrauch bei Jugendlichen sind: aktuelle Selbstwertkrisen, Zweifel an eigener Selbstverwirklichung, Passivität und Unfähigkeit zu aktiver Auseinandersetzung mit Problemen und mit der Umwelt, Unfähigkeit zum Ertragen von Unlust und Frustrationen, mangelnder Rückhalt in sozialen Beziehungen, Verlust sozialer Verstärker. Mehr als die Hälfte der Drogengefährdeten kommt aus gestörter Familie oder Broken home-Situation. Wichtig ist weiterhin die Griffnähe der Drogen durch das Angebot und das modellhafte Vorbild des Drogengebrauchs anderer. Der Anschluss an die Drogenszene als Subkultur wird bei Ablehnung überkommener Lebensformen und des Leistungsprinzips attraktiv.

Als gefährdet kann möglicherweise der neuerdings beschriebene *narzisstische Sozialisationstyp* gelten, der sich durch Resignation, Apathie und Verweigerung auszeichnet und wo Drogengebrauch zum Ausgleich eines strukturellen Persönlichkeitsmangels dient. Die mangelhafte Internalisierung eines guten mütterlichen Objekts in früher Kindheit führt zu einem Defekt des Selbstvertrauens und des Selbstwertgefühls. Der Betroffene lernt es nicht, sich als eigenes Individuum und auf Grund eigener Aktivität wohlzufühlen, er bleibt von infantil-archaischen Objekten (= Droge) abhängig.

Drogenabhängigkeit vom Morphin-Typ (Abhängigkeit von Morphium, Heroin, Opiaten usw.). Rohopium ist der getrocknete Saft des Schlafmohns. Dieser enthält zahlreiche Alkaloide, von denen Morphium das wichtigste ist. Heroin (Diazetylmorphin) ist ein halbsynthetisches Produkt aus Morphium. Weitere Morphinderivate und synthetische Opioide sind: Dilaudid, Dicodid, Dolantin, Cliradon, Polamidon, Fortral, Valoron, Temgesic. Wirkung: analgetisch und euphorisierend. Infolge Toleranzentwicklung ist ständige Dosissteigerung nötig. Der Morphinismus findet sich vorwiegend bei Medizinalpersonen und deren Angehörigen. Heroin hat in der heutigen Drogenszene Bedeutung erlangt.

Die *chronische Morphiumvergiftung* ist körperlich vorwiegend durch vermehrten Vagotonus (enge Pupillen, Hypotonie, Verstopfung), psychisch durch Dysphorie, Affektlabilität, Antriebslosigkeit und Wesensänderung gekennzeichnet: Einengung der Interessen, Abnahme des Pflichtgefühls, Nachlässigkeit, ethische Abstumpfung (Persönlichkeitsdepravation). Verwahrlosung und soziale Desintegration sind die Folge. Die Entzugserscheinungen sind umgekehrt durch Sympathikotonus charakterisiert: weite Pupillen, Schwitzen, Tachykardie, Schlaflosigkeit, Durchfälle, Gähnen, Tränen, Niesen; es bestehen Angst und Erregung.

Akute Morphiumvergiftung: tiefe Bewusstlosigkeit, stecknadelkopfgrosse Pupillen, Atemdepression, eventuell Zyanose. Therapie: intensivmedizinische Betreuung; Narcan i.v. beginnend mit 0,2 mg bis Wirkungseintritt. Narcan bewirkt ein akutes Entzugssyndrom; da die Halbwertzeit jedoch geringer ist als bei Heroin, ist plötzliches Wegdämmern des Behandelten möglich, daher Überwachung.

Bei *chronischem Morphinismus* stationärer Entzug. Milderung der Entzugssymptome durch Aponal, neuerdings durch Clonidin (Catapresan), welches über Alpha$_2$-Rezeptoren-Stimulation wirkt (Catapresan 0,4–0,75 mg pro Tag, klinische Überwachung wegen Blutdruckabfall und Schwächegefühl; nach Entzug Ausschleichen). Der Opiathunger («Craving») und depressive Verstimmungen werden durch Clonidin jedoch nicht beeinflusst. Als Abstinenzhilfe kann künftig vielleicht Naltrexon in Frage kommen; Naltrexon ist ein Opiatblocker: Injizierte Opiate haben keinen psychotropen Effekt mehr.

Methadon-Ersatzbehandlung: Man ersetzt das eigentliche Suchtmittel durch Methadon (Polamidon), dann ist eine Distanzierung von der Drogenszene und eine Resozialisierung eher möglich. Es ist aber selbst ein Suchtmittel, so dass endgültige Drogenfreiheit damit nicht erreicht wird, sondern allenfalls eine Suchtstabilisierung. Methadon-Erhaltungsprogramme sind umstritten und werden in der BRD staatlicherseits abgelehnt und nur im Rahmen besonderer Einzelprojekte genehmigt. Voraussetzung ist strikte Überwachung und begleitende sozialpsychiatrische Behandlung.

Drogenabhängigkeit vom Barbiturat-Alkohol-Typ. *Hypnotikasucht:* Wegen der Ähnlichkeit von Intoxikations- und Abstinenzsymptomen und weitgehender Kreuztoleranz wird die Alkoholabhängigkeit (S. 227ff.) hier mit eingeordnet. Gleiches gilt für die Analgetikasucht (Kombinationspräparate, meist auch ein Hypnotikum enthaltend). *Akute Schlafmittelvergiftung:* Somnolenz bis Koma. Behandlung: Hospitalisierung, Magenspülung, bei Blutdruckabfall Noradrenalintropfinfusion, Flüssigkeitszufuhr, Abschirmung mit Antibiotika. *Chronische Intoxikation:* Sucht- und Abstinenzerscheinungen. Körperlich: Abmagerung, Tremor, Ataxie, verwaschene Sprache, Nystagmus, fehlende Bauchhautreflexe. Psychisch: Wesensänderung mit epileptoider Verlangsamung, Dysphorie und mnestischen Störungen. Entziehungssymptome: Delirien, Dämmerzustände, Halluzinosen und epileptische Anfälle (besonders schwere Krampfanfälle bei Diazepamentzug). Behandlung der *chronischen Schlafmittelintoxikation:* Abrupter Entzug, gegen die Entzugssymptome Chlormethiazol (nur für maximal 8–10 Tage). Manche ziehen schrittweisen Entzug vor, bei Diazepamabhängigkeit wegen der Krampfgefahr stets schrittweise Dosisreduktion (um 10% pro Tag).

Ursachen der Schlafmittelsucht: 1. Neurotische Entwicklung. 2. Schlaflosigkeit bei körperlichen Krankheiten. 3. Iatrogen. Schlafstörungen, innere Unruhe, Spannungs- und Konfliktverhältnisse in Beruf oder Familie führen zu Hypnotikamissbrauch und -abhängigkeit.

Drogenabhängigkeit vom Kokain-Typ. Kokain stammt von der Kokapflanze. Lokalanästhetische Wirkungen schon im 19. Jahrhundert bekannt. Es kann geschnupft, intravenös injiziert oder geraucht werden. Keine Toleranzsteigerung und keine ausgeprägte körperliche Entzugssymptomatik, hingegen psychische Abhängigkeit. Kokain wirkt zentral stimulierend, sympathikomimetisch. Es ruft Rauschzustände mit Erregung, Enthemmung und Euphorie hervor. *Akute Intoxikation:* somatisch: hoher Blutdruck, rasender Puls, weite Pupillen, eventuell Krampfzustände mit möglicher Asphyxie, Atemstillstand. Die psychische Wirkung entspricht einer kombinierten Stimulantien-Halluzinogen-Wirkung: anfänglich hellwach, euphorisch, Stärkegefühl, motorische Unruhe, optisch-akustisch-taktile Halluzinationen. Behandlung: in leichteren Fällen Valium 10–30 mg p.o. oder i.m., auch Haloperidol; in schweren Fällen mit starkem Blutdruckanstieg intensivmedizinische Betreuung; Propranolol (Dociton, Inderal) als Betarezeptorenblocker i.v. unter Beatmungsbereitschaft. *Langdauernde Sucht:* Ulzera des Nasenseptums durch Schnupfen des Kokains, krankhafte Erlebnisverarbeitung, leichtes organisches Psychosyndrom, Impotenz, Diarrhöen, Obstipation, paranoid-halluzinatorische Psychosen, Dermatozoenwahn.

Drogenabhängigkeit vom Cannabis-Typ. Cannabis (Herkunft: indischer Hanf) wird als Haschisch konsumiert (Harz oder als Marihuana = Blätter des indischen Hanfes), vor allem geraucht oder peroral. Herkunftsgebiete: vorderer und mittlerer Orient, Nordafrika, Mexiko, Indien. Aktives Prinzip: Tetrahydrocannabinol (THC). Akute Wirkung: Bei geringen Dosen vor allem Stimmungsveränderungen: euphorisch, glücklich, fröhlich, albern, gelassen, friedlich und entspannt; bei mittleren Dosen halluzinogen: Wahrnehmungsstörungen, Farben werden heller wahrgenommen, Konturen schärfer, akustische Reize verstärken sich, verändertes Körperschema, Zeit fliesst langsamer, Gefühl der Irrealität, Gedankenabreissen und Gedankenjagen. Bei höheren Dosen kann es zu psychotischen Symptomen kommen mit paranoiden Reaktionen und Pseudohalluzinationen vorwiegend optischer Art. Abhängigkeit: keine körperliche, aber psychische Abhängigkeit. Bei *akuter Intoxikation* vor allem vegetative Störungen: Tränenfluss, Nystagmus, Pulsanstieg, Schwindel, evtl. Pupillenerweiterung. Gelegentlich ausgeprägte Angstzustände im Sinne von «horror trips». «Flash backs»: Wiederkehr der Cannabiserlebnisse ohne erneute Einnahme der Substanz, Tage bis Wochen nach der akuten Intoxikation, ursächlich ungeklärt, können sowohl positiv getönt sein als auch den Charakter eines «bad trip» annehmen. Haschischpsychose: Wenn eine Cannabisintoxikation nicht innerhalb von Stunden abklingt, sondern Tage, Wochen oder länger dauert, schizophreniformes Syndrom oder akuter exogener Reaktionstyp. Süchtige Wesensänderung: Adynamisches (amotivationales) Syndrom mit Einengung der Interessen, Apathie, Rückzug auf sich selbst, Konzentrationsstörungen, Verwahrlosung.

Drogenabhängigkeit vom Amphetamin-Typ. Die Amphetamine (Dexedrin, Pervitin, Ritalin u.a.) haben wie Kokain eine sympathomimetische und zentralstimulierende Wirkung. Wie Kokain bewirken sie körperliche Abhängigkeit, im Unterschied zu diesem aber eine starke Toleranzentwicklung. Die Einnahme erfolgt intravenös oder peroral. Einstieg bei Erwachsenen wegen der appetithemmenden Wirkung sehr oft über Abmagerungskuren, Bedürfnis nach Leistungssteigerung usw. Die Hauptwirkung besteht in Antriebssteigerung, allgemeiner Enthemmung, Wachbleiben, Abmagerung. Die Entzugssymptome sind nicht sehr dramatisch, aber quälend: Apathie, Depression, Schlafstörungen. *Akute Intoxikation:* optische und akustische Halluzinationen, illusionäre Verkennungen, psychomotorische Unruhe, massive Angstzustände, paranoide Ängste, dazu pulsierende Kopfschmerzen, Tremor, Tachykardie, Hypertonie. Bei *chronischem Abusus:* Amphetaminpsychose von ängstlich-paranoidem Gepräge, eventuell mit mikrohalluzinatorischen Symptomen, oft delirant.

Drogenabhängigkeit vom Halluzinogen-Typ. Wirkung: wie Haschisch, aber intensiver. LSD, Meskalin, Psilozybin bewirken dosisabhängige Intoxikationspsychosen paranoid-halluzinatorischer Art mit optischen Halluzinationen (Farb- und Formsehen), illusionären Verkennungen, Intensivierung der Wahrnehmung sowie Depersonalisations- und Derealisationserlebnissen. Hauptkomplikation ist der «horror trip» verbunden mit massiven Angstzuständen und vielfältigen neurovegetativen Begleiterscheinungen, wie Erregung, Angst, Denkstörungen und Halluzinationen. Therapie: Valium 10–30 mg p.o. oder i.v., «talk down» (beruhigendes Gespräch). Seltener Echorausch («flash back»), d.h. Intoxikationspsychose ohne erneute Drogenzufuhr.

Analgetikaabhängigkeit. Analgetische Mischpräparate werden vorwiegend zur Bekämpfung von Verstimmungen, bei psychosomatischen Beschwerden oder zwecks Stimulation und Leistungssteigerung (z.B. Arbeiter in der Uhrenindustrie) eingenommen. Besonderheiten gegenüber der Schlafmittelabhängigkeit: keine Entzugserscheinungen. Körperliche Folgeerscheinungen: Zunahme der Schmerzen, gegen die das Analgetikum ursprünglich eingesetzt wurde; interstitielle Nephritis mit Café-au-lait-Verfärbung, Anämie, auch enzephalopathische Hirnschädigung nach langdauernder Phenazetineinnahme.

Andere Intoxikationspsychosen. Diese wurden im Abschnitt «Toxische Psychosen» besprochen (S. 68f.).

17. Allgemeine Psychosomatik

17.1. Grundlagen

Die *Psychosomatik* oder psychosomatische Medizin befasst sich mit dem *Einfluss des Psychischen auf körperliche Erkrankungen.* Im weiteren Sinne beschäftigt sie sich aber auch mit den Auswirkungen körperlicher Erkrankung auf Seelisches: den *somatopsychischen Beziehungen.*

Psychophysischer Zusammenhang. Wenn wir von der Arbeitshypothese einer *psychophysiologischen Wechselwirkung* organismischen Geschehens ausgehen, so sind damit zunächst zwei verschiedene *Betrachtungsebenen* gemeint: Das *Objektive* der somatischen Krankheit, ihrer pathophysiologischen Zusammenhänge und ihrer Symptome, und das *Subjektive* der psychischen Verfassung des Kranken, seiner Konflikte und Probleme, seiner persönlichen Lebensgeschichte. *Körperliches* und *Psychisches* sind dabei zwei verschiedene Reihen von Sachverhalten und Geschehensabläufen; beide Geschehensreihen haben ihre eigene Gesetzlichkeit und können für sich beschrieben werden, jedoch sind Körperliches und Psychisches zu einem psychophysischen Organismus, zu einem *leib-seelischen Ganzen* verbunden. Körperliches und Seelisches wirken aufeinander und stehen zueinander in einer Wechselbeziehung, in gegenseitiger Abhängigkeit: *Interdependenz.*

Obwohl psychische und körperliche Abläufe eng miteinander verbunden sind, können die objektivierende Forschung und ebenso die Diagnostik und Therapie der psychosomatischen Störungen nur *zweigleisig* vorgehen: Psychische und körperliche Variablen müssen getrennt festgestellt und dann aufeinander bezogen und miteinander korreliert werden (Simultandiagnostik, Simultantherapie).

Dabei stehen psychische und somatische Faktoren nie in einem einfachen Verhältnis von Ursache – Wirkung zueinander, die *Wech-*

selbeziehungen sind vielmehr sehr komplex. Ausserdem sind psychische und somatische Ursachen zueinander *komplementär:* So sind beim Asthma bronchiale topisch-allergische, entzündliche und psychische Bedingungen komplementär und ergänzen einander. Damit hängt auch zusammen, dass selbst bei den klassischen psychosomatischen Krankheiten, wie Ulkus, Bronchialasthma, Colitis ulcerosa, der psychische Anteil gegenüber anderen ätiologischen Faktoren und gegenüber der Eigengesetzlichkeit des einmal inganggesetzten pathophysiologischen Geschehens ausserordentlich variabel ist.

Die Frage der *psychosomatischen Beziehung* muss deshalb in jedem *Einzelfall* immer wieder neu geklärt werden. Dabei gilt grundsätzlich, dass psychosomatische Störungen stets *multifaktoriell* sind.

Definition der psychosomatischen Störung. Wir unterscheiden die psychosomatische Störung von der Konversionsstörung. Auch bei dieser äussert sich psychische Spannung in einem Körpersymptom; der Unterschied ist jedoch ein grundsätzlicher: Beim *Konversionssymptom* wird psychische Spannung sofort und unmittelbar in das Körpersymptom umgesetzt. Diese Körperstörung betrifft entweder die Willkürmotorik (psychogener Krampf, Lähmung, Gehstörung, Tremor) oder die Sinneswahrnehmung (psychogene Seh- oder Hörstörung, psychogene Schmerzen oder Anästhesie), sie ist mit keiner Organläsion verbunden. Die *psychosomatischen Störungen* äussern sich dagegen bevorzugt an den inneren Organen und der Haut. Hier wird psychische Spannung auch nicht unmittelbar in ein Symptom umgesetzt. Vielmehr führt eine psychische Dauerspannung über *vegetative* und *neurohumorale Zwischenglieder* zunächst zu *funktionellen Organstörungen* und erst dann zur *Organläsion* (Abb. 8). Die Organläsion ist morphologisch fassbar. Mit diesem Entstehungsmechanismus hängt es auch zusammen, dass die psychosomatischen Organmanifestationen eine längere Anlaufzeit haben, da ihnen meist zunächst labile, später stabile psychophysiologische Reaktionen und Dysfunktionen vorausgehen. Vielfach bleibt es aber nur bei funktionellen Beschwerden, so in Form des psychovegetativen Syndroms.

Konversionsstörungen haben oft *Ausdruckscharakter,* sie drücken symbolisch den inneren Konflikt, den abgewehrten inneren Impuls aus (Ausdruckskrankheiten). Diese symbolische Darstellungsfunktion *fehlt* bei den psychosomatischen Störungen (obwohl man diese früher nachzuweisen versucht hat).

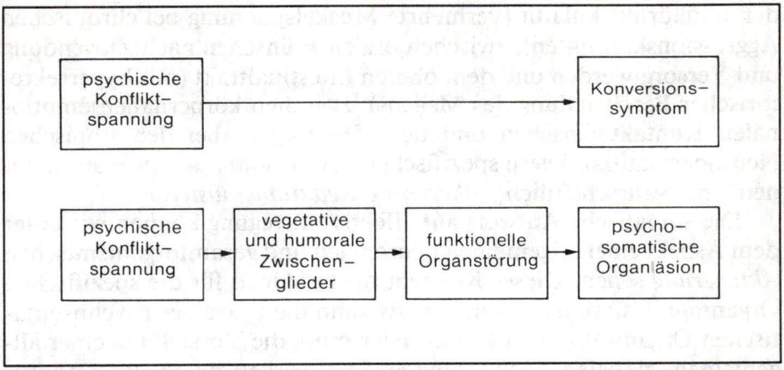

Abb. 8. Unterschied zwischen Konversionsstörung und psychosomatischer Störung.

Das von Freud begründete *Konversionsmodell* zur Erklärung der Somatisierung psychischer Konflikte gilt nur für die hysterischen Konversionserscheinungen. Seine Auffassung, dass die somatischen Erscheinungen als *körperliches Äquivalent der Angst* aufzufassen seien, dass der Affekt, statt psychisch verarbeitet zu werden, ins Somatische «abgelenkt» wird, findet in ihrem Kern dagegen ihre Parallele in heutigen psychophysiologischen Aspekten der Psychosomatik.

Psychosomatische Beziehung. Hierunter verstehen wir die *speziellen psychosomatischen Korrelationen,* welche dazu führen, dass Funktionsstörungen gerade in diesem oder jenem Organsystem auftreten.

Zunächst bestehen allgemeine *unspezifische psychosomatische Korrelationen* zwischen emotionaler Spannung und Veränderungen an den verschiedensten Organsystemen. So kann Angst zu somatischen Korrelaten sowohl am Herz-Kreislauf-System, am Magen-Darm-Trakt, an der Atmung und der Blasenentleerung führen. Die *vegetativ-autonome Erregung* bei Affektzuständen entspricht dabei jedoch nicht dem einfachen Gegensatz von sympathikoton – vagoton, denn in den organismischen Teilsystemen kann die vegetative Antwort different sein.

Darüber hinaus gibt es aber auch *spezifische psychosomatische Korrelationen* zwischen bestimmten Antriebsbereichen und einzelnen Organsystemen, so die Beziehung zwischen aggressiven Impulsen und der Willkürmuskulatur (vermehrte Muskelspannung bei chronischen Aggressionskonflikten); zwischen oralen Wünschen nach Zuwendung und Versorgtwerden und dem oberen Intestinaltrakt (mit hypersekretorischer Bereitstellung des Magens); zwischen körpernahen emotionalen Kontaktwünschen und dem Hautorgan (bei der atopischen Neurodermatitis). Diese spezifischen psychosomatischen Korrelationen sind wahrscheinlich *früherlernte Reaktionsmuster.*

Die somatische Antwort auf affektive Erregung können wir unter dem Aspekt einer allgemeinen neuronalen und gesamtorganismischen *Aktivierung* sehen. Dieses Konzept reicht jedoch für die spezifischen Organmanifestationen nicht aus. Es kann die Frage der psychosomatischen Organwahl nicht klären. Hier muss die Vorstellung einer allgemeinen, globalen Aktivierung ergänzt werden durch das Konzept *selektiver Aktivierungsmuster* und *individueller psychophysiologischer Reaktionsbereitschaften* (vgl. S. 254f.).

Bei der *psychosomatischen Organwahl* spielt aber auch eine vorgegebene *Anfälligkeit,* die Vulnerabilität eines bestimmten Organsystems, eine bedeutende Rolle. Man spricht deshalb auch von einem *Entgegenkommen der Organe.* Diese Anfälligkeit kann erbbedingt oder früherworben sein. Zu nennen sind hier erhöhte Pepsinogenwerte als Ausdruck einer Ulkusdisposition, die bronchiale Hyperreagibilität (vielleicht über Beta-2-Rezeptoren vermittelt) als Disposition zum Bronchialasthma.

Persönlichkeit des psychosomatisch Kranken. Das Verhalten, insbesondere die Persönlichkeitsdynamik des psychosomatisch Kranken, unterscheidet sich in wesentlichen Punkten vom Verhalten des Gesunden wie des Neurotikers.

Normalerweise antwortet der Mensch auf psychische Umweltreize auf verschiedenen Verhaltensebenen: mit erlebnismässiger Repräsentation, mit begleitenden Gefühlen, mit Handlungsbereitschaften, Ausdrucksverhalten, aber auch mit psychophysiologischen, vegetativen Reaktionen. In diesem Spektrum zeigt der Psychosomatiker eine schwerwiegende Einengung: Er antwortet vorzugsweise somatisch, d.h. mit vegetativ und neurohumoral vermittelten Körperreaktionen. Damit stellt sich ein besonderer Mangel des Psychosomatikers dar: Er ist *unfähig,* eigene Gefühle und Stimmungen, innere Wunschphantasien, Ängste und Kummer innerlich adäquat *wahrzunehmen* und sie in Worte zu fassen, zu *verbalisieren.* Man hat deshalb auch gesagt, der

Psychosomatiker sei ein emotionaler Analphabet. Besonders unter situativen Belastungen vermag er die ausgelösten Affekte und inneren Impulse sprachlich nicht zu äussern oder sie zu reflektieren und innerlich zu verarbeiten. Statt Gefühle, wie Ärger, Enttäuschung, Traurigkeit, zu verbalisieren, also sein inneres Erleben darzustellen, kann er nur (im rein kognitiven Sinn) die äusseren Umstände benennen: *operationaler Denkstil,* oder es kommt lediglich zur *somatischen Antwort* in Form einer Verstärkung psychosomatischer Symptome.

In seiner Konfliktbewältigung verzichtet der psychosomatisch Kranke damit weitgehend auf einen verbal-erlebnismässigen und symbolisch-darstellenden Modus der Vergegenwärtigung. Viele Psychosomatiker meinen, frei von Konflikten zu sein. Konflikte werden bevorzugt durch *Somatisierung* ausgetragen. Damit erfolgt aber eine sehr weitgehende *Regression,* und zwar auf die frühe, nicht-verbale Erlebnisstufe des Säuglings. Dieser kann Unlust, Angst und Verärgerung noch nicht verbal äussern, sondern er reagiert somatisch mit Rotwerden, Speien, Sichsteifmachen, Stimmritzenkrampf. Wegen dieser sehr tiefgehenden Regression bezeichnen wir die psychosomatischen Krankheiten auch als entwicklungsgeschichtlich sehr *frühe Störungen.*

Die *Persönlichkeit* psychosomatisch Kranker zeigt auch sonst Merkmale *frühoraler Fixierung.* Charakteristisch sind latente *Abhängigkeitswünsche.* Diese äussern sich unmittelbar im Angewiesensein auf mütterliche Geborgenheit beim Asthma, auf «Gefüttertwerden» beim Ulkuskranken, auf dauernde reale Präsenz der Bezugsperson bei der Colitis ulcerosa. Oder sie äussern sich indirekt hinter einem äusserlichen Verhalten von Pseudounabhängigkeit, betonter Autarkie, beruflicher Überaktivität und Leistungs- und Erfolgsstreben, welches die Abhängigkeitswünsche kompensieren soll, so beim essentiellen Hochdruck. In anderen Fällen werden Abhängigkeitswünsche massiv abgewehrt durch vorwurfsvolles, misstrauisches, sich abgrenzendes Verhalten, so beim Asthma bronchiale. Entsprechend diesem unterschiedlichen Umgang mit Abhängigkeitswünschen können wir vielfach einen *passiven Typ* mit oral-rezeptiven Erwartungen, die leicht enttäuscht werden, von einem *aktiven Typ* unterscheiden, der Abhängigkeitswünsche durch betonte Unabhängigkeit und Aktivität abwehrt und kompensiert.

Aus den *frühkindlichen Entstehungsbedingungen,* die noch ungenügend aufgeklärt sind, sind emotionale Versagungen und eine ungenügende Entwicklung emotionaler Beziehungsfähigkeit zu nennen. Die Mütter psychosomatisch Kranker sind oft widerspruchsvoll-inkonsequent: flüchtige Zuwendung, aber auch aufdringliche Zärtlichkeit und orale Verwöhnung, die abhängig hält, anderseits überprotektiv, beherrschend und unterwerfend. Das operationale Denkmuster, statt Gefühle nur die auslösenden äusseren Umstände zu benennen, wird möglicherweise familiär übertragen.

Vorkommen psychosomatischer Störungen. Zur *Epidemiologie* gibt es keine verlässlichen Angaben, weil bei den einzelnen Autoren keine einheitliche Auffassung darüber besteht, welche Störungen als psychosomatisch zu bezeichnen seien: nur die eigentlichen psychosomatischen Krankheiten oder auch das psychovegetative Syndrom und funktionelle Organbeschwerden. Einige Zahlen sollen einen ungefähren Eindruck geben:

Medizinische Poliklinik Giessen: Unter den Patienten fanden sich zu 25 % psychovegetative Störungen.

Poliklinik Mount-Sinai-Hospital New York: Unter Problempatienten (fehlender Organbefund) fanden sich 81 % psychovegetative Störungen, davon fast 15 % psychosomatische Krankheiten im engeren Sinn.

Bei den Kranken, die einen praktischen Arzt aufsuchen, schätzt man den Anteil derer, die psychisch mitbedingte Körperbeschwerden haben, auf 25–50 %.

Auch Gesunde bejahen zu einem beachtlichen Anteil Fragen nach Erschöpfungssymptomen und funktionellen Herz-, Magen-, Kopfbeschwerden.

Nach älteren Untersuchungen soll die Häufigkeit psychosomatischer Krankheiten vom *sozioökonomischen Status* abhängen: in der unteren Sozialschicht vermehrt psychosomatische Krankheiten und somatische Krankheitsangebote, in der Oberschicht eher psychische Beschwerden, wie Angst, Gehemmtheit, Konflikte. Man hat daraus auf eine *Tendenz zur Somatisierung* in der sozialen Unterschicht geschlossen und diese in Zusammenhang mit schlechterer Verbalisierung von Konflikten und schlechterer Zugänglichheit psychotherapeutischer Einrichtungen für Unterprivilegierte gesehen. Die Schichtabhängigkeit der Somatisierung wird von neueren Autoren bestritten. Sicher ist dagegen der Einfluss von Geschlecht und Alter: Frauen neigen stärker zur Somatisierung, und diese nimmt mit dem Lebensalter zu.

Grundsätzlich kommt in dem Problem der Somatisierung auch zum Ausdruck, dass die somatische Erklärung von Krankheit und Beschwerden für viele Menschen überzeugender ist und von ihnen eher akzeptiert wird als eine psychische.

Verlauf und Prognose. Viele psychosomatische Krankheiten neigen zur *Chronifizierung,* jedoch gibt es auch immer wieder *Spontanremissionen,* offenbar im Zusammenhang mit Entspannung der Lebenssituation. Auffallend ist bei manchen Kranken eine Tendenz zum *Syndromwechsel* (Syndrom-Shift). So beobachten wir den Wechsel zwischen Neurose (Angst- und hysterischer Neurose) und psychosomatischer Krankheit, aber auch den Wechsel zwischen endogener Psychose (besonders phasischer Depression) und Bronchialasthma, Magen-Darm-Ulzera, rheumatischer Arthritis. Bei Psychosen müssen jedoch exogene Syndrome aufgrund einer medikamentösen Therapie des psychosomatischen Leidens ausgeschlossen werden: Ephedrinpsychosen bei Asthmatikern, Kortisonpsychosen bei Rheumatikern.

Durch die Therapie - in der Regel zweigleisig, d.h. somatisch und Psychotherapie – wird man oft nur Symptomabschwächungen erzielen können, besonders bei älteren Patienten. Selbst wenn Symptomfreiheit erreicht wird, können später doch noch Rezidive auftreten.

17.2. Psychodynamische Modelle

Die *psychodynamische Betrachtung* der psychosomatischen Störungen geht vom psychoanalytischen Persönlichkeits- und Konfliktmodell aus. Sie muss dabei aber die Besonderheiten der psychosomatischen Korrelationen und des Sprungs vom Psychischen ins Somatische besonders berücksichtigen.

Die einzelnen psychodynamischen Modelle der Psychosomatik haben unterschiedliche Ansatzpunkte. Sie schliessen einander aber nicht aus, sondern können sich in vielen Punkten ergänzen. Frühere Annahmen, dass einzelne psychosomatische Krankheiten auf ein typisches Persönlichkeitsprofil oder eine spezifische Konfliktsituation zu beziehen seien, lassen sich heute nicht mehr aufrechterhalten.

Theorie der Resomatisierung (Schur). Der Säugling drückt seine Erregung und Unlustgefühle noch rein somatisch (motorisch und vegetativ) aus, er führt Spannung damit körperlich-undifferenziert ab. Das heranwachsende Kind lernt dagegen, Ich-Funktionen einzusetzen, die Umwelt und sich selbst psychisch, d.h. vorstellungsmässig und gefühlsmässig zu repräsentieren, Gefühle und Antriebe symbolisch-verbal zum Ausdruck zu bringen. Dieser Entwicklungsvorgang bedeutet eine zunehmende *Desomatisierung* des Affektgeschehens: Das Kind verzichtet immer mehr auf das unmittelbare körperliche Ausagieren der Affekte. Dieser Vorgang ist jedoch umkehrbar, wenn es zur Regression auf die Stufe des somatischen Reagierens kommt: *Resomatisierung.* Psychosomatische Störungen sind unter diesem Aspekt Ausdruck einer solchen Resomatisierung.

Theorie der zweiphasigen Verdrängung (A. Mitscherlich). Diese Theorie geht davon aus, dass nicht nur unsere bewussten Affekte physiologische Korrelate haben, sondern auch unbewusste und verdrängte. Wenn der Mensch auf einen inneren Konflikt reagiert, so kann er zunächst bewusste Verarbeitungsmöglichkeiten einsetzen, dann aber auch psychische Abwehr mobilisieren, um den Konflikt zu entschärfen. Er kann schliesslich aber auch auf die begleitenden physiologischen Korrelate allein ausweichen und nur noch somatisch reagieren. Dies ist besonders bei schweren Dauerbelastungen und wiederholten traumatisch wirkenden Objektverlusterlebnissen der Fall. Wenn die neurotischen Abwehr- und Verdrängungsversuche nicht mehr ausreichen (1. Phase), kommt es zur Verschiebung in somatische Abwehrvorgänge (2. Phase) und damit in psychosomatische Symptombildung.

Alexithymiekonzept. Alexithymie bedeutet die Unfähigkeit des psychosomatisch Kranken, seine Gefühle ausreichend wahrzunehmen und verbal mitzuteilen. Von der französischen psychosomatischen Schule werden weitere Persönlichkeitsmängel besonders hervorgehoben: operationales, nur Konkretes bezeichnendes, trockenphantasieloses Denken, mitmenschliche Beziehungsleere.

Psychoanalytisches Stresskonzept (Engel und Schmale). Dieses berücksichtigt besonders die *somatopsychischen Wechselwirkungen* während der lebensgeschichtlichen Entwicklung des Men-

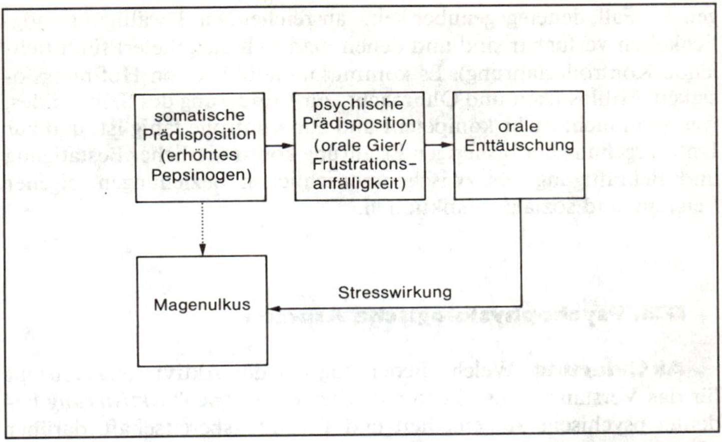

Abb. 9. Psychoanalytisches Stressmodell am Beispiel des Magenulkus.

schen. Am Beispiel der Ulkuskrankheit sei dies dargestellt: Eine somatische Prädisposition in Form einer angeborenen Pepsinogenerhöhung hat in der Entwicklung psychische Auswirkungen: Über ein verstärktes Hungergefühl entstehen daraus orale Probleme in Form von Gier, Abhängigkeit von oraler Zufuhr durch andere, Anfälligkeit gegenüber Zukurzkommen, d.h. gegenüber oraler Frustration. Mit der Fixierung auf diese infantile Problematik ergeben sich die entscheidenden Voraussetzungen für spätere spezifische Stresssituationen und ihre psychosomatische Wirksamkeit. Konfliktsituationen, welche Enttäuschung oraler Ansprüche bedeuten, führen jetzt zur psychosomatischen Magenkrankheit (Abb. 9).

Kennzeichnend für den psychosomatischen Krankheitsbeginn ist ein affektiver Zustand von *Hilflosigkeit* und *Hoffnungslosigkeit* (giving up, given up), der auf der mangelnden Erfahrung persönlicher Autonomie beruht. Diese *Giving-up/given-up-Konstellation* kann aber auch bei nichtpsychosomatischen Krankheiten bedeutsam werden, die Abwehrkräfte des Organismus schwächen und damit den Zeitpunkt des Erkrankens bestimmen. Dies ist bei Umweltbelastungen der Fall, denen gegenüber keine ausreichenden Bewältigungsmöglichkeiten verfügbar sind und denen man sich ausgeliefert fühlt (fehlende Kontrollerfahrung). Es kommt zu Gefühlen von Hoffnungslosigkeit, Hilflosigkeit und Ohnmacht, zur Minderung des Selbstbildes, weil man nicht mehr kompetent und zur Kontrolle fähig ist, und zur Unterbrechung der bisherigen Erfahrung kontinuierlicher Bestätigung und Bekräftigung aus zwischenmenschlichen Beziehungen, eigener Leistung und sozialen Funktionen.

17.3. Psychophysiologische Aspekte

Aktivierung. Welche Bedeutung hat das Aktivierungskonzept für das Verständnis psychosomatischer Reaktionen? *Aktivierung* bedeutet psychische Angeregtheit und Verhaltensbereitschaft, darüber hinaus aber auch organismische Reaktion im Sinne einer ergotropen Erregung und energetischen Bereitstellung. Sie ist damit ein Paradigma für psychophysiologische Korrelation. Die über das retikuläre System vermittelte Aktivierung erfolgt sowohl durch äussere wie innere Reize. Eine Reizselektion bewirkt dabei, dass nicht jeder Reiz, sondern nur der situativ und affektiv bedeutsame aktivierend wirkt. Aktivierung ist dabei keine globale Erregungsgrösse, denn vom retikulären System gehen sowohl stimulierende wie hemmende Wirkungen auf den Kortex aus, es besteht ein labiles Gleichgewicht sich gegenseitig aktivierender und hemmender Teilsysteme innerhalb des retikulothalamokortikalen Systems.

Die Selektivität psychosomatischer Organreaktionen kann auch durch dieses differenzierte Aktivierungskonzept noch nicht erklärt werden. Dagegen haben *selektive Aktivierungen* besondere Bedeutung, da diese zu unterschiedlichen Aktivierungen in den verschiedenen Organsystemen führen. So führt Aggressionsbereitschaft zu Speichelfluss, Pupillenerweiterung und Gefässerweiterung am Kopf, Angst dagegen zu Pupillenverengung, Gefässverengung der Haut, gastrointestinaler Reaktion. Auch haben organismische Teilsysteme unterschiedliche Charakteristika in ihrer Aktivierbarkeit und in den Gegenregulationen sowie zeitlich verschobene Reaktionsmaxima, so dass die Kovariation zwischen Reiz und viszeraler Reaktion dadurch sehr komplex wird.

Bemerkenswert ist das Verhalten der Herzfrequenz in Abhängigkeit von unterschiedlichen Stimuli: Frequenzzunahme bei Problemlösungssituationen und stärkeren aversiven Reizen; Frequenzabnahme dagegen bei Darbietung von Bildern, bei Ankündigungssignalen für physiologische Messungen. Diese Herzreaktion ist dabei unabhängig von manchen anderen Aktivierungskorrelaten, wie Blutdruck, Pupillenreaktion. Die Interpretation dieses Phänomens ist kontrovers. Vielleicht führen Situationen mit Handlungsbereitschaft (z.B. Kampf – Flucht) zu selektiver sympathikotoner Erregung, andere zu vagotroper.

Selektive psychophysiologische Aktivierungsmuster sind nicht nur vorgegebene biologische Reaktionsweisen, sie unterliegen auch *Lernprozessen.* Dies zeigen unter anderem Versuche mit dem *Biofeedback.*

Beim *Biofeedback* wird dem Patienten ein physiologischer Aktivierungsparameter akustisch (über Kopfhörer) oder optisch (durch Lichtsignal oder auf dem Bildschirm) zurückgemeldet. So kann der Spannungszustand des M. frontalis über eine elektromyographische Ableitung zurückgemeldet werden. Der Patient lernt es dann, den Muskel zu entspannen. Längerfristige Therapieerfolge mit dieser Methode stehen noch aus.

Zu berücksichtigen ist schliesslich auch die *individuelle psychophysiologische Reagibilität* (im Sinne einer habituellen Reaktionsbereitschaft). Einem bestimmten Affekt spezifische physiologische Reaktionen strikt zuzuordnen, ist nicht möglich. Intraindividuell finden sich dagegen relativ stabile physiologische Reaktionsmuster für die verschiedenen Affektzustände.

Angesichts dieser sehr verschiedenen Gesichtspunkte orientiert sich die heutige psychophysiologische Forschung an einem *multivariaten Aktivierungskonzept* (Mehrkomponentenmodell).

Habituation. Auffällig an psychosomatischen Störungen ist die *Habituationsschwäche* der viszeralen Reaktionen. Auch bei wiederholten Angstreizen und chronischer emotionaler Belastung kommt es nicht zur Abschwächung der psychosomatischen Antwort.

Stress. Die physiologischen Stressreaktionen können in eine Beziehung zu psychosomatischen Störungen gesetzt werden. Diese Stressreaktionen werden über das dienzephal-hypophysär-adrenale und das vegetative System vermittelt.

Bei einem akuten Stressreiz folgt auf eine kurze vagotone Auslenkung eine überschiessende sympathikotone Erregung, danach eine vagotone Gegenregulation. Parallel dazu geht eine neurohumorale Reaktion (Kortisolbildung als Notfallreaktion). Die adrenergische Stressreaktion auf alarmierende Reize geht zugleich mit psychischer Aktivierung und motorischer «Startle»-Reaktion einher.

Bei anhaltender Stressbelastung kann die Alarmphase in ein ergotropes Anpassungssyndrom (Abwehrphase) und schliesslich in die trophotrope Erschöpfungsphase übergehen.

Dieses klassische Stresskonzept erfasst nur bestimmte globale physiologische Reaktionsschablonen, die jedem Menschen zu eigen sind; es ist überwiegend auf massive, aber unspezifische äussere Stressbelastungen bezogen.

Bei den psychosomatischen Störungen handelt es sich aber um sehr differente Organreaktionen und psychophysiologische Wechselwirkungen, wobei innere Konflikte und emotionale Dauerspannung die wesentlichen Stressreize sind. Diesen Besonderheiten der psychosomatischen Erkrankungen suchen das *psychoanalytische Stressmodell* (S. 252f.), aber auch das *Stress-Strain-Konzept* gerecht zu werden: Bei letzterem wird die Chronizität emotionaler Dauerspannung und die Kumulation von Mikrostressoren besonders berücksichtigt. «Strain» bedeutet dabei die Auswirkung der Summe aller Belastungen auf den einzelnen Menschen. Wenn eine konstruktive Bewältigung der Belastungen nicht mehr möglich ist, kommt es zu Aktivierungen und Dysfunktionen der Organe und zu vegetativen Reaktionen, erst danach zu psychosomatischen Organläsionen.

Durch *selektive Aktivierungen* und *individuelle Reaktionsmuster* kann sich Stress schliesslich doch individuell spezifisch auswirken.

Stressoren. Gegenüber der *Unspezifizität* der stressauslösenden Umstände beim klassischen Stresskonzept (Selye) bedeutet die Vorstellung der *persönlichen Wertigkeit* eines Stressors, wie sie durch die kognitive Stresstheorie (Lazarus) begründet wurde, einen Fortschritt. Erst der *Bedrohungsaspekt* eines Ereignisses, wie er dem Individuum in seiner kognitiven Bewertung erscheint, macht das Belastende aus. In psychodynamischer Sicht wird man hier auch *unbewusste Gefahrenmomente,* die lebensgeschichtlich begründet sind und durch eine auslösende Situation angesprochen werden, miteinbeziehen müssen.

Zudem ist die belastende Lebenssituation nicht unabhängig von der *Persönlichkeit* zu sehen. Die Interaktion zwischen situativen und persönlichen Momenten wird bei der Herzinfarktpersönlichkeit deutlich: Als besonders belastend wirken sich hier Tempo- und Leistungsstress aus. Diese situativen Umstände hängen aber gerade mit der stark leistungsbezogenen, ungeduldigen, soziale Dominanz anstrebenden Persönlichkeit des Infarktpatienten (Persönlichkeitstyp A nach Freedman und Rosenman) zusammen: Dieser schafft sich selbst seine belastenden Situationen.

Das *Life-event-Konzept* verzichtet auf die subjektive Relevanz belastender Ereignisse. Es werden lebensverändernde Ereignisse von Probanden quantitativ bewertet, so dass sich damit eine Rangskala der Ereignisse nach ihrer Schwere bzw. Stresswirksamkeit ergibt. Bei psychosomatisch Erkrankten, besonders auch beim Herzinfarkt, konnte gezeigt werden, dass die belastenden Lebensereignisse in den 6 Monaten vor dem Infarkt angestiegen waren.

17.4. Lernpsychologische Aspekte

Unter *Lernen* verstehen wir jede überdauernde *Verhaltensänderung* aufgrund von *Erfahrung.* Der Begriff «Verhalten» meint dabei jedes beobachtbare menschliche Verhalten, jede beobachtbare Lebensäusserung. Dazu gehören auch psychophysiologische Reaktionen, vegetative Aktivierungen, viszerale Antworten. Sobald in diesem Bereich überdauernde, anhaltende Veränderungen, d.h. eine psychosomatische Störung, eingetreten sind, lässt sich dieses als Lernen verstehen, und wir können nach den *Lernbedingungen* fragen, aber auch nach den erlernten *verhaltenswirksamen Umständen,* die psychosomatisches Reagieren aufrechterhalten. Im folgenden werden einige Aspekte aufgeführt, die zu einem besseren Verständnis der psychosomatischen Störungen beitragen können.

Klassische Konditionierung. Bereits die klassischen Konditionierungsversuche (Hundeversuch von Pawlow) machten sich organismische Reaktionen, wie die Speichelsekretion, als unbedingte Reaktion zunutze, um diese auf bis dahin neutrale Reize zu konditionieren. Es hat sich gezeigt, dass eine Vielzahl vegetativ-humoraler Reaktionen und vegetativ gesteuerter Organreaktionen konditionierbar ist: Schweisssekretion, periphere Gefässverengung, Magen-Darm-Motilität, Herzfrequenz, Magensäureproduktion. Dabei ist anderseits die Spannweite der neutralen Stimuli bemerkenswert, welche zu auslösenden Signalen werden können. Asthmatische Zustände ebenso wie Heuschnupfenanfälle sind besonders leicht auf neutrale Stimuli zu konditionieren, und sie generalisieren leicht auf benachbarte Reize: Asthmaanfälle, die durch eine bestimmte Blume ausgelöst werden, werden schliesslich auch durch eine künstliche Blume oder eine Abbildung der Blume ausgelöst. An Durchblutungs- und Motilitätsstörungen der Darmwand, die durch Bedrohung durch Autoritätspersonen ausgelöst werden, konnte gezeigt werden, dass diese schliesslich auch durch entsprechende Vorstellungen und Wörter (semantische Konditionierung) hervorgerufen werden. Die Konditionierung von Organreaktionen (viszeralen Reaktionen) auf innere Signalreize, insbesondere auf Angst- und Wutgefühle, nennt man interozeptive Konditionierung. Konditionierte physiologische Reaktionen haben eine besondere Löschungsresistenz, d.h. sie bestehen weiter fort, auch wenn längst keine Koppelung der Reaktion mit dem ursprünglich auslösenden Reiz mehr erfolgt.

Operantes Lernen. Vegetative Reaktionen und Organreaktionen können auch durch Lernen am Erfolg verändert werden, wie sich besonders im Tierversuch zeigen liess: Wenn Ratten für die Verlangsamung ihrer Herzfrequenz kontingent belohnt werden, so führt diese Verstärkung zur Bradykardie. Diese kann so hochgradig sein, dass ein Teil der Versuchstiere daran stirbt. Nicht nur Herzfrequenz, sondern auch Blutdruck, periphere Durchblutung und Magen-Darm-Motilität können operant, d.h. durch Einsatz von Verstärkern, modifiziert werden. Die Beeinflussbarkeit von physiologischen Reaktionen durch ein *Informationsfeedback* erweist sich im Biofeedback (S. 255).

18. Psychosomatische Erkrankungen

Die einzelnen *psychosomatischen Erkrankungen* sind bezüglich Konfliktdynamik, Lebensgeschichte, Persönlichkeit und auslösenden Situationen nichts in sich Einheitliches. Ein Magenulkus wird je nach Persönlichkeit des Ulkuskranken (eher passiv oder eher aktiv) unterschiedlich zu beurteilen sein. Ein Bronchialasthma kann in einem Fall mehr einem Infektasthma entsprechen, in einem anderen können die psychischen Faktoren stärker bestimmend sein. Im folgenden geben wir deshalb nur einige Hinweise zur *Psychodynamik,* wie sie bei den einzelnen Erkrankungen besonders typisch ist (zu den somatischen Aspekten vgl. innere Medizin). Dabei ist auf die Grundmerkmale der *Persönlichkeit* des psychosomatisch Kranken hinzuweisen, denen wir immer wieder begegnen.

Den psychosomatischen Erkrankungen gemeinsam sind meist *chronischer Verlauf, situative Abhängigkeit der Beschwerden, vegetative Übererregbarkeit* der Kranken. Im Krankheitsverhalten (Einstellung zur Krankheit, Verhalten in der Krankheit) fallen häufig *ängstlich-zwanghafte Züge* und *irrational-magische Vorstellungen und Befürchtungen* hinsichtlich der Krankheitsentstehung, äusserer Schädlichkeiten und der Wirksamkeit von Medikamenten auf.

18.1. Ulcus pepticum

Am (pylorusnahen) Magen- und Duodenalulkus werden die *psychobiologischen Wechselwirkungen* besonders deutlich. Als Disposition ist die vererbte Pepsinogenerhöhung zu nennen, die bei der lebensgeschichtlichen Entwicklung oraler Konflikte eine Rolle spielt (vgl. psychosomatisches Stressmodell, S. 252f.). Bei der eigentlichen Ulkusentstehung kommt es zur Verschiebung des Gleichgewichtes zwischen aggressiven und defensiven Schleimhautmechanismen. Dafür können physikalisch-chemische Reize (Alkohol, Koffein, zu heisse Speisen) mitverantwortlich sein, besonders aber emotionale Dauerbelastungen. Diese schwächen die defensiven Mechanismen und steigern die Sekretion. Der Schleimhautschutz ist nicht mehr gewährleistet, es kommt zum Ulkus.

Psychodynamisch sind infantile Abhängigkeitswünsche bedeutsam, die aber verdrängt und durch betonte Unabhängigkeit und Erfolgsstreben kompensiert werden können. Entsprechend unterscheiden wir in der Persönlichkeit den aktiven Ulkustyp mit Pseudounabhängigkeit, Ehrgeiz, Leistungs- und Erfolgsstreben, und den passiven Ulkustyp, der die regressiven Abhängigkeitswünsche weniger verdrängt, das Bedürfnis nach Anlehnung und Versorgtsein hat und deshalb leicht enttäuschbar ist.

Auslösend sind Situationen, die entweder noch mehr Leistung und Verantwortung mit sich bringen oder reifere Lebensbewältigung fordern, oder solche, die einen Verlust an Geborgenheit und Zuwendung bedeuten. Im *therapeutischen Umgang* können eine abwehrend-konkurrierende Haltung des aktiven oder das intensive Zuwendungsbedürfnis des passiven Typs störend sein. Analytische Behandlung, besonders in analytischen Gruppen, kann Rezidiven (auch nach Magenoperation) entgegenwirken. Es fehlt aber oft an der Einsicht in psychische Zusammenhänge und damit an der Therapiemotivation.

18.2. Colitis ulcerosa

Psychodynamisch ist die extreme Abhängigkeit der meisten Kranken von einer Mutter- oder Vaterfigur hervorzuheben. Sie haben keine ausreichende innere Objektrepräsentanz ihrer Beziehungspersonen entwickelt und sind damit auf deren ständige reale Anwesenheit und Zuwendung angewiesen. Gegenüber Trennung oder Verlust ihrer Schlüsselfiguren sind sie deshalb sehr vulnerabel. Gegenüber ablehnenden oder feindseligen Nuancen im Umgang sind die Kranken hypersensibel. Neben der oralen Abhängigkeitsproblematik besteht auch eine anale Problematik: Das grenzenlose Hergeben ist bestimmendes Motiv, im sozialen Verhalten drückt sich dies in selbstloser Nachgiebigkeit aus.

Auslösend sind Lebenssituationen, die Verselbständigung erfordern, sowie solche, die eine Gefährdung oder einen Verlust der Objektbeziehung beinhalten.

Im *therapeutischen Umgang* fällt die depressiv-resignative, hoffnungslose Stimmung vieler Patienten auf, hinter der sich latente Aggressivität verbirgt. Für Langzeitpsychotherapie sind die aktiveren, pseudounabhängigen Kranken eher geeignet, während bei den anderen stützend-ermutigende Behandlung erfolgt, der Therapeut sich auch vorübergehend als stützendes Ersatzobjekt verfügbar macht.

Morbus Crohn (Ileitis terminalis oder regionalis). Diese Erkrankung ist von der Colitis ulcerosa abzugrenzen. Bei unbekannter Verursachung (vielleicht eine Autoimmunkrankheit) spielen psychische Belastungen eine Rolle, besonders für Rezidive und Verschlimmerungen. Die Psychodynamik wird ähnlich der der Colitis ulcerosa gesehen.

18.3. Asthma bronchiale

Beim Bronchialasthma wird die Komplementarität verschiedener Teilursachen besonders deutlich. Abgesehen von einer angeborenen bronchialen Hyperreagibilität stehen allergische, entzündliche und psychische Faktoren nebeneinander und können einander vertreten. Deshalb kann auch die Anwesenheit des Allergens durch andere erlernte Reize und blosse psychische Vorstellungen ersetzt werden, um einen Anfall auszulösen.

Psychodynamisch spielt eine ungelöste Mutterbindung die Hauptrolle. Es bestehen orale Wünsche nach Beschütztwerden und Geborgenheit, also Wünsche nach Abhängigkeit. Dagegen stehen aber Ängste, sich anzuvertrauen, sich zärtlich zuzuwenden, sich weinend an jemanden zu wenden, weil Missbilligung, Zurückweisung, Kontaktabbruch seitens der Bezugsperson (Muttersatz) und damit ein Ich-Verlust befürchtet werden. Die Gefährdung oder Bedrohung der Mutterbindung ist der zentrale Konflikt. Der Asthmaanfall mit seiner dramatischen appellativen Note wird zum Ersatz für die frühkindlichen nichtverbalen Formen, sich an die Mutter zu wenden.

Auslösend sind auch bei überwiegend allergischem oder Infektasthma psychische Belastungen. Diese werden im Laufe der Erkrankung aber bezüglich des zentralen Konfliktes immer unspezifischer: Belastungen und Aufregungen jeder Art können Anfälle auslösen. Zur Konditionierbarkeit auf neue anfallauslösende Reize vgl. S. 258.

Im *therapeutischen Umgang* ist der unmittelbar gequälte Kranke zunächst zugänglich. Bald wird die Arzt-Patient-Beziehung aber von Distanzierung beherrscht, die der Kranke seinem Wunsch nach Zuwendung und Verschmelzung entgegensetzt. Gegenüber dem Nähe-Distanz-Konflikt ist gleichbleibend-unbeirrte Zuwendung des Arztes wichtig. Asthmatiker neigen besonders zu somatischer Erklärung ihrer Krankheit. Zur unterstützenden Psychotherapie kommen am ehesten analytische Gruppen in Frage.

18.4. Essentieller Hochdruck

Psychodynamisch ist der Kampf zwischen Zuwendungswünschen und aggressiver Selbstbehauptung wesentlich. Aggressive Impulse und Durchsetzungswünsche werden ständig unterdrückt, um sich nicht die Zuneigung der anderen zu verscherzen. Schon als Kind wird der Kranke fügsam, er kontrolliert aggressive Gefühle. Der Hypertoniker ist übergewissenhaft und leistungsbezogen, er kann keine Autorität sein und überlastet sich, weil er Arbeit nicht an andere delegieren kann. Auch wenn er überbescheiden, leistungswillig und helfend auftritt, handelt es sich dabei letztlich doch um die Abwehr aggressiv-ehrgeiziger Durchsetzungswünsche. Infolge dieser inneren Kontrastdynamik befindet sich der Kranke häufig in einem Zustand starker Dauerspannung.

Auslösend sind Zeiten besonderer Erwartungsspannung und erhöhter Konflikthaftigkeit, z.B. wenn die Situation Selbstbehauptung erfordert, der Kranke aber entsprechende Wünsche nicht artikulieren und ausdrücken kann. Eng umgrenzte Auslösesituationen sind kaum feststellbar, zumal der Hypertonus bei seiner Entdeckung meist schon über Jahre bestanden hat. Es handelt sich wohl auch eher um chronische Spannungszustände aufgrund einer Kumulation von Mikrostressoren: Die Selbstüberforderung mit Arbeit führt immer wieder zu feindseligen Gefühlen anderen gegenüber, und der Kranke muss immer stärkere Kontrolle ausüben, um diese Impulse zu unterdrükken (Circulus vitiosus). Diagnostisch ist die *Situationshypertonie* abzugrenzen.

Im *therapeutischen Umgang* macht die latente Opposition des Hypertonikers gegen die ärztlichen Empfehlungen (z.B. dauerhafte Änderung der Lebensgestaltung) die Aufnahme einer an sich wichtigen therapeutischen Dauerbeziehung schwierig. Der Kranke kann seinen Widerspruch nicht äussern, statt dessen entzieht er sich der Behandlung (besonders niedrige Einnahmebereitschaft bei Hochdruckpatienten). Überhaupt neigt der Hypertoniker zur Verleugnung seiner Krankheit und der lebenslangen Behandlungsbedürftigkeit. Aktive Beteiligung des Kranken durch Selbstmessung des Blutdrucks wirkt sich psychologisch günstig aus. Der Arzt sollte die geheimen Auflehnungstendenzen offen ansprechen, auf mangelnde Mitarbeit des Kranken aber nicht gekränkt oder gereizt reagieren. Therapeutisch ist die psychologische Führung des Hypertonikers wichtig, wirksam sind auch Entspannungstechniken. Bewegungstherapie kann durch Ausagieren innerer Spannung, durch Vermittlung eines positiven Lebensgefühls und durch Dämpfung der kardiovaskulären Reagibilität auf psychovegetative Reize vorteilhaft sein. Die Möglichkeiten analytischer Psychotherapie sind angesichts der Konfliktblindheit der Patienten begrenzt.

18.5. Koronare Herzkrankheit, Herzinfarkt

Im Gegensatz zum Herzneurotiker verleugnet der Koronarkranke lange seine Beschwerden und geht nicht rechtzeitig zum Arzt.

Psychodynamisch ist bei der koronaren Herzkrankheit neben den somatischen Risikofaktoren die besondere Risikopersönlichkeit von Bedeutung. Der Persönlichkeitstyp A (nach Freedman und Rosenman) strebt nach sozialem Erfolg und nach Leistung, ist ungeduldig, führt eine extravertiert-hektische Lebensweise und ist in ständigem Zeitmangel. Dieser Infarkttyp kann psychodynamisch als charakterologische Abwehrhaltung gegenüber oral-passiven Wünschen nach Versorgtwerden und Hingabe verstanden werden. Die Kranken fliehen in konkurrierende Aktivität, soziales Dominanzstreben, hastigen Lebensvollzug. Ein strenges Über-Ich verlangt dabei perfektionistische Leistung.

Über *auslösende Situationen* ist wenig Gesichertes bekannt. Etwa 38% der Herzinfarkte treten während alltäglicher Belastung auf; an zweiter Stelle stehen Infarkte mit ungewöhnlichen psychischen

Belastungen als Auslösern (14%). Häufig ist eine Latenz zwischen Erregung und Eintritt des Infarktes, dieser erfolgt dann oft nachts. Chronische Belastung durch Leistungs- und Tempostress hängt mit der Persönlichkeit des Koronarkranken zusammen, er schafft sich selbst seine Belastungen.

Im *therapeutischen Umgang* ist wichtig, dass viele Kranke nach erlittenem Infarkt die Passivität der Bettruhe und Schonung nicht ertragen können, zur Krankheitsverleugnung und Bagatellisierung tendieren und möglichst rasch wieder an die Arbeit wollen. Es kommt zur Affektisolierung: Sie empfinden keine Angst, obwohl sie sie haben müssten. Deshalb sind sie auch zur Selbstreflexion in einer konfliktzentrierten analytischen Behandlung selten zu gewinnen. Bei anderen Infarktpatienten kommt es dagegen zum Erleben vitaler Bedrohung, die Sinnfrage des Lebens kann dann unausweichlich werden. Eine Veränderung der Lebensweise scheint durch Gruppengespräche leichter erreichbar zu sein als durch ärztliche Beratung. Entspannungstechniken können momentanes Lockerlassen einüben, Bewegungs- und Sportgruppen bei impulsiveren Patienten emotionale Spannungen abführen. Dabei kann das Gruppenklima zur allgemeinen Auflockerung des Kranken beitragen, bei ängstlich-depressiven Patienten auch zur gemeinsamen Bewältigung der Sinnfrage.

18.6. Atopische Neurodermatitis (endogenes Ekzem)

Psychodynamisch werden bereits bei den Ekzemkindern die Zusammenhänge deutlich: Es fehlt an mütterlicher Zuwendung, die Mütter reagieren auf appellatives Weinen des Kindes kaum, sie meiden Hautkontakt. Die Haut gewinnt hier in besonderer Weise die Bedeutung eines Kontaktorgans, welches emotionale Zuwendung vermittelt, aber auch den Blick auf sich zieht. Der frustrierte Wunsch nach Zuwendung führt zum exhibitionistischen Zurschaustellen der nunmehr erkrankten Haut, um Aufmerksamkeit zu gewinnen. Zugleich entstehen daraus aber Schuldgefühle; das Kratzen des Kranken wird zur masochistischen Selbstbestrafung.

Im *therapeutischen Umgang* ist der Leidensdruck der Kranken bedeutsam. In der Übertragungssituation zum Arzt kann der alte Konflikt zwischen Wünschen nach Zuwendung und Nähe und der Befürchtung, zurückgewiesen zu werden, wieder aufleben. Da viele

Kranke über gute Introspektions- und Reflexionsmöglichkeiten verfügen, kommt hier psychoanalytische Behandlung (einzeln oder in der Gruppe) in Frage. Im Kindesalter kommt es auf die Behandlung der Mutter an, damit diese zu einer anderen Einstellung findet.

18.7. Adipositas

Die Adipositas ist eigentlich keine psychosomatische Krankheit, sondern beruht auf einer Störung des Essverhaltens. Wir besprechen sie hier, weil das Essverhalten Teil psychobiologischer Regulationsvorgänge ist und die Störung des Essverhaltens massive somatische Auswirkungen hat.

Das Essverhalten wird nicht nur von Hunger- und Sättigungsempfindungen und begleitenden Lustgefühlen bestimmt, sondern auch von Aussenreizen. Solche äusseren Anreize sind Anblick und Duft der Speisen, wahrgenommene Nahrungsmenge, aber auch die Uhrzeit (ob Essenszeit ist) und andere soziale Signale. Motivierende Innen- und Aussenfaktoren sind auch für die Beendigung des Essens verantwortlich. Beim Adipösen hat sich herausgestellt, dass die Abhängigkeit seines Essverhaltens von Aussenreizen viel markanter ist als beim Normalgewichtigen. Er lässt sich weniger von internen Sättigungsempfindungen leiten, nimmt sie vielleicht auch weniger wahr, bei ihm sind vielmehr externe Reize und hinweisgebende Signale besonders verhaltenswirksam: *Theorie der Aussenreizabhängigkeit.* Der Fettsüchtige neigt dazu, angebotene Nahrung auch aufzuessen, der leere Teller ist das Signal zum Aufhören. Dementsprechend sind auch die Essenskurven Normal- und Übergewichtiger unterschiedlich: Während der Normalgewichtige eine biologische Sättigungskurve aufweist, findet sich beim Adipösen eine lineare Essenskurve: Er nimmt über die gesamte Essenszeit hinweg konstante Nahrungsmengen zu sich.

Dieses trifft auch für sogenannte *latent Adipöse* zu, die ein Normalgewicht nur durch kontrolliertes (gezügeltes) Essverhalten aufrechtzuerhalten vermögen.

Wichtig sind auch Befunde zum Essverhalten unter Stress: Sowohl unter akuter wie unter chronischer Belastung kommt es bei der Mehrzahl der Gesunden (70%) zur Appetitminderung: *hypophage Reaktion;* bei 11% kommt es zur *hyper-*

phagen Reaktion (Kummerspeck). Bei adipösen Patienten, besonders bei Frauen, kommt es in einer grösseren Relation zu hyperphagem Essen unter Stress. Schliesslich ist auch an vermehrtes Essen bei Langeweile, gewissermassen als Leerlaufhandlung, zu denken.

Besondere Verhaltensstile beim Essen:

Night-eating-Syndrom. Morgens wird wenig, abends und nachts viel gegessen, der Kranke kann nicht aufhören. Es bestehen auch Ein- und Durchschlafstörungen.

Binge-eating-Syndrom. Essattacken, besonders nach Frustrationen, oft mit anschliessenden Schuldgefühlen.

Zur *Bulimia nervosa* siehe S. 192.

Psychodynamisch wird das vermehrte Essen als Abwehr von Unlustgefühlen, wie Angst, Depression und Kränkung, verstanden. Wir können von oraler Regression sprechen, da das Essen als direkte orale Ersatzbefriedigung an die Stelle der vermissten Liebe und Zuwendung tritt. In der Kindheit der Kranken war die Mutter häufig unfähig, sich spontan liebevoll zuzuwenden, sie ersetzte diesen Mangel durch Nahrungszufuhr. Bei manchen Adipösen finden wir auch einen unersättlich verschlingenden Anspruch auf Zuwendung, also Abhängigkeitswünsche, ähnlich der depressiven Charakterstörung. Es gibt aber keine einheitliche Persönlichkeit des Adipösen: Manche sind eher passiv, andere aktiv und sozial extravertiert.

In unserem Kulturkreis ist Schlankheit das vorherrschende Schönheitsideal. So ist es verständlich, dass Fettsucht zu vermindertem Selbstwertgefühl, zum Rückzug des Partners, zu sozialer Isolierung führen kann. Es kommt zum Circulus vitiosus, weil in dieser bedrükkenden Situation noch mehr gegessen wird. Das Essen kann Suchtcharakter annehmen.

Im *therapeutischen Umgang* wird der adipöse Patient oft nicht ernstgenommen, weil er nach laienhafter Meinung sich nur zusammenzunehmen braucht. Erschwert kann die Therapie auch dadurch werden, dass Fettsüchtige die tatsächlichen Nahrungsmengen verleugnen. Am wirksamsten (auch längerfristig) ist Verhaltenstherapie, bei der die Patienten bessere Selbstkontrolle lernen, so dass die Kalorienzufuhr wirksam beschränkt wird. Begleitende Gruppentherapie kann sich günstig erweisen, die Wirkung von Selbsthilfegruppen ist wegen der hohen Abbruchquote dagegen schwer zu beurteilen. Individuelle Psychotherapie, insbesondere psychoanalytische, kommt nur bei solchen Patienten in Frage, die auch unter neurotischen Symptomen leiden. Unter gewichtsreduzierenden diätetischen Behandlungen können depressive Verstimmungen auftreten. Appetithemmer bewirken keine dauerhafte Verhaltensänderung des Adipösen. Auch ist an die Gefahr des Missbrauchs, bei manchen an die Gefahr von Komplikationen (pulmonale Hypertonie) zu denken.

18.8. Sonstige psychosomatische und funktionelle Störungen

Schluckstörungen, Erbrechen. Schluckstörungen (einschliesslich Globusgefühl) und psychogenes Erbrechen (Brechneurose) stehen den Konversionsstörungen nahe und haben deshalb stärkeren symbolischen Ausdruckscharakter: Schluckstörung als Anstrengung, etwas zu bewältigen («herunterzuschlucken»), Erbrechen als unbewusster Protest oder Ausdruck von Widerwillen.

Reizmagen (nervöse Gastropathie). Funktionelle Magenbeschwerden mit Tonus- und Motilitätsveränderungen, auch Hypersekretion, selten Übergang in Ulkuskrankheit. Starke Abhängigkeit der Beschwerden von konflikthaften Belastungen und bestimmten Speisen. Die Psychodynamik ist ähnlich wie beim Ulkuskranken.

Reizkolon (Colon irritable). Häufiges abdominelles Beschwerdebild, manchmal unterschieden in *spastisches Kolon* mit Oberbauchschmerzen und Obstipation wechselnd mit Diarrhö, und *emotionale Diarrhö* ohne Schmerzen. Obwohl bisher psychologisch wenig untersucht, wird die Bedeutung chronischer Angst hervorgehoben. Bei der *habituellen Obstipation* sind analretentive Züge bedeutsam: Festhalten und Nichthergeben entweder aus Angst oder aus Beherrschenwollen. Depressiv-zwangsneurotische Persönlichkeitszüge herrschen vor.

Nervöses Atmungssyndrom. Es besteht ein Zwang zum tiefen Durchatmen mit dem Gefühl von Enge und Beklemmung auf der Brust, es kommt zu unruhigen Atemexkursionen. Die Folge ist eine unökonomische Atmung. Ausgesprochene Angstatmung geht in *Hyperventilation* über, auch mit exspiratorischer Seufzeratmung. Hier bestehen Beziehungen zur Hysterie (vgl. S. 173f.) und zur Angstneurose, sonst ist die Psychodynamik aber vielfältig.

Paroxysmale Tachykardie (Herzjagen). Hier treten somatopsychische Wechselwirkungen besonders deutlich hervor: Unbewusste ängstliche Spannung, besonders angestaute, kumulierte Affekte, lösen den Anfall aus, dieser ruft wiederum angstvolle Erregung hervor. Psychodynamisch handelt es sich um affektiv überkontrollierte Menschen, welche Gefühle, Hingabewünsche, aggressive Selbstbehauptungswünsche abwehren.

Hyperkinetische (hypertone) Kreislaufdysregulation. Ruhetachykardie mit vergrösserter Blutdruckamplitude, aber nur gering erhöhtem systolischem Blutdruck, der jedoch unter Belastung stark ansteigt. Häufig sind Schweissausbrüche, vorschnelles Sättigungsgefühl, Affektlabilität. Aus dieser Dysregulation heraus kann es krisenhaft zum *sympathikotonen Anfall* kommen (oft Ausgangspunkt einer Herzphobie). Beim hyperkinetischen Kreislaufsyndrom spielen emotionale Dauerspannung, Erwartungsangst (Situationshypertonie im Examen), insbesondere bei unterdrückter aggressiver Selbstbehauptung, eine Rolle. Zur Verstärkung der Beschwerden tragen hektische Lebensführung, Schlafmangel, Aufputschen mit Kaffee bei, da die sympathikotone Aktivierung vermehrt wird und sich dann in Allgemeinbeschwerden, wie gespannter Unruhe, Reizempfindlichkeit, Bewegungsdrang, äussert.

Kopfschmerzsyndrome. *Spannungskopfschmerz* (tension headache) ist überwiegend ein Muskelkontraktionskopfschmerz, der bei Leistungsdruck und überhöhtem Selbstanspruch (Leistungsanspruch) auftritt. Die emotionale Dauerspannung drückt sich in muskulärer Verspannung im Nacken-Kopf-Bereich mit Spannungsgefühl um den Kopf aus sowie in schmerzhaften okzipitalen und temporalen Muskelschwielen und Schmerzhaftigkeit der Kopfhaut. Der *zervikale Kopfschmerz* führt dagegen zu stärkerer schmerzhafter Kontraktion der Nackenmuskulatur, bei der Untersuchung findet sich ein Reklinationsdruckschmerz der HWS. Beim *vasomotorischen Kopfschmerz* kommt es zu Vasokonstriktion und -dilatation mit diffusem Kopfschmerz, oft dumpf, manchmal pulsierend, bei psychischer Anspannung, nach Wetterwechsel, Alkoholabusus. Charakteristisch ist manchmal die Ansprechbarkeit auf vasoaktive Substanzen (Koffein). Von hier gibt es Übergänge zur *Migräne* mit anfallsartigem Kopfschmerz, überwiegend halbseitig (Hemikranie), oft mit Übelkeit oder Erbrechen, Lichtscheu, nicht selten starken vegetativen Symptomen, dysphorischer Verstimmung, Beeinträchtigung des Allgemeinbefindens. Nach dem Anfall kann Harnflut einsetzen. Es handelt sich um ehrgeizig-rigide, perfektionistische Persönlichkeiten, die dadurch in enttäuschende Situationen geraten.

Hautstörungen. Emotionale Spannungen eher unspezifischer Natur können bei manchen Hauterkrankungen eine auslösende Rolle spielen, so bei der *Psoriasis. Pruritus* kann Ausdruck von Angst, Spannung, unterdrückter Aggression sein, wobei Juckreiz die Note einer Schmerz-Lust-Sensation, Kratzen die einer masochistischen Selbstbestrafung haben können. Beim *Pruritus anogenitalis* findet sich häufig eine zwanghafte Charakterstruktur. Die Entstehung des Syndroms ist auf sexuelle Konflikte zurückzuführen, Kratzen kann Ersatz für das sonst nicht zugelassene Masturbieren werden. Bei der *Urtikaria* ist die allergische Reaktionsbereitschaft psychosomatisch mitbestimmt. Häufig ist – wie bei anderen Allergien – eine Abhängigkeitsproblematik in bezug auf die Mutter mit unterdrückten aggressiven Impulsen. Bei Hautkrankheiten ist auch das krankheitsabhängige (krankheitsdependente) Verhalten wichtig. Die Haut ist nicht nur Kontaktorgan, sondern auch unmittelbares Ausdrucksorgan, mit dem Äusseren präsentiert man sich selbst. So ist es verständlich, dass besonders entstellende Hautkrankheiten sich nachteilig auf das Selbstwertgefühl auswirken. Während in vielen Hautaffektionen – wie der atopischen Dermatitis – ein unbewusster Wunsch nach liebendem Kontakt deutlich wird, schafft die Entstellung wiederum Distanz.

Rheumatoide Arthritis (chronische Polyarthritis). Bei dieser chronischen Systemerkrankung sind psychosomatische Zusammenhänge insofern bedeutsam, als das psychische Gleichgewicht zwischen Anspannung und Lösung gestört ist. Stark beherrschte Aggression findet vor Ausbruch der Erkrankung ihr Ventil in übertriebener motorischer Betätigung (Sport, Gartenarbeit). Aggressivität wird in erlaubte Muskelarbeit umgesetzt. Sobald dies unter besonderen Belastungssituationen misslingt, legt sich der Kranke gewissermassen eine muskuläre Zwangsjacke an und versteift. Die erhöhte Muskelspannung um die erkrankten Gelenke herum ist schon prämorbid vorhanden und ist stark von Belastungen abhängig, sekundär wird sie durch die Gelenkaffektion verstärkt.

Gynäkologische Störungen. Die weiblichen Geschlechtsfunktionen unterliegen mannigfaltigen psychischen Einflüssen. *Sekundäre Amenorrhö* kann durch Angst, Erwartungsspannung, stressartige Dauerbelastung, Entwurzelung entstehen, so bei Lagerinsassinnen, besonders auch im Konzentrationslager (Lageramenorrhö), ferner kommt sie bei Depressionen vor. Sonst sind sexuelle Konflikte mit Verunsicherung der weiblichen Geschlechtsrolle bedeutsam, am extremsten bei der Anorexia nervosa. *Dysmenorrhö* und *prämenstruelle Beschwerden* sind nicht selten psychisch mitbedingt; oft wird die Dysmenorrhö im Sinne eines Modellernens von der Mutter übernommen, die schon daran litt und die Menstruationsblutung wie eine Krankheit ansah. Das Erleben der Menstruation mit ihrer unmittelbaren Relevanz für die Sexual- und Fortpflanzungsfunktion kann überhaupt leicht zum Ansatzpunkt konflikthafter Verarbeitungen aus dem sexuellen Antriebsbereich werden. Wieweit psychische Einflüsse bei Sterilität und Fruchtbarkeit mitspielen, ist fraglich. Immerhin fällt bei manchen Fällen von Sterilität eine ungeduldige Erwartungshaltung und Verbissenheit auf, eine Gravidität unter allen Umständen erzwingen zu wollen; bei anderen zunächst sterilen Frauen tritt nach Adoption eines Kindes unerwartet Schwangerschaft ein.

Urologische Störungen. Wegen ihrer Häufigkeit ist besonders die *nervöse Reizblase* zu nennen: Häufiger Harndrang, ohne dass die Blase entsprechend gefüllt ist, meist nur tagsüber in Erscheinung tretend. Die Reizblase kommt vor allem bei Frauen in der Menopause vor. Sie kann auf Östrogenmangel, vorausgegangenen Zystitiden oder Deszensus (Zystozele) beruhen, ist nicht selten jedoch ein psychosomatisches Symptom: vorzeitiges Reagieren auf geringen Füllungsdruck der Blase bei sexuellen Konflikten der Menopause. Die Symptomatik der nervösen Reizblase ist sehr schwankend und hängt sehr von situativen Gegebenheiten, Erwartungsspannung (keine Toilette in der Nähe) und Kältereizen ab.

18.9. Somatopsychische Beziehungen

Die psychischen Auswirkungen *schwerer chronischer Krankheit* oder *Behinderung* gewinnen für den psychosomatisch tätigen Arzt zunehmend an Bedeutung. Es ergeben sich damit neuartige Aufgaben psychologischer Betreuung.

Das *subjektive Erleben* der Krankheit und ihrer Folgeerscheinungen und ihre psychische Verarbeitung haben vielfältige Auswirkungen auf das *Allgemeinbefinden* des Kranken, sein *Krankheitsverhalten,* insbesondere seine Mitwirkung in Diagnostik und Therapie, seine *psychosoziale Anpassung.* Vom Krankheitserleben geht schliesslich eine besondere *Psychodynamik* aus, welche Rückwirkungen auf das gesamte Krankheitsgeschehen haben kann.

Die Einschränkung der normalen Lebensvollzüge durch schwere chronische Krankheit bedeutet einen *Rückzug* von der Alltagsaktivität, den normalen Umweltbezügen und reziprok ein Zurückgeworfensein auf Körperliches. Damit ist häufig eine *egozentrische Einengung* des Kranken verbunden. *Hilflosigkeitssymptome* (passive Resignation) entstehen besonders dann, wenn der Kranke die *Erfahrung der Nichtkontrolle* macht, d.h. infolge der Auswirkungen der Krankheit keine eigene Kontrolle über die Geschehnisse mehr zu haben.

Der Hilflosigkeit steht anderseits die *Reaktanz* des Kranken als Abwehrverhalten gegenüber, der Versuch, eigene Kontrolle und Entscheidungsfreiheit wiederherzustellen, so durch aggressives Aufbegehren, Unterlaufen der Therapie, heimliche Diätverstösse.

Psychodynamisch führt die Einengung von Selbständigkeit und Autonomie durch die Krankheit, die faktische Abhängigkeit des Kranken von anderen zur *Regression* auf die Unselbständigkeit und Hilfsbedürftigkeit des Kindes. Einschränkungen durch das Krankenhausregime und durch die Therapie wirken zusätzlich regressionsfördernd. Damit werden *infantile Abhängigkeitswünsche* wachgerufen, welche sich einmal in passivem Hinnehmen der Therapie und Zuwendungswünschen äussern können, von manchen Kranken aber durch aggressives Reagieren oder auch durch hypochondrisch-zwanghaftes Beobachten und Kontrollieren der Krankheitserscheinungen abgewehrt werden. Dieser Umgang mit Abhängigkeitswünschen macht die Psychodynamik chronisch Kranker derjenigen psychosomatisch Kranker ähnlich. Die Psychodynamik der Chronischkranken ist aber etwas Sekundäres, sie ist *krankheitsabhängig* (psychodynamisch bedeutet also nicht psychogen).

Ein einschneidender *Verlust körperlicher Kompetenz* durch chronische Krankheit oder Behinderung, aber auch durch äusserlich sichtbare Entstellung, ist meist emotional ausserordentlich belastend. Diesen Verlust können wir im Sinne eines *Objektverlusterlebnisses* verstehen, welches das Selbstwerterleben erschüttert und damit eine *narzisstische Beeinträchtigung und Kränkung* bedeutet. Auch dagegen kann Abwehrverhalten mobilisiert werden, zum Beispiel in Form von Verleugnung bestimmter Aspekte der Krankheit.

Im folgenden erörtern wir einige praktisch wichtige Beispiele, an denen sich ein besseres Verständnis somatopsychischer Wechselwirkungen gewinnen lässt.

Störungen des Bewegungsapparates. Schwere körperliche Behinderung bedeutet für den Kranken in vielfacher Hinsicht eine psychische und psychosoziale Belastung.

Nach *Amputation* einer Gliedmasse wird oft über längere Zeit das unveränderte Körperraumbild beibehalten, weil es nicht gelingt, den Verlust der Gliedmasse in ein reorganisiertes Körperbild zu integrieren. Das amputierte Glied wird dann so empfunden, als ob es noch vorhanden wäre: *Phantomglied.* Dabei kann auch die für motorische Bewegungsabläufe wichtige Körperorientierung (Körperschema) unverändert aufrechterhalten bleiben, so dass es zum Hinstürzen kommt, wenn der Amputierte das amputierte Bein noch in den Bewegungsentwurf miteinbezieht und damit vermeintlich auftritt. Das Sichabfinden mit der Amputation entspricht einer Trauerarbeit bei Objektverlusterlebnissen. Wird diese nicht bewältigt, kommt es zum Selbsthass, der externalisiert wird und zu *Ressentiment-* und *Neidhaltungen* führt. Auch das Auftreten von *Phantomschmerzen* ist psychisch stark mitbedingt und hängt mit dem nicht bewältigten «Trauern» um die verlorene Gliedmasse zusammen.

Psychosozial ist wichtig, dass der Amputierte durch seine äusserlich sichtbare Behinderung sozial *stigmatisiert* ist. Es wird ihm verübelt, wenn er sich mit seinem Mangel am Badestrand zeigt, er zieht sich zurück und gerät leicht in verbitterte Isolierung. Während *Amputierte* und *Gelähmte* zur Entwicklung von Ressentimenthaltungen, auch mit heftigen aggressiven Reaktionen, neigen, zeigen Patienten mit *rheumatoider Arthritis* (chronischer Polyarthritis, vgl. S. 269f.) eine völlig andersartige psychische Auseinandersetzung mit ihrer Behinderung: Sie reagieren weder verzweifelt noch aggressiv, sondern *hinnehmend-geduldig,* überbescheiden und gelassen. Dies hängt mit der Primärpersönlichkeit dieser Kranken zusammen, die bereits prämorbid stark beherrscht und selbstverleugnend waren. Bei diesen Patienten fällt auch auf, dass sie die deformierten Gliedmassen nicht schonen, sondern weiterhin möglichst voll einsetzen.

Diabetes mellitus. Ätiologisch sind psychosomatische Einflüsse, wie sie früher immer wieder vermutet wurden, nicht wirksam. Jedoch kann sich die chronische emotionale Spannung (über die sympathikotone Aktivierung) auf den Insulinbedarf auswirken und auch eine ketoazedotische Entgleisung provozieren.

Wichtiger sind dagegen die *psychischen Folgeerscheinungen* der Erkrankung. Die lebenslange Bedrohung, die Abhängigkeit von Therapie und diätetischer Beschränkung machen es schwer, die Krankheit zu akzeptieren, es entsteht Angst vor Abhängigkeit und Autonomieverlust. Dadurch kann es zu depressiven Reaktionen mit dem Gefühl hilfloser Ohnmacht oder aber zum Abwehrverhalten kommen, welches Abhängigkeitsängste zurückdrängen soll: süchtiges Verhalten (Alkohol oder zügelloses Essen), zwangsneurotisches Kontrollieren, Verleugnungstendenzen (mit mangelnder diätetischer Disziplin).

Über die psychosomatische Bedeutsamkeit der gesteigerten *Esslust* und der *Adipositas* beim Diabetes mellitus ist nichts Gesichertes bekannt. Konfliktspannungen und orale Frustrationen führen leicht zur Ersatzbefriedigung durch Essen, der Diabetiker sieht sich anderseits der Notwendigkeit oraler Restriktion gegenüber, was die Konflikthaftigkeit erhöht. Diese Psychodynamik ist aber eher krankheitsabhängig. Für die Beziehung zwischen Diabetes und Fettsucht ist schliesslich auch zu berücksichtigen, dass bei Fettsüchtigen die Fettzellen unterempfindlich gegenüber Insulin sind.

Dialysepatienten. *Niereninsuffizienz* und *Dauerdialyse* sind durch die ungewisse Lebenserwartung, die Einschränkungen der Alltagsaktivitäten und durch die vitale Abhängigkeit vom Dialyseprogramm für den Kranken extrem belastend. Ohne ständige Verleugnungs- und Verdrängungsarbeit wäre diese Situation mit ihrer besonderen Angstbesetzung vielleicht kaum zu ertragen. Angstreaktionen bis hin zu depressiven und suizidalen Regungen können aber unterschwellig weiterbestehen. Die Suizidproblematik wird dadurch besonders angesprochen, dass der Patient sich ständig in der Alternative Weiterleben/Sterben befindet. Die Auseinandersetzung mit der Abhängigkeitsproblematik ist unterschiedlich: hilfloses Sichanklammern, stilles, fast interesseloses Verhalten oder aber heftige Abwehr in Form von Protest und ständigem Kontrollieren. Bei Heimdialysepatienten spielen die Interaktionen mit der Familie, mit dem Partner eine wichtige Rolle. Anfängliche Hilfsbereitschaft der Familie oder des Partners, die auch familiäre Konflikte überdeckt, kann auf die Dauer nicht immer durchgehalten werden; besonders nach erfolgreicher Nierentransplantation, wenn beide Partner wieder mehr Unabhängigkeit voneinander gewinnen, können die alten Konflikte wieder besonders heftig durchbrechen.

Krebspatienten. Der Diagnose «Krebs» haftet im Bewusstsein der Menschen etwas besonders Unheilvolles an. Die wachsende Geschwulst, auch von der Medizin als aggressiv-invasiv verstanden, wird vom Kranken wie ein bösartiges inneres Objekt verstanden, welches in seinem Körper ein autonomes Eigenleben entfaltet und ihn zu vernichten trachtet. In der Auseinandersetzung damit spielt die Verleugnung eine grosse Rolle, aber auch aggressive und feindselige Gefühle als Abwehr von Hilflosigkeit zeigen sich, zumal der Kranke – im Gegensatz zum Dialysepatienten – zur Heilung oder Besserung selbst nichts beitragen kann.

Besondere Bedeutung hat die Frage der *Aufklärung des Kranken.* Bei uns wird der Krebskranke meist möglichst ahnungslos gehalten und Information nur so weit dosiert, dass er in Diagnostik und Therapie kooperiert. Wieweit die Diagnose offen mitgeteilt werden kann, hängt von der Belastbarkeit des Kranken und der Tragfähigkeit der Arzt-Patient-Beziehung ab. Oft empfiehlt sich ein mittlerer Weg ehrlicher Kommunikation: der des schweigenden Einverständnisses zwischen Arzt und Patient über den Ernst der Situation, beide wissen um die Krebsdiagnose, sie wird aber nicht verbalisiert. Wissen um die Diagnose und Verleugnung der Diagnose sind auch kein Entweder-

Oder, beides kann sich bei einem Kranken verbinden und miteinander abwechseln.

Für den Krebskranken ist besonders im finalen Stadium eine konstante Bezugsperson wichtig, die ihn stützt und ihn in seinen – manchmal heftigen ängstlich-depressiven oder zornig-aufbegehrenden – Reaktionen voll annimmt.

19. Sexualstörungen

Die Störungen und Abweichungen auf dem Gebiet der Sexualität haben häufig weitreichende persönliche und partnerschaftliche, zum Teil auch soziale Konsequenzen. Das liegt in der Vielschichtigkeit der menschlichen Psychosexualität begründet. Sexualität ist ein eigenständiger Erlebensbereich, der für die persönliche Selbstverwirklichung hochbedeutsam ist und sich auf das Selbstwerterleben des einzelnen auswirkt. Sexualität ist auf Partnerschaft angelegt: Sexuelles Interesse am anderen und gemeinsames sexuelles Erleben motivieren stark zur zwischenmenschlichen Beziehung, zur Paarbeziehung. Hier bestehen vielfache Wechselwirkungen. Die reife Sexualität und Bindungsfähigkeit des Erwachsenen kann die Partnerschaft festigen, emotionale Störungen der Partnerbeziehung können wiederum sexuelle Funktionen und Erlebnisfähigkeit stören. Soziokulturelle Normierungen und Bewertungen geben Massstäbe für sexuelles Verhalten, anderseits hat sich konkretes sexuelles Verhalten diesen Normierungen auch immer wieder entzogen.

19.1. Störungen der Geschlechtsidentität

Transsexualität. Während die Geschlechtsidentität gewöhnlich dem anatomischen Geschlecht entspricht, identifiziert der *transsexuelle Mensch* sich mit dem Gegengeschlecht. So empfindet sich der transsexuelle Mann als Frau. Er leidet unter dem Widerspruch, dass seine Anatomie ein anderes Geschlecht ausweist, als er innerlich empfindet, und er strebt letztlich eine hormonelle und operative Geschlechtsumwandlung an. Es handelt sich nicht um Homosexualität: Der transsexuelle Mann will von anderen Männern nicht als Mann, sondern als Frau begehrt werden. Die sexuelle Befriedigung steht beim Transsexualismus überhaupt nicht im Vordergrund, vielmehr geht es diesen Menschen darum, in der von ihnen akzeptierten Geschlechtsidentität sozial zu leben und auch von anderen anerkannt zu werden. Sie nehmen Verhaltensmuster des gewünschten Geschlechts an, tragen die Kleidung des Gegengeschlechts, streben in entsprechende Berufe. Voll bewusst wird die abweichende Geschlechtsidentität meist in der späten Adoleszenz oder im frühen Erwachsenenalter. Es überwiegen transsexuelle Männer.

Transsexualität ist etwas anderes als *Transvestismus,* hier dient die Verkleidung in der Kleidung des anderen Geschlechts fetischartig nur der sexuellen Erregung (vgl. S. 279). Transvestismus geht extrem selten in Transsexualismus über. Schliesslich ist Transsexualität von der *Intersexualität* zu unterscheiden; hier handelt es sich um Störungen der somatischen Geschlechtsdifferenzierung.

Wegen der sozialen Schwierigkeiten, in die Transsexuelle mit ihrem Wunsch geraten, als gegengeschlechtlich anerkannt zu werden, kommt es leicht zu depressiven Reaktionen, Suizidalität, Selbstverstümmelung (Selbstkastration). Die Umwandlung in das Gegengeschlecht wird mit verzweifelter Entschlossenheit angestrebt.

Ätiologisch ist nichts Sicheres bekannt. Körperlich, endokrin und chromosomal (abgesehen vom Klinefelter-Syndrom als seltener Ausnahme) finden sich keine Abweichungen. Möglicherweise handelt es sich um eine Beeinträchtigung der fetalen Geschlechtsdifferenzierung. In Einzelfällen tragen familiäre Einflüsse (ungenügende väterliche Identifikation, Erziehungspraktiken) zur Fehlidentifikation bei.

Therapeutisch ist Psychotherapie zur Beseitigung der Störung nutzlos, ein solches Behandlungsziel wird von Transsexuellen auch abgelehnt. Psychotherapie kann nur den Sinn haben, dem Patienten zur Annahme seiner innerlich widersprochenen Körperlichkeit zu verhelfen und unrealistische Forderungen (durch Operation fertil gemacht zu werden) abzubauen. Bei sehr starkem Leidensdruck (Depressionen, Suizidversuchen, sozialer Isolation) kann nach längerer sexualmedizinischer Betreuung und vorausgegangener Hormonbehandlung mit Östrogenen eine operative Geschlechtsumwandlung in Frage kommen. Dazu gibt es gesetzliche Grundlagen. Eine Änderung des Personenstandes, auf die Transsexuelle grossen Wert legen, ist dagegen schwierig, es bleibt meist nur der Ausweg auf einen neutralen Vornamen.

19.2. Sexuelle Abweichungen

Sexuelle Abweichungen oder *Deviationen* bedeuten Abweichungen des bevorzugten *Triebzieles* (Objektwahl) oder des bevorzugten *Triebverhaltens.* Abweichendes Sexualverhalten kann in leichter Form Teilkomponente des normalen Sexualverhaltens sein, auch in Form begleitender Phantasievorstellungen. In psychoanalytischer Sicht hängt dies mit den in der Kindheitsentwicklung hervortretenden *Partialtrieben* (oralen, analen, phallischen, exhibitionistischen, voyeuristischen, sadistischen, masochistischen) zusammen, die in die reife Sexualität voll integriert werden, sich aber auch mehr oder weniger vereinzelt behaupten können. Wenn sie infolge Fixierung auf frühkindliche Stufen beherrschend werden, kommt es zu sexuellen Deviationen im engeren Sinn: Das abweichende Sexualverhalten ist jetzt ausschliessliche oder wesentliche Bedingung zum Erreichen sexueller Befriedigung im Orgasmus. Das abweichende Verhalten wird dann jeder anderen Art sexuellen Verhaltens vorgezogen. Im Einzelfall können manche sexuellen Abweichungen aber auch Ausdruck sexueller Unsicherheit sein (Exhibitionismus und Fetischismus in der Pubertät) oder Ersatz für unerreichbare sexuelle Kontakte (Sodomie bei Minderbegabten) oder überhaupt Ausdruck des Misslingens an sich angestrebter «normaler» Sexualität (bei neurotischer Gehemmtheit). Auch hirnorganische Abbauprozesse können durch Enthemmung zu devianten Handlungen führen; so erklären sich meist sexuelle Abweichungen, die erstmalig im Greisenalter auftreten (Pädophilie).

Die *Varianten sexueller Betätigung* sind keine sexuellen Abweichungen. So gehören die verschiedenen Koituspositionen und die unterschiedlichen Weisen der sexuellen Selbststimulation (Masturbation) und Fremdstimulation (oral-genital, anal, mutuelle, d.h. gegenseitige Masturbation) nicht hierher, solange sie in das sexuelle Gesamterleben integriert sind und sich nicht so verselbständigen, dass sie zur ausschliesslichen Vorbedingung sexueller Triebbefriedigung werden.

Pädophilie. Sexuelle Neigung und Objektwahl sind dem Kind und dem kindlichen Körper zugewandt. Bei homosexueller Beziehung von Männern zu Knaben sprechen wir von Päderastie. Pädophile Handlungen können auf geistiger Behinderung und hirnorganischer Schädigung beruhen, aber auch auf unausgereifter narzisstischer Persönlichkeit mit Unfähigkeit zur eigentlichen Partnerbeziehung. Pädophile Beziehungen zu pubertierenden Mädchen können durchaus schon auf Gegenseitigkeit beruhen, die Altersbegrenzung unterliegt überhaupt gesellschaftlicher und juristischer Konvention. Spätschäden an betroffenen Kindern sind nicht bekannt.

Inzest. Das Inzesttabu ist in allen Kulturen tief verankert. Es ist jedoch soziokulturell festgelegt; es gibt Kulturen, in denen Blutsverwandtschaft ganz anders als bei uns definiert ist; für altägyptische Herrscher galt das Inzestverbot nicht. Über das Vorkommen von Inzesthandlungen gibt es keine verlässlichen Zahlen, sie sind jedoch viel häufiger, als an Verurteilungen abgelesen werden kann. Die häufigste Form ist zwischen Vater und Tochter. Das Alter des Opfers liegt bei Tatbeginn durchschnittlich zwischen 13 und 15 Jahren. Ursächlich sind meist zerrüttete Familienverhältnisse, die Inzesthandlung ist dann Ausdruck einer Ausweichhandlung bei sexueller Frustration. Begünstigend ist die starke Bindung des Mädchens an den Vater. Es gibt keine spezifische Neigung zum Inzest. Verwahrlosungserscheinungen und Verhaltensstörungen der Opfer sind meist Folge des gesamten Familienmilieus und bestehen vielfach schon vor dem Inzest, dieser selbst hat keine nachweisbaren schädlichen Folgen.

Sodomie (Zoophilie). Sexuelle Handlungen mit Tieren, meist mit dem lebenden, selten dem toten Tier. Kommt vorwiegend bei geistig behinderten Männern, besonders in ländlich abgeschiedenen Gegenden vor, aber auch bei Frauen, zum Beispiel mit Hunden.

Fetischismus. Während im normalen Liebesleben Gegenstände oder Kleidungsstücke des Partners Anziehungskraft ausüben und diesen vorübergehend repräsentieren können, engt sich beim Fetischismus die sexuell erregende Beziehung ganz auf den Fetisch (Damenunterwäsche, Schuhe, Pelze) ein, der Partner selbst wird relativ gleichgültig. Die fetischistische Objektbeziehung kann auch völlig anonym sein, so, wenn der Fetischist zur Masturbation wahllos weibliche Wäsche von der Wäscheleine entwendet. Beim *Transvestismus* dient das Anziehen der Kleidung des anderen Geschlechts, eventuell auch nur der Unterkleidung oder einer Monatsbinde, der sexuellen Erregung. Der Höhepunkt im Orgasmus wird oft durch den Blick in den Spiegel erreicht. Die Geschlechtsidentität ist hier nicht gestört.

Exhibitionismus. Es sind fast nur Männer, die ihr entblösstes Genitale vor Frauen oder Kindern zeigen, aus der Distanz heraus darauf aufmerksam machen, teilweise auch masturbieren. Meist bestehen schwere neurotische Hemmungen und sexuelle Unterlegenheitsgefühle, die zur Demonstration männlicher Potenz und Überlegenheit führen, das Erschrecken der Frauen wird befriedigt zur Kenntnis genommen. Das Abstandhalten zum Opfer kann im Einzelfall einer Kastrationsangst entspringen; geht die Frau auf den Täter ein, flüchtet dieser meist. Manchmal laufen exhibitionistische Handlungen neben normalen sexuellen Kontakten her. Exhibitionisten werden nur selten zudringlich oder aggressiv, deshalb ist Exhibitionismus in der Regel auch keine Vorstufe zur Vergewaltigung. Die betroffenen Frauen und Kinder tragen keine Schäden davon. Ähnlich wie Exhibitionisten suchen auch Voyeure und Frotteure nur den anonymen Kontakt zum anderen Geschlecht. *Voyeure* wollen heimlich andere beim Entkleiden, beim Geschlechtsverkehr beobachten, *Frotteure* sich im Menschengedränge eng an jemanden pressen, um einen Orgasmus zu erreichen.

Sadismus, Masochismus. Unter *Sadismus* verstehen wir sexuelle Erregung durch Unterwerfen, Quälen und Demütigen des anderen, unter *Masochismus* die sexuelle Erregung durch Erdulden von Schmerzen und Demütigung. Partner, die darin einwilligen, finden einander meist. Beide Deviationen können sich auch verbinden: *Sadomasochismus.* Unterwerfung des Partners und eigene Unterwerfung erfolgen häufig nach rituellem Muster. Die Extremform des Sadismus ist der Sexualmord (Lustmord), bei dem die Tötung der Lustbefriedigung dient und nicht der Verdeckung einer Vergewaltigung. Ausser dem sexuellen (erogenen) Masochismus gibt es auch Masochismus als Charakterstörung (S. 187f.).

Sexuelle Gewalttaten. Gewaltsam erzwungene sexuelle Handlungen gehören zu den häufigen Straftaten. Wegen der geringen Anzeigebereitschaft der Frauen ist hier aber auch die Dunkelziffer besonders hoch. Juristisch gilt nur der erzwungene Koitus als Vergewaltigung, alle anderen erzwungenen sexuellen Handlungen gelten als sexuelle Nötigung. Ihnen gemeinsam ist, dass es dem Täter nicht primär um Befriedigung des Geschlechtstriebes geht, sondern um Ausübung von Gewalt mit sexuellen Mitteln (sexualisierte Aggression), um Erniedrigung und Demütigung des Opfers, deshalb sind auch Verletzungen häufig. 40–50% der Täter sind Heranwachsende. Es sind meist selbstunsichere, unreife, kontaktgehemmte Männer, die gegenüber Frauen Ressentiment- und Hassgefühle entwickelt haben. Manchmal liegt eine frühkindliche Hirnschädigung vor. Bei Gruppenvergewaltigungen spielen aggressive Mannbarkeitsrituale eine Rolle. Sexuelle Gewalttäter stehen während der Tat häufig unter Alkoholeinfluss.

Therapeutische Aspekte. Analytische Psychotherapie kommt bei sexuellen Deviationen nur in Frage, wenn sie Symptom einer neurotischen Entwicklung sind und Leidensdruck besteht. Oft ist der Leidensdruck nur sekundär durch gesellschaftliche Sanktionen hervorgerufen und bedeutet dann nur eine bedingte Therapiemotivation. Hierin liegt auch die Problematik gerichtlich angeordneter Therapie. Die ärztliche Beratung wird bei exhibitionistischen und pädophilen Patienten, die zur Wiederholung neigen und damit strafrechtlich besonders gefährdet sind, versuchen, riskante Lebenssituationen herauszufinden. Durch Vermeidung oder Umgestaltung solcher Situationen lässt sich das deviante Verhalten eher steuern und bessere soziale Anpassung erreichen. Bei ausgeprägter Sexualdelinquenz kommt die antiandrogene Behandlung mit Cyproteronazetat (chemische Kastration), nur sehr selten die chirurgische Kastration zur Libidominderung in Frage. Stereotaktische Eingriffe (am ventromedialen Hypothalamuskern) sind umstritten.

19.3. Homosexualität

Homosexualität ist die sexuelle Zuwendung zu Personen des eigenen Geschlechts, die gleichgeschlechtliche Partnerwahl. Dabei handelt es sich nicht um eine gestörte Geschlechtsidentität wie bei der Transsexualität, vielmehr sucht der homosexuelle Mann stets den Mann als Partner, die homosexuelle (lesbische) Frau stets die wirkliche Frau als Partnerin. Bei der Homosexualität wird partnerschaftliche sexuelle Befriedigung (durch gegenseitige Masturbation, oralen oder analen Verkehr) gesucht, sie kann aber auch ohne sexuelle Betätigung bleiben und sich auf freundschaftliche Kontakte beschränken.

Wir unterscheiden verschiedene *Formen der Homosexualität:*

Genuine Homosexualität mit dauerhafter Festlegung des psychosexuellen Interesses auf das gleiche Geschlecht.

Entwicklungshomosexualität. Episodisches Auftreten homosexueller Neigungen während der psychosexuellen Reifung.

Hemmungshomosexualität. Neurotische Form der Homosexualität, bei der die gleichgeschlechtliche Wahl nur auf neurotischer Hemmung vor dem weiblichen Geschlecht beruht. Der Betroffene leidet oft darunter.

Pseudohomosexualität. Homosexuelles Verhalten entspringt nicht einer Neigung oder neurotischen Unsicherheit, sondern ist nur Ersatzhandlung (als Nothomosexualität in Gefängnissen) oder erfolgt aus nichtsexuellen Motiven (bei männlichen Prostituierten, «Strichjungen», aus finanziellen Gründen, auch gewerbsmässig).

Genuine Homosexualität (echte oder Neigungshomosexualität). Die *genuine Homosexualität* ist keine psychische Störung, sie kann auch nicht zu den sexuellen Deviationen gerechnet werden. Wir müssen sie vielmehr als eigenständige Form sexueller Selbstverwirklichung und Partnerschaft sehen und akzeptieren. Für den Arzt ist die Homosexualität jedoch deshalb bedeutsam, weil sich daraus vielfältige Belastungen, Konflikte und Krisensituationen ergeben, in denen der Homosexuelle unserer Hilfe bedarf.

Vorkommen. Man rechnet mit 4–5% männlichen und 1–2% weiblichen Homosexuellen, die Dunkelziffer ist sicher gross. Homosexualität und Heterosexualität sind nicht scharf gegeneinander abgegrenzt. Etwa ein Drittel aller Männer hat irgendwann im Leben einmal homosexuell empfunden, auch ist die bisexuelle Einstellung nicht selten.

Entstehung. Über Entstehungsbedingungen ist nichts Sicheres bekannt. Besondere körperliche, endokrine oder chromosomale Abweichungen fehlen. Genuin Homosexuelle sind auch nicht neurotischer oder in ihrer Persönlichkeit gestörter als Heterosexuelle. Eine Erbanlage (aufgrund erhöhter Konkordanz bei eineiigen Zwillingen) ist anzunehmen. Auch wird eine Abwandlung der fetalen Geschlechtsdifferenzierung vermutet, die aus der ursprünglichen bisexuellen Anlage heraus erfolgt. Psychodynamisch wurde immer wieder auf eine starke Mutterbindung bei emotionaler Distanz zum Vater hingewiesen, auf eine negative ödipale Entwicklung mit Ausweichen vor dem Vater, was zur Fehlidentifikation führen soll, ferner auf narzisstische Züge, Kastrationsängste vor dem anderen Geschlecht, Aggressionshemmung bei «passiven» Homosexuellen, frühe Triebfixierungen. Eine ätiologische Bedeutung dieser Faktoren ist nicht erwiesen. Über die Homosexualität der Frauen ist noch weniger bekannt. Homosexuelle Verführung durch Ältere bewirkt entgegen verbreiteter Meinung keine Homosexualität.

Diagnose. Während der Herausbildung der manifesten Homosexualität besteht zunächst oft Unsicherheit über die eigene homosexuelle Veranlagung. Gelegentlich wird jetzt der Arzt um Rat gefragt. Häufig ist die genuine Homosexualität an entsprechenden Phantasievorstellungen zu erkennen: männliche Partner in Masturbationsphantasien, überhaupt sexuelle Stimulierbarkeit durch Vorstellung männlicher Partner, durch gleichgeschlechtliche Bilder, Anblick des Phallus.

Probleme der Homosexuellen. Obwohl nicht mehr strafrechtlich verfolgt, wird Homosexualität in der Öffentlichkeit weithin abgelehnt und diskriminiert. Allein daraus ergeben sich viele Probleme und Belastungen, besonders für den männlichen Homosexuellen und für die Verwirklichung seiner homosexuellen Lebensweise. Manche Homosexuelle verheimlichen ihre Neigung und heiraten sogar. Das Risiko gesellschaftlicher Sanktionen begleitet den Homosexuellen beständig, es kann ihn in Isolation treiben, aber auch zum Anschluss an Homosexuellengruppen führen (die allerdings in Form einer Subkultur die Aussenseiterposition betonen und pflegen). Sehr charakteristisch ist die Flucht des Homosexuellen in die anonyme Triebbefriedigung in flüchtigen und häufig wechselnden sexuellen Kontakten (in öffentlichen Toiletten, Bahnhöfen). Seltener kommt es zu dauerhaften und auch emotional befriedigenden Partnerschaften.

Der alternde Homosexuelle ist besonders krisengefährdet, da er für die rasch wechselnden Beziehungen und in der kulthaften Zuwendung zum Phallus nicht mehr konkurrenzfähig ist. Er leidet unter dem Alleinsein, es kommt auch zu ernsthaften Depressionen und Suizidversuchen.

Ärztlichen Rat suchen Homosexuelle – auch lesbische Frauen – meist bei Enttäuschung in einer Beziehung oder wenn sie verlassen werden, manchmal auch bei Konflikten während der Herausbildung der Homosexualität in der Adoleszenz, wenn sie Schwierigkeiten haben, sich selbst als homosexuell anzunehmen. Die ärztlich-psychologische Beratung wird sich oft auf das Problem erstrecken, wie der Homosexuelle seine persönliche Selbstverwirklichung und zugleich seine Anpassung an die heterosexuelle Umwelt am besten realisieren kann.

Entwicklungshomosexualität. Bei Triebbeunruhigung und Unsicherheit des Triebzieles während der Pubertät kann es vorübergehend zu einem homosexuellen Durchgangsstadium kommen. Begünstigend sind mangelnde Kontakte zum anderen Geschlecht und die Nähe des eigenen Geschlechts in Gleichaltrigengruppen. Entwicklungshomosexualität ist häufig: ein Drittel aller Männer, bei Frauen weniger. Vorherrschende sexuelle Praktik ist die wechselseitige (mutuelle) und gemeinsame Masturbation. Behandlung ist unnötig.

Hemmungshomosexualität (neurotische Homosexualität). Bei infantil-retardierten Menschen mit psychosexueller Unreife kommt es infolge Gehemmtheit vor dem heterosexuellen Partner zur homosexuellen Partnerwahl. Bei besonderer Unsicherheit wird der kindliche, abhängige Partner bevorzugt: pädophile Homosexualität.

Hier steht die neurotische Persönlichkeitsentwicklung im Vordergrund und sind die bereits erwähnten psychodynamischen Zusammenhänge (S. 282f.) wichtig: präödipale Fixierungen, starke Bindung an die Mutter, emotionale Distanz zum Vater. Die Fixierung an die Mutter bedeutet Verbot sexueller Beziehungen zu Frauen, da das Inzestverbot, das der Mutter galt, auf andere Frauen übertragen wird.

Bei der Hemmungshomosexualität kommt der Versuch einer analytischen Psychotherapie in Frage, wenn die Homosexualität als ich-dyston erlebt wird und Leidensdruck besteht.

19.4. Perversion

Früher wurden die sexuellen Deviationen auch als Perversionen bezeichnet; dieser Begriff beinhaltete dabei auch die soziale Missbilligung. Heute wird der Perversionsbegriff in eingeengter Bedeutung verwendet.

Unter *Perversion* verstehen wir eine *krankhafte Abhängigkeit* von einer bestimmten sexuellen Praktik, und zwar in suchtähnlicher Weise (Verfallensein). Bei der perversen Entwicklung kommt es zu ständig *zunehmender Frequenz* des sexuellen Tuns bei zugleich *ab-*

nehmender Befriedigung. Der sexuelle Vollzug ist zwar physiologisch bis zum Orgasmus möglich, es fehlt aber die emotionale Befriedigung (Satisfaktion), so dass ein Zwang zu immer häufigerer sexueller Betätigung entsteht. Charakteristisch ist die starke *Aussenreizabhängigkeit:* Bestimmte Hinweisreize und auslösende Signale erzeugen den unwiderstehlichen Drang, sofort sexuell etwas zu tun. Mit der fortschreitenden perversen Entwicklung geht der *Partnerbezug* zunehmend *verloren:* Der andere ist nicht Partner, sondern nur Mittel zur sexuellen Ausführung. Die sexuellen Kontakte werden anonym, der Wiederholungsdrang mündet in wahllose Promiskuität ein, die sexuelle Praktik beherrscht den Menschen völlig. Es handelt sich bei der Perversion um einen krankhaften Prozess der Selbstdestruktion, der Kranke leidet darunter.

Bei Sexualdelikten kann eine pervers-süchtige Entwicklung für die Beurteilung der Schuldfähigkeit des Täters wichtig sein.

Perversion ist an keine spezielle sexuelle Erlebnisform gebunden. So finden wir bei pädophilen und exhibitionistischen Männern pervers-süchtige Entwicklungen, aber auch bei «normaler» Sexualität (als Don-Juanismus).

Eine *gesteigerte sexuelle Aktivität* kann beim Mann Ausdruck einer neurotischen Störung sein: Wenn er gehäufte sexuelle Kontakte zur permanenten Selbstbestätigung braucht oder wenn er aus einer narzisstischen Objektbeziehung heraus sich von ständig wechselnden Partnerinnen in seiner Potenz bewundern lassen muss, aber nicht bindungsfähig ist. Von hier aus gibt es Übergänge zur pervers-süchtigen Fehlhaltung.

Von gesteigertem Geschlechtstrieb (oder sogar Triebhaftigkeit) wird man kaum jemals sprechen können, wenn die grosse Variationsbreite sexueller Betätigung berücksichtigt wird: zwischen mehreren Orgasmen pro Tag und einem Orgasmus pro Jahr oder weniger. Eine krankhafte Libidovermehrung (Satyriasis) kann jedoch bei hirnorganischer Störung vorkommen. Blosses Spielen am Genitale bei hirnorganisch verwirrten oder bewusstseinsgestörten Kranken hat aber mit Sexualität nichts zu tun.

19.5. Störungen der sexuellen Partnerbeziehung

Zur *geglückten Partnerbeziehung* tragen emotionale Bindung, zärtliche Zugewandtheit und Gegenseitigkeit der Beziehung entscheidend bei, dabei wird die Befriedigung des Partners in die eigene Befriedigung miteinbezogen.

Vorübergehend oder anhaltend kann es zu *Störungen der Partnerbeziehung* kommen, die sich auch auf die sexuelle Erlebnisfähigkeit und die sexuellen Funktionen beeinträchtigend auswirken können. Besonders zu nennen sind: mangelnde Kenntnis der eigenen sexuellen und emotionalen Bedürfnisse oder derjenigen des Partners, mangelndes Sicheinstellen aufeinander, Schwierigkeiten von Nähe und Intimität in der Beziehung (Verschmelzungswünsche gegen Abgrenzungswünsche), Hemmungen, über Sexuelles zu sprechen, unausgewogenes Verhältnis zwischen eigener Bedürfnisbefriedigung und der Solidarität zum Partner (Probleme des Nehmens und Gebens), Fehlerwartungen an den Partner und an sexuelle Erfüllung (besonders wenn sexuelle Leistungsnormen beherrschend werden oder rigide Normvorstellungen bestehen, welche sexuelle Praktik «normal» und «erlaubt» ist und welche nicht).

Besondere *Gefährdungen* der Partnerbeziehung können sich aus neurotischer Fixierung auf unreife, infantile Entwicklungsstufen ergeben. *Charakterneurotische Tendenzen* können zu schweren Störungen der Partnerbeziehung führen:

Orale Wünsche bedeuten, den Partner abhängig zu machen, ihn zu verschlingen, unersättlich in den Zuwendungswünschen zu sein.

Narzisstische Wünsche bedeuten, die Partnerin nur als Mittel zu benutzen, sich und seine Potenz bewundern zu lassen.

Anale Wünsche bedeuten, den Partner sadistisch zu beherrschen, ihn zu erniedrigen, oder aber den Partner und seine Sexualität als schmutzig abzuwerten, auch eigene sexuelle Regungen als ekelhaft zu empfinden.

Phallische Wünsche bedeuten, das eigene Genitale (den Penis) als überlegen und überragend zu erleben; bei der Frau: konkurrierenden Neid auf den Penis des Mannes zu empfinden.

Kastrationsangst lässt den Mann das weibliche Genitale als bedrohlich-zugreifend erleben.

19.6. Sexuelle Funktionsstörungen

Die menschliche Sexualität ist durch ihre vielfältigen Verflechtungen mit psychischen, besonders emotionalen, Momenten und durch die Komplexität der Partnerbeziehungen besonders *störanfällig.* Ganz besonders wirken sich negative Gefühle, wie Angst, Hass, Wut,

Widerwillen, Ekel, Schuldgefühle, hemmend auf sexuelle Aktivität aus, da sie im Widerspruch zur erotisch-sexuellen Gestimmtheit stehen. Aktuelle Konflikte, Störungen und momentane Verstimmungen in der Partnerbeziehung, aber auch situative Störungen hemmen die sexuelle Erlebnisfähigkeit. Befriedigende Sexualität kann man überhaupt nicht erzwingen, sie hat immer nur eine gewisse Chance des Gelingens. So können immer einmal Störungen im sexuellen Vollzug eintreten, sei es als gehemmte Erektion beim Mann, sei es als erschwerte Orgasmusfähigkeit bei der Frau. Solche einmaligen oder vorübergehenden Störungen haben keine medizinische Bedeutung, sie werden von den Betroffenen manchmal allerdings überbewertet.

Von Bedeutung sind dagegen die *dauerhaften sexuellen Funktionsstörungen.* Diese beeinträchtigen den Vollzug des Geschlechtsverkehrs, die sexuellen Empfindungen, den Ablauf der sexuellen Reaktion bis zum Orgasmus und die Befriedigung durch den Sexualakt.

Die *Ursachen* sexueller Funktionsstörungen können zum einen mehr oberflächlicher Natur sein: Versagens- und Leistungsängste, mangelnde sexuelle Lernerfahrung, Erwartungsspannung, unzureichende Kommunikation zwischen den Partnern, sexuell forderndes Verhalten des Partners, welches Angst auslöst, aber auch Informationsmangel über den Ablauf sexueller Reaktionen. Zum anderen können aber auch tiefgehende neurotische Störungen und Konflikte zugrundeliegen. In diesem Fall ist die sexuelle Funktionsstörung als somatisiertes neurotisches Symptom zu bewerten: *Sexualneurose.*

Entsprechend diesem ätiologischen Spektrum sind auch die *therapeutischen Möglichkeiten* sehr unterschiedlich: Sie reichen von der *Sexualberatung* und der speziellen *Sexualtherapie* bei eher vordergründigen Störungen bis zur analytischen *Psychotherapie* bei den schweren Sexualneurosen und den charakterneurotischen Störungen der Partnerbeziehung.

Erektionsstörung (erektive Impotenz). Durch mangelnde Versteifung des Penis ist dessen Einführung in die Vagina und damit der sexuelle Vollzug nicht möglich. Sonst besteht aber meist Erektionsfähigkeit: spontane Erektionen sowie Erektion (und Ejakulation) bei der Masturbation. Häufig geht die anfänglich vorhandene Erektion auch erst kurz vor der Immissio wieder zurück.

Die erektive Impotenz ist meist *primär.* Sie ist schon bei den ersten Versuchen zum Geschlechtsverkehr vorhanden und wird dann durch die nun hervorgerufenen Erwartungsängste noch verstärkt. Selten ist Impotenz nur auf eine bestimmte Partnerin bezogen, meist besteht absolute Impotenz.

Bei *sekundärer Impotenz* (die nach bisher ungestörter Sexualfunktion auftritt) sind körperliche Ursachen auszuschliessen: Diabetes, Alkoholismus, neurologische Störungen (Sakralmark), endokrine Störungen, Einnahme von Psychopharmaka, besonders Neuroleptika, Suchtmittelgebrauch. Sonst kommen situative Störungen und aktuelle Partnerkonflikte in Betracht.

Ursächlich sind Erwartungsspannung, Angst vor sexuellem Versagen, der Zwang, sich als Mann bewähren zu müssen, Angst vor der Reaktion der Partnerin. Partneraversion, untergründige Schuldgefühle, abstossendes Milieu (bei Bordellbesuch) führen nur bei besonders sensiblen Männern zu Erektionsstörungen. Bei neurotischer Verursachung findet sich häufig eine starke Mutterbindung mit unbewussten Schuldgefühlen (wegen inzestuöser Phantasien). Es kommt zur Mutterübertragung auf die Partnerin, die idealisiert wird, aber nicht sexuell begehrt werden kann. Auch schwere aggressive Durchsetzungshemmungen können zur Impotenz führen, wenn die Immissio als aggressive Penetration empfunden wird.

Sekundär verstärkt wird die Impotenz durch das Gefühl einer demütigenden Niederlage, durch die Erfahrung, beim Koitus versagt zu haben. Es kommt zur Minderung des Selbstwertgefühls und der Selbstachtung, Erwartungsspannung und Versagensangst nehmen mit jedem erneuten koitalen Versuch zu. Besonders kränkend können herabsetzende Reaktionen der Partnerin sein.

Orgasmusstörungen des Mannes. Diese machen sich vorwiegend als *Ejakulationsstörungen* (vorzeitige oder gehemmte Ejakulation) bemerkbar. Darüber hinaus kann es auch trotz psychophysiologisch ungestörtem Ablauf von Ejakulation und Orgasmus zu einer *Störung der Satisfaktion* kommen. Es fehlt das Gefühl emotionalen Befriedigt- und Erfülltseins, es kommt nicht zum wohlig-entspannten positiven Lebensgefühl, sondern nach dem Koitus verbleibt ein Gefühl von Leere und Verdruss (Impotentia satisfactionis). An den Orgasmus können sich – auch bei der Frau – manchmal körperliche oder psychische Beschwerden anschliessen: allgemeines Missbefinden, innere Gespanntheit mit Schlafstörungen, Kopfschmerzen (meist zugleich mit dem Orgasmus auftretend), Ziehen im Damm oder in den Hoden beim Mann. Es kann dabei nur im Einzelfall geklärt werden, ob solche Beschwerden Ausdruck eines Unbefriedigtseins oder einer tiefergehenden sexualneurotischen Störung sind.

Vorzeitige Ejakulation (Ejaculatio praecox). Durch mangelnde Beherrschung und Kontrolle der Ejakulation kommt es zu früh zum Samenerguss und damit zum vorzeitigen Abschluss des Sexualaktes. Da der Begriff «vorzeitig» relativ ist, sprechen wir von Ejaculatio praecox nur dann, wenn die Partnerin dadurch in den meisten Fällen sexuell unbefriedigt bleibt oder wenn die Ejakulation für einen der beiden Partner unerwünscht früh eintritt.

Ursächlich ist hier, dass der Mann nicht gelernt hat, die Ejakulation zu kontrollieren und so lange zu verzögern, bis die Partnerin einen Orgasmus oder mehrere Orgasmen hatte. Erwartungs- und Versagensängste verstärken die Störung, sie verhindern meist auch die alsbaldige Wiederholung des Koitus, der meist verlängert verläuft. Oft handelt es sich um Männer, die sexuell stark stimulierbar, aber unerfahren und ungeduldig sind.

Bei neurotischer Verursachung ist die Psychodynamik ähnlich wie bei der Impotenz: Die Bindung an die eigene Mutter führt zu unbewusster Abwehr gegenüber der Partnerin, der volle Sexualität nicht gegeben werden kann.

In der Regel ist Sexualtherapie indiziert.

Ejakulationshemmung (Ejaculatio retardata). Durch übermässige Kontrolle während des Sexualaktes wird der Ejakulationsreflex nicht freigesetzt. Trotz sexueller Erregung und erektiver Potenz kommt es nicht zu Orgasmus und Ejakulation. Vielfach ist der Höhepunkt aber durch Masturbation zu erreichen.

Ursächlich können verschiedenste Momente eine Rolle spielen: unbewusste Ängste, im Orgasmus die Kontrolle über sich zu verlieren, Angst vor Selbstaufgabe (Ich-Verlust) im Orgasmus, Angst vor Schwängerung der Partnerin, Abwehr gegen Hergabe von Sperma. Auch an eine latente Homosexualität ist zu denken.

Frigidität der Frau. Es handelt sich um mangelnde sexuelle Ansprechbarkeit, so dass auch die sexuelle Reaktion bis zum Orgasmus ausbleibt. Dabei können die verschiedenen sexuell motivierenden Momente betroffen sein: mangelnde sexuelle Gestimmtheit (auch nicht stimulierbar, keine sexuellen Phantasievorstellungen), fehlende sexuelle Reagibilität (Ausbleiben der vaginalen Erregung und Lubrikation), keine sexuellen Empfindungen (sexuelle Anästhesie).

Unter *Alibidimie* wird der fehlende Geschlechtstrieb verstanden. Dieser Begriff ist in diesem Zusammenhang aber fragwürdig. Der Geschlechtstrieb selbst ist nicht beobachtbar, er kann nur an der sexuellen Verhaltensbereitschaft und Stimulierbarkeit abgelesen werden. Die sexuelle Verhaltensbereitschaft unterliegt aber vielfältigen psychischen und psychosozialen Einflüssen, die gegenüber biologischen zumeist Vorrang haben.

Ursächlich ist bei der sexuell nicht ansprechbaren Frau vor allem an Abwehr und Verleugnung sexueller Wünsche und Antriebe zu denken. Sie erlaubt sich keine sexuellen Gefühle und blockiert somit unbewusst jede sexuelle Stimulierbarkeit und Erlebnisfähigkeit. Neurotische Konflikte spielen oft eine wichtige Rolle: ödipale Fixierung an den idealisiert gesehenen Vater, wobei latente inzestuöse Phantasien um so heftiger abgewehrt werden müssen und eine ausreichende Identifikation mit der weiblichen Geschlechtlichkeit nicht stattfindet. Sexualfeindliche Erziehung, Verleugnung der Sexualität im Elternhaus, mangelndes Vertrautsein mit dem eigenen Körper (infolge des von den Eltern rigide durchgesetzten genitalen Berührungs- und Erkundungsverbotes) wirken sich schädigend aus. Sexuelle Empfindungen werden schuldhaft oder mit Angst (auch in Form genitaler Verletzungsangst) erlebt und deshalb abgewehrt. Die sexuellen Tabus der Kindheit werden manchmal soweit internalisiert, dass Sexualität auch bewusst nicht gewollt wird. Frigidität kann auch Teil einer hysterischen Neurose sein: Die hysterische Frau investiert sehr viel Energie, um einen Partner zu gewinnen, die Sexualangst verhindert dann aber sexuelle Befriedigung.

Analytische oder Gesprächspsychotherapie sind meist erforderlich, um das Problem der Sexualabwehr zu bearbeiten, damit die Patientin ein grundsätzlich positiveres Verhältnis zu ihrer Sexualität gewinnt. Erst später kommt eine spezifische Sexualtherapie in Frage. Manche Frauen (mit hochstilisierter Sexualverachtung) lehnen allerdings jede Therapie ab.

Es gibt aber auch eine situative oder partnerbezogene Frigidität: wenn die Frau früher nämlich sexuell stimulierbar und erlebnisfähig war. Hier ist die Frage einer Partneraversion, einer akuten Konfliktreaktion zu klären.

Bei *sekundärer Alibidimie* (nach bisher ungestörter Sexualität) ist bei beiden Geschlechtern auch an Verursachung durch Psychosen oder an somatische Ursachen zu denken: Depressionen (auch larvierte), hirnorganische Schädigung, Diabetes, endokrine Störung, Einnahme von Psychopharmaka (besonders Neuroleptika), mancher Antihypertensiva, Alkoholismus, Sucht- und Schlafmittelgebrauch, alters- oder krankheitsbedingte Hinfälligkeit.

Vaginismus, Dyspareunie. Als besondere *somatisierte Formen der Sexualabwehr* finden sich bei der Frau Vaginismus und Dyspareunie.

Vaginismus. Unwillkürliche Abwehrspannung der Vaginal- und Beckenbodenmuskulatur, manchmal auch krampfartiges Zusammenpressen der Oberschenkel. Dadurch ist es unmöglich, den Penis einzuführen, manchmal auch, gynäkologisch zu untersuchen.

Es handelt sich um ein ausgeprägtes sexuelles Vermeidungsverhalten, welches bei Berührung reflexartig ausgelöst wird und häufig eine deutliche phobische Komponente hat.

Neben der infantilen Abwehr der angst- und schuldbesetzten Sexualität spielt hier das Unvertrautsein mit dem eigenen Körper, besonders dem genitalen Bereich, aber auch mit dem Körper des Mannes, eine grosse Rolle. Es bestehen irrationale Ängste vor einer penetrierenden Verletzung durch den Mann, Penetration bedeutet auch Unterlegensein und Minderung des Selbstwertes. In anderen Fällen kann die Störung Ausdruck eines Machtkampfes zwischen den Geschlechtern sein, es handelt sich dann um Frauen mit phallischer aggressiv-unterwerfender und konkurrierender Charakterhaltung.

Wenn die neurotische Sexualabwehr nicht zu tiefgreifend ist, sind desensibilisierende Sexualtherapie (vaginale Selbstexploration mit dem Finger) und zugleich Abbau der phobisch-ängstlichen Abwehr durch analytisch gerichtete Gespräche sinnvoll. In anderen Fällen ist zunächst konfliktzentrierte Psychotherapie angebracht. Erstaunlich ist, wie manche Männer sich mit dem Vaginismus der Partnerin abfinden und eine jahrelange virginelle Ehe führen.

Die Behauptung, «zu eng gebaut» zu sein, bedeutet immer eine Ablenkung vom eigentlichen Problem der psychischen Sexualabwehr. Jede Vagina ist ausreichend dehnbar und an jeden Penis anpassungsfähig.

Dyspareunie. Schmerzhafter Geschlechtsverkehr, so dass dieser schliesslich unmöglich wird. Soweit es sich nicht um vaginistische Verkrampfung oder um einen psychogen-funktionellen Abwehrschmerz handelt, sind lokale Ursachen auszuschliessen: vaginale Entzündungen, Vulvitis, Colpitis senilis, auch postoperative Beschwerden nach gynäkologischen Operationen und Dammschnitt.

Orgasmusstörungen der Frau. Der Orgasmus der Frau ist nicht an eine abgrenzbare physiologische Reaktion wie die Ejakulation beim Mann gebunden, obwohl auch der weibliche Orgasmus reflexartig ausgelöst wird. Von Orgasmusstörungen sprechen wir, wenn eine Frau sexuell ansprechbar und stimulierbar ist und sexuell erregt wird, aber Schwierigkeiten hat, zum Orgasmus zu gelangen. Dabei ist zu unterscheiden, ob sie – was häufig der Fall ist – masturbatorisch und klitoral zum Orgasmus kommt, dies aber koital nicht nutzbar machen kann, weiterhin ob sie manchmal einen Orgasmus erlebt oder ob völlige Anorgasmie besteht.

Bei jungen Frauen müssen wir berücksichtigen, dass diese oft noch keine ausreichende Lernerfahrung im Erreichen des Orgasmus haben, besonders wenn sie nicht masturbiert haben. Sie sind dann in ihrer sexuellen Kompetenz zeitweise im Nachteil gegenüber dem Mann. Ausserdem ist die Variationsbreite des weiblichen orgastischen Erlebens sehr gross und die Orgasmusschwelle (welche Stimulation zum Orgasmus erforderlich ist) sehr unterschiedlich. Viele Frauen haben nur manchmal einen Orgasmus und sind dennoch sexuell zufrieden. Andere sind klitoral voll orgasmusfähig, so dass es nur darauf ankommt, dies im Vorspiel oder während des Koitus zu nutzen, um durch «Überbrückung» zum koitalen Orgasmus zu gelangen. Oft werden Orgasmuserschwerungen erst durch sexuellen Leistungs- und Erfolgszwang zum Problem, den die Liberalisierung der Sexualität häufig zur Folge hatte.

Orgasmusstörungen können vorübergehend auftreten und sind dann oft situativ bedingt (störende äussere Bedingungen), oder sie beruhen auf Schwangerschaftsangst, hastigem sexuellem Vollzug des Partners (Ejaculatio praecox) oder auf Störungen der emotionalen Beziehung zum Partner. Auch Angst vor Kontrollverlust oder Selbstaufgabe im Orgasmus wirken sich orgasmushemmend aus. Schliesslich können dieselben neurotischen Momente wie bei der Frigidität mitspielen. Im Gegensatz zur Annahme ödipaler Fixierung an den Vater steht allerdings der Befund, dass guter Kontakt zum Vater mit guter Orgasmusfähigkeit korreliert. Bei weiblichen Orgasmusstörungen sind Sexualberatung und Sexualtherapie angebracht.

Larvierte Sexualstörungen. Es gibt eine Reihe vorwiegend urogenitaler Beschwerdebilder, hinter denen sich eine Sexualproblematik verbergen kann: pelvine Schmerzsyndrome (Pelvipathie, Parametropathie), Dysmenorrhö, Fluor, manche Miktionsstörungen, Prostatabeschwerden. Hier muss stets Ausschluss einer somatischen Verursachung und positiver Nachweis der Psychogenese verlangt werden. Auch manche Unverträglichkeiten von Ovulationshemmern oder anderen antikonzeptionellen Methoden gehören hierher. So muss sich manche Frau ihr Selbstwertgefühl unbewusst durch Fruchtbarkeit bestätigen. Die «sichere» Methode der Empfängnisverhütung ist für sie deshalb unerträglich und wird mit Nebenwirkungen beantwortet.

19.7. Sexualtherapie

Spezielle *Sexualtherapie* und *Sexualberatung* sind vor allem indiziert bei sexuellen Funktionsstörungen infolge Versagensangst, Angst vor der Reaktion des Partners, Angst, den Partner nicht befriedigen zu können, übermässiger willentlicher und intellektueller Kontrolle beim Sexualakt, aber auch fehlender Kontrolle der sexuellen Reaktion (beim Mann), mangelnder sexueller Lernerfahrung, mangelndem Vertrautsein mit dem eigenen Körper und seiner Stimulierbarkeit (bei der Frau), Fixiertsein auf sexuelle Leistungsnormen, Informationsmangel über sexuelle Reaktionen, Lücken der Partnerkommunikation.

Sexualberatung und Sexualtherapie sind stets *Paartherapie.* Sie beziehen den Partner mit ein, denn sexuelles Verhalten ebenso wie sexuelle Störungen sind nicht ohne den Partner zu sehen.

Bei einem sexuell gestörten Patienten stellt sich immer die Frage, ob er vielleicht nur *Symptomträger* oder *vorgeschobener Patient* ist, während in Wirklichkeit die Partnerbeziehung gestört ist. Der Partner, der den Arzt aufsucht, wird manchmal vom anderen geschickt; oft ist er auch nur der mutigere, der psychisch stärkere, während der andere sich im Hintergrund hält.

Es gibt auch *vorgeschobene Probleme,* hinter denen sich in Wirklichkeit eine sexuelle Problematik verbirgt. So können hinter einem Beratungswunsch wegen Unfruchtbarkeit oder Konzeptionsverhütung sexuelle oder partnerschaftliche Schwierigkeiten stehen. Hier gilt es, das wirkliche Anliegen der Patientin herauszuhören.

Von den Patienten wird nicht selten eine *Somatisierung* der Probleme angeboten: angeblich fehlender Geschlechtstrieb, die Partnerin «zu eng gebaut». Darauf darf sich der Therapeut nicht mit eigenem Handeln einlassen: So sind Hormonbehandlungen, anästhesierende oder hyperämisierende Salben, vaginale Dehnungen sinnlos und verdecken nur die eigentliche Problematik. Auch unqualifizierte Ratschläge (ins Bordell zu gehen, zu heiraten, ein Kind zu bekommen) sind unangebracht.

Das *ärztliche Gespräch* mit dem Paar ist oft für beide Partner die erste Gelegenheit, offen miteinander über die sexuellen und partnerschaftlichen Probleme und über die wechselseitigen sexuellen Bedürfnisse zu sprechen, nachdem man vorher den Fragen meist ausgewichen ist und sie nicht direkt zur Sprache brachte. Allein in einem solchen klärenden Gespräch kann eine starke Entlastung für beide Partner liegen. Wichtiges Ziel des Gesprächs ist dabei, die Leistungszwänge und Erwartungsängste im sexuellen Bereich abzubauen.

Die *Sexualtherapie* ist symptomzentriert und verfolgt das Ziel, neue Körpererfahrungen, Vertrauen in eigene körperliche Empfindungen und Stimulations- und Genussmöglichkeiten zu vermitteln und damit die partnerschaftlichen sexuellen Erfahrungen zu entkrampfen und zugleich zu bereichern. Dies bedeutet auch, neue emotionale Erfahrungen zu machen, das partnerschaftliche Verhalten im Sinne eines Gebens und Nehmens zu vertiefen, Nähe und Intimität zu lernen.

Einige *Grundelemente der modernen Sexualtherapie,* die aber nicht schematisch verwendet werden, sondern dem individuellen Fall angepasst, seien kurz dargestellt:

1. Zu Beginn *Koitusverbot* für Tage bis Wochen, um ängstliche Erwartungsspannung, Angst vor Versagen, Leistungsdruck abzubauen. Der meist eingeschliffene Circulus vitiosus wird damit unterbrochen.

2. *Sensualitätstraining.* Intensiver gegenseitiger Austausch von Zärtlichkeiten, zunächst unter Ausschluss, später mit Einbeziehung der Genitalien. Die Partner wechseln sich in ihrer Aktivität ab. Dabei können sexuelle Erregung und Erektion eintreten, es soll aber nicht bis zum Orgasmus stimuliert werden. Bei neurotischen Patienten kann es jetzt zu Abwehr und Vermeidungsverhalten kommen, die in Gesprächen bearbeitet werden müssen.

3. *Nichtfordernder Koitus* zum Erlernen sexueller Empfindungen durch die schwer ansprechbare Frau. Sie vollzieht langsam (von oben) den Koitus, experimentiert und achtet auf ihre Empfindungen, und zwar ohne Zwang zum Orgasmus und ohne die gewohnte Rücksicht auf den Lustgewinn des Partners.

4. *Stopp-Start-Technik* zum Erlernen sexueller Kontrolle bei der Ejaculatio praecox. Bei manueller oder koitaler Stimulation wird kurz vor der Ejakulation gestoppt, dann weiterstimuliert, erst beim viertenmal wird die Ejakulation zugelassen. Dabei ist Konzentration des Mannes erforderlich. Bei der üblichen Koitusposition (Mann oben) ist die Kontrolle am schwersten zu erlangen. Ähnlich wirkt die *Squeeze-Technik:* Kurz vor der Ejakulation drückt die Frau den Penis des Mannes unmittelbar unterhalb der Glans zusammen: Ejakulation und Erektion werden sofort gehemmt. Diese Technik ist auch bei Erektionsstörungen zu verwenden. Die masturbatorisch gewonnene Erektion wird kurzfristig gehemmt, dann durch Stimulation wiederhergestellt. Der Mann gewinnt dadurch Vertrauen, die verlorene Erektion zurückgewinnen zu können.

5. *Überbrückungstechniken,* um bei Orgasmuserschwerungen der Frau den klitoralen Orgasmus für den Koitus zu nutzen, erwähnten wir bereits (S. 292), ebenso die Möglichkeit der *Desensibilisierung* beim Vaginismus (S. 291).

20. Psychische Erkrankungen bei Kindern und Jugendlichen

20.1. Organische Störungen

Frühkindliches exogenes Psychosyndrom. Frühkindliche Hirnschädigungen (pränatale, Geburtsschädigungen, Schädigungen in den ersten beiden Lebensjahren) treffen auf ein noch unausgereiftes Gehirn, dessen Entwicklung und Differenzierung noch unabgeschlossen ist. Deshalb kommt es zu psychischen Zustandsbildern, die vom organischen Psychosyndrom des Erwachsenen unterschiedlich sind.

Schwere Schädigungen führen ausser zu neurologischen Störungen (mit motorischen Behinderungen, wie Spastik) zu intellektuellen Beeinträchtigungen: angeborene oder frühkindlich erworbene geistige Behinderung bzw. Schwachsinn. Von grösserer praktischer Bedeutung sind die leichtergradigen Hirnschädigungen; hier treten neuromotorische und schwere geistige Behinderungen zurück gegenüber leichteren *Leistungsschwächen* und *Verhaltensstörungen: frühkindliches exogenes Psychosyndrom.*

Kennzeichnend sind vor allem Reizüberempfindlichkeit, Konzentrationsminderung, Ablenkbarkeit, vermehrte affektive Anregbarkeit und Labilität, vermehrte, aber unbeständige Antriebhaftigkeit mit Hypermotorik (Unruhe, Zappeligkeit) und mangelhaftes Durchhaltevermögen. Besonders zu nennen sind: geringe Fähigkeit, Folgen eigenen Verhaltens vorauszusehen (beeinträchtigtes Sozialgefühl), rasche oberflächliche Kontaktfähigkeit ohne dauerhafte Bindung und Einfühlung in die Umwelt, Wechsel zwischen Aufdringlichkeit und Unnahbarkeit (mangelndes Distanzgefühl, Distanzstörung). Die Leistungsschwächen machen sich in Lernschwächen und einer Störung bemerkbar, zwischen falschen und richtigen Lösungen unterscheiden zu können und Informationen für praktisches Handeln zu nutzen.

Teilleistungsstörungen beziehen sich auf Teilfunktionen und bedeuten keine generelle Intelligenzminderung. Sie wirken sich jedoch auf die Intelligenzstruktur aus, wie sie in Strukturtests gemessen wird.

Solche Teilleistungsstörungen sind: Schwächen der visuellen Formauffassung, der Figur-Hintergrund-Differenzierung, der simultanen Gestalterfassung, überhaupt der visuellen, aber auch akustischen und taktilen Informationsverarbeitung; Lese-Rechtschreib-Schwäche; Rechenschwäche.

Das frühkindliche exogene Psychosyndrom mit seinen Folgeerscheinungen kann sich aufgrund zerebraler Kompensationsmöglichkeiten bis zur Pubertät weitgehend zurückbilden. Dies ist allerdings in weitem Umfang auch von Umweltbedingungen abhängig. Das Erleben eigenen Versagens und eigener Insuffizienz, Überforderung der Leistungsfähigkeit und sozialen Belastbarkeit, Ungeduld und vorwurfsvolle oder abwertende Reaktionen der Umwelt verstärken und prolongieren die Verhaltens- und Leistungsschwächen. Sie führen zu sekundärer Neurotisierung des Kindes, zu Verhaltensstörungen, auch zu dissozialen Entwicklungen und dauerhaften Persönlichkeitsstörungen.

Das frühkindliche exogene Psychosyndrom wird auch – besonders in seinen leichtesten Ausprägungen – *minimale zerebrale Dysfunktion* genannt. Man verwendet diesen Terminus bei eindeutigem psychopathologischem Bild auch dann, wenn eine Hirnschädigung klinisch und anamnestisch nicht greifbar und eine Hirnstörung allenfalls an neurologischen Mikrosymptomen (der Motorik, Koordination und des Reflexstatus) erkennbar ist. Das Syndrom kommt bei 10–12% aller Kinder vor, wenn man die leichtesten Fälle miteinbezieht.

Die *Therapie* richtet sich vor allem auf die Betonung förderlicher und das Vermeiden schädlicher Umweltbedingungen, Beratung von Eltern und Lehrern, um Überforderung und Fehlreaktionen der Umwelt zu vermeiden, heilpädagogische Förderung bei Teilleistungsschwächen, Ermutigen des Kindes, Verstärkung bereits kleiner Lernfortschritte. Bei hypermotorischen, unruhigen Kindern können kleine Dosen von Methylphenidat oder Imipramin beruhigend wirken, vielleicht infolge Verbesserung zentraler Steuerungsfunktionen.

Angeborene und früherworbene Hirnschädigungen. Die *angeborenen* und *frühkindlich erworbenen Hirnschädigungen* sind als Ursachen des frühkindlichen exogenen Psychosyndroms und residualer geistiger und motorischer Behinderungen von Bedeutung. Praktisch wichtig sind die leichten Fälle, die zu einer minimalen zerebralen Dysfunktion führen.

Die *zerebralen Bewegungsstörungen* (entsprechend dem Bilde einer zerebralen Kinderlähmung) können sehr vielseitig sein und spastische, athetotische, choreatische und torsionsdystonische Störungen umfassen. Neben der *Anamnese* mit speziellen Schädigungshinweisen sind die Bewegungsstörungen für die *Frühdiagnostik* wichtig, da sie oft schon vor den Symptomen einer psychischen Behinderung feststellbar sind.

Aus der vielfältigen *Ätiologie* des frühkindlichen exogenen Psychosyndroms und geistiger Behinderungen seien nur einige der wichtigsten Schädigungen erwähnt.

Angeborene Fehlbildungen des Gehirns. Meningoenzephalozelen; Phakomatosen (z.B. Neurofibromatose, tuberöse Sklerose), Fehlen oder Missbildung einzelner Gehirnteile.

Pränatal erworbene Hirnschädigungen. Embryopathie durch Infektionen, wie Röteln (Erkrankung der Mutter in den ersten 3 Schwangerschaftsmonaten), Lues connata (intrauterine Infektion), Toxoplasmose, Listeriose, Zytomegalie; Alkoholembryopathie (bei alkoholabhängiger Mutter); Einwirkungen von Röntgenstrahlen, teratogenen Medikamenten, eventuell auch mechanische Schädigung durch Abtreibungsversuch.

Perinatale Schädigungen. Meningeale und intrazerebrale Blutungen; hypoxämische Hirnschädigung durch Asphyxie; Kernikterus infolge Erythroblastose.

Postnatal spielen besonders enzephalitische Prozesse eine Rolle für die Verursachung von Intelligenzstörungen, z.B. Masernenzephalitis, Keuchhustenenzephalitis.

Stoffwechselstörungen. Verschiedene Stoffwechselanomalien, die auf einem erblichen Enzymdefekt beruhen, können schwere zerebrale Schädigungen mit geistiger Behinderung hervorrufen. Einige davon sind wegen der Möglichkeit der Früherkennung und der Prävention praktisch wichtig. Eine Störung des Aminosäurestoffwechsels ist die *Phenylketonurie* (Brenztraubensäureschwachsinn; phenylalaninfreie Diät), eine Störung des Kohlehydratstoffwechsels die *Galaktosämie* (laktosefreie Diät). Erkennung durch Neugeborenen-Screening auf Phenylalanin und Galaktose. Weiter sind zu nennen: *Ahornsirupkrankheit* (Leuzinose), sowie Lipidspeicherkrankheiten: *Morbus Gaucher, Morbus Niemann-Pick, amaurotische Idiotie Tay-Sachs.*

Chromosomale Störungen. Das *Down-Syndrom* (Mongolismus) führt neben dem charakteristischen äusseren Erscheinungsbild zu verzögerter körperlicher und geistiger Entwicklung bis zur geistigen Behinderung. Im Chromosomensatz findet sich eine Trisomie (überzähliges Chromosom 21), die Mütter sind bei Geburt des Kindes relativ alt. Es gibt auch Anomalien der Geschlechtschromosomen, die mit Intelligenzminderungen verbunden sein können: *Klinefelter-Syndrom* (XXY-, XXXY-Syndrom: Männer mit überzähligem X-Chromosom mit Ausfall der Geschlechtsreifung, Sklerosierung der Hoden, Stimmungs- und Antriebsschwankungen), *Turner-Syndrom* (XO-Syndrom: Mädchen mit Minderwuchs, Missbildungen, wie Flügelfell am Hals, Ausfall der Menarche). – Als *hormonell bedingte Hirnstörung* ist die angeborene *Hypothyreose* (Kretinismus) zu nennen. Sie führt zu schwerer geistiger Behinderung mit Verlangsamung und Torpidität (Stumpfheit). Früher endemisch in jodarmen Gegenden. Früherkennung durch Neugeborenen-Screening auf Schilddrüsenhormone.

Trotz der vielfältigen Möglichkeiten angeborener und früherworbener Hirnschädigungen darf jedoch nicht übersehen werden, dass es auch einen *erblichen Schwachsinn* gibt, dem keine greifbare Hirnstörung zugrundeliegt (S. 332f.).

20.2. Psychosen im Kindesalter

Frühkindlicher Autismus. Der *frühkindliche Autismus* ist die wichtigste frühkindliche Psychose. In typischer Form kommt er bei etwa 2 von 10 000 Kindern vor, in weniger typischer Form bei weiteren 2 von 10 000. Bei ungestörter Intelligenz findet sich eine schwere autistische Selbstbezogenheit und Kontaktstörung. Eine personale Kommunikation mit der Umwelt ist dadurch nicht möglich. Das Kind nimmt keine personale Objektbeziehung auf, auch nicht zur Mutter. Dagegen zeigt sich ein intensives Angezogensein von bestimmten Gegenständen, auf die das Kind mit seiner Aufmerksamkeit völlig fixiert ist, zugleich mit einer Veränderungsangst, denn es gerät in panische Unruhe, wenn diese Gegenstände fortgenommen werden oder nicht in derselben Weise wiederzufinden sind. In schweren Fällen ist keine Sprachentwicklung möglich, in leichteren fällt die Sprache durch Stereotypien, Echolalie, Wortneubildungen, Reden in der dritten Person, affektierte Sprechweise auf.

Der *Autismustyp nach Kanner* ist der schwerere: Schwerste autistische Isolierung, kaum ein Erlernen der Sprache möglich. Wird meist schon in den ersten Lebensjahren bemerkt. Der *Autismustyp nach Asperger* ist der leichtere: Sprechen wird erlernt, die Kontaktstörung äussert sich mehr in einem distanzlosen und zugleich beziehungslosen Verhalten, das die Reaktionen anderer Menschen nicht zur Kenntnis nimmt. Dagegen können Intelligenzleistungen von den Kranken hervorgebracht werden, sogar gute Spezialleistungen, die aber ohne sozialen Bezug bleiben. Diese Autismusform wird vielfach erst später bemerkt.

Der frühkindliche Autismus ist nicht Folge emotionaler Entbehrungen, er ist kein Deprivationssyndrom. Das distanzierte Verhalten der Mutter ist *Folge* des fehlenden Antwortverhaltens (Blickkontakt, Lächeln) des Säuglings; es kommt zu keinem wechselseitigen Austausch von Signalen zwischen Mutter und Kind, so dass die Mutter in ihrer emotionalen Zuwendung keine Verstärkung erhält. Bei der Entstehung spielt möglicherweise eine angeborene oder früherworbene Störung der kognitiven Erfassung und Verarbeitung von Umweltreizen mit. Von Bedeutung kann auch sein, dass von der Familie bestimmte Teilleistungen zu früh und zu isoliert bestärkt und gefördert werden, und zwar auf Kosten der Gesamtentwicklung.

Die Therapie besteht in geduldiger, langfristig angelegter heilpädagogischer Förderung.

Beim Autismus vom Kanner-Typ ist oft lebenslange geschützte Unterbringung und Betreuung erforderlich. Beim Asperger-Typ hängt die soziale Anpassung weitgehend von der Toleranz der Umgebung, aber auch von den intellektuellen Möglichkeiten des Kranken ab. In einigen Fällen kann in der Adoleszenz erneute Dekompensation mit Übergang in eine Schizophrenie erfolgen.

Bei der *symbiotischen Psychose* (nach Mahler) kommt es noch zum Aufbau einer symbiotischen Beziehung zur Mutter, die weitergehende Entwicklung ist jedoch blockiert. So können reifere Objektbeziehungen, welche die Separation von der Mutter und Ich-Aussenwelt-Abgrenzung zur Voraussetzung haben, nicht entwickelt werden. Es kann auch nicht zur Bildung eines abgegrenzten und seiner selbst gewissen Selbst (Individuation) kommen, vielfach entwickelt sich auch kein eigenständiges, von der Mutter abgelöstes Körpererleben. Die symbiotische Dualunion mit der Mutter schliesst andere Personen aus.

Endogene Psychosen. *Schizophrene Psychosen* können vom Schulalter an auch bei Kindern auftreten, sie sind jedoch sehr selten. Gegenüber der von Anfang an geradlinigen Entwicklung des Autismus findet sich hier nach zunächst unauffälliger Entwicklung ein deutlicher Knick: Es kommt zu Störungen des Realitätsbezuges, zu Kontaktverlust und Sprachstörungen, aber auch zu affektiven Veränderungen und Wahn. Die klassischen Untertypen der Schizophrenie lassen sich bei kindlichen Schizophrenien nicht abgrenzen.

Die Erkrankungen nehmen in der Pubertät zu. Kennzeichnend sind jetzt Antriebsstörungen, so dass der Jugendliche erlahmt, entschlusslos wird und sich abkapselt. In anderen Fällen findet sich ein pseudoneurotisches Vorstadium mit Leistungsabfall, Missmut, hypochondrischen Befürchtungen, Entfremdungserscheinungen. Die Diagnose «Schizophrenie» kann aufgrund eines solchen Vorstadiums allein aber nicht gestellt werden, da auch Reifungskrisen der Adoleszenz unter denselben Erscheinungen auftreten, diese klingen jedoch wieder ab.

Endogene Depressionen sind im Kindesalter sehr selten und kommen erst von der Vorpubertät an vor (vgl. S. 305). Bei jüngeren Kindern beruhen Depressionen meist auf neurotischer Grundlage oder sie sind Ausläufer eines frühkindlichen Deprivationssyndroms. In der Adoleszenz kann eine depressive Verstimmung auch dem Ausbruch einer Schizophrenie vorauslaufen.

20.3. Verhaltensstörungen und Neurosen

Allgemeines. Da das Kind noch sehr reizoffen reagiert, angstbereiter als der Erwachsene und ganz auf Schutz, Fürsorge und Zuwendung der Familie angewiesen ist, ist es auch den Einflüssen aus der Umwelt besonders ausgesetzt. Daher kommt es leicht zu umweltbedingten psychoreaktiven Störungen, die oft ausgeprägter und dramatischer als beim Erwachsenen sind, dafür aber auch eher spontan wieder abklingen. Das progressive Moment der Entwicklung bedeutet auch natürliche Gesundungskräfte.

Neurotische Störungen im Kindesalter können Hinweis auf die Entwicklung einer klassischen Neurose sein. Nicht selten sind es aber nur vorübergehende Reaktionen und Anpassungsschwierigkeiten, oder es handelt sich um eine sekundäre Neurotisierung, etwa die Ausbildung einer ängstlichen Erwartungshaltung nach demütigend erlebtem Schulversagen. Kindliche Verhaltensauffälligkeiten werden heute *multikonditional* gesehen: Sie werden durch verschiedenste Bedingungsfaktoren und ihre Wechselwirkung hervorgerufen. Insbesondere bei Lern- und Leistungsbehinderungen bis hin zur geistigen Behinderung (vgl. Kap. 22) muss stets berücksichtigt werden, dass diese keine absoluten Merkmale sind, sondern aus dem Verhältnis von Leistungsvermögen des Kindes und Leistungserwartung der Umwelt definiert werden.

Am Beispiel der *minimalen zerebralen Dysfunktion* lässt sich die Multikonditionalität vieler Fehlentwicklungen im Kindesalter aufzeigen. Die minimale zerebrale Dysfunktion beeinträchtigt die Belastbarkeit des Kindes, seine Angst- und Frustrationstoleranz, seine Verhaltenssteuerung und soziale Lernfähigkeit. Dadurch entstehen Überforderungssituationen und Schwierigkeiten des sozialen Lernens. Von Seiten der Erwachsenen kommt es anderseits zu unangemessenen Anforderungen, zu Enttäuschungsreaktionen und mangelnder Bestätigung des Kindes, also zu Momenten, die die Neurotisierung verstärken. Das Etikett «Hirnschädigung» führt bei Eltern und Lehrern ausserdem leicht zu einer Haltung, die Störung als unabänderlich hinzunehmen, zu resignieren, an das Kind keine positiven Erwartungen mehr zu richten. Das Kind ist damit stigmatisiert.

Für die *diagnostische und prognostische Beurteilung,* insbesondere auch für Beratung und Therapieplanung, müssen folgende Faktoren berücksichtigt werden:

1. Das *aktuelle Verhalten* des Kindes. Dabei ist nicht nur das auffällige Verhalten zu sehen, sondern auch die unauffälligen, gesunden Verhaltensmöglichkeiten des Kindes.

2. Das *soziale Nahfeld* des Kindes im Sinne eines *aktuellen Interaktionsfeldes* (Familie, Schule). Hier geht es um soziale Beziehungen, Kontakte, wechselseitige Verhaltenserwartungen und Reaktionen, Durchsetzung oder Frustration von Bedürfnissen.

3. *Schwellensituationen* der Entwicklung. Damit sind reifungsbedingte oder sozial bedingte Übergangsphasen wie Laufenlernen, Schulbeginn, Pubertät gemeint. Schwellensituationen bedeuten rasche Veränderung im Erfahrungs- und Verhaltensrepertoire und neue Anforderungen, damit aber auch vermehrte Auseinandersetzung des Kindes mit sich und seiner Umwelt und neue Konfliktmöglichkeiten. Vorübergehende Auffälligkeiten in diesen Perioden sind nicht krankheitswertig.

4. Der körperliche, geistige (kognitive) und psychosoziale *Entwicklungsstand* des Kindes.

5. Der *Funktionszustand des Zentralnervensystems.* Die Feststellung einer minimalen zerebralen Dysfunktion kann zur Bewertung von Verhaltenssteuerung, Lernfähigkeit, Teilleistungsschwächen bedeutsam sein.

6. Die bisherige *Lerngeschichte* des Kindes. Hierher gehören ungünstige psychosoziale *Lernbedingungen* wie emotionale Entbehrungen, mangelndes Reizangebot, Erziehungsstil (Verwöhnung/Härte, Inkonsequenz), Fehlerwartungen und Überforderungen durch die Be-

ziehungspersonen, auf der Seite des Kindes das *Erlernen* oder *Vermeiden* bestimmter Verhaltensmuster, das Ausbilden von Abwehr- oder Rückzugsverhalten oder von Symptomen gegenüber unerfüllbaren Erwartungen, ungelösten Konflikten oder unterdrückten und angstvoll erlebten eigenen Antrieben.

Von grosser Bedeutung ist die *Bewertung des kindlichen Verhaltens durch die Eltern.* Wenn das Verhalten des Kindes ihren Erwartungen nicht entspricht, wenn Verhaltensauffälligkeiten überbewertet werden oder zu grosse Aufmerksamkeit auf sich ziehen, kommt es vielfach zu Fehlreaktionen der Eltern, zum Verlangen nach massiver ärztlicher Intervention. Dadurch können Verhaltensstörungen aber fixiert und verstärkt werden. Viele kindliche Auffälligkeiten hängen mit den normalen Entwicklungsphasen oder aber mit Fehlerwartungen der Eltern zusammen. Hier kommt es darauf an, Eltern (und auch Lehrern) zu einem besseren Verständnis der kindlichen Situation und der Verhaltensstörung zu verhelfen, Fehlerwartungen und Fehlreaktionen der Eltern zu korrigieren, Fehler im erzieherischen Klima zu beseitigen. Therapie eines Kindes bedeutet immer auch ausführliche Beratung, eventuell Psychotherapie der Eltern. Begriffe wie Hirnschädigung oder zerebrale Dysfunktion sind dabei eher zu vermeiden, da damit leicht die Vorstellung des schicksalhaft Unabänderlichen verbunden ist. Es ist oft besser, die Verhaltensstörung oder Entwicklungsrückstände des Kindes den Eltern gegenüber rein deskriptiv zu erklären.

In der Therapie kommt es nicht nur auf die Beseitigung von Symptomen (wie Bettnässen, Angstreaktionen) an, sondern es ist immer der Gesamtzusammenhang familiärer und schulischer Interaktionen zu sehen, die zu dem Symptom geführt haben.

Frühkindlicher Hospitalismus. Der *frühkindliche Hospitalismus* wird durch dauernde Trennung von der wichtigsten Beziehungsperson (Mutter) und durch schwere emotionale Entbehrungen (bei Heimaufenthalt) verursacht. Er ist deshalb ein *Deprivationssyndrom* und bedeutet eine schwere, kaum mehr reversible psychosoziale Störung mit passiver Teilnahmslosigkeit, Zurückgezogenheit, fehlenden Gefühlsäusserungen und psychischem wie körperlichem Entwicklungsrückstand. Es kann vitale Bedrohung eintreten.

Wird die Störung überstanden, können später schwere Kontaktstörungen, mangelnde Bindungsfähigkeit und eine selbstbezogene soziale Beziehungslosigkeit zurückbleiben bei jedoch oberflächlicher Anpassung. Die Grundstimmung ist oft untergründig freudlos.

Bei nur kürzerer Trennung von der Mutter (unter 5 Monaten) kommt es zu *reversiblen Störungen,* auch zu einer *anaklitischen Depression* (Anlehnungsdepression): Nach anfänglichem Protest, Jammern und schliesslich abweisendem Verhalten kommt es zu schwerer Apathie, Nichtansprechbarkeit, ausdruckslosem, reaktionslosem Daliegen. Rückbildung des Syndroms, wenn der Kontakt zur Mutter möglichst binnen 3 Monaten wiederhergestellt wird.

Hyperkinetisches Syndrom. Das *hyperkinetische Syndrom* (Hyperaktivitätssyndrom) kommt überwiegend bei Jungen vor, es findet sich bei 3–5% der Grundschulkinder. Es beginnt im Vorschulalter, klingt vielfach bis zur Pubertät ab, kann aber auch bis in die Adoleszenz anhalten.

Hyperkinetische Kinder sind *hyperaktiv:* Sie sind ruhelos, können nicht stillsitzen, sind motorisch wie aufgedreht, zeigen auch im Schlaf vermehrte Motorik (Zappelphilipp). Sie sind *übermässig impulsiv:* Sie wechseln unstet von einer Aktivität zur nächsten, Handeln kommt vor Denken, sie können nicht abwarten, bis sie (beim Spielen, in der Schule) an der Reihe sind. Vielfach findet sich eine besondere *Unaufmerksamkeit:* Die Kinder sind abnorm abgelenkt, hören nicht richtig zu, können sich auf Spiel und Aufgaben nicht lange einstellen und konzentrieren (verminderte Aufmerksamkeitsspanne).

Sozialverhalten und Schulleistungen werden durch das hyperkinetische Syndrom beeinträchtigt. Bei Jugendlichen können Autoritäts- und Disziplinschwierigkeiten störend werden. Das hyperkinetische Syndrom ist von normaler kindlicher Ablenkbarkeit, Bewegungsdrang und Impulsivität abzugrenzen.

Ätiologisch spielt ein *Erbfaktor* eine Rolle. Familien- und Adoptivuntersuchungen zeigen, dass ein Drittel bis zur Hälfte der Eltern mit Alkoholismus, Soziopathie, die Mütter mit Hysterie belastet sind. Ein Teil der Väter war früher wahrscheinlich selbst hyperkinetisch. Vielleicht ist das hyperkinetische Syndrom nur Wegbereiter für Alkoholismus, Soziopathie und Hysterie. Dabei ist aber auch das ungünstige *Familienmilieu* ätiologisch zu berücksichtigen. Als unmittelbare Grundlage des hyperkinetischen Syndroms nimmt man einen *Entwicklungsrückstand* an. Es finden sich gehäuft neurologische Mikrosymptome, die Rolle einer minimalen zerebralen Dysfunktion ist aber nicht klar. Insgesamt wird eine multifaktorielle Verursachung angenommen.

Therapeutisch kommt die Kombination von heilpädagogischen Massnahmen und Medikation von Psychostimulantien (Ritalin, Dextroamphetamin) in Frage. Die Stimulantien wirken wahrscheinlich über eine verbesserte Verhaltenskontrolle positiv, die Wirkung hält aber nur für die Dauer der Einnahme an. Von der Pubertät an kommen Stimulantien wegen der Gefahr der Abhängigkeit nicht mehr in Frage.

Angsterscheinungen. Zu einer *unterschwelligen ängstlichen Erregung* und Anspannung führen gespannte familiäre Verhältnisse, ständiger Streit zwischen den Eltern, übermässige Anforderungen an das Kind. Es kann zu Rückzugsverhalten, Kontaktgehemmtheit, Empfindsamkeit kommen. Oft kommt die Angst *somatisiert* zum Ausdruck: Bauchschmerzen, Erbrechen, Beklemmung und Enge im Hals.

Spezielle Verlust- und Trennungsängste können *Schlafstörungen* hervorrufen, bei überstarker Bindung an die Mutter aber auch zu *Schulphobie* (ängstliche Schulverweigerung) führen.

Nächtliche Angstzustände (Pavor nocturnus) mit Angstträumen, Aufschreien, Ängstlichkeit und Weinen finden sich vor allem bei überangepassten Kindern mit gehemmten motorisch-aggressiven Bedürfnissen.

Schulängste hängen mit Leistungsversagen und nachfolgenden Kränkungen und Demütigungen, aber auch mit Kontaktstörungen in der Schule zusammen. Sie bedeuten Erwartungsangst vor erneutem Versagen und erneuter Herabsetzung. Hier ist die Frage einer Überforderung infolge Begabungsmängeln (auch Teilleistungsschwächen) oder durch übermässige Erwartungen der Eltern zu prüfen.

Schulschwänzen hat dagegen selten etwas mit Schulangst zu tun. Hier wird der Schulbesuch an sich aversiv erlebt. Das Schulschwänzen ist meist Teil einer umfassenderen Störung des Sozialverhaltens, oft aufgrund häuslicher Vernachlässigung: Anpassungsschwierigkeiten, Verwahrlosungstendenzen, verstärktes aggressives Verhalten.

Massivere Ängste können Ausdruck einer *Depression* (gehemmtbedrückte Verstimmung, auch motorische Unruhe zur Angstabwehr) oder einer *Angstneurose* (Unselbständigkeit und Verlustängste bei überbehütendem, ängstlich-einengendem Erziehungsstil) sein.

Enuresis. *Enuresis nocturna* (Bettnässen) ist häufiger als die *Enuresis diurna* (Einnässen bei Tage). Sie ist primär, wenn das über 4 Jahre alte Kind noch nie trocken war, sekundär bei Wiederauftreten des Einnässens. 50% aller sonst normal entwickelten Kinder nässen nachts noch mit 2 Jahren ein, 25% mit 3–4 Jahren.

Bedeutungslos ist das Einnässen, wenn es als vorübergehende regressive Reaktion (z.B. nach der Geburt eines Geschwisters) auftritt. Sonst sind die *Ursachen* sehr vielfältig: forciertes Sauberkeitstraining durch die Mutter; harte mütterliche Erziehungsanforderungen; innerfamiliäre Konfliktsituationen; betonte Geschwisterrivalität; körperlich-seelischer Entwicklungsrückstand; auch abnorm tiefer Schlaf mit ungenügender Weckbarkeit durch den Füllungsdruck der Blase oder ein Lerndefizit, auf den Füllungsdruck als hinweisgebenden Reiz zu reagieren. Enuresis kann familiär gehäuft sein.

Die Aufmerksamkeit, die die Enuresis auf sich zieht, Beschämung und Bestrafung des Kindes verschlimmern die Situation und führen zu Erwartungsängsten, Minderwertigkeitsgefühl und damit zu *sekundärer Neurotisierung.*

Differentialdiagnostisch ist an Harninkontinenz im epileptischen Anfall, bei Rückenmarksläsion, bei Harnwegsinfekt zu denken.

Behandlung. Wichtig ist die geduldige, gelassene Haltung der Eltern, die Korrektur von Erziehungsfehlern, eine positive, bejahende und bestätigende Zuwendung zum Kind. Medikamentös kann Imipramin (10–30 mg) nützlich sein, vermutlich durch geringere Schlaftiefe. Trockenkost und nächtliches Wecken sind sinnlos. Dagegen ist Verhaltenstherapie sehr wirksam: systematische Verstärkerprogramme (mit Belohnungen). Klingelmatratze, bei der Feuchtwerden durch Harn eine Klingel auslöst. Dieser Weckreiz führt zu einem Vermeidungslernen: Der Füllungsdruck der Blase wird zum hinweisgebenden Signal, der zum Erwachen und damit zum Vermeiden des aversiven Klingelgeräusches führt.

Sprechstörungen. Unter den Sprechstörungen ist das Stottern besonders auffallend und für die Kommunikation, soziale Rückmeldungen aus der Umwelt und eigenes Selbstwertgefühl sehr störend.

Beim *tonischen Stottern* kommt es zur Blockierung des Sprechablaufs mit deutlichem Pressen.

Beim *klonischen Stottern* kommt es zur Wiederholung von Lauten und Silben.

Das *tonisch-klonische Stottern* verbindet beide Formen. Meist finden sich auch eine Störung der Atmung und starke mimische Beteiligung; beim Singen ist Stottern selten festzustellen.

Ätiologisch spielen hirnorganische Faktoren eine Rolle, überwiegend sind jedoch psychogen-neurotische Momente. Aggressive Gehemmtheit (gegenüber dem Vater) führt dazu, dass Stottern besonders gegenüber Autoritätspersonen auftritt, es verstärkt sich durch Erwartungsangst. Vorübergehendes Stottern im Alter zwischen 3 und 5 Jahren hat eine gute Prognose und bedarf keiner Behandlung. Aber auch hier ist durch unangemessene Reaktion der Eltern (Ermahnungen, Blossstellung, Ungeduld beim Zuhören) eine sekundäre Neurotisierung möglich.

Behandlung. Beratung der Eltern, Nichtbeachtung des Stotterns. Grösste Bedeutung haben Übungsbehandlung und Verhaltenstherapie. Medikamente (Librium) können nur die begleitende Angstspannung mildern.

Psychosoziale Störungen. Darunter verstehen wir *anhaltendere Störungen des Sozialverhaltens,* die zu Verwahrlosung, Dissozialität und Delinquenz überleiten.

Frühsymptome sind destruktives und aggressives Verhalten, häufige Wutausbrüche, Diebstähle, Lügen und Schulschwänzen.

Gröbere *dissoziale Verhaltensweisen* zeigen sich bei Jungen meist nach der Grundschulzeit, bei Mädchen überwiegend später, nach der Schulentlassung.

Die *Erscheinungsformen* sind bei Jungen und Mädchen verschieden: bei Jungen aggressive Dissozialität, bei Mädchen eher sexuelle Verwahrlosung (als Ausdruck von Wünschen nach emotionaler Zuwendung und Bindung und als Versuch des Überstiegs in die Erwachsenenwelt). Sonst finden sich Eigentumsdelikte, Herumtreiben, Schulschwänzen, keine Leistungsbereitschaft in Schule und Lehre. Der «schlechte Umgang», der Anschluss an dissoziale Jugendliche, ist meist Folge, nicht Ursache der psychosozialen Störung.

Was als dissozial zu gelten hat, unterliegt *gesellschaftlicher Normierung.* Der Wandel solcher Normen wird an der Bewertung der frühzeitigen Aufnahme sexueller Beziehungen deutlich. Besonders zu berücksichtigen ist dieses Moment bei Gastarbeiterkindern, da hier die soziokulturellen Normen, etwa bezüglich regelmässigen Schulbesuches und der Kontakte zwischen Jungen und Mädchen, oft andere sind.

Auch für die psychosozialen Verhaltensstörungen gilt, dass sie *multikonditional* verursacht werden. Zu ihrer Erklärung werden psychiatrische, psychologische und soziologische Faktoren und Konzepte einbezogen. Im *Einzelfall* können bei ihrer Entstehung *Hirnschädigungen* wie eine minimale zerebrale Dysfunktion, *Intelligenzmängel, Sozialisationsmängel,* eventuell auch konstitutionelle Momente mitwirken.

Bemerkenswert ist die Häufung der *Legasthenie* (Lese-Rechtschreib-Schwäche) bei dissozialen Jugendlichen. Diese Teilleistungsschwäche kann Ausdruck einer minimalen zerebralen Dysfunktion sein. Sie führt zum Schulversagen und bringt den Jugendlichen damit leicht in eine Aussenseiterposition mit Insuffizienzgefühlen. Das dissozial-deviante Verhalten kann dann als Kompensation der erlebten Schwäche verstanden werden.

Der *familiären Sozialisation* kommt besonderes Gewicht zu. Geglückte Sozialisation bedeutet, zwischen gesellschaftlichen Verhaltenserwartungen und -normen und der eigenen Bedürfnisbefriedigung und Selbstverwirklichung einen Ausgleich zu finden. Ein *Sozialisationsdefizit* liegt dann vor, wenn äussere Normen unzureichend internalisiert und die innere Verhaltenskontrolle ungenügend ausgebildet wurde. Man kann dann auch von einem strukturellen Über-Ich-Defekt sprechen (vgl. S. 158). Infolge mangelnder emotionaler Zuwendung in der frühen Kindheit wurde die Fähigkeit unzureichend erlernt, vertrauensvolle und tragende emotionale Beziehungen aufzubauen und aufrechtzuerhalten. Sehr bezeichnend ist auch die Unfähigkeit, Frustrationen zu ertragen, Triebbefriedigungen aufzuschieben, Triebimpulse ausreichend zu kontrollieren (mangelnde Impulskontrolle), sowie ein Instabilitätssyndrom: rasche Entmutigung, vermehrte Ansprechbarkeit durch Versuchungen, depressive Reaktionen, Neigung zum Fortlaufen. Unvollständige Familien (broken home) wirken sich durch Ausfall von Modellpersonen für das soziale Lernen ungünstig aus, zerrüttete Familien führen durch die gestörten innerfamiliären Interaktionen zu Fürsorge- und Erziehungsmängeln.

Die *Diagnostik* muss alle möglichen Bedingungsfaktoren sorgfältig einbeziehen, stationäre Beobachtung ist – auch zur Beurteilung der Prognose – oft erforderlich. Bei leichteren Fällen ist eine über längere Zeit begleitende Erziehungsberatung, auch Hilfe durch Elterngruppen, ausreichend. Sonst muss eine nachholende Erziehung im Rahmen eines Heimaufenthaltes angestrebt werden.

20.4. Psychische Störungen in der Adoleszenz

Die *Adoleszenz* ist eine Lebensphase, in der es in besonderer Weise zum Wiederauftreten und zur Aktualisierung früherer neurotischer Konflikte und Probleme und zur Erstmanifestation endogener Psychosen kommen kann. Ganz besonders ist diese Altersphase aber – neben *Entwicklungsstörungen* – für *Zuspitzungen normaler Reifungsprobleme* und krankhafte *Reifungskrisen* disponiert.

Psychosoziale Entwicklung in der Adoleszenz. Die psychosoziale Entwicklung in der Adoleszenz konzentriert sich auf einige Bereiche, welche besondere *Reifungsaufgaben* bedeuten: körperliche Reifung, Sexualität, Ich-Identität, Hineinwachsen in die Gesellschaft.

Körperliche Reifung. Neben Längenwachstum, Gestaltwandel, Kräftezuwachs (besonders bei Jungen), welche zu einem Wandel des Körpererlebens führen, sind besonders die äusserlich bemerkbaren Zeichen der Geschlechtsreife zu nennen: Bartwuchs, Pubes, Entwicklung der Brust, Stimmbruch. Diese Veränderungen führen zu vermehrter Beachtung des eigenen Körpers. Gegenüber der Kindheit kommt es zu grösserer Intimität mit dem eigenen Körper.

Sexualität. Die starke Manifestation des (genitalen) Sexualtriebes kann zu erheblicher Beunruhigung des Jugendlichen, zu Unsicherheiten des Triebzieles (mutuelle Masturbation, Entwicklungshomosexualität als Durchgangsstadium) führen. Es kommt zur sexuellen Selbsterkundung des eigenen Körpers und zu masturbatorischen Erfahrungen. Die Entwicklung der Sexualität bedeutet aber auch ein Sichauseinandersetzen mit der eigenen Geschlechtsrolle, erste erotische Kontakte zum anderen Geschlecht, ein neues Kennenlernen des anderen Geschlechts («In-Erfahrung-Bringen») mit seinen geschlechtsspezifischen Bedürfnissen, Reaktionen und kommunikativen Signalen.

Ich-Identität. Die *Identitätsfindung* des Jugendlichen spiegelt sich in seiner Selbstreflexion besonders wider mit der Frage: Wer bin ich? Statt nur Kind seiner Eltern zu sein, muss der Adoleszent jetzt eine eigene autonome Personalität, Selbstgewissheit und Autonomie finden. Er löst sich von den kindlichen Beziehungs- und Identifikationspersonen ab und muss lernen, ein eigenes konsistentes Ich-Erleben zu finden und darauf zu vertrauen.

Dies bedeutet auch eine Überprüfung überkommener Werte und eine Neuorientierung, ein autonomeres Verhältnis zur eigenen Leistung und das Entwickeln einer längerfristigen Zukunftsperspektive. Die Ablösungsproblematik kann sich sehr zuspitzen, es kommt leicht zu Autoritätskonflikten, zu kompromisslos-rigorosem Sichabgrenzen gegenüber den Eltern.

Identitätsdiffusion nennen wir die Unfähigkeit zur Selbstfindung und damit zur psychosozialen Selbstintegration.

Hineinwachsen in die Gesellschaft. Damit ist vor allem die Übernahme sozialer Partnerschaft im beruflichen und familiären Bereich, die Übernahme sozialer Rollen der Erwachsenenwelt (Beruf, Ehe), gemeint. Dieser Übergang stellt sich häufig als Konflikt zwischen Unabhängigkeits- und Autonomiestreben einerseits und Geborgenheitswünschen in der Herkunftsfamilie anderseits dar. Die immer länger werdenden Schul- und Ausbildungszeiten erschweren die Verselbständigung, verlängern die Abhängigkeit des Jugendlichen und tragen damit zu seiner sozialen Statusunsicherheit bei.

Entwicklungsstörungen. *Retardierte psychosoziale Reifung* führt zum Entwicklungsrückstand: Der Jugendliche bleibt länger abhängig, kindhaft-naiv, unreflektiert, auch der Eintritt in die Pubertät kann verzögert sein. Ursächlich ist eine mangelnde Geborgenheit in früher Kindheit, wobei die Eltern die mangelnde Zuwendung durch erzieherischen Druck ersetzten.

Eine *Akzeleration der Entwicklung* hat meist nur dann psychiatrische Bedeutung, wenn einer Teilakzeleration in einem Bereich eine Teilretardierung in einem anderen gegenübersteht, so dass es zur *Asynchronie* der Entwicklung kommt. So kann einer überbetonten Entwicklung des Leistungsverhaltens (intellektuell und im Leistungsstreben, Altklugheit) eine emotionale Unreife und Unfähigkeit zur Anpassung an Gleichaltrigengruppen gegenüberstehen. Reifungsdiskrepanzen disponieren sowohl zu neurotischen Symptomen als auch zu ernsteren Reifungskrisen.

Zuspitzung von Reifungsproblemen. Die normalen Adoleszenzerscheinungen können akzentuiert auftreten: überspitzte Autoritätskonflikte, verschärfte Trotzhaltungen, aber auch sensitive Empfindlichkeit, Kontaktstörungen, grüblerisches Sichzurückziehen, verstärkte Introversion, wunscherfüllende Tagträumereien. Dadurch kann es sekundär zu Lern- und Leistungsstörungen, zum Leistungsabfall in der Schule kommen.

Auch heute noch finden sich immer wieder schuldhafte Auseinandersetzungen mit der Masturbation, an die sich hypochondrische Vorstellungen, sich damit eine «Rückenmarksschwindsucht» zuzuziehen, oder eine sensitiv-wahnhafte Entwicklung anschliessen können (S. 139).

Reifungskrisen. Die besonderen Reifungsprobleme der Adoleszenz machen auch die *Vulnerabilität* dieser Altersphase aus. Es kann zu schweren und langanhaltenden *Reifungskrisen* kommen.

Die Bezeichnung *Pubertätskrise* ist veraltet, denn den Begriff «Pubertät» beziehen wir heute nur auf die körperliche Reifung. Mit Adoleszenz ist dagegen die psychosoziale Reifezeit gemeint, die über das 20. Lebensjahr hinausreicht (deshalb auch «Adoleszentenkrise»).

Zu *Krisen* kann es auch in anderen Lebensabschnitten (so in der Lebensmitte als «midlife crisis») oder in belastenden Lebenssituationen kommen. Wir verstehen darunter eine konflikthafte Zuspitzung des Erlebens und Verhaltens, wenn neue Lebensaufgaben, neue Lebensanforderungen bewältigt werden müssen. Das frühere Lebenskonzept und frühere Lösungsmöglichkeiten reichen nicht mehr aus oder werden fragwürdig und müssen aufgegeben oder gewandelt werden. Eine Krise kann einen Wendepunkt im Leben bedeuten: Man kann daraus mit neuen Zielsetzungen und neuer Selbstgewissheit hervorgehen und hat dann einen Reifungsschritt vollzogen. Man kann aber auch in der Entwicklung stagnieren oder scheitern. In der Psychiatrie sprechen wir in eingeengtem Sinn von Krise, wenn es dabei zu schwerer Konflikthaftigkeit und innerer Widersprochenheit und damit zur Bildung von Symptomen kommt.

Die Reifungskrisen können sich in den verschiedensten neurotischen Symptombildungen äussern: in *Zwangssymptomen, hysterischen Reaktionen, neurasthenischem Versagen, depressiven Verstimmungen.*

Zu nennen ist auch der *Suizidversuch* mit seinem Häufigkeitsgipfel in der Adoleszenz. Er beruht aber nicht immer auf eigentlichen Reifungskrisen, sondern häufiger auf Aktualkonflikten, denen allerdings meist eine längere Entwicklung gestörter familiärer Beziehungen vorausgeht. Der Ruf nach Hilfe, der in solchen Suizidversuchen liegt, sollte nie überhört werden.

Einzelne hervorstechende Syndrome bei Reifungskrisen sind die folgenden:

Hypochondrie. Vermehrte Reflexion auf den eigenen Körper und Tendenzen, sich von der Aussenwelt auf sich selbst zurückzuziehen, können zur Hypochondrie führen. Elterliche Schonung, Befreiung vom Sport, Überbewertung eines akzidentellen Herzgeräusches durch den Arzt können die hypochondrische Einstellung verstärken.

Hierher gehört auch die *Dysmorphophobie* (Missgestaltungsfurcht). Der Jugendliche ist mit seinem Körperäusseren unzufrieden, das Kinn ist zu unmännlich oder zu betont, die Schultern sind zu schmal, die Nase ist zu lang. Oft wird eine kosmetische Operation gewünscht. In diesem Syndrom widerspiegeln sich tiefliegende Verunsicherungen und Diskrepanzen zwischen Ideal- und Realbild des eigenen Körpers, letztlich aber zwischen Ideal-Ich und realem Selbst.

Entfremdungserscheinungen. Identitätsverlust, unlösbare Widersprüche zwischen phantasierter Wunschwelt und realer Welt, Unvertrautheit im Körpererleben können zu schwerer *Derealisierung* und *Depersonalisation* führen. Diese können attackenweise, aber auch langdauernd (Monate bis Jahre) auftreten. Sie haben – sofern sie nicht Vorläufer einer Schizophrenie sind – auch bei sehr langer Dauer eine gute Rückbildungstendenz. Das männliche Geschlecht überwiegt.

Anorexia nervosa. Diese bereits besprochene Krankheit (S. 189ff.) kann man als typische Reifungskrise des jungen Mädchens auffassen, da die Auseinandersetzung mit den Reifungsanforderungen wesentlich ist.

Therapeutisch genügen bei leichteren Reifungszuspitzungen meist eine aufklärende Beratung der Eltern, denen die Reifungsproblematik nahegebracht wird, sowie nichtdirektiv geführte Gespräche mit dem Jugendlichen. Bei Reifungskrisen ist Psychotherapie erforderlich.

21. Psychiatrische Alterskrankheiten

21.1. Allgemeine Probleme des höheren Lebensalters

Die *psychiatrischen Alterskrankheiten* wie überhaupt die *Probleme des höheren Lebensalters* haben infolge der erhöhten Lebenserwartung des einzelnen und des damit veränderten Altersaufbaues der Bevölkerung immer mehr Bedeutung gewonnen. Man kann heute damit rechnen, dass etwa ein Viertel der über 65jährigen unter leichten bis schweren psychischen Störungen (davon aber nur ein Drittel an hirnorganischen) leidet. In den psychiatrischen Krankenhäusern bilden die Alterskranken eine der grössten Patientengruppen. Erschreckend ist auch die Zunahme der *Suizide* im Alter, besonders bei Männern über 65 Jahren. Diese beruhen nur zum geringeren Teil auf hirnorganischen Abbauprozessen, sondern häufiger auf psychischer Dekompensation oder krisenhafter Zuspitzung aufgrund der besonderen Belastungen des höheren Lebensalters: Körperkrankheiten, soziale Funktionseinbussen, Vereinsamung (Verlust nahestehender Personen), Entwurzelung (Verlust des gewohnten Lebensraumes) und Resignation. Dabei wirken oft mehrere Faktoren zusammen: *kumulativer Stress.* Für Alterssuizide sind häufig aber auch *Altersdepressionen* (senile Melancholien) verantwortlich, die unerkannt geblieben sind.

Mit den psychiatrischen Alterskrankheiten befasst sich die *Gerontopsychiatrie* (Alterspsychiatrie). Wir besprechen diese Erkrankungen, organische wie nichtorganische, zusammenhängend, weil sie auf dem Hintergrund der Psychologie und Sozialpsychologie des Alterns (Gerontopsychologie) und der allgemeinmedizinischen Besonderheiten des vorgerückten Alters zu sehen sind und dadurch ihre Besonderheiten haben.

Wesentliche Momente des höheren Lebensalters, die auch für die *psychische Befindlichkeit* und die Ausprägung *subjektiver Alterssymptome* wesentlich sind, sind der *körperliche Allgemeinzustand* und die *Umweltsituation* mit ihren fördernden, stimulierenden Reizen oder aber einschränkenden Umständen. Körperlich sind neben dem Wandel der äusseren Erscheinung (Runzeln, Zahnlosigkeit) vitaler Kräftenachlass, verminderte Elastizität und Verlangsamung bedeutsam, allerdings deutlich abhängig vom Trainingszustand, von Krankheiten, aber auch von anlagebedingten Faktoren. Medizinisch sehr wichtig ist die häufige *Multimorbidität* im Alter, z.B. das Zusammentreffen von Altersdiabetes, Herzinsuffizienz und Prostatahyperplasie, Erkrankungen, die nicht nur die allgemeine Lebensqualität mindern, sondern vielfach (wie im Beispiel) auch besondere Risikofaktoren für die Ausbildung oder Dekompensation einer Arteriosklerose sind. Im Kontrast dazu ist die allgemeine *Gesundheitsversorgung* im Alter häufig unzureichend. Viele Erkrankungen bleiben unerkannt bzw. unbehandelt, entweder weil Arzt und Patient sie für «normale» Alterserscheinungen und damit nicht für behandlungswürdig halten oder weil alte Menschen – oft ihren eigenen Gesundheitszustand überschätzend – den Arzt meiden (besonders alte Männer).

Wenn im Alter auch eine gewisse Verlangsamung, das Nachlassen des Neugedächtnisses und die Zuspitzung (seltener Abmilderung) früherer Charakterzüge (aus Vorsicht wird Misstrauen, aus Sparsamkeit Geiz) häufig sind, kommt es doch nicht immer zwangsläufig zu *psychischen Altersveränderungen* merklichen Ausmasses. Das frühere Defizitmodell eines allgemeinen *Intelligenzabbaues* ist heute überholt; vielmehr findet sich im Alter eine Umstrukturierung der Intelligenzleistungen zugunsten der kristallisierten Fähigkeiten (Erfahrungswissen und -können). Zur vorzeitigen Leistungsminderung kann es jedoch bei zu geringem Anregungsniveau der Umwelt, mangelnder Rhythmisierung des Tagesablaufes und durch äussere Beschränkung der Kontaktmöglichkeiten und Einengung der Zukunftsperspektiven kommen (so in manchen Altenheimen als unerwünschter Institutionalisierungseffekt). Günstig wirken dagegen anregende Reize und Reizabwechslung, bei bisher betont aktiven Menschen das Beibehalten von Aktivitäten (auch kompensatorischen Aktivitäten), im übrigen aktive Ausgreifmöglichkeiten durch Reisen und Hobbies. Freilich bestehen hier Wechselwirkungen mit allgemeinem Gesundheitszustand, psychischer Befindlichkeit und sozioökonomischer

Situation: Ein kränkelnder, resignierender, finanziell beschränkter alter Mensch wird sich solche Ausgreifmöglichkeiten weniger verschaffen können als ein gesunder, optimistischer, wirtschaftlich bessergestellter.

Die *Isolierung* alter Menschen wird als pathogenetischer Faktor oft überbewertet. Nicht die tatsächlichen familiären und ausserfamiliären Kontakte sind für das Gefühl der Vereinsamung entscheidend, vielmehr die eigenen Erwartungen und Wünsche bezüglich der Sozialkontakte. Tendenzen nach Anklammerung und ständigem Betreutwerden («dependency», Abhängigkeit), die nicht erfüllt werden können, verstärken ebenso wie ein ungegliederter, unausgefüllter Tagesablauf die Einsamkeitsgefühle.

Psychische Befindlichkeit des alten Menschen und subjektive Alterssymptome stehen in engem Zusammenhang mit dem in unserer Gesellschaft vorherrschenden negativen *Meinungsbild des Alters.* Dieses wirkt sich auch auf Autostereotyp und Erwartungen des einzelnen aus. So vergleicht sich der alte Mensch resignativ mit Jüngeren und empfindet sich – in Übereinstimmung mit dem Altersstereotyp – als nutzlos, inkompetent, abgebaut und gelangt damit zu einer negativen Selbsteinschätzung. Auch die *sozialen Funktionseinbussen* nach Aufgeben der Berufstätigkeit (vor allem bei Männern) wirken sich hier aus. Viele alte Menschen kommen so zu *Verleugnung* und *Abwehr des Alterns,* manche zu *apathischem Hinnehmen,* andere zu *resignativen* oder *erbittert-zornigen Reaktionen.*

Zu nennen ist auch die *Altershypochondrie,* die allerdings nicht immer den üblichen Verhaltensmerkmalen der Hypochondrie (überwertige Selbstbeobachtung, Krankheitsbefürchtungen, verminderte vitale Risikobereitschaft) entspricht, sondern oft – besonders bei Frauen – lediglich *vermehrte Klagsamkeit,* die der Kontaktsuche zum Arzt dient (Klagsamkeit als «soziale Krücke»), bedeutet.

21.2. Neurotische und psychoreaktive Störungen im Alter

Auch im Alter gibt es vielfältige neurotische und psychoreaktive Störungen. Viele frühere neurotische Störungen (z.B. anankastische oder Konversionsstörungen) nehmen zwar an Intensität ab, neurotische Neuerkrankungen sind im Alter eher selten. Manchmal werden neurotische Symptome, auch mit ihrer inneren Konfliktdynamik, aber bis ins hohe Alter beibehalten, in anderen Fällen kommt es zum markanten Symptomwandel, z.B. durch Somatisierung. Akute psychoreaktive Störungen sind dagegen im Alter häufig, es kann zu heftigen Umweltreaktionen, zu Angst und misstrauischen Reaktionen kommen.

Die *Abschwächung von Neurosen* mit ihrer Symptomatik und damit oft auch eine verbesserte soziale Anpassung sind auf dem Hintergrund einer *Verflachung* der früheren Konfliktdynamik, besonders auch von Triebkonflikten, und einer geringeren Neigung zum «acting out» zu sehen, *Chronifizierung* und Versteinerung neurotischer Erscheinungen dagegen auf dem Hintergrund alterstypischer *Erstarrung* (Rigidität) und *verminderter Umstellfähigkeit.* Nicht selten gibt eine minimale hirnorganische Komponente den Alterserscheinungen ihre besondere Färbung.

Charakteristisch ist im Alter die *Neigung zur Somatisierung* psychischer Probleme und Störungen. Depressiv-ängstliche Erscheinungen werden oft durch *Körperbeschwerden,* frühere neurotische Verhaltensweisen durch *Hypochondrie* ersetzt; Vereinsamung kann durch *Klagsamkeit* beim Arzt kompensiert werden. Somatisierung und Hypochondrie beruhen dabei auch auf vermehrtem Rückzug von Umweltbezügen und verstärkter Rückbeziehung auf den eigenen Körper und seine Funktionen (dabei oft Verschiebung libidinöser Interessen vom sexuell-genitalen Bereich auf den analen, z.B. besondere Zuwendung zur Darmtätigkeit und Ausbildung einer Stuhlhypochondrie).

Akute Konfliktreaktionen im Alter können vielfältige Wurzeln haben. Neben den allgemeinen Belastungen des höheren Lebensalters ist auch die Auseinandersetzung mit der verbleibenden begrenzten Lebensspanne und der unausweichlichen Realität des näherrückenden Todes bedeutsam. Angst, depressive Besorgtheit und Resignation, Schlafstörungen, unspezifische Schwäche- und Versagenszustände und Krankheitsbefürchtungen sind schon in der «normalen» Alterspopulation häufig. Wechselwirkungen mit einem beginnenden hirnorganischen Abbau sind nicht selten, sei es, dass hirnorganisch verminderte psychische Belastbarkeit, nachlassende Elastizität und Frustrationsintoleranz zu Krisen und Dekompensationen führen, sei es, dass ein beginnender Leistungsabfall (typisch bei zerebraler Arteriosklerose) schmerzlich registriert wird und zur Konfrontation mit dem eigenen Altern führt.

Im Zusammenhang mit Frustrationsintoleranz und Reizbarkeit, aber auch Beeinträchtigungsgefühlen und äusserer Abhängigkeit kann es zu *defensiv-abwehrenden Umweltreaktionen,* Misstrauenshaltungen, zwanghaft-ängstlichem Kontrollieren und Sichabsichern gegenüber der Umwelt und zu sensitiven Reaktionen kommen. Auf der anderen Seite stehen aber auch *regressive Reaktionen* mit Apathie, Hilflosigkeit und Abhängigkeitsansprüchen, betreut und überversorgt zu werden.

21.3. Endogene Psychosen im Alter

Bei der symptomatischen Ausgestaltung der *endogenen Psychosen* im Alter haben offenbar biographische Momente und die fester gefügte Persönlichkeitsstruktur einen stärkeren Einfluss als im jüngeren Lebensalter. Bei erstmalig im Alter auftretenden Psychosen ist stets die Möglichkeit *hirnorganischer Psychosen* zu berücksichtigen.

Affektive Psychosen. Bei den mono- und bipolaren (manisch-depressiven) Verläufen haben die Krankheitsphasen meist schon im früheren Lebensalter eingesetzt. Sie können im Alter aber an Zahl zunehmen, bei Depressionen kann die Phasendauer sich erheblich verlängern (bis zu 18 Monaten, selten mehr). Auch manische Phasen sind im Alter möglich.

Eigentliche *Altersdepressionen* (senile Melancholie) sind im Alter erstmalig auftretende depressive Phasen, die aber keine Sonderstellung haben, sondern dem endogenen Bereich zuzurechnen sind (ebenso wie die *involutiven Depressionen* im Rückbildungsalter). Die senile Melancholie kann entweder durch extreme Antriebsverarmung oder durch Agitiertheit und Jammerigkeit (Jammerdepression, larmoyante Depression) besonders gekennzeichnet sein, weiter durch hartnäckige depressive Wahnbildungen: Verarmungs-, Versündigungs-, hypochondrischer oder nihilistischer Wahn.

Die *Behandlung* mit Thymoleptika – zur Angstlösung und Sedierung auch mit Tranquilizern und Neuroleptika – muss die altersbedingt geringere Toleranz und erhöhte Nebenwirkungen berücksichtigen. Bei hirnorganischer Vorschädigung können insbesondere trizyklische Thymoleptika (Tofranil, Saroten, Noveril) zu deliranten Verwirrtheitszuständen führen, die unter Dosisreduktion oder Absetzen rasch schwinden.

Besondere Probleme kann die *Wechselbeziehung zu hirnorganischen Vorgängen* aufgeben. Manche Altersdepressionen machen aufgrund von Verlangsamung des Denkens, der Reaktionen auf Umweltreize und der Motorik, versteinerter Mimik, apathischer bis substuporöser Antriebshemmung und allgemeinem Vitalitätsmangel den Eindruck hirnorganischen Abbaues; dieser Eindruck schwindet nach erfolgreicher antidepressiver Therapie häufig eindrucksvoll. In anderen Fällen gibt es Depressionen, die hirnorganisch zumindest mitverursacht sind oder eine deutliche hirnorganische Färbung haben, so die depressiven Verstimmungen im Rahmen einer zerebralen Arteriosklerose (hier sind aber auch reaktive Verstimmungen auf das bedrückende Erleben der eigenen Leistungseinschränkungen möglich). Bei präsenilen Versagenszuständen mit Erschöpfung, Leistungsinsuffizienz und dysphorischer Stimmung sind depressive und hirnorganische Anteile oft schwer zu differenzieren. Hier ist auch an die Möglichkeit eines *vorzeitigen Versagenszustandes* (Beringer-Mallison) zu denken, bei dem hirnorganische Vitalitäts- und Leistungseinbussen und psychoreaktives Versagen infolge stressartiger Überforderung miteinander verflochten sind.

Das seltene *Capgras-Syndrom* kann im Rahmen einer präsenilen oder senilen Depression, aber auch bei hirnorganischer Schädigung auftreten und ist somit nosologisch unspezifisch. Es kommt dabei zu wahnhafter Verleugnung des eigenen Personenstandes und der eigenen Identität und derjenigen der nächsten Angehörigen: Der Kranke meint, seinen Namen zu Unrecht zu führen, die Kinder, die ihn besuchen, seien in Wahrheit nicht seine Kinder.

Altersschizophrenien. Schizophrene Ersterkrankungen sind im Alter selten, meist beginnt die Psychose früher. Die Symptomatik schwächt sich im Alter meist ab, Wahngedanken werden zwar beibehalten, verlieren aber an Aktualität, wahnbedingte Konflikte treten zurück. Akute produktive Symptome werden seltener.

Senile Wahnerkrankungen. Im Alter kann es zu *isolierten Wahnbildungen* kommen, die vom hypochondrischen und Verarmungswahn bis zum Beeinträchtigungswahn reichen. Beim *senilen Beeinträchtigungswahn* entwickelt der Kranke aufgrund wahnhafter Verkennung und Umdeutung harmloser Begebenheiten die Überzeugung, von anderen bestohlen, hintergangen, missbraucht, abgeschlachtet zu werden. Die nosologische Zuordnung zu den Spätschizophrenien ist nicht sicher. Manchmal ist bei den sonst oft noch rüstigen, agilen und kämpferisch-sthenischen Patienten eine hirnorganische Grundlage (im Sinne eines exogenen Paranoids) zu vermuten. Die Beeinträchtigung der Kommunikation, z.B. durch Schwerhörigkeit (auch bei plötzlichem Versagen des Hörgerätes), kann die Wahnbildung fördern.

Statt auf einen Wahn kann sich die Symptomatik auch auf eine *Halluzinose* einengen, meist gleichfalls mit der Tendenz des Beeinträchtigtwerdens: Sehen kleiner Männchen, die den Kranken ärgern und ihm schaden wollen, die ihn beschimpfen (Stimmenhören). Halluzinosen sind meist exogenen Ursprungs (zerebrale Arteriosklerose, toxische Zustände).

21.4. Hirnorganische Alterskrankheiten

Die *hirnorganischen Alterskrankheiten* werden durch altersgebundene Hirnveränderungen, besonders präsenile und senile zerebrale Abbauprozesse, die zur Hirnatrophie führen, verursacht. Sie werden auch *organische Alterspsychosen* (oder verkürzt: Alterspsychosen) genannt, obwohl das Spektrum ihrer Symptomatologie tatsächlich von leichtesten Versagenszuständen und Persönlichkeitszuspitzungen bis zum chronischen hirnorganischen Psychosyndrom und zu exogenen Psychosen reicht.

Hirnarteriosklerose (zerebrale Arteriosklerose). *Vorkommen.* Arteriosklerotische Gefässveränderungen sind in der zweiten Lebenshälfte sehr häufig, nicht immer erfolgt jedoch eine Ausbreitung auf die zerebralen Gefässe. Im 6. Lebensjahrzehnt finden sich bei über 90% der Fälle eine Aortensklerose, bei fast 70% Gefässveränderungen der Hirnarterien, hier allerdings mit schwererem Befall. Die Todesursache älterer Menschen ist zu etwa 30% zerebral-vaskulärer Natur. Das Ausmass der arteriosklerotischen Hirnveränderungen korreliert allerdings wenig mit der Ausbildung einer psychiatrischen Symptomatik, die zudem oft erst spät klinisch manifest wird. Nur die Hälfte der Patienten mit Multiinfarkten entwickelt einen geistigen Leistungsabbau. Die Arteriosklerose der Körpergefässe und auch der Retinagefässe ist nicht beweisend für eine Hirnarteriosklerose.

Symptomatik und Verlauf. Durch die Arteriosklerose kommt es weniger zu diffusen Parenchymschäden, als vielmehr zu herdförmigen kleineren Blutungen und ischämischen Erweichungen. Diese *Multiinfarktenzephalopathie* bestimmt den klinischen Verlauf: Die psychiatrische Symptomatik bildet sich schrittweise, nie gleichförmig-progressiv aus. Es kann zu plötzlichen Verschlechterungen kommen, der Verlauf ist überhaupt sehr schwankend, auch mit gewissen Besserungen. Die herdförmige Ausbreitung der vaskulären Parenchymschäden in Form hypoxischer Nekrosen führt dazu, dass anfangs nur einige intellektuelle Funktionen betroffen sind (z.B. Merkfähigkeit, Wortfindungsstörungen), andere dagegen relativ intakt bleiben.

Vielfach, aber nicht immer finden sich ausser Hinweisen auf den Gefässprozess neurologische Herdhinweise und Einzelsymptome: Pyramidenbahnzeichen, kleinschrittiger Gang, auch Dysarthrie, Schwäche in den Beinen, Pro- und Lateropulsionen.

Beginn häufig mit *subjektiven Beschwerden:* Kopfdruck (oft wie ein Ring um den Kopf), Schwindelempfindungen, Bück- und Aufrichtschwindel, Ohrensausen, Einnicken bei Tisch, nachts dagegen schlaflos (Umkehr des Wach-Schlaf-Rhythmus, «umgekehrte Tagesordnung»). Frühzeitig auch Merkfähigkeitseinbusse für Namen und Zahlen, Wortfindungserschwerung (als Vorstufe zur mnestischen Aphasie), Unfähigkeit, die Aufmerksamkeit auf mehrere Einzelheiten zugleich zu richten, Rigidität und Umständlichkeit. Die sonstige geistige Leistungsfähigkeit kann jetzt noch gut sein.

Unter plötzlicher Verschlechterung kann es zu *pseudoneurasthenischen Beschwerden,* herabgesetzter emotionaler Belastbarkeit, vermehrter Reizbarkeit, Rührseligkeit (Affektlabilität) und affektiven Verstimmungen kommen.

Schrittweises, oft plötzliches Einsetzen stärkeren *Leistungsversagens:* anfangs typische mnestische Störungen, Konzentrationsschwäche, Verlieren des Fadens und Wiederholungstendenz im Gespräch, verminderte Umstellfähigkeit auf wechselnde Themen. Erst später allgemeine Hirnleistungsschwäche und Persönlichkeitsveränderung im Sinne eines *chronischen hirnorganischen Psychosyndroms.* Beim weiteren Fortschreiten ist die *Multiinfarktdemenz* von anderen Altersdemenzen kaum zu unterscheiden. Ein einzelner *apoplektischer Insult* führt eher zu einer umschriebenen Störung, wie einem amnestischen Syndrom oder einer Aphasie, seltener zur Demenz (postapoplektischen Demenz). Die arteriosklerotische Demenz resultiert meist aus multiplen kleinen Insulten zu verschiedenem Zeitpunkt.

Besonders charakteristisch für die Hirnarteriosklerose ist der *schwankende Verlauf:* Plötzliche Verschlechterungen können mit vorübergehenden Besserungen, sogar luziden Intervallen (relativ symptomfreies Intervall), abwechseln, vermutlich abhängig von der zerebralen Durchblutung und Nutrition (z.B. Besserungen unter

Herzglykosidbehandlungen, nach Beseitigung von Restharn infolge Prostatahyperplasie).

Für längere Zeit kann Krankheitseinsicht bestehen, der Kranke ist dann von seiner Leistungsminderung schmerzlich betroffen und leidet darunter.

Im Verlaufe der Hirnarteriosklerose kann es zu *akuten exogenen Psychosen* kommen, so zu *deliranten Verwirrtheiten,* die vorwiegend nachts auftreten (nächtliches Absinken des Blutdrucks; Begünstigung aber auch durch die Reizarmut und damit kognitive Unsicherheit im Dunkeln).

Akute Verwirrtheiten können auch durch plötzlich verminderten Herzauswurf (dekompensierte Herzinsuffizienz, Rhythmusstörungen), interkurrente Krankheiten (Infekte, wie Bronchitis), vermehrte Restharnbildung oder Harnsperre bei Prostatahyperplasie, Operationen, altersdiabetische Entgleisungen, nicht selten auch durch Krankenhausaufnahme oder Verlegung in eine andere Abteilung ausgelöst werden. Vielfach ist eine Exsikkose (Austrocknung) auslösend, zumal bei alten Menschen die Durstregulation häufig versagt; Flüssigkeitszufuhr sollte bei Herzinsuffizienz aber nur vorsichtig erfolgen.

Pathologisch-anatomisch finden sich atheromatöse Gefässveränderungen wie in anderen Körperbereichen, jedoch wichtig vor allem an den kleinen Hirngefässen mit umschriebenen Parenchymschädigungen in Form gestreuter Herde. Gefässeinengungen führen zu erheblicher Minderdurchblutung, damit sinkt die kritische Grenze für die zerebrale Toleranz gegenüber Blutdruckabfall: Schon geringer Abfall kann zu nekrotischen Schädigungen und ischämischen Erweichungen führen.

Differentialdiagnostisch ist die Hirnarteriosklerose oft schwer erkennbar. Wichtige Kriterien: frühere apoplektische Insulte, entsprechende neurologische Herdsymptome, Hirnwerkzeugstörungen, dann aber auch der fluktuierende Krankheitsverlauf und das länger erhaltene Krankheitsgefühl. Hochdruck und Diabetes sind Risikofaktoren. Zusatzuntersuchungen (EEG, Doppler-Sonogramm, Computertomogramm) können Hinweise auf Herdbefunde und vaskuläre Strömungsverhältnisse erbringen. Als *chronische zerebrovaskuläre Insuffizienz* fasst man auch die *Multiinfarkt-* und die *hypertensive Enzephalopathie* zusammen. Letztere ist selten geworden: Nach Prodromi (Kopfdruck, Trunkenheitsgefühl, Konzentrationsminderung) oft rasche Entwicklung eines akuten hirnorganischen Psychosyndroms mit Hirnödem, petechialen Blutungen und Mikroinfarkten. Die *Thrombangiitis obliterans* (Winiwarter-Buerger) des Gehirns ist klinisch nicht zu unterscheiden. Sie ist am ehesten zu vermuten, wenn auch periphere Gefässe erfasst sind (Claudicatio intermittens), sowie bei frühem Erkrankungsalter.

Alzheimer-Krankheit. Fortschreitende diffuse Hirnatrophie mit Nervenzellausfällen, Alzheimerschen Fibrillenveränderungen, senilen Plaques und Drusen. Gegenüber der Annahme eines degenerativen Hirnprozesses wird neuerdings (bei den Fällen mit familiärer Häufung) auch eine «slow virus»-Infektion erwogen. Auf beeinträchtigte Neurotransmitterfunktionen weist ein Cholinazetyltransferase- und ein Azetylcholinesterase-Mangel im Kortex hin. Beginn ab 50. Lebensjahr mit rasch progredienter Ausbildung eines hirnorganischen Psychosyndroms mit besonderer Merkschwäche und zunehmender Urteils- und Kritikschwäche. Persönlichkeit und zwischenmenschliche Umgangsformen können noch längere Zeit als sogenannte Fassade erhalten bleiben. Im klinischen Bild fallen leere Beschäftigungsunruhe mit Reibe-, Wasch- und Zupfbewegungen, im Sprechverhalten Logoklonien (Wiederholung von Wortanfängen oder Schlusssilben) besonders auf. Als Herdsymptome kommen Aphasien und Apraxien vor.

Senile Demenz. Klinisch und neuropathologisch von der Alzheimer-Krankheit nicht zu unterscheiden, ausser durch den späten Beginn im 8. Lebensjahrzehnt. Wird deshalb auch als Spätform der Alzheimer-Krankheit verstanden. Beide Demenzformen werden auch als *Demenzen vom Alzheimer-Typ* zusammengefasst. Bei der senilen Demenz langsameres Fortschreiten des hirnorganischen Psychosyndroms. Neben der Demenz auch hirnorganische Wesensänderung, die sich zunächst als Charakterzuspitzung bemerkbar machen kann, dann aber auch zu Affektlabilität, Nachlassen des ethischen Empfindens, Enthemmung im Verhalten und Reizbarkeit führen kann. Verstimmungs- und Erregungszustände, akute Verwirrtheiten können eingestreut sein.

Pick-Krankheit (Picksche Atrophie). Präsenile heredodegenerative Hirnatrophie, die bevorzugt das Frontal- und Temporalhirn, aber auch parietale Rindenabschnitte befällt. Dementsprechend kommt es zu einem hirnlokalen Psychosyndrom, sei es mehr vom hochfrontalen Stirnhirn- oder vom Orbitalhirntyp. Besonders auffallend häufig eine Primitivierung der Persönlichkeit, seichte Gleichgültigkeit gegenüber eigenen Lebensbelangen und sozialen Bindungen, Taktlosigkeiten und triebhafte Enthemmung. Bei Schläfenlappenatrophie kommt es auch zu Sprachstörungen: sensorische Aphasie und

Verbigerationen (sinnloses Wiederholen von Wörtern oder Sätzen). Erst im weiteren Verlauf geht das Zustandsbild in ein diffuses hirnorganisches Psychosyndrom mit Demenz über. Erkrankung meist ab 50. Lebensjahr, manchmal früher. Differentialdiagnostisch ist an andere lokalisierte Hirnprozesse (Hirntumoren), besonders auch an die progressive Paralyse, zu denken.

Hydrozephale Demenz. Durch einen kommunizierenden Hydrozephalus (normal pressure hydrocephalus) kann es zu einem progredienten dementiven Prozess kommen. Aus ungeklärter Verursachung entwickelt sich bei normalem Liquordruck eine symmetrische Ventrikelerweiterung (Hydrozephalus internus), dagegen keine Erweiterung der äusseren Liquorräume. Es kommt zu Gedächtnisstörungen, Denkerschwerung, psychischer und motorischer Verlangsamung, Spontaneitätsverlust, Apathie, Krampfanfällen, schliesslich zur Demenz oder zu einem Korsakowsyndrom. Leitsymptome sind häufig frühzeitige Gangunsicherheit und Harninkontinenz. Eine Shunt-Operation zur Minderung des (an sich normalen) intraventrikulären Drucks kann Besserung oder Rückbildung der Symptomatik erbringen.

Ätiologisch unklare Hirnatrophien. Im höheren Lebensalter kommen hirnorganische Psychosyndrome mit dem pneumenzephalographischen oder computertomographischen Befund einer Rindenatrophie oder Ventrikelerweiterung vor, die nosologisch nicht einzuordnen sind. Die Diagnose eines *hirnatrophischen Prozesses* kann nur bei erwiesener Progredienz der Hirnatrophie gestellt werden. Sonst handelt es sich häufig um *Residuen* einer früheren Hirnschädigung, die im Alter dekompensieren.

Vorzeitiger Versagenszustand (Beringer-Mallison-Syndrom). Zwischen dem 40. und 60. Lebensjahr auftretendes Zustandsbild psychophysischen Versagens, durch Vitalitätseinbusse, Erschöpfung, Antriebsmangel, dysphorische Missgestimmtheit bis hin zu depressiven Verstimmungen und dezentes intellektuelles Leistungsversagen gekennzeichnet. Eine Rindenatrophie (mit Hydrocephalus externus) verdeutlicht die (ätiologisch sonst unbekannte) hirnorganische Grundlage der Erkrankung. Anderseits sind Wechselwirkungen mit beruflichen Überforderungen und chronischen stressartigen Belastungen bedeutsam, so dass der Verlauf schwankend ist und Dekompensationen mit Zeiten der Rekompensation abwechseln können. Kein Fortschreiten bis zur Demenz. Oft von verwaschenen depressiven und neurotisch-reaktiven Versagenszuständen, aber auch beginnender zerebraler Arteriosklerose schwer abgrenzbar.

Dermatozoenwahn (Ungezieferwahn). Vor allem präsenil auftretendes, chronisch verlaufendes Wahnsyndrom: Der Kranke ist der wahnhaften Überzeugung, von Parasiten (Käfern, Milben, Würmern) befallen zu sein, die in oder unter der Haut kriechen, auch durch Poren oder Körperöffnungen nach aussen treten. Häufig verbunden mit der halluzinatorischen Empfindung des Krabbelns und Kriechens unter der Haut: *taktile Halluzinose.* Manchmal wird die ganze Wohnung für verseucht gehalten. Viele Kranke sammeln Hautschuppen als «Beweis» des Ungezieferbefalls und bemühen Kammerjäger zur Parasitenbekämpfung. Das Syndrom ist trotz seiner Einheitlichkeit nosologisch unspezifisch. Es kann hirnorganisch begründet sein und entspricht dann einer taktilen Halluzinose, wie sie auch als toxische Psychose bei Weckamin- und Kokainabusus vorkommt, manchmal aber auch im Rahmen einer Schizophrenie, wenn Erlebnisse des absichtlich Gemachten und Arrangierten hinzutreten: Die Milben seien von Nachbarn, von unbekannten Verfolgern ins Haus gebracht und heimlich beigebracht worden. Selten bei Depressionen mit hypochondrischer Färbung; bei genitoanaler Lokalisation mit Juckreiz manchmal auch psychodynamisch zu deuten: Abwehr sexueller Wünsche, die schuldbesetzt sind.

Therapie der Alterskrankheiten. Bei den meisten organischen Alterspsychosen ist eine kausale Therapie nicht möglich. Nur bei Hirnarteriosklerose ist es in gewissem Umfang möglich, die Auswirkungen des vaskulären Prozesses zu beeinflussen, und zwar über die kardialen und hämodynamischen Voraussetzungen der Hirndurchblutung und über den Hirnstoffwechsel: Digitalisierung auch bei latenter Herzinsuffizienz (Nykturie, Belastungsdyspnoe, abends Ödeme), aber Vermeiden einer Digitalisintoxikation; Einstellung eines Hypertonus, jedoch ohne abrupte Blutdrucksenkung und unter Vermeidung von Reserpin (wegen dessen depressionsfördernder Wirkung); Dextraninfusionen zur Hämodilution und damit Besserung der Mikrozirkulation bei akuten Hirninfarkten und Verwirrtheitszuständen, im Postinfarktstadium dagegen prophylaktisch Azetylsalizylsäure. Die Wirkung «durchblutungsfördernder» Mittel ist nicht erwiesen, dagegen können Substanzen wie Hydergin, Centrophenoxin (Helfergin), Pyritinol (Encephabol) und Piracetam (Normabrain, Nootrop) den zerebralen Zellstoffwechsel günstig beeinflussen. Auch bei Alzheimer-Demenzen kann Helfergin zur Verbesserung der beeinträchtigten Glukoseutilisation versucht werden. Bei akuten exogenen Psychosen ist Intensivbehandlung, speziell bei Exsikkose Flüssigkeitsausgleich (aber Vermeiden von Überwässerung und kardialer Rechtsüberlastung) wichtig. Bei Unruhe, Erregung, Aggressivität und hartnäckigen Schlafstörungen gibt man Benzodiazepine oder Distraneurin. Bei geriatrischer Indikation ist hier die Gefahr einer Abhängigkeit gering, bei Distraneurin sind jedoch Bronchialverschleimungen zu beachten. Als Schlafmittel kommt auch Chloralhydrat (evtl. zusätzlich Atosil) in Frage, zu stärkerer Sedierung und bei paranoiden Bildern auch Neuroleptika wie Dipiperon, Eunerpan, Glianimon (extrapyramidale Nebenwirkungen beachten, evtl. auch die Möglichkeit der Kreislaufdepression). Schlaf- und Beruhigungsmittel können bei alten Menschen auch einmal paradox wirken, manchmal ist Koffein schlaffördernd. Scophedal, Morphium-Scopolamin und Pantopon sind zur Sedierung kontraindiziert, Barbiturate ungeeignet. Thymoleptika zur Behandlung depressiver Syndrome müssen vorsichtig dosiert werden (Gefahr des Medikamentendelirs, kardiotoxische Nebenwirkung), am ehesten werden Tolvin und Ludiomil vertragen.

Bei allen psychiatrischen Alterserkrankungen – hirnorganischen wie nichtorganischen – sind Psycho- und Soziotherapie von grosser Bedeutung. *Psychotherapeutisch* sind stützende Gespräche, Eingehen auf altersspezifische Probleme und Ängste, Ermutigung und Bestärkung des Selbstwertgefühls gegenüber resignativen, sich selbst aufgebenden Tendenzen wichtig. Unter Einbeziehung der *Angehörigen* kommt es auch darauf an, körperliche, psychische und soziale Überforderungen, ebenso aber auch geistige Unterforderung zu vermeiden, zwischenmenschliche Kontakte zu fördern, der Isolierung und Funktionslosigkeit sowie den Rückzugstendenzen im Alter entgegenzuwirken, Konflikte zu entschärfen. Entgegen früherer Auffassung ist auch im höheren Lebensalter noch eine gezielte konflikt- und problembearbeitende Psychotherapie möglich und sinnvoll.

Sozialtherapeutisch sind der Verbleib alter Menschen in ihrer gewohnten Umgebung bzw. die rasche Rückkehr nach erfolgter stationärer Behandlung wesentlich; die Übersiedlung in ein Altenheim oder eine Altensiedlung sollte frühzeitig erfolgen, damit neue Verwurzelung noch möglich ist. Viele Altenheime und Altenpflegeheime genügen alterspsychologischen und alterspsychiatrischen Anforderungen nach Rhythmisierung des Tagesablaufs, ausreichendem Anregungsniveau, Möglichkeiten zu ausreichenden Kontakten (auch zu jüngeren Menschen, zu Angehörigen, zur früheren Umwelt) und Ermutigung zu selbstgewählten Aktivitäten noch nicht.

22. Oligophrenie

J. Brand-Jacobi

Menschen mit sehr geringer Intelligenzausstattung bezeichnen wir als *oligophren.* Die Gruppe der Oligophrenien umfasst Fälle von Minderbegabung, geistiger Retardierung, geistiger Behinderung oder Schwachsinn. Diese Begriffe werden in der Regel synonym gebraucht. Die Bezeichnungen «geistige Retardierung» und «geistige Behinderung» vermeiden die abwertende Bedeutung von Schwachsinn und verweisen auf die Entwicklungsverzögerung und Leistungsbehinderung als wesentliche Kennzeichen der Oligophrenie.

Zur Definition von Oligophrenie werden drei Kriterien herangezogen: *erniedrigte Intelligenz,* wie man sie mit einem Intelligenztest feststellen kann; mangelnde oder *fehlende Anpassungsfähigkeit* an natürliche oder soziale Erfordernisse des Lebens; die Intelligenzminderung muss ererbt, angeboren oder frühkindlich erworben sein, d.h. sie kommt schon *in der Entwicklung zum Ausdruck.*

Von der Oligophrenie abzugrenzen sind Fälle nur geringfügig unterdurchschnittlicher Intelligenz und Fälle intellektueller Minderleistung, die später durch Verlust bereits erworbener Fähigkeiten entstanden sind. Diesen durch organische Hirnkrankheit entstandenen Intelligenzabbau bezeichnen wir als *Hirnleistungsschwäche* bzw. *Demenz.*

Symptomatologie. Im Vordergrund stehen Beeinträchtigungen beim Denken und Problemlösen; besonders das abstrahierende, logisch-induktive Denkvermögen, die Begriffsbildung, aber auch das denkerische Vorstellungsvermögen sind vermindert. Der Oligophrene reagiert eher auf konkret Vorliegendes und Gewohntes, neue Situationen kann er nur schwer meistern, Antizipation zukünftiger Ereignisse fehlt meist ganz. Bei schwereren Graden können auch spezifische Funktionen der Wahrnehmung, des Gedächtnisses und der Sprache beeinträchtigt sein.

In Einzelfällen sind spezielle Begabungen, wie Musikalität, technische Fertigkeiten, recht gut ausgeprägt, bei sonst deutlich erniedrigter Intelligenz. Besonders bei gewandten Umgangsformen und flüssiger Sprache kann das Vorliegen einer Minderbegabung leicht übersehen werden, die sich jedoch bei konkreten Anforderungen recht bald zeigt (Salonschwachsinn). Bei einem Missverhältnis zwischen Anspruch und intellektuellem Können sprechen wir von Verhältnisschwachsinn.

Neben den intellektuellen Störungen und teilweise durch sie bedingt finden sich auch im emotionalen und Antriebsbereich Beeinträchtigungen: verminderte Steuerungs- und eingeschränkte Kritikfähigkeit, Neigung zu Verstimmungen und aggressiven Durchbrüchen, besonders bei überfordernden Konfliktsituationen, Erregungszustände bis zum Bewegungssturm *(erethische Symptomatik),* aber auch leichte Ansprechbarkeit durch atmosphärische Stimmungen, wobei die Affekte meist flach und leicht wechselnd sind. Zu Konfliktreaktionen kommt es besonders durch mangelnden Überblick über die Situation, verminderte Belastbarkeit und Neigung zu unreflektierten Sofortreaktionen. In schwereren Fällen dominieren ausgeprägte Verlangsamung und Schwerfälligkeit mit geringer Reagibilität auf die Umwelt *(torpide Symptomatik).*

Einteilungsgesichtspunkte. Die Diagnostik der Oligophrenien sowie die Einteilung in Schweregrade müssen neben der blossen testmässigen Erfassung des Intelligenzquotienten (IQ) die lebenspraktische Anpassung sowie Möglichkeiten der Bildbarkeit heranziehen. Eine Beschränkung auf nur eines der drei Kriterien kann zu Fehleinschätzungen führen.

So mag ein Jugendlicher mit Schulschwierigkeiten tatsächlich in einem Intelligenztest – der in hohem Masse schulorientierte Leistungen erfasst – einen niedrigen IQ erhalten, seine lebenspraktische Anpassung in der Familie und im Freundeskreis kann jedoch völlig ungestört sein; Wechsel in eine geeignetere Schule dürfte der richtige Rat zur Lösung der Schwierigkeiten sein. Hier die mit erheblichen sozialen Folgen einhergehende Diagnose «Oligophrenie» zu stellen, wäre verfehlt.

Eine verbreitete, aber recht grobe Einteilung kennt drei Schweregrade der Oligophrenie: *Debilität, Imbezillität* und *Idiotie.*

Debilität. Diese Patienten zeigen einen leichteren Grad der Intelligenzminderung. Sie können sich unter günstigen Umständen selbst versorgen, einfache Sozialtechniken werden beherrscht, oft auch in geringerem Masse Lesen und Schreiben. Einfache Arbeiten oder Anlerntätigkeiten sind möglich, dagegen fällt die selbständige Regelung der eigenen Finanzen ohne Hilfestellung schwer. In Intelligenzprüfungen finden sich besonders Einschränkungen der abstrakten Denkfähigkeiten. Der IQ liegt zwischen 50 und 70. Im Entwicklungsstand sind Debile etwa 8- bis 10jährigen Kindern vergleichbar. In der Anamnese fallen Schwierigkeiten bei Sprachentwicklung und Sauberkeitstraining auf.

Imbezillität. Mittelgradige Intelligenzminderung. Nur einfachste Sozialtechniken werden erlernt: selbständig Essen, Anziehen, Sauberhalten. Die Sprachfähigkeit ist mangelhaft ausgeprägt. Fortlaufende Aufsicht und Hilfestellung bei einfachen Arbeiten, etwa in beschützenden Werkstätten, ist notwendig. Die Selbstversorgung ist nicht möglich. Das geistige Alter nach Abschluss der Entwicklung entspricht etwa einem 6jährigen Kind. In der Anamnese finden sich auch Verzögerungen der motorischen Entwicklung; die Psychomotorik bleibt oft plump. Der im Test gemessene IQ liegt zwischen 20 und 50.

Idiotie. Schwere Minderung der Intelligenz. Ständige Pflege und Aufsicht sind notwendig. Die Patienten können nicht für ihre eigenen Bedürfnisse sorgen, sich kaum vor physischen Gefahren schützen. Die Sprache ist nicht entwickelt, auch einfachste Tätigkeiten sind nicht möglich. Im Grad der Entwicklung sind diese Personen 3jährigen Kindern vergleichbar. Der IQ, hier praktisch kaum noch messbar, wird als kleiner als 20 definiert.

Eine differenziertere Einteilung der Oligophrenie bietet das amerikanische *Diagnostic and Statistical Manual of Mental Disorders (DSM-III).* Vier Schweregrade geistiger Retardierung werden nach statistischen Kriterien definiert. Eine Person wird dann als oligophren bezeichnet, wenn ihr IQ 2 Standardabweichungen unterhalb des Mittelwertes der Normpopulation liegt. Dies trifft für 3% der Bevölkerung zu. Diese Zahl verdeutlicht das sozialmedizinische Problem der Oligophrenie.

Eine leichte geistige Retardierung *(leichte Oligophrenie)* ist durch den IQ-Bereich zwischen 50 und 70 definiert. Fast 90% sämtlicher Oligophrener fallen darunter, d.h. die weitaus grösste Zahl Oligophrener ist nur leicht retardiert. Sie können sich mit gelegentlicher Hilfe selbst unterhalten oder in einer beschützenden Werkstatt arbeiten. Bei den meisten Patienten dieser Gruppe lassen sich keine hirnpathologischen Veränderungen finden. Dagegen finden wir hier vielfach ein geringes Intelligenzniveau der Eltern sowie einen niedrigen sozioökonomischen Status.

Eine mässige geistige Retardierung *(mässige Oligophrenie)* trifft bei 6% aller Oligophrenen zu. Hier sind hirnpathologische Veränderungen häufig, dagegen besteht keine Abhängigkeit vom sozioökonomischen Status. Hospitalisierung oder enge Pflege in der Familie sind in aller Regel notwendig. Die mässige Oligophrenie ist durch die IQ-Grenzen 35 bis 49 definiert.

Als schwer geistig Retardierte *(schwere Oligophrenie)* sind Personen mit einem IQ zwischen 20 und 34 definiert. Dies trifft auf etwa 3% aller Oligophrenen zu. Hier lassen sich genetische Störungen, aber auch Einwirkungen auf das Gehirn (prä-, peri-, postnatal) feststellen. Einfachste Sozialtechniken können antrainiert werden, eine Eingliederung in formale Schulsysteme entfällt meist.

Nur bei etwa 1% der Oligophrenen sprechen wir von schwerster geistiger Retardierung *(schwerster Oligophrenie)*. Der IQ wird als kleiner als 20 definiert, nur einfaches Verhaltenstraining ist möglich. Bei diesen Fällen sind neurologische Störungen, vielfach auch körperliche Missbildungen, vorhanden.

Bei solchen IQ-Grenzen, wie überhaupt bei jeder Bewertung eines IQ, muss stets ein wahrscheinlicher Messfehler von ca. ± 5 bzw. 10 Punkten berücksichtigt werden (68- bzw. 95%-Vertrauensbereich).

Eine Einteilung, die sich weniger auf die problematische Definition durch IQ-Grenzen und mehr auf das Kriterium der Bildbarkeit stützt, hat die Möglichkeit der Kompensation von Behinderungen durch geeignete Förderungsmassnahmen im Blickpunkt. Nach den beiden in Frage kommenden Schultypen wird innerhalb der Oligophrenien zwischen Lernbehinderung und geistiger Behinderung unterschieden.

Lernbehinderte zeigen in der Volksschule Schwierigkeiten, besonders im abstrakten, sprachlichen und rechnerischen Bereich. In geeigneten Schulen und Werkstätten für Lernbehinderte können sie aber die Voraussetzungen für einfache Arbeiten oder auch Anlernberufe erwerben. Im späteren Leben sind sie oft unauffällig und in das berufliche und soziale Leben integriert.

Geistig Behinderte bedürfen der speziellen Förderung, die sich auf das Erlernen grundlegender Sozialtechniken und einfacher Arbeitstätigkeiten beschränkt. Im Vordergrund stehen hier Schutz und Hilfestellung für den Behinderten.

Diagnostik. Die Diagnose «Oligophrenie» beruht auf einer *Anamnese der kindlichen Entwicklung,* der genauen und differenzierten *testpsychologischen Untersuchung* der Intelligenz sowie der standardisierten *Erfassung der sozialen Anpassung.*

Meist ist die *Entwicklung* verzögert verlaufen, insbesondere Spracherwerb und Sauberkeit eher spät. Offenkundig wird die Intelligenzminderung in der Schule, wobei jedoch ungünstige Umweltbedingungen oder emotionale Störungen als alternative Ursachen des Schulversagens zu beachten sind (Pseudodebilität).

Die *testpsychologische Untersuchung* darf sich nicht auf das Feststellen des allgemeinen Intelligenzniveaus beschränken, sondern muss eine differenzierte Erfassung der Struktur von Begabungsfaktoren gewährleisten, aus der noch relativ gut entwickelte Fähigkeiten deutlich werden. Weiter sind Untersuchungen der Konzentrationsfähigkeit und Belastbarkeit angezeigt. Für die testpsychologische Untersuchung der Oligophrenie stehen gute Testinstrumente zur Verfügung, z.B. der *Hamburg-Wechsler-Intelligenztest für Kinder (HAWIK)* oder die *Testbatterie für geistig Behinderte (TBGB).* Der *Grad der sozialen Anpassung* kann aufgrund einer genauen Exploration der Angehörigen, direkter Beobachtung während der Untersuchung oder mit Hilfe standardisierter Skalen beurteilt werden. Eine solche Skala ist die *Vineland Social Maturity Scale,* in der verschiedene Sozialtechniken (sich selbst anziehen, allein essen, allein waschen u.a.m.) erfragt und mit dem Standard einer Gruppe Gleichaltriger verglichen werden.

Differentialdiagnostisch abzugrenzen ist die Oligophrenie von Begabungs- und Leistungsmängeln aufgrund psychologischer Hemmnisse (neurotischer Konflikte, negativer Erziehungseinflüsse) sowie von der Demenz. Die Abgrenzung zur Demenz beruht neben der Feststellung einer Hirnschädigung *nach* bis dahin normal verlaufener intellektueller Entwicklung auch auf Unterschieden im testpsychologischen Befund.

Bei der Demenz sind besonders die mnestischen und räumlichkonstruktiven Fähigkeiten betroffen, bei noch länger erhaltenen sprachlichen und wissensmässigen Befähigungen. Bei der Oligophrenie sind wegen des frühen Eintritts der Schädigung die Entwicklung sämtlicher intellektueller Funktionen und auch die Ausdifferenzierung der Persönlichkeit beeinträchtigt. Speziell in der Kinder- und Jugendpsychiatrie kann gelegentlich die differentialdiagnostische Abgrenzung zum frühkindlichen Autismus sowie zum psychischen Hospitalismus eine Rolle spielen. Geben beim frühkindlichen Autismus die über die Veränderung der intellektuellen Funktionen hinausgehenden Symptome den entscheidenden Hinweis, so bedarf der Ausschluss eines psychischen Hospitalismus der genauen Exploration der Entwicklungsbedingungen sowie einer Prüfung, inwieweit eine Kompensation der negativen Entwicklungsbedingungen die mindere intellektuelle Funktionsfähigkeit beseitigen kann. Eine scharfe Grenzziehung zwischen leichten Graden der Oligophrenie und Menschen mit einfacher, infantil-einfältiger und beschränkter Wesensart ist nicht immer möglich. Zudem erweisen sich viele Personen, denen aufgrund von Schulschwierigkeiten eine subnormale Intelligenz bescheinigt wurde, im späteren Leben als gut angepasst und zu eigenständiger Existenz befähigt.

Ätiologie. Die Ursachen der Oligophrenie sind vielfältig und im Einzelfall voneinander abhängig, oder sie verstärken sich sogar gegenseitig (multiplikative Verknüpfung). Es lassen sich drei Ursachenbereiche unterscheiden: *genetische Veranlagung, organische Ursachen* und *soziokulturelle Umweltfaktoren.*

Der grösste Teil der Oligophrenien (etwa 80%) lässt sich nicht auf eine eindeutige organische Ursache zurückführen, sondern muss als Folge angeborener Begabungsmängel und negativer Umweltbedingungen aufgefasst werden: kulturell-familiäre Retardierung. Hierbei gilt als Regel, dass die leichteren Formen der Oligophrenie eher von Erb- und Umweltbedingungen abhängen, die schwereren – die ja meist auch mit motorischen Störungen und Missbildungen einhergehen – dagegen meist organisch verursacht sind.

Der *einfache Erbschwachsinn* (Oligophrenia vera) tritt familiär gehäuft auf. In Zwillingsuntersuchungen findet sich hinsichtlich der Intelligenzminderung bei monozygoten Zwillingen eine 70%ige Konkordanz, bei heterozygoten nur eine 8%ige. Sind beide Eltern oligophren, so ist die Wahrscheinlichkeit für ein ebenfalls oligophrenes Kind mit 60% sehr hoch. Über den genauen Erbgang ist wenig bekannt, es wird eine polygene Vererbung angenommen. Abweichende körperliche Befunde fehlen in der Regel. Unter den leichteren Formen der Oligophrenie ist der einfache Erbschwachsinn am häufigsten.

Bei den *organischen Ursachen* können wir drei Gruppen unterscheiden: *Stoffwechselstörungen, Chromosomenanomalien* und *angeborene und früherworbene Hirnschädigungen* (vgl. S. 297ff.).

Soziokulturelle Umweltfaktoren bedingen im wesentlichen die leichteren Formen der geistigen Retardierung, haben jedoch in Wechselwirkung mit organischen und genetischen Faktoren eine grosse Bedeutung für Ausprägung und Beeinflussbarkeit der Intelligenzminderung. Wesentliche förderliche Umweltbedingung für eine ungestörte Intelligenzentwicklung ist ein differenziertes und reichhaltiges Reizangebot. Hier führt Angebotsmangel, verbunden mit demotivierender Erwartungshaltung der Eltern, ungenügender Verstärkung und zu hohen Leistungserwartungen oft zu Beeinträchtigungen der intellektuellen Leistung.

Prävention, Therapie, Forensik. Die frühzeitige Diagnostik erlaubt in vielen Fällen stoffwechselbedingter Oligophrenie eine direkte Prävention der Intelligenzminderung, z.B. durch Diäten. Für die Formen erblichen Schwachsinns kommt der eugenischen Beratung der Eltern und dem Hinweis auf vorliegende Risikofaktoren grosse Bedeutung zu.

Im übrigen ist eine ursächliche Therapie der Oligophrenie nicht möglich. Gleichwohl kann durch förderliche Erziehung, geeignete Schulungsplazierung und Förderung der Grad der geistigen Behinderung in vielen Fällen günstig beeinflusst werden. Hierbei sind möglichst frühzeitige umfassende Diagnostik der Minderbegabung und frühzeitig einsetzende Förderung notwendig. Wenn eine enge Beratung und Betreuung der Eltern erfolgt, kann in vielen Fällen die Hospitalisierung vermieden werden. Spezielle Einrichtungen, wie Sonderkindergärten, beschützende Werkstätten, Sonderschulen, Tagesheime, können darüber hinaus heilpädagogische Betreuung und Förderung leisten. Bei der Beratung der Angehörigen kommt es im wesentlichen auf gute Gestaltung der Lebens- und Arbeitsbedingungen des Behinderten, Vermeidung von Überforderung, aber auch von Überprotektion, sowie auf Lösungsmöglichkeiten für Konflikte innerhalb und ausserhalb der Familie an. In schwereren Fällen geistiger

Behinderung lässt sich die Hospitalisierung oft nicht vermeiden. Die Unterbringung kann in der Regel in offenen Anstalten erfolgen. Mit angemessener Arbeitstherapie, strukturiertem Freizeitbereich und differenziertem Angebot von Kontaktmöglichkeiten ist eine angemessene «beschützte» Lebensgestaltung möglich.

Für spezifische Defizite und zur Aneignung von Sozialtechniken hat sich die Verhaltenstherapie gut bewährt. Nur in Ausnahmefällen kommen bei erethischen Schwachsinnsformen ruhigstellende Psychopharmaka (Neuroleptika) zur Anwendung.

Bei *Straftaten,* die von Oligophrenen begangen wurden, kommt die Prüfung der strafrechtlichen Verantwortung (§§ 20, 21 StGB) in Betracht. Hierbei ist jedoch der blosse testmässige Nachweis der Intelligenzminderung nicht hinreichend, sondern es bedarf sowohl im Sinne der Strafrechtsbestimmungen als auch im Hinblick auf ein angemessenes Verständnis geistiger Behinderung einer Beurteilung der Gesamtpersönlichkeit und der spezifischen Lebens- und Tatsituation.

23. Psychiatrische Therapie

J. Brand-Jacobi, M. Gmür

23.1. Grundlagen der Psychotherapie

Psychotherapie ist die Behandlung kranker Menschen mit psychologischen Mitteln. Ziel des psychotherapeutischen Prozesses sind konstruktive Änderungen im Verhalten und Erleben und in den sozialen Beziehungen bei psychischen und psychosomatischen Störungen.

Die Psychotherapie ist durch drei Merkmale gekennzeichnet:

1. Psychotherapie ist *professionelles Handeln,* das grundsätzlich geplant, zielgerichtet und wissenschaftlich begründet ist.

2. Psychotherapie bedient sich *psychologischer Methoden* und Prinzipien.

3. Psychotherapie ist *Behandlung* von *psychischen* oder *psychisch mitbedingten Störungen.*

Durch diese Merkmale unterscheidet sich Psychotherapie von unseriösen Psychopraktiken; durch die Besonderheit ihres Vorgehens grenzt sie sich zu somatischen Behandlungsverfahren ab.

Eine einheitliche Theorie der Psychotherapie steht noch aus. Vielmehr gibt es eine grosse Zahl unterschiedlicher Psychotherapieverfahren, Techniken und Schulen, die sich in *Methodik, Zielsetzung* und in ihrer *Persönlichkeitstheorie* voneinander unterscheiden.

Methodik. Die in der Psychotherapie verwendeten *Methoden* sind sehr heterogen. Eine herausragende Rolle spielt das Gespräch zwischen Therapeut und Patient, jedoch kommen auch eine Fülle anderer Techniken und Vorgehensweisen zur Anwendung. Obwohl sie sich im tatsächlichen Therapiegeschehen nicht gegenseitig ausschliessen, können wir aus Gründen der Systematik verschiedene *Orientierungen* und verschiedene *Schwerpunktsetzungen* unterscheiden.

Orientierung am Symptom oder *am aktuellen Problem.* Fokussierung des psychotherapeutischen Vorgehens auf die Beseitigung eines krankhaften Symptoms oder die Lösung eines vorgebrachten Problems oder Konflikts. Andere Verhaltensbereiche sowie die Lebensgeschichte des Patienten werden eher ausser acht gelassen oder nur insoweit einbezogen, als sie für eine Beseitigung des Symptoms oder Konflikts notwendig sind. Beispiele für solche am Symptom oder Einzelproblem orientierte Psychotherapien sind Hypnose, psychoanalytisch begründete Fokaltherapie oder spezifische verhaltenstherapeutische Techniken: *symptom- oder konfliktzentrierte Verfahren.*

Orientierung am Erleben. Konzentration auf das Hier und Jetzt in der psychotherapeutischen Situation, wobei den Gefühlen und Emotionen zentrale Bedeutung beigemessen wird. In manchen Fällen auch Zuhilfenahme erlebnisaktivierender Techniken (Bilder, Phantasien). Beispiele hierfür sind Gesprächspsychotherapie, Gestalttherapie, katathymes Bilderleben, Psychodrama.

Orientierung an der Lebensgeschichte, besonders der *frühkindlichen.* Durch Erinnerung an vergangene, besonders frühkindliche Erfahrungen und Konflikte und durch Reaktivierung der damit zusammenhängenden Emotionen und Einstellungen, wie diese sich besonders in der Übertragung zum Therapeuten zeigen, wird eine Bewusstmachung und Aufarbeitung neurotischer Fixierungen und Fehlhaltungen ermöglicht. Die Psychoanalyse und andere tiefenpsychologische Psychotherapien sind durch diese Orientierung gekennzeichnet. Sie streben eine Umstrukturierung der Persönlichkeit durch *Aufdeckung und Bearbeitung unbewusster Konflikte* an.

Neben der globalen Orientierung können wir auch verschiedene methodische *Schwerpunkte* im therapeutischen Prozess unterscheiden.

Koorientierendes Handeln von Patient und Therapeut. Im Mittelpunkt des therapeutischen Prozesses steht die Veränderung des tatsächlichen Verhaltens des Patienten. Es geht hier um den Aufbau neuer Handlungsmöglichkeiten, Kontakt- und Problemlösefähigkeiten oder den Abbau von Fehlverhaltensweisen. Im methodischen Vorgehen spielen die Analyse des Verhaltens und seiner Abhängigkeit von äusseren Bedingungen sowie gesteuerte Lernprozesse eine wichtige Rolle. Patient und Therapeut nehmen eine aktive Haltung im Therapiegeschehen ein. Der Schwerpunkt liegt auf dem Verhalten.

Aktivierung unmittelbaren Erlebens. In der Psychotherapie werden Gefühle und Körperempfindungen aktiviert und ihre Abhängigkeit von bestimmten Erfahrungen und Einstellungen untersucht. Hier wird der therapeutische Weg über die körperlich-emotionalen Reaktionen zu den psychischen Problemen gesucht. Der Schwerpunkt liegt auf dem Erleben.

Interpretation der Erfahrung. Durch verbale Verdeutlichung, Versinnbildlichung oder Deutung realer Erfahrungen und Verhaltensweisen soll ein neues und besseres Verstehen der eigenen Handlungen und Gefühle erreicht werden. Es geht hier um die Veränderung der kognitiven Einordnung und Interpretation der Erfahrungen und Probleme des Patienten. Der Schwerpunkt liegt auf der Veränderung des Denkens, dabei aber auch auf einem emotionalen Nachvollziehen.

Erfahrung der Therapeut-Patient-Beziehung. Die spezifische Besonderheit der therapeutischen Beziehung mit ihren verbalen und emotionalen Inhalten bietet für den Patienten die Möglichkeit, in Interaktionen neue Erfahrungen zu machen und neue Einstellungen und Möglichkeiten der Beziehung zu anderen Menschen zu erlernen. Hier liegt der Schwerpunkt auf der therapeutischen Beziehung.

Zielsetzung. Nicht nur in methodischem Vorgehen, Orientierung und Schwerpunktsetzung, sondern auch in der *Zielsetzung* bestehen Unterschiede zwischen den verschiedenen Formen der Psychotherapie. Manche Verfahren zielen direkt und ausschliesslich auf die Beseitigung des Symptoms: *spezifische* Zielsetzung; andere lassen das Krankheitssymptom weitgehend ausser acht und streben eine tiefgehende Wandlung der Persönlichkeitsstruktur an: *globale* Zielsetzung.

Hinsichtlich der intendierten Veränderungen beim Patienten können wir *stützende* von *reedukativen* und *rekonstruktiven* Formen psychotherapeutischer Interventionen unterscheiden.

Beim lediglich *stützenden* psychotherapeutischen Vorgehen wird durch Trost und Ermutigung, Zuhören, Anregungen und Suggestionen eine Entlastung des Patienten und die Stärkung vorhandener Lösungsmöglichkeiten intendiert.

Reedukatives Vorgehen meint die gezielte Veränderung von Verhaltensweisen und Einstellungen und den Aufbau neuer Verhaltens-

und Erlebnismöglichkeiten und Konfliktlösungsfähigkeiten mit Hilfe spezifischer Methoden.

In *rekonstruktiven* Zielsetzungen sind die therapeutischen Veränderungen weitergehend und betreffen grundlegende Eigenschaften und Einstellungen des Patienten. Hier wird eine Umstrukturierung der Persönlichkeit intendiert.

Persönlichkeitstheorie. Die unterschiedlichen Formen der Psychotherapie sind grundlegend geprägt von ihrem Menschenbild und ihrer *Theorie der Persönlichkeit.*

Einige, besonders die Psychoanalyse und Verhaltenstherapie, haben eine differenzierte Theorie der Persönlichkeit und ihrer Entwicklung als Grundlage ihrer therapeutischen Interventionen. Andere psychotherapeutische Verfahren beschränken sich auf das Aufstellen technischer Anweisungen ohne theoretische Grundlegung oder spezifische philosophische Orientierung. Das Fehlen einer angemessenen und differenzierten Theorie der Persönlichkeit oder die grobe Verallgemeinerung von Einzelaspekten zu einer «eigenen» Persönlichkeitstheorie sind vielfach Ursache unverantwortlicher Psychotherapiepraktiken.

Je nach unterschiedlicher Theorie der Persönlichkeit finden sich auch unterschiedliche Krankheitsmodelle. Abzugrenzen sind hier ein *medizinisches Krankheitsmodell* von einem *sozialwissenschaftlichen* und einem *philosophisch-pädagogischen.*

Das *medizinische* Krankheitsmodell betrachtet die Psychotherapie als Behandlungsverfahren, das sich um die Beseitigung krankhafter Symptome bei leidenden Patienten bemüht. Im *sozialwissenschaftlichen* Krankheitsmodell ist Psychotherapie die gemeinsame Bemühung von Therapeut und Patient, positive Verhaltensänderungen zu erzielen, wobei den funktionalen Abhängigkeiten von Umweltbedingungen besondere Aufmerksamkeit geschenkt wird. Das *philosophisch-pädagogische* Modell sieht Psychotherapie als Hilfe in einem Entwicklungsprozess des Menschen hin zu grösserer Bewusstwerdung und Reifung.

Wirkfaktoren. Die Frage, welche *Wirkfaktoren* im psychotherapeutischen Prozess der verschiedenen Psychotherapien tatsächlich für positive Resultate verantwortlich sind, ist noch weitgehend ungeklärt. Es sind sicherlich vielfältige und im Einzelfall komplex zusammenwirkende Bedingungen, die zum Erfolg einer Psychotherapie beitragen. Als wesentliche Wirkfaktoren gelten die emotionale Beziehung zwischen Therapeut und Patient, das Gefühl des Angenommen- und Verstandenseins, die Möglichkeit der Abreaktion angestauter Affekte und Spannungen (Katharsis), die Modellwirkung eines sicheren und selbstvertrauenden Therapeuten, besseres Verständnis der eigenen Gedanken und Gefühle sowie die Möglichkeit zum Erlernen neuer Verhaltens- und Erlebensweisen. Die bislang vorliegenden Ergebnisse der empirischen Psychotherapieforschung lassen in der Tat vermuten, dass weniger die von den jeweiligen Schulen für wichtig erachteten Prozesse als vielmehr einige wenige generelle Wirkfaktoren für den Psychotherapieerfolg verantwortlich sind:

- Ein *gemeinsames Konzept* von Therapeut und Patient zur Erklärung der krankhaften Störung und Verständlichmachung der eingesetzten Techniken; auch ein Modell zur Interpretation der individuellen Wirklichkeit des Patienten.
- Eine vertrauenerweckende *kompetente Haltung des Therapeuten,* ein erkennbares Bemühen um den Patienten und seine Probleme.
- Die *positive Erwartung des Patienten,* dass die Psychotherapie ihm helfen wird.
- Die *Verwendung spezifischer Techniken,* die einen neuen Zugang zur Erfahrung von Realität eröffnen.

Indikationen und Effektivität. Die Frage der *Indikationen* von Psychotherapien kann nicht global beantwortet werden. Im Einzelfall muss entschieden werden, welches therapeutische Vorgehen für welche Symptome und Störungen mit welchem intendierten Therapieziel die grösstmögliche Effektivität verspricht. Wenngleich nach neueren Untersuchungen die *Effektivität* der Psychotherapien insgesamt als eindeutig gesichert angesehen werden kann, wenn man mit unbehandelten Fällen vergleicht, so ist zur Frage, für welche Patienten welche Therapien indiziert sind (differentielle Indikation), wenig bekannt. Die Neurosen und die psychosomatischen Erkrankungen sind die Hauptindikationen für Psychotherapie, jedoch dürfte bei der Therapie endogener Psychosen und auch organisch bedingter Erkrankungen eine psychotherapeutische Grundhaltung des Arztes immer hilfreich sein.

23.2. Psychotherapeutisches Gespräch und Beratung

Obwohl das *ärztlich-psychotherapeutische Gespräch* keine spezielle psychotherapeutische Technik darstellt, hat es doch psychotherapeutische Effekte und unterscheidet sich auch in dieser Zielsetzung vom sonst üblichen diagnostisch und direktiv-beratend orientierten Arztgespräch. Es ist von der Methode her ein verstehendes Gespräch, das dem Patienten Einsichten und Verständnis seiner Person und Lebenssituation vermitteln sowie unterschiedliche Möglichkeiten der Problemlösung erarbeiten kann. Hierbei sollen jedoch weniger direkte Vorschläge, Anweisungen und Ratschläge gegeben werden, vielmehr können in einer Atmosphäre warmer und verstehender Akzeptanz unterschiedliche Wege erarbeitet werden, unter denen dann der Patient selbst frei entscheiden soll. Ziel des psychotherapeutischen Gespräches ist, dem Patienten die Klärung seiner Probleme zu ermöglichen sowie eine Erweiterung seines Verständnisses für die psychologischen und sozialen Bedingungen und Konsequenzen seiner Symptomatik zu erreichen und gegebenenfalls mit diesen leben zu lernen.

Das psychotherapeutische Gespräch unterscheidet sich vom lediglich helfend-mitmenschlichen Dialog durch die Einbeziehung entwicklungs-, motivations- und persönlichkeitspsychologischen Wissens. Seine Methode ist prinzipiell erlernbar, etwa durch Einübung nichtdirektiven, patientenzentrierten Vorgehens. Wenn auch das Gespräch keine eigenständige Psychotherapie ist, finden wir dennoch ähnliche Prozesse der Interaktion, Übertragung und Gegenübertragung wie in der eigentlichen Psychotherapie. Zur Sensibilisierung für solche Prozesse dienen Balint-Gruppen, in denen Ärzte ihre Empfindungen und Gefühle dem Patienten gegenüber sowie Probleme und Fehler, die hieraus entstehen, erkennen und bearbeiten können.

Die *psychologische Beratung* spielt in der Praxis des Arztes eine grosse Rolle, da die meisten Patienten mit der direkten Bitte um Rat kommen und sich oftmals der Eindruck ergibt, als ob ein guter Ratschlag leicht die vorgebrachten Probleme lösen könnte. Dazu kommt, dass wegen der hohen Glaub- und Vertrauenswürdigkeit des Arztes seinen Ratschlägen grosse Bedeutung beigemessen wird. Problematisch ist die Beratung aber deswegen, weil wir nur selten sicher wissen können, was für den Patienten wirklich der beste Weg, das angemessenste Verhalten oder die richtige Lösung ist. Auch ist schwer zu beurteilen und bedarf genauer Überlegung, welche Konsequenzen ein gegebener Rat bei seiner Umsetzung in die Realität für den Patienten haben kann. Schliesslich ist in vielen Fällen gerade nicht das Fehlen der richtigen Lösung, sondern das Defizit bei der praktischen Umsetzung in die Realität das eigentliche Problem des Patienten.

Dennoch hat die verantwortungsvoll eingesetzte Beratung ihre Bedeutung bei der Behandlung psychischer und psychosomatischer Störungen. Sie beinhaltet die Vermittlung von Informationen und Tatsachen, den Appell an die Einsicht des Patienten, das gemeinsame Erarbeiten sinnvoller Handlungsalternativen und das aktiv-direktive Vorschlagen konkreter Verhaltensänderungen. Hierbei handelt der Arzt auf der Basis psychologischen, psychodynamischen und verhaltenstheoretischen Wissens, ohne dass dieses Wissen selbst dem Patienten mitgeteilt zu werden braucht.

Letztlich wird die Akzeptanz einer Beratung weniger durch die Qualität des Ratschlages als durch die Atmosphäre des Gespräches bestimmt.

Bei chronifizierten Neurosen, Süchten sowie besonders in der Nachbehandlung endogener Psychosen ist eine längerfristig angelegte *führende* und *stützende Psychotherapie* von grossem Wert. Sie beschränkt sich auf das Aufgreifen aktuell vorliegender Probleme und Konflikte, gibt dem Patienten die Möglichkeit zum regelmässigen und verlässlichen Gesprächskontakt, stabilisiert durch konstante Beziehung zwischen Arzt und Patient. Eine Kombination mit pharmakologischer Behandlung ist häufig erforderlich, die Indikation zur erneuten stationären Therapie kann rechtzeitig gestellt werden.

Krisenintervention ist Akutpsychotherapie bei aktuellen Überforderungsreaktionen, Krisen, Suizidsituationen. Im Gegensatz zu anderen Psychotherapien bringt sich hier der Therapeut als vorübergehende Bezugsperson stärker ein, er geht aktiv auf den Patienten zu, hilft ihm direkt bei Problemlösungen und gibt emotionale Unterstützung. Ziel der Krisenintervention ist, die akute Krise – auch unter Einschaltung von Angehörigen – rasch zu überwinden und den Patienten möglichst schnell wieder zur Selbsthilfe zu befähigen.

23.3. Psychoanalytische und andere tiefenpsychologische Verfahren

Psychoanalyse. Die Psychoanalyse (Freud) ist eine Untersuchungs- und Behandlungsmethode neurotisch Kranker. Sie beruht auf der Annahme, dass neurotische Störungen auf die unvollständige Verdrängung von Motivationen ins Unbewusste zurückzuführen sind. Wegen der Unvollständigkeit der Verdrängung wirken diese Motivationen weiterhin im aktuellen Verhalten des Neurotikers nach.

Aufgabe der Psychoanalyse ist es, die neurotischen Konflikte aufzuspüren, sie auf ihre lebensgeschichtliche und insbesondere frühkindliche Herkunft zu untersuchen und schliesslich zu lösen. Die Behandlungstechnik besteht darin, dass der Kranke 3- bis 5mal wöchentlich auf einer Couch liegend seine Gedanken, Empfindungen, Wünsche, Träume, Einfälle so dem Analytiker mitteilt, wie sie ihm durch den Sinn gehen *(freie Assoziation).* Der Analytiker, der hinter der Couch sitzend mit «gleichschwebender», einfühlender Aufmerksamkeit dem Analysanden ohne direktives Eingreifen zuhört, *deutet* diesem seine Mitteilungen. Die Deutung verleiht den Mitteilungen des Patienten tiefere Bedeutung und vermittelt dem Analysanden Einsicht, indem sie unbewusste Aspekte des Wünschens, der Aggression, der Angst und Konflikte dem Bewusstsein zugänglich macht. Im Laufe der analytischen Kur entwickelt der Analysand eine Abhängigkeit vom Analytiker, wobei er seine frühkindlichen Wünsche, Ängste, Liebes- und Hassregungen aktualisiert und von den primären Beziehungspersonen (Eltern) auf den Analytiker überträgt. Diesen Vorgang nennt man *Übertragungsneurose,* seine Durcharbeitung führt schliesslich zur Auflösung der Neurose. Trotz akzeptierender Grundhaltung soll der Analytiker neurotische Wünsche und Triebbedürfnisse des Patienten nicht befriedigen *(Abstinenzregel),* sondern sie verbalisieren und mit diesem durcharbeiten. Die analytische Deutungsarbeit orientiert sich vor allem an der Deutung der Widerstände. Unter *Widerständen* versteht man die psychische Kraft, die sich beim Patienten dem Bewusstwerden der pathogenen Vorstellungen widersetzt und die dem Analytiker aus dem abwehrenden Verhalten des Patienten spürbar wird. Ausserhalb der analytischen Situation spricht man nicht von Widerstand, sondern von *Abwehr.* Durch die *Abwehrmechanismen* (Verdrängung, Regression, Reaktionsbildungen, Isolierung, Ungeschehenmachen, Projektion, Introjektion, Wendung gegen die eigene Person, Verkehrung ins Gegenteil, Sublimierung) versucht das Ich angst- und konflikterzeugende Vorstösse aus dem Es ins Ich zu verhindern.

Während die frühe Psychoanalyse durch Deutungen das Ich stärker mit unbewussten Inhalten und Impulsen konfrontierte, versucht der ich-psychologische Ansatz der Psychoanalyse mehr, mit den Deutungen das autonome Ich des Analysanden zu erreichen und für die Deutungsarbeit zu gewinnen. Die neuere Narzissmustheorie (Kohut) schenkt den Grössenideen und der Selbstwertproblematik des Neurotikers vermehrt Beachtung.

Analytische komplexe Psychologie. Die analytische komplexe Psychologie (Jung) wird als ein dialektisches Verfahren verstanden, wobei Gegensatzpaare, wie individuelles und kollektives Unbewusstes, Seele und Persona, bewusster Persönlichkeitsanteil und Schatten, Anima und Animus, Extraversion und Introversion, integriert und die Diskrepanz zwischen bewusster und unbewusster Tendenz überwunden werden sollen. Eine zentrale Stellung in der Jungschen Theorie nimmt der Begriff *Komplex* ein, womit gemeint ist, dass ein verborgener seelischer Inhalt als zusammenhängendes Ganzes, wie eine kleine eingeschlossene Psyche, sich verselbständigt. Die Therapie erfolgt sitzend im Dialog, üblicherweise nur 2mal wöchentlich. Der analytisch-reduktiven Erforschung der Kindheitserlebnisse als erster Phase folgt die synthetische Phase, welche dem Patienten die *Individuation,* seinen individuellen Entwicklungsprozess, ermöglicht, wobei er «zu dem wird, was er eigentlich ist». In der Traumanalyse wird die Methode der *Amplifikation* verwendet: Die vergleichende Herbeiziehung von verwandtem Material aus Märchen und Mythen, historischen und volkskundlichen Gegebenheiten soll die überindividuell-archetypische Bedeutung zeigen.

Individualpsychologie. Die Individualpsychologie (Adler) kritisiert unter anderem die zentrale Bedeutung, die Freud der Sexualität zuschrieb, und misst selber dem *Minderwertigkeitsgefühl* des dem Erwachsenen stets unterlegenen Kindes die entscheidende pathogene Bedeutung für die Neurosenentstehung zu. Sie postuliert, dass der Mensch nach Macht strebt *(Machttrieb),* um dieses Minderwertigkeitsgefühl zu kompensieren. Diesem kompensatorischen Machtstreben als Wurzel der Neurose steht das *Gemeinschaftsgefühl* des Menschen gegenüber, dessen Förderung das Hauptanliegen in der Therapie ist. Die Behandlung erfolgt im Dialog, wobei Patient und Therapeut sich gegenübersitzen. Die Erhellung des Lebensplanes, Darstellung der «nutzlosen» Verhaltensmechanismen und schliesslich die Ermutigung zu adäquateren, am Gemeinschaftssinn orientierten Verhaltensweisen sind die Schritte im Behandlungsverlauf. Das Setting ist möglichst ungezwungen, folgt keinem starren Schema, und die Deutungen werden in einer lebendigen anschaulichen Sprache mit Beispielen aus Literatur und Geschichte gegeben. Pionierhafte Leistungen hat die Individualpsychologie für die Kinder- und Jugendpsychologie erbracht.

Neopsychoanalyse. Die Neopsychoanalyse (Schultz-Hencke) ist eine tiefenpsychologisch-psychoanalytische Schule, die sich in Deutschland entfaltet hat und – weitgehend der Freudschen Theorie folgend – die Akzente etwas anders setzt. Im Zentrum der Krankheitsentstehung steht hier die *Hemmung vitaler Antriebe* durch die zu harte oder zu verwöhnende Umwelt. Ausgelöst wird die Neurose durch Versuchungs- oder Versagenssituationen. In der Behandlung wird der aktuellen Lebenssituation und den Realeinfällen mehr Beachtung geschenkt, während die frühkindlichen Amnesien und Verdrängungen weniger aufgedeckt werden als in der Freudschen Analyse. Auch andere Neoanalytiker, wie Fromm, messen dem aktuellen Konflikt und den sozialen Umständen eine wichtige Bedeutung für die Neurosenentstehung zu und postulieren eine aktivere Haltung des Therapeuten.

Psychoanalytische Kurztherapien. Bereits frühe Schüler von Freud haben versucht, das psychoanalytische Verfahren durch Bestimmung der Themenwahl, Verhaltensanweisungen und Ratschläge abzukürzen und zu beschleunigen. In neuerer Zeit haben Balint, Malan und andere durch Begrenzung des Therapiezieles und der wöchentlichen und gesamten Stundenzahl Kurzverfahren entwickelt. Eine spezielle Form ist die sogenannte *Fokaltherapie,* bei der das therapeutische Gespräch auf einen Fokus gerichtet wird, einen unbewussten Konflikt, von dem angenommen wird, dass er an der Symptombildung wesentlich beteiligt ist.

23.4. Verhaltenstherapien

Allgemeines. Verhaltenstherapie ist die Anwendung von Methoden und Ergebnissen der empirischen Psychologie und ihrer Nachbarwissenschaften mittels kontrollierter Vorgehensweise bei der Erklärung und Behandlung von Verhaltensstörungen.

Die Verhaltenstherapie ist in den fünfziger Jahren in Abgrenzung zur Psychoanalyse entstanden und verstand sich damals als Anwendung von Lerntheorien des Experimentallabors auf die Modifikation von Verhaltensmustern oder die Beseitigung spezifischer Symptome. Diese Einengung der Verhaltenstherapie auf «angewandte Lerntheorie» wird den modernen Verhaltenstherapien nicht mehr gerecht. Diese sind eher charakterisiert durch ihre wissenschaftlich-methodischen Postulate als durch spezifische Techniken.

Im Zentrum des verhaltenstherapeutischen Vorgehens steht das aktuelle *Verhalten* des Patienten im Unterschied zur Fokussierung auf die frühkindliche Lebensgeschichte und unbewusste Vorgänge. Unter Verhalten versteht man neben dem offen beobachtbaren motorischen Verhalten sämtliche Manifestationen psychischen Geschehens, also auch emotional-subjektive, motivational-affektive, verdeckt-kognitive und verbale. Die Verhaltenstherapie negiert damit die Bedeutung von Gefühlen, Phantasien und Gedanken nicht, sondern fordert nur ihre präzise Operationalisierung beim psychotherapeutischen Handeln.

Eine Prämisse verhaltenstherapeutischen Vorgehens ist die Annahme, dass menschliches Verhalten gelernt und durch *Lernprozesse* veränderbar ist. Der Begriff «Lernen» bedeutet im weitesten Sinne «Verhaltensänderung». Hierbei kommt der funktionalen Beziehung zwischen bestimmten Umweltreizen und dem Verhalten des Patienten besondere Bedeutung zu. Grob unterscheiden kann man Reize, die als diskriminative Reize ein Verhalten auslösen, sowie solche, die im Sinne von Verstärkungen oder Bestrafungen einem Verhalten als Konsequenz folgen. Darüber hinaus spielen auch innere Reize und interne Verstärkungen eine Rolle. Es sind verschiedene Lernprozesse bekannt, die für die Durchführung von Verhaltenstherapien nutzbar gemacht werden können, z.B. Habituation, klassisches und instrumentelles Konditionieren, Modell-Lernen.

Voraussetzung für die Anwendung von Verhaltenstherapie ist eine genaue *Diagnostik des Verhaltens* und *seiner Bedingungen* im konkreten Einzelfall (Verhaltensanalyse). Jede verhaltenstherapeutische

Massnahme basiert auf einem vorher aufgestellten funktionalen Modell zur Beschreibung der Zusammenhänge zwischen dem zu ändernden Verhalten und den wesentlichen steuernden Kontrollvariablen. Dieses funktionale Modell erlaubt die Operationalisierung von Ist- und Soll-Zustand und die Ableitung spezifischer psychotherapeutischer Techniken. Psychotherapeutisches Handeln, besonders das der Verhaltenstherapie, bedarf der *empirischen Überprüfung* psychotherapeutischer Interventionen. Dies muss im Einzelfall und nicht generell geschehen.

Obwohl das genaue verhaltenstherapeutische Vorgehen bei jedem Patienten aufgrund der vorgenommenen Verhaltensanalyse individuell erfolgt, haben sich dennoch in der klinischen Praxis einige Standardtechniken für bestimmte Indikationen bewährt. Diese sind im folgenden exemplarisch für das Vorgehen der Verhaltenstherapie dargestellt.

Systematische Desensibilisierung. Diese Technik wird bei Phobien und Ängsten eingesetzt. Man geht hierbei von der Vorstellung aus, dass Phobien klassisch konditionierte Reaktionen auf bestimmte Auslösereize sind. Ziel des Verfahrens ist, die Koppelung von Angstreaktion und Auslösereiz aufzuheben. Hierzu stellt man zuerst eine Hierarchie von Angstreizen auf, angefangen mit dem am wenigsten angstauslösenden bis zum maximal starken Angstreiz. Anschliessend erlernt der Patient, etwa durch autogenes Training oder andere Entspannungsverfahren, sich körperlich zu entspannen. Schliesslich wird er aufgefordert, sich im Zustand der Entspannung den Reizen auszusetzen. Dies kann entweder in der Vorstellung oder in der Realität (in vivo) geschehen. Wiederholte Erfahrung der Angstreize ohne ausgelöste Angstreaktion führt dann zur Beseitigung des phobisch-angstneurotischen Verhaltens. Forschungen zur systematischen Desensibilisierung haben gezeigt, dass nicht so sehr die Entspannung, sondern die Konfrontation mit dem Angstreiz ohne auftretende Panikreaktion den entscheidenden Wirkfaktor des Vorgehens darstellt. Dieses als Expositionstherapie bezeichnete Verfahren hat sich auch bei der Behandlung von Zwangsneurosen als erfolgreich erwiesen.

Operante Verstärkungsmethoden. Sie kommen überall dort zur Anwendung, wo es um den Aufbau neuer Verhaltensmöglichkeiten geht. Hierbei macht man sich das operante Lerngesetz zunutze, das für positiv verstärkte Verhaltensweisen eine Zunahme der Auftretenswahrscheinlichkeit voraussagt. Welche Verhaltensweisen aufgebaut und welche Dinge als Verstärker operational nutzbar sind, muss in der Verhaltensanalyse geprüft werden.

So konnte bei einem schwer retardierten jungen Mann, der vollständig versorgt werden musste, der nur vor sich auf den Boden starrte und weder sich selbst kleidete noch allein ass, durch operantes Vorgehen eine Besserung erreicht werden. Der Therapeut nutzte Süssigkeiten als Verstärker, die immer dann gegeben wurden, wenn der Patient aufblickte, aufstand, etwas aktiv tat. Hierdurch wurden diese Verhaltensweisen häufiger, so dass komplexere Handlungsfolgen verstärkt werden konnten und schliesslich auch eigenes Anziehen und Essen durch kontingente Verstärkung aufgebaut wurden.

Selbstsicherheits- und Kontakttraining. Hierzu werden unterschiedliche Prinzipien eingesetzt, im besonderen kognitive Techniken. Der Patient soll lernen, durch Selbstverstärkungen und Selbstbeobachtung sein Verhalten im sozialen Kontext zu beeinflussen und durch reales Einüben Ängste abzubauen. In Rollenspielen werden notwendige Techniken der sozialen Kontaktaufnahme (Blickkontakt, Stimmlage, Eingehen auf das Gegenüber) geübt. Indikationen sind soziale Ängste, Neurosen und Süchte.

Biofeedback. Hierunter fallen psychophysiologische Methoden, deren Zielsetzung die Entspannung des Patienten ist. Mit technischen Hilfsmitteln können körperliche Reaktionen, Atemfrequenz, Puls, Hautwiderstand, Muskelaktivität, Hirnaktivität aufgenommen und verstärkt und dem Patienten direkt rückgemeldet werden. Die Überlegung dabei ist, dass durch eine sofortige Rückmeldung von Spannung und Entspannung der Patient in die Lage versetzt werden kann, seine eigenen körperlichen Reaktionen in Richtung grösserer Beruhigung und Entspannung zu beeinflussen. Hauptindikationsgebiet sind psychosomatische Erkrankungen und funktionelle Beschwerden.

Kognitive Umstrukturierung. Dies ist ein Verfahren aus der Gruppe der kognitiven Techniken, die sich direkt um eine Veränderung von Gedanken, Einstellungen und Phantasien bemühen. Besondere Bedeutung hat dieses Vorgehen in der Depressionstherapie von Beck sowie in der rational-emotiven Therapie von Ellis. Gemeinsam mit dem Patienten werden dessen typische Interpretationen konkreter Erfahrungen analysiert und auf ihre Realitätsangemessenheit untersucht. In realen Tests dieser Situationen werden diese verzerrten und unangemessenen Kognitionen an der Realität geprüft und durch angemessenere ersetzt. Hierdurch sollen Wahrnehmungsverzerrungen, unangemessene Interpretationen und darauf fussende Fehlverhaltensweisen beseitigt werden.

23.5. Gesprächspsychotherapie

Ziel der *klientenzentrierten Gesprächspsychotherapie* (Rogers) ist, dem Patienten zur Klärung und Akzeptierung seines eigenen Selbst zu verhelfen. Hierdurch sollen die in jedem Individuum liegenden Selbstaktualisierungstendenzen und damit seine Selbstheilungskräfte gestärkt und gefördert werden.

Das Menschenbild der humanistisch orientierten Gesprächspsychotherapie sieht das Individuum als eine Struktur des Selbst, das in Übereinstimmung mit eigenen Bedürfnissen und mit der wahrgenommenen Realität steht. Psychische Probleme entstehen dann, wenn die eigene Selbststruktur in Widerspruch zu Erfahrungen und Wahrnehmungen steht und diese Erfahrungen verzerrt und negiert werden, statt die Selbststruktur zu verändern und zu erweitern.

Dies kann in einer Gesprächsatmosphäre geschehen, in der der Patient aufgrund des einfühlenden und verstehenden Akzeptierens durch den Psychotherapeuten tatsächlich Erfahrungen unverzerrt wahrnehmen und sie in sein Selbstkonzept integrieren kann. Hierdurch werden Ängstlichkeit, Unzufriedenheit mit sich selbst und Depressivität reduziert und eine Entfaltung der Persönlichkeit und des Selbsts hin zu grösserer Differenzierung und zur offenen Erfahrung mit der Realität ermöglicht.

In der Gesprächspsychotherapie werden drei *Grundvariablen* im Verhalten des Therapeuten für wichtig erachtet:

Positive und nicht an Bindungen geknüpfte Wertschätzung. Der Therapeut akzeptiert den Patienten wie er ist und bringt ihm Wärme, Achtung und Zuneigung entgegen. Alle vom Patienten geäusserten

Dinge, alle seine Eigenschaften und Handlungsweisen werden akzeptiert, ohne dass die Zuneigung des Therapeuten hiervon abhängig gemacht wird.

Echtheit. Der Therapeut tritt dem Patienten als Mensch und nicht lediglich in einer professionellen Rolle gegenüber. Er ist spontan und offen, lässt auch eigene Gefühle und Gedanken zu und ist hierin ein Modell für die Selbstexploration des Patienten.

Verbalisierung emotionaler Erlebnisinhalte. Dies ist das eigentlich technische Vorgehen der Gesprächspsychotherapie. Der Therapeut bemüht sich, das vom Patienten Gesagte genau und in seiner emotionalen Bedeutung zu verstehen und ihm sprachlich zu verdeutlichen und rückzumelden. Es geht hierbei um die Suche, was der Patient wirklich oder eigentlich meint, um ihn bei der Suche nach seinen wirklichen Gefühlen, Gedanken und Wahrnehmungen zu unterstützen. Die Verbalisierung hat immer vom Blickpunkt des Patienten aus zu erfolgen, es sind *seine* Gefühle, die wir zu erfassen suchen.

Diese Therapeutenvariablen gestalten die therapeutische Situation so, dass der Patient in die Lage versetzt wird, ohne Angst und Abwehr sich selbst zu explorieren *(Selbstexplorationstendenz),* sich mit seinen wirklichen Bedürfnissen und Gefühlen kennenzulernen und zu akzeptieren: *nichtdirektives Vorgehen* (statt Deuten und Anleiten).

Forschungen zur Effektivität haben gezeigt, dass die Gesprächspsychotherapie eine wirksame Methode zur Behandlung psychischer Probleme ist. In der Psychiatrie sind ihre Hauptindikationen Konfliktreaktionen, Neurosen ohne deutliche Symptomatologie, Patienten mit Minderwertigkeitsgefühlen und Selbstwertproblemen. Daneben hat sich die Gesprächspsychotherapie als Basisverhalten unterschiedlicher Psychotherapieformen, aber auch als grundsätzliche Haltung im ärztlichen Umgang mit dem Patienten bewährt.

23.6. Psychotherapeutische Einzelverfahren

Es gibt eine Reihe psychotherapeutischer Techniken und Einzelverfahren, die sich in der psychiatrischen Praxis gut bewährt haben, jedoch nur ein begrenztes Indikationsgebiet aufweisen, bestimmte Aspekte gestörten Verhaltens und Erlebens herausgreifen oder durch eine besondere Theorie geleitet sind.

Autogenes Training. Das autogene Training (Schultz) wird auch konzentrative Selbstentspannung genannt. Es ist eine autosuggestive Umschaltung in einen leicht hypnoiden Zustand. Seine Wirkungsweise beruht darauf, dass die gedankliche Vorwegnahme eines Zustandes den körperlichen Nachvollzug bewirken kann. Die Behandlung kann in Einzelsitzungen oder in der Gruppe durchgeführt werden, wobei sich der Patient auf *Übungsformeln* einstellt. Einer einleitenden *Ruheübung* folgen 6 nachfolgende *Stufen,* die systematisch Entspannung im ganzen Körper zu erreichen suchen. 1. Ruheübung: «Ich bin ganz ruhig»; 2. Schwereübung: «rechter Arm ganz schwer» (dann stufenweise «beide Arme, beide Beine, ganzer Körper ganz schwer»); 3. Wärmeübung: «rechter Arm angenehm warm» (wieder schrittweise Ausdehnung auf ganzen Körper); 4. Herzübung: «Herz schlägt ganz ruhig und kräftig»; 5. Atemübung: «Atem ruhig und gleichmässig»; 6. Bauchübung: «Sonnengeflecht strömend warm»; 7. Stirnübung: «Stirn angenehm kühl». Indikation: Mit Spannung und Verkrampfung einhergehende Störungen und Beschwerden, wie Kopfschmerzen, funktionelle Organbeschwerden, Schlafstörungen sowie bei funktionell überlagerten organischen Leiden, Migräne, Hypertonie, Rheumaleiden. Kontraindikation: Herzkrankheiten, psychotische und psychosengefährdete Menschen.

Progressive Relaxation, konzentrative Bewegungstherapie (Gindler). Es handelt sich um dem autogenen Training verwandte Entspannungsmethoden, die in Verhaltenstherapien und bei psychosomatisch Kranken viel verwendet werden. Unter Verzicht auf die Beeinflussung vegetativer Funktionen wie beim autogenen Training wird hier gelernt, sämtliche Muskeln des Körpers zu entspannen, beginnend mit den einzelnen Extremitäten, dann Nacken-, Bauch- und Rückenmuskeln. Es kommt zur Entspannung der Muskulatur und zum besonders intensiven Körpererleben.

Suggestion und Hypnose. Unter *Suggestion* verstehen wir die Beeinflussung des Denkens, Fühlens, Wollens oder Handelns eines anderen Menschen unter Umgehung seiner rationalen Persönlichkeitsanteile. Zu unterscheiden sind die Heterosuggestion (Fremdbeeinflussung) von der Autosuggestion (Selbstbeeinflussung) und die Suggestion in der Hypnose von der Wachsuggestion. *Hypnose* ist die Einengung des Bewusstseins durch die Einstellung auf den Hypnotiseur und die anschliessende Senkung des Bewusstseins in einen schlafähnlichen Zustand. Zur Einleitung der Hypnose wird oft die Fixiermethode eingesetzt: Der Therapeut steht hinter dem Patienten und lässt ihn eine Bleistiftspitze scharf fixieren, was eine Konvergenzbewegung der Augen nach innen/oben mit Ermüdungseffekt bewirkt. Durch weitere Suggestionen der Ruhe und Entspannung wird der hypnotische Zustand vertieft. Im Zustand der Hypnose können die therapeutischen Suggestionen gegeben werden. Am Ende der in der Regel 10–20 Minuten dauernden Sitzung müssen die zur Hypnose führenden Suggestionen sorgfältig zurückgenommen werden. Indikation: Schmerzzustände und subjektive Beschwerden bei neurotischen und psychosomatischen Krankheiten, hypnotische Analgesie bei Operationen, auch zur Behandlung von Rauchern (vermittels posthypnotischen Auftrags). Kontraindikation: Psychose und Psychosegefährdung.

Katathymes Bilderleben. Das katathyme Bilderleben (Leuner) ist ein imaginatives Verfahren, das vom spontanen Tagträumen in entspanntem Zustand bei geschlossenen Augen sowie hypnagogen Visionen im beginnenden Schlaf ausgeht. Diese werden benutzt, um den Patienten zum gelenkten Bilderleben in entspanntem Zustand anzuregen. Der Therapeut greift anregend, lenkend und unterstützend in das Tagtraumgeschehen ein, das ihm der Patient erzählt, und interpretiert das bildhafte Material wie einen Nachttraum psychoanalytisch. Die Grundmotive, die der Patient sich vorstellen soll, sind Wiese, Bach, Berg, Waldrand und Haus. Geeignet für das katathyme Bilderleben ist, wer ohne grosse Mühe eine bildhafte Vorstellung hervorrufen kann. Kontraindikationen: Psychotische und psychosenahe Patienten sowie ausgeprägte hysterische Neurosen.

Gestalttherapie. Die Gestalttherapie (Perls) bezweckt durch Aufhebung der Blockierungen ein Gewahrwerden seiner selbst und der unmittelbaren Bedürfnisse, wodurch dem neurotischen Menschen zur Ganzheit (geschlossenen Gestalt) verholfen werden soll. Nur das Erleben im Hier und Jetzt ist Gegenstand der Therapie, während der pathogenetische Gesichtspunkt der Psychoanalyse strikt abgelehnt wird. Die relevanten gegenwartsbezogenen Fragen des Therapeuten lauten: «Was tust Du?», «Was fühlst Du?», «Was möchtest Du?», «Was vermeidest Du?», «Was erwartest Du?».

Daseinsanalyse. Die Daseinsanalyse (Binswanger) versteht psychisches Kranksein als eine Abwandlung des In-der-Welt-Seins: Das Daseinsthema eines menschlichen Lebens kann sich bei Übersteigerungen von der natürlichen Lebenssituation lösen und sich (z.B. im Wahn) verselbständigen; der Wahn ist dann eine Konsequenz der bisherigen Daseinsentfaltung. Die Daseinsanalyse ist keine eigentliche Therapie, sondern eine Betrachtungsweise von Psychosen, die im therapeutischen Umgang mit dem Kranken nützt: Die Beziehung zwischen Patient und Analysand wird nicht unter dem Aspekt von Übertragung und Gegenübertragung interpretiert, sondern wir verstehen die Äusserungen des Kranken in ihrer unmittelbaren Bedeutung. Damit nehmen wir den Kranken in seiner Psychose in besonderer Weise ernst.

Bewegungstherapie gewinnt in der Psychiatrie zunehmend an Bedeutung: Gymnastik, rhythmische Gymnastik, Spiele, besonders in Gruppen. Auch spezielle Bewegungsübungen zur Bewusstmachung des eigenen Körpers und seiner Empfindungen, zur Ausdehnung des Bewegungsraumes. Anwendung bei Neurosen und endogenen Psychosen (vgl. S. 129).

Ergotherapie. Darunter fassen wir *Beschäftigungs-* und *Arbeitstherapie* zusammen. Sie sind besonders in der Behandlung von Schizophrenien wichtig (vgl. S. 129). Die Beschäftigungstherapie, einschliesslich Mal- und Gestaltungstherapie, hat aber auch in der Behandlung von Neurosen und Depressionen ihren festen Platz: Vermittlung von kreativer Freude, Vertrauen auf eigene Fähigkeiten, Selbstbestätigung.

23.7. Gruppenpsychotherapien, Paar- und Familientherapie

Gruppenpsychotherapien. Diese können einmal psychoanalytisch, zum anderen mehr gruppendynamisch orientiert sein. Im ersteren Fall handelt es sich um die Anwendung psychoanalytischer Erkenntnisse auf Gruppen, im zweiten um Benutzung von Gruppenprozessen als Behandlungsinstrument. Ganz allgemein kommen bei Gruppenpsychotherapien folgende Faktoren zur Wirkung: Informationen über seelische Gesundheit und Krankheit, Einflössen von Hoffnung, Einsicht, dass andere auch leiden, Üben einer altruistischen Einstellung durch vielfältige Hilfen an andere Gruppenmitglieder, Entwicklung von Techniken im zwischenmenschlichen Umgang, soziales Lernen am Verhalten der Gruppenmitglieder und des Therapeuten. Wir unterscheiden folgende Gruppenverfahren: analytische und gruppendynamisch orientierte Gruppenpsychotherapien, ferner themenzentrierte Interaktion, Psychodrama und Rollenspielmethoden, Selbsterfahrungsgruppen (Encounter-Gruppen), Selbsthilfegruppen.

Psychoanalytische Gruppenpsychotherapie. Psychoanalytische Deutungstechniken werden auf die Gruppe und die einzelnen Gruppenmitglieder angewendet, oft kombiniert mit gruppendynamischen Aspekten. Vor allem die Übertragung früherer Beziehungsmuster auf Gruppenmitglieder oder den Gruppenleiter, unbewusste Ängste, Widerstände oder Triebwünsche, die deutlich werden, sind Gegenstand der Deutung. Innerhalb von Gruppen kann es leicht zum Aufschaukeln affektiver Reaktionen, besonders aggressiver, kommen (Verstärkereffekt).

Gruppendynamisch orientierte Gruppen. Hier wird die aktuelle Gruppendynamik genutzt. Diese kann soziale Beziehungsmuster, die unangepasst sind und mit älteren Konflikten zusammenhängen können, reaktualisieren. Durch die Reaktionen aus der Gruppe werden Bewusstmachen und Korrektur eigenen Fehlverhaltens erleichtert.

Themenzentrierte Interaktion. Die themenzentrierte Interaktion (Cohn) versucht ein «living learning» (lebendiges Lernen) zu vermitteln. Die Gruppeninteraktion wird durch die drei Faktoren *Ich* (= Persönlichkeit des Teilnehmers), *Wir* (= die Gruppe) und *Es* (= das Thema) bestimmt. Die Teilnehmer haben sich an Verhaltensregeln zu halten: «Sei dein eigener Chairman», «Störungen haben Vorrang», «Sprich per ich und nicht per wir oder man».

Psychodrama. Im Psychodrama (Moreno) werden Konflikte, Träume, Einfälle vom Hauptdarsteller (Protagonist) dargestellt, wobei die anderen Gruppenmitglieder als sogenannte Antagonisten mitspielen. Anschliessend wird in einer Gesprächsrunde das Spiel besprochen. In anderen Rollenspielverfahren proben die Gruppenmitglieder ein bestimmtes Verhalten, vor dem sie Angst haben oder das ihnen schlecht gelingt, in der Gruppe im Rollenspiel. Das Rollenspiel – auch im Tausch der Rollen – führt zur Abreaktion ängstlicher Affekte (Katharsis), zum Lerneffekt infolge direkter Rückmeldungen und Bekräftigungen aus der Gruppe, zum Modell-Lernen am Beispiel des anderen, zu besserer Einsicht und Selbstvertrauen in die eigenen Verhaltensmöglichkeiten.

Selbsterfahrungsgruppen, Trainingsgruppen, Begegnungs- oder Encounter-Gruppen. Bei diesen Gruppenverfahren sollen die Teilnehmer besseren Zugang zu ihren tatsächlichen Gefühlen in einer entspannten Gruppenatmosphäre mit gegenseitiger Wertschätzung und Wärme gewinnen. Sensitivitätstraining bedeutet Verbesserung der Selbst- und Fremdwahrnehmung für latente Bedürfnisse, Gefühle, wechselseitige Einstellungen. In Encounter-Gruppen sind die Entfaltung der Emotionalität und die Aufnahmebereitschaft für neue Erfahrungen und Gefühle, auch Körperempfindungen, das Hauptziel. Der Gruppenleiter übernimmt anfangs – angelehnt an die Technik der Gesprächstherapie (Rogers) – die Funktion der Verbalisierung, später tun dies die Gruppenmitglieder selbst. Den Trainingsgruppen (T-Gruppen) entsprechen auch die Gruppenlabors, die der verbesserten Selbsterfahrung dienen.

Selbsthilfegruppen. In ihnen schliessen sich Kranke (Alkoholiker, Krebskranke, Rheumakranke, Fettsüchtige), aber auch deren Angehörige ohne Therapeuten zusammen, um ihre gemeinsamen Probleme besser lösen oder um mit ihnen besser umgehen zu können. Die Selbsthilfegruppen stützen sich auf die Solidarität der Kranken untereinander und darauf, dass alle gleich betroffen sind und deshalb selbst am besten die Probleme meistern können. Wirksam ist besonders die wechselseitige Identifizierung in der Gruppe, besonders aber auch das modellhafte Lernen an denen, die mit ihrer Krankheit gut zurechtkommen und denen eine gute Lebensanpassung gelingt.

Balint-Gruppen sind ärztliche Fallseminare, bei denen unter Leitung eines erfahrenen Psychotherapeuten die Arzt-Patient-Beziehung und ihre therapeutische Nutzung anhand konkreter Behandlungsfälle besprochen wird. Anliegen ist das Erkennen des psychologischen Geschehens zwischen Arzt und Patient, zwischen Patient und Angehörigen, konflikthafter Beziehungen und der psychischen Widerstände beim Arzt. Durch die korrigierende emotionale Erfahrung in der Gruppe soll der Arzt zu einer freieren und unmittelbareren Einstellung zum Patienten finden. Er soll lernen, dem Kranken vorurteilsfrei zuzuhören, sein verborgenes Anliegen zu verstehen und auch kleinen, scheinbar unwesentlichen Begebenheiten Beachtung zu schenken.

Paar- und Familientherapie. In den letzten 10 Jahren ist die Paar- und Familientherapie zur verbreiteten Behandlungsmethode geworden. Ihr liegt die Erkenntnis zugrunde, dass Verhaltensstörungen nicht nur durch intrapsychische Prozesse bedingt sind, sondern in einer Wechselbeziehung mit interpersonellen Vorgängen in der Familie stehen. Ehe- und Familientherapie knüpft daher am interpersonellen Beziehungsnetz an, im Unterschied zu den anderen, individuumzentrierten Therapien. *Familiäre Symptomneurosen* (Richter) kommen dadurch zustande, dass die Familie ein Mitglied oder mehrere ihrer Mitglieder zu Kranken organisiert, um einen hintergründigen Familienkonflikt zu entlasten. Bei der *familiären Charakterneurose* entlastet die Familie einen Konflikt, indem sie als Ganzes solidarisch ein neurotisches Gepräge annimmt und sich so gegen die Aussenwelt abgrenzt (angstneurotische Sanatoriumsfamilie, paranoide Festungsfamilie, hysterische Theaterfamilie). Vor allem Kinder und Jugendliche mit delinquenten oder süchtigen Verhaltensstörungen oder psychosomatischen Störungen und schizophrene Erkrankungen im Jugendalter eignen sich für Familientherapien. Es haben sich drei Richtungen entwickelt:

1. Das strukturalistische (strukturelle) Modell, das auf der Systemtheorie basiert und versucht, die Struktur und die Regeln des Familiensystems durch autoritative Anweisungen und paradoxe Interventionen, wie Symptomverschreibungen, zu erfassen und zu beeinflussen.

2. Das Konfliktverarbeitungsmodell leitet sich von der Psychoanalyse ab und deckt unbewusste Familienkonflikte, hintergründige Loyalitäten und Delegationsprozesse (Eltern versuchen, in ihren Kindern eigene Strebungen zu verwirklichen), Scham- und Schuldverstrickungen auf. Das Kollusionsmodell (Willi) postuliert einen unbe-

wussten gemeinsamen Konflikt beider Partner, die komplementäre Positionen einnehmen.

3. Das behavioristische Modell wendet verhaltenstherapeutische Methoden in der Familientherapie an.

23.8. Sozialpsychiatrie

Die Sozialpsychiatrie erforscht besonders die Sozialfaktoren für seelische Gesundheit und Krankheit des einzelnen wie auch ganzer Gruppen. Sie hat eine interdisziplinäre Arbeitsweise und betont die Teamarbeit.

Folgende Richtungen lassen sich unterscheiden:

1. Die *epidemiologische Forschungsrichtung* untersucht die Häufigkeit seelischer Erkrankungen in verschiedenen Bevölkerungsgruppen (Grossstadt – Land, nach sozioökonomischer Schicht usw.).

2. Die *kulturanthropologische Forschung* untersucht Primitivkulturen mit ethnologischen und tiefenpsychologischen Methoden, um die Ausprägung der Persönlichkeit in verschiedenen Kulturen mit eigenen Wertsystemen und Traditionen zu überprüfen. Die *vergleichende Psychiatrie* (Ethno-, transkulturelle Psychiatrie) befasst sich mit Entstehung und Erscheinungsbild psychischer Störungen in Zusammenhang mit soziokulturellen Gegebenheiten der verschiedenen Kulturen.

3. Die *gruppendynamische Forschung* untersucht das Individuum im sozialen Umfeld und besonders in der Gruppe (Soziogramm nach Moreno, Rangpositionen nach Schindler). Die therapeutische Gemeinschaft spielt in der Sozialpsychiatrie auch als demokratische Gemeinschaft – und damit als Alternative zur hierarchischen Struktur der kustodialen Klinik – eine besondere Rolle.

4. Die *«Mental-Health»-Bewegung* vereint die verschiedenen psychiatrischen Methoden zu einem Entwicklungsprogramm: Sozialpsychiatrische Ambulatorien, Patientenklubs, Tageskliniken, Kriseninterventionszentren, Nachtkliniken, Übergangswohnheime, Wohngemeinschaften, Elternvereinigungen bilden ein Behandlungsnetz zur Resozialisierung der Patienten und Vorbeugung einer Hospitalisierung.

Die *Nachtklinik* ist für Patienten bestimmt, die tagsüber einer Arbeit nachgehen, jedoch noch einer geschützten klinischen Wohnsituation bedürfen. Sie bietet dem Patienten Gruppentherapien und psychotherapeutische Behandlungsmöglichkeiten, ärztliche Betreuung und ein milieutherapeutisches Klima an. Ziel ist die Wiedereingliederung. Im *Übergangswohnheim* werden weniger therapeutische Aktivitäten angeboten und deshalb Patienten aufgenommen, die der Belastung einer Therapie nicht standhalten, jedoch einer halbstationären Betreuung bedürfen. Die *Tagesklinik* bietet dem Patienten, der den Abend und die Nacht im Rahmen seiner Familie verbringt, fast alle Behandlungsmethoden eines psychiatrischen Krankenhauses an; sie ist häufig als therapeutische Gemeinschaft konzipiert. Beschäftigungstherapie und produktive Arbeitstherapie mit ansteigendem Leistungsanreiz sind kombiniert mit therapeutischen Gruppengesprächen.

Die *therapeutische Gemeinschaft* (Jones) basiert auf dem Abbau hierarchischer und autoritärer Strukturen der Krankenhausstation zugunsten einer Partnerschaft zwischen Patienten und Personal, wobei das Selbsthilfepotential des Kranken und seine Mitverantwortung für das Gemeinschaftsleben gefördert und für die Behandlung nutzbar gemacht werden. Abteilungsversammlungen sind ein geeignetes Mittel dazu (vgl. S. 129f.). Auch Wohngemeinschaften und Behandlungseinrichtungen für Suchtkranke, kriminelle und verhaltensgestörte Jugendliche sind oft nach dem Prinzip der therapeutischen Gemeinschaft organisiert.

23.9. Medikamentöse Therapie

Die *Psychopharmaka* nehmen im Behandlungsplan schwererer psychischer Störungen einen zentralen Platz ein. Sie werden im allgemeinen aber nicht allein eingesetzt, sondern durch andere Behandlungsverfahren, wie Psychotherapie, Ergotherapie, Milieutherapie, unterstützt. Bei sehr schweren psychotischen Störungen (wie bei den Schizophrenien) wird die psycho- und soziotherapeutische Behandlung vielfach erst durch die Behandlung mit Psychopharmaka ermöglicht.

Die *Einteilung* der Psychopharmaka erfolgt am besten nach der *Wirkung:*

1. Psychopharmaka im engeren Sinne: Antipsychotika, Antidepressiva, Anxiolytika
2. Psychopharmaka im weiteren Sinne: Hypnotika, Sedativa, Psychostimulantien, Antiepileptika
3. Psychopharmaka mit psychotomimetischer Wirkung: Psycholytika oder Psychodysleptika

Neuroleptika. Neuroleptika werden auch als *Antipsychotika* bezeichnet, weil sie auf psychotische Symptome, wie Halluzinationen und Wahn, wirken. Chemisch gibt es folgende Klassen: Phenothiazine, Thioxanthene, Butyrophenone, Diphenylbutylpiperidine, Dibenzodiazepine und Rauwolfiaalkaloide. In bezug auf die klinische Wirkung erfolgt die Einteilung nach der Ausprägung der zusätzlichen dämpfenden Wirkungskomponente. Die früher angenommene geringere antipsychotische Wirkung stark dämpfender im Vergleich zu gering dämpfenden Neuroleptika gilt heute nicht mehr als richtig. Stark dämpfende Neuroleptika sind (deutsche, schweizerische, österreichische Markennamen in Klammern): Levomepromazin (Neurocil, Nozinan), Clopenthixol (Ciatyl, Sordinol) und Clozapin (Leponex). Weniger dämpfende Neuroleptika sind z.B. Phenothiazine mit Piperazinylseitenkette, wie Perphenazin (Decentan, Trilafon) und Fluphenazin (Dapotum), sowie die Butyrophenone.

Klinische Wirkung. Neuroleptika bewirken Antriebs- und Affekthemmung und relative Indifferenz gegenüber Innen- und Aussenwelt. Ihre Wirkung ist beruhigend, entspannend und initial-schlafanstossend, ausserdem antipsychotische Wirkung auf Halluzinationen, Wahn, Denk- und Affektstörungen und auf die sogenannten schizophrenen Minussymptome, wie Autismus, Apathie und affektive Nivellierung; ferner antiemetische und antiallergische Wirkung. Weder körperliche noch psychische Abhängigkeit.

Kontraindikationen. Keine absoluten Kontraindikationen, mit Ausnahme von Rauwolfiaalkaloiden, wie Reserpin (Serpasil), bei Ulkusanamnese und Depressionsneigung. Vorsicht bzw. langsam einschleichende Dosierung bei Glaukom, Harnverhalten, Pylorusstenose, Prostatahyperplasie, kardiovaskulären Erkrankungen und organischen Hirnschäden. Möglichst nicht in der Schwangerschaft geben.

Nebenwirkungen. 1. Extrapyramidale Nebenwirkungen (vgl. S. 368f.): Frühdyskinesien oder Dystonien schon in der 1. Behandlungswoche möglich. Parkinson-Syndrom (Parkinsonismus) etwas später, noch später Akathisie. Spätdyskinesien nach längerer Therapie und unter Umständen persistierend nach Absetzen. 2. Vegetative Nebenwirkungen (anticholinerge und adrenerge): Trockenheit der Schleimhäute (Mund, Nase, Vagina), Blutdrucksenkung, Tachykardie und Akkommodationsstörungen, Miktionsstörungen, Heisshunger, Exantheme und Galaktorrhö. Nach langdauernder Behandlung Libido- und Potenzverminderung. Epileptische Anfälle durch Senkung der Krampfschwelle. Delirien durch Überdosierung. Bei 0,1–1,0% Agranulozytosen bei trizyklischen Neuroleptika.

Verabreichung. In der Regel per os, bei Erregungszuständen intramuskulär, am häufigsten Perphenazin (Decentan, Trilafon), Trifluoperazin (Triperidol), Haloperidol (Haldol), Promazin (Protactyl, Prazine), Thiothixen (Orbinamon), Fluphenazin (Dapotum, Lyogen). Bei akuten schizophrenen Schüben auch initial Dapotum acutum oder Haldol intravenös in höherer Dosis.

Die *Behandlungsdauer* hängt vom Therapieziel und Verlauf des Zustandes ab. Ruhigstellung eines Erregungszustandes wird innerhalb von Stunden oder Tagen erreicht, auch die Manie bessert sich oft in kurzer Zeit. Bei schizophrenen Erkrankungen im allgemeinen weiterführende Medikation nach Besserung der Symptomatik.

Depotneuroleptika sind Langzeitneuroleptika aus den Gruppen der Phenothiazine, Thioxanthene, Butyrophenonen und Diphenylbutylpiperidinen. Sie werden bei rezidivierenden schizophrenen Psychosen und chronischen schizophrenen Verläufen zur Langzeittherapie eingesetzt. Vorteil: Verminderung der Rückfälle und Rehospitalisierungen, Senkung der Behandlungskosten. Voraussetzung ist die Kooperation des Patienten. Einschleichende Dosierung. Gleiche Nebenwirkungen wie bei peroralen Neuroleptika. In 5–25% depressive Verstimmungen möglicherweise pharmakogener Ursache.

Antidepressiva. Antidepressiva sind tri- und tetrazyklische Thymoleptika und Monoaminooxydasehemmer (Thymeretika). Sie wirken nicht euphorisierend, sondern bessern die Depression als Ganzes. Klinisch ist die Unterscheidung zwischen mehr sedierenden und nicht sedierenden sinnvoll. Die folgende Liste reiht die Antidepressiva nach sinkendem Sedierungsgrad ein: Trimipramin (Surmontil, Stangyl, Surmontil), Doxepin (Sinquan), Amitriptylin (Laroxyl, Saroten, Tryptizol), Melitracen (Trausabun, Dixeran), Dibenzepin (Noveril), Dimetracin (Istonil), Noxiptilin (Agedal), Imipramin (Tofranil), Clomipramin (Anafranil), Trotriptylin (Maximed, Concordin), Nortriptylin (Nortrilen), Desimipramin (Pertofran). Die sedierende Wirkungskomponente hat oft angstlösenden Effekt; die nichtsedierenden Präparate wirken eher antriebssteigernd. Beginnende Besserung der depressiven Kernsymptomatik (depressive Grundbefindlichkeit, Antriebsarmut, Initiativelosigkeit, Gedächtnisstörungen, Konzentrationsstörungen) in den ersten 5–10 Behandlungstagen. Ist nach 2wöchiger Behandlung keine Besserungstendenz feststellbar, ist Umstellen auf anderes Antidepressivum zu empfehlen.

Indikationen. Bei jedem depressiven Zustandsbild, das nicht durch eine andere Kausaltherapie gebessert werden kann (organische, symptomatische Depressionen, Erschöpfungs- und reaktive Depressionen). Dieses weite Indikationsspektrum basiert auf der hypothetischen Annahme, dass der antidepressive Effekt unspezifisch ist und allen depressiven Syndromen eine biochemische Störung zugrundeliegt. Die Wahl der Antidepressiva richtet sich unabhängig von der Ätiologie nach der Syndromdiagnostik: 1. gehemmt-depressives, 2. agitiert-depressives, 3. hypochondrisches, 4. phobisch-anankastisches, 5. psychotisch-depressives, 6. larviert-depressives, 7. organisch-depressives Syndrom. Dabei richtet sich die Wahl vorwiegend nach der Ausprägung der Hemmung oder Agitiertheit (Zielsymptome). Bei starker Angst empfiehlt sich Kombination mit einem Anxiolytikum oder gering dosierten Neuroleptikum.

Kontraindikationen. Nur relative: Glaukom, Prostatahyperplasie, Koronarsklerose, Arrhythmien, Herzinsuffizienz, Epilepsien. Keine Kombination mit Monoaminooxydasehemmern. Nach Behandlung mit MAO-Hemmern ist unbedingt eine 7- bis 10tägige Ruhepause einzuschalten. Nach frischem Herzinfarkt keine Antidepressiva. Bei Hirnschädigung Vorsicht, da erhöhte Gefahr eines pharmakogenen Delirs.

Nebenwirkungen. Vegetative und vor allem anticholinergische: Müdigkeit, Akkommodationsstörungen, Trockenheit der Schleimhäute, Mydriasis, Schwitzen, Tachykardie, Leukopenie. Aktivierung schizophrener Symptome bei latenter oder manifester Schizophrenie.

Applikation und Dosierung. In der Regel orale Verabreichung, gut resorbiert. Steigerung der Dosierung auf die volle therapeutische Dosis innerhalb 3–5 Tagen. Bei organischen Hirnschädigungen niedrige und langsame Dosissteigerung. Wegen der langen Halbwertszeiten nur 1- bis 2mal täglich, bevorzugt am Abend vor dem Schlafen. Intravenöse Infusionsbehandlung bei therapieresistenten und schwer gehemmten Depressionen: Maprotilin (Ludiomil), Clomipramin (Anafranil), Dibenzepin (Noveril), Nomifensin (Alival).

Die Behandlung mit Antidepressiva soll auch bei Erfolg Monate fortgesetzt werden, ausschleichendes Absetzen, ausser bei Umschlag in eine Manie.

Monoaminooxydasehemmer wirken über einen Azetylierungsmechanismus. Sie sind indiziert bei gehemmten Depressionen, Resistenz auf tri- und tetrazyklische Antidepressiva. Cave: Unverträglichkeit mit tri- und tetrazyklischen Antidepressiva und anderen Medikamenten, wie Barbituraten, Antihistaminika, Antihypertensiva und allen tyraminhaltigen Nahrungsmitteln (viele Käsesorten). Während der Behandlung ist strenge tyraminfreie Diät erforderlich (Gefahr hypertensiver Krisen). Nach MAO-Hemmern 7–10 Tage Medikamentenpause vor Behandlung mit tri- oder tetrazyklischen Antidepressiva.

Lithium. Lithiumsalze wirken therapeutisch auf hypomanische und manische Symptome und prophylaktisch auf Stimmungsschwankungen, besonders auf Phasen der monopolaren und bipolaren Affektpsychosen. Die Lithiumprophylaxe ist indiziert bei periodischen endogenen Depressionen, Spätdepressionen, manisch-depressivem Kranksein und schizoaffektiven Psychosen, wenn innerhalb der letzten 2 Jahre 2–3 Phasen aufgetreten sind. Die Wirkung besteht in einer Rezidivprophylaxe oder Verminderung der Symptomausprägung und Verkürzung der Phasen sowie Verlängerung der gesunden Intervalle. Es gibt verschiedene Lithiumsalze, kurz wirksame und Retardpräparate. Häufig verwendet: Lithiumazetat (Quilonum), Lithiumkarbonat (Quilonum retard, Hypnorex retard), Lithiumsulfat (Lithium-Duriles).

Kontraindikationen. Niereninsuffizienz, kochsalzfreie Diät, schwere Herz- und Kreislaufkrankheiten, Morbus Addison, Schwangerschaft (Gefahr kardialer Fruchtschäden); Stillen (Lithium geht in die Muttermilch über, wird vom Säugling nicht toleriert).

Nebenwirkungen. Kurz nach Beginn der Lithiumeinnahme Übelkeit, leichte Diarrhö, feinschlägiger Fingertremor, Polyurie und Polydipsie. Nach längerer Behandlung manchmal Gewichtszunahme, euthyreote Struma, Ödeme. Gegen die Strumabildung prophylaktisch L-Thyroxin (täglich 100 µg). Eine Lithiumvergiftung entsteht bei Blutserumwerten von 1,5 bis 2,0 mmol/l. Die Lithiumkonzentration kann nicht nur durch Dosissteigerung ansteigen, sondern auch durch Nierenfunktionsstörung, Flüssigkeitsverluste (Sauna), Diuretika, Stoffwechselveränderungen. Letale Konzentration 4–6 mmol/l.

Die Retardpräparate machen wegen der längeren Resorptionszeit (8–10 h im Vergleich zu 3–6 h) weniger Nebenwirkungen als kurzwirksame Lithiumpräparate.

Die *Verabreichung* erfolgt oral, 3mal täglich bei kurzwirksamen und 2mal täglich bei Retardpräparaten. Die Lithiumprophylaxe wird am besten am Ende einer depressiven Phase oder während einer noch akuten manischen Phase begonnen, mit einschleichender Dosierung: 1.–3. Tag 6–8 mval abends; 4.–6. Tag morgens und abends je 6–8 mval; 7.–9. Tag morgens 6–8 mval und abends 12–16 mval. Am 10. Tag erste Blutkonzentrationskontrolle, dann weitere Steigerung der Dosis bis zu einer Serumkonzentration von 0,7 bis 1,0 mmol/l. Blutentnahme zur Kontrolle der Lithiumkonzentration etwa 12–14 h nach Einnahme der letzten Lithiumdosis. Kontrolle der Lithiumkonzentration im 1. Behandlungsmonat wöchentlich, später monatlich, bei konstanter Konzentration und kooperativen Patienten in noch grösseren Abständen möglich. Ausserdem unverzügliche Lithiumkonzentrationsbestimmung: 1. Bei Vergiftungssymptomen, 2. Rückfällen, 3. 1 Woche nach Dosisänderung und Präparatwechsel, 4. interkurrenter Erkrankung, z.B. Infekten, 5. Änderung des Salz-Wasser-Haushaltes, 6. Kortikoid- und/oder Diuretikabehandlung.

Behandlungsdauer. Mindestens 1 Jahr lang, im allgemeinen aber unbeschränkte Zeit. Bei Fieber, Diarrhö, Schwangerschaft ist Unterbrechung notwendig. Kurzdauernde Unterbrechung verringert die prophylaktische Wirkung nicht, nach Absetzen kann es sehr rasch zu erneuten depressiven oder manischen Phasen kommen, deshalb möglichst langsames Ausschleichen.

Anxiolytika (Tranquilizer). Darunter verstehen wir Psychopharmaka, die zur Behandlung von Angstzuständen indiziert sind. Chemisch handelt es sich in erster Linie um die Benzodiazepine (Valium, Adumbran, Librium, Tranxilium, Lexotanil, Tavor). Weiter gehören dazu die Carbaminsäure- und Diphenylmethanderivate. In niedriger Dosierung wirken Neuroleptika auch angstmindernd. Die Wirkung ist allgemein gegen die Angst verschiedener Ätiologie und die körperlich-vegetativen Begleitsymptome, wie Mundtrockenheit,

Obstipation, Diarrhö, Tachykardie, Schwitzen, gerichtet. Angstzustände kommen bei Neurosen, psychosomatischen Erkrankungen, Depressionen und Süchten vor. Die verschiedenen Präparate unterscheiden sich weniger bezüglich ihrer angstlösenden als bezüglich ihrer sedierenden, muskelrelaxierenden sowie antikonvulsiven Eigenschaften. Im Gegensatz zu den Neuroleptika haben die Anxiolytika keine antipsychotische Wirkung und keine extrapyramidalen und nur milde vegetative Nebenwirkungen. Wirkungseintritt bei parenteraler Verabreichung in akuten Notfällen (Erregungszuständen, Delir, Panik) innerhalb von Minuten bis Stunden; sonst (bei Behandlung chronischer Angstzustände) erst etwa nach 5 Tagen.

Indikation. Nur nach sorgfältiger Diagnosestellung, wenn keine spezifischere Therapie (Psychotherapie, Antidepressiva, Antipsychotika) angezeigt ist. Die Indikationsstellung umfasst Angstsyndrome bei Neurosen, reaktiven und psychosomatischen Störungen, Depressionen, in der somatischen Medizin reaktive Angst, Spannung und Unruhe, Geburtsvorbereitung, drohender Abort, schwere Entzugserscheinungen und Gefahr von Delirium tremens und epileptischen Anfällen, z.B. auch bei Heroin- und Hypnotikasucht. Bei leichten Entzugserscheinungen keine Benzodiazepine wegen des Suchtpotentials, hier kommen Neuroleptika in geringer Dosis in Frage.

Nebenwirkungen. Schläfrigkeit, Ataxie, Dysarthrie. Suchtpotential zwar geringer als bei Hypnotika, erzeugt aber besonders schwere Abhängigkeiten. Bei neurotischen und psychoreaktiven Störungen deshalb keine Dauerbehandlung, maximal auf Tage bis 2–3 Wochen befristen (dem Patienten vorher ankündigen). Entzugssyndrom wie bei Barbituratsucht: Schlaflosigkeit, Agitation, epileptische Anfälle, Entzugsdelir.

Kontraindikation. Myasthenia gravis; Vorsicht bei Kombination mit Alkohol.

Applikationsform meist oral, in akuten Notfallsituationen intramuskulär, Diazepam (Valium) auch intravenös (langsame Injektion).

Betarezeptorenblocker. Die Betarezeptorenblocker blockieren reversibel und kompetitiv Betarezeptoren im sympathischen System. Sie sind Antagonisten von Noradrenalin und Adrenalin. Betablocker bewirken Blockierung peripherer neurovegetativer Symptome der Angst und werden zur Behandlung funktioneller kardialer

Syndrome und somatisierter Angst (speziell Erwartungsängste, Lampenfieber) verwendet. Vorteile gegenüber Tranquilizern: weniger Nebenwirkungen, geringe Leistungsbeeinträchtigung, keine Gewöhnung. Weitere Indikationen: Entzugserscheinungen bei Alkoholsucht, lithiumbedingter Tremor.

Nebenwirkungen. Müdigkeit, allgemeine Schwäche, Kopfschmerzen, Parästhesien, Verschlechterung von Herzinsuffizienz, Arrhythmie, latentes Asthma, selten toxische Psychosen. Präparate: Propranolol (Dociton, Inderal), Atenolol (Tenormin), Alprenolol (Aptin).

Hypnotika. Hypnotika im engeren Sinne sind Stoffe, die in niedriger Dosierung sedierend, in mittlerer Dosierung schlaffördernd und in hohen Dosen narkotisch wirken. Bezüglich der chemischen Struktur unterscheidet man folgende Kategorien: Alkohole, Harnstoff-, Barbitursäure-, Piperidin-, Chinazolinon-, Benzodiazepin- und Thiazolderivate. In bezug auf die Wirkungsdauer werden die Hypnotika klinisch in Einschlafmittel (kurz wirksam, schneller Wirkungseintritt) und Durchschlafmittel (lange wirksam) eingeteilt. Sinnvoll ist auch die Unterscheidung von Barbituraten und Nichtbarbituraten wegen der besonderen Suchtgefahr der ersteren. Bei Schlafstörungen steht die Behandlung der Ursache an erster Stelle: somatische Krankheiten, wie Schmerzzustände, internistische Erkrankungen, wie Herzinsuffizienz, Umgebungsfaktoren, Bewegungsmangel, psychiatrische Erkrankungen. Bei zerebraler Arteriosklerose oft besseres Ansprechen auf Koffein. Chlormethiazol (Distraneurin, Hemineurin) bewährt sich vor allem bei Delir, organischen Hirnschäden und Alterskrankheiten. Die Neuroleptika gehören mit ihrer schlafanstossenden (nicht erzwingenden) Wirkung zu den Schlafmitteln im weiteren Sinn. Wegen der fehlenden Suchtgefahr sind sie besonders bei suchtgefährdeten Patienten anstelle der Hypnotika zu empfehlen: Dipiperon, Eunerpan, Atosil, Melleril.

Kontraindikationen. Barbiturate bei intermittierender Porphyrie wegen Vermehrung der Porphyrinkörper und bei chronischem Emphysem wegen der atemdepressiven Wirkung; Barbiturate und Chloralhydrat bei Leber- und Nierenkrankheiten. Chloralhydrat auch bei Herzbeschwerden und Gastritis.

Nebenwirkungen. Grösste Gefahr ist die Toleranzentwicklung mit Ausbildung physischer und psychischer Abhängigkeit. Bei chronischer Vergiftung Sprachstörungen, Nystagmus, Ataxie, Apathie, Interesseneinengung, emotionale Nivellierung, Verlangsamung des Denkens. Bei akuter Barbituratvergiftung: Bewusstlosigkeit, zentrale Atemhemmung, Kreislaufversagen, Verminderung der Nierenfunktion und Temperaturabfall (bei Bronchopneumonie Fieber). Therapie: Magenspülung, Diurese. Entziehungssymptome der Barbituratsucht: Angst, Schwäche, Nausea, Tremor, Delirien, oft epileptische Anfälle. Bei chronischer Zufuhr bromhaltiger Harnstoffderivate kann Bromismus auftreten: Akne, Schnupfen, Konjunktivitis, Apathie, Ataxie, Depressionen, Entzugsdelir (vgl. S. 68f.).

Verabreichungsform. Meist oral. Bei Delir eventuell Chlormethiazol intravenös oder Tropfinfusion. Behandlungsdauer kurz befristen, Tage bis Wochen.

23.10. Sonstige somatische Therapien

Elektrokrampfbehandlung. Bei der Elektrokrampfbehandlung wird durch elektrische Reizung des Gehirns ein epileptischer (tonisch-klonischer) Krampfanfall erzeugt. Heute wird sie praktisch immer in gemilderter modifizierter Form durchgeführt, nämlich in Narkose und unter Muskelrelaxation sowie Sauerstoffbeatmung. Ausserdem werden durch die unilaterale Methode (beide Elektroden werden über der nichtdominanten Hemisphäre aufgesetzt) im Gegensatz zur früher praktizierten bilateralen Methode langdauernde Gedächtnisstörungen vermieden.

Die Elektrokrampfbehandlung wird 2- bis 3mal pro Woche während 2–3 Wochen durchgeführt. Hauptindikationen: schwere endogene Depressionen, seltener Schizophrenien, die auf Behandlung mit Psychopharmaka nicht ansprechen, und akute lebensgefährliche perniziöse Katatonie. Kontraindikationen: erhöhter Hirndruck, frischer Herzinfarkt, Apoplexie, Aneurysmen, Arrhythmien, frische Frakturen, organisches Psychosyndrom, Glaukom, Leberschaden, Porphyrie. Nebenwirkungen: retrograde und anterograde Amnesie, während des Anfalls Sympathikuswirkung mit Tachykardie und Hypertonie, nach dem Anfall Vaguswirkung mit Bradykardie.

Dämmerkuren. Bei anhaltenden und anders nicht beeinflussbaren Spannungszuständen im Rahmen schwerer schizophrener, psychosomatischer oder neurotischer Erkrankungen wird unter Überwachung eine kurmässige Behandlung mit Neuroleptika kombiniert mit Tranquilizern durchgeführt. Die sogenannte Schlafkur mit Barbituraten wird heute wegen der Nebenwirkungen (Pneumonie, Kreislaufdepression) nicht mehr durchgeführt. Auch die Insulinkur (Erzeugung einer Hypoglykämie durch steigende Insulindosen, die durch Gabe von Traubenzucker unterbrochen wird) wird kaum mehr praktiziert.

Psychochirurgie. *Stereotaktische (gezielte) Eingriffe* am Gehirn, um bestimmte Zentren auszuschalten (z.B. Thalamuskerne), werden nur bei schwerer, für den Patienten und seine Umgebung untragbarer Zwangskrankheit, auch hochgradiger Aggressivität und schwersten chronischen, anders nicht beeinflussbaren Schmerzsyndromen, durchgeführt. Bei sexuellen Abweichungen (Sexualdelinquenz) umstritten, bei Süchten meist ohne anhaltenden Erfolg und deshalb fragwürdig. Die frühere Leukotomie (breite Durchtrennung von Hirnbahnen ohne Sichtkontrolle) wird heute nicht mehr vorgenommen.

Kastration (beim Mann; operativ/chemisch). Die *chirurgische Kastration* besteht in der Entfernung der Keimdrüsen zur Herabsetzung des Geschlechtstriebs. Körperliche Kastrationsfolgen (meist geringfügig): Adipositas, weibliche Fettverteilung und Behaarung, vegetative Beschwerden (Wallungen, Schweissausbrüche, Schwindel usw.) bei 57%, gelegentlich bis 1 Jahr andauernd. Auch Schmerzen in Genitalgegend, Appetit- und Schlafstörungen, Hypertonie, frühe Vergreisung. Bei etwa 10% der Fälle bleibt Fähigkeit zum Geschlechtsverkehr erhalten. Psychische Folgen: Verminderung der Triebstärke, allgemeine Beruhigung und Sozialisierung. Es kann jedoch psychoreaktiv auch zu Hypochondrie, Dysphorie, Antriebslosigkeit, querulatorischem Verhalten, vermehrter Reizbarkeit und Empfindlichkeit, zu Minderwertigkeits- und Beeinträchtigungsgefühlen und Depressionen kommen. Die Indikation sollte mit höchster Zurückhaltung gestellt werden, da der Eingriff nicht mehr rückgängig gemacht werden kann. Indikation: Bei durch andere Therapien nicht beeinflussbaren schweren Sexualperversionen, vor allem bei Triebtätern, deren Einverständnis vorausgesetzt. Der Effekt tritt erst nach 3–9 Monaten ein. Rückfälle nur bei etwa 5%.

Heute wird im allgemeinen die *chemische Kastration* der chirurgischen vorgezogen. Behandlung mit Cyproteronazetat (Androcur) 200–300 mg/Tag per os oder 300 mg intramuskulär zirka wöchentlich. Nach etwa 3 Wochen libido- und potenzdämpfende Wirkung. 3–4 Wochen nach Absetzen der Medikation Erholung von Libido und Potenz.

23.II. Behandlung psychiatrischer Notfallsituationen

Erregungszustände. Die Behandlung richtet sich nicht nur nach den Symptomen, sondern auch nach der Grundstörung. Bei Schizophrenie und Manie bewährt sich die intramuskuläre Injektion von Levomepromazin (Neurocil, Nozinan) 50–100 mg bis 200 mg/ 24 h oder Fluphenazin (Dapotum acutum) 10–20 mg i.v. bis 40 mg/24 h. Bei ungenügender Wirkung Wiederholung der Injektionen nach 30 min. Auch Haldol 5–10 mg i.v. bis 40–60 mg/24 h. Clozapin (Leponex) ist der Klinik vorbehalten: 50–75 mg i.m. bis 500 mg/24 h (Bettruhe). Bei symptomatischen Psychosen, psychoorganischem Syndrom, Alkoholrausch, akuten Intoxikationen mit Psychopharmaka und Halluzinogenen bewährt sich vor allem Haloperidol (Haldol) 5 mg intramuskulär bis 20 mg/24 h, bei extremer Erregung kann Haldol intravenös verabreicht werden. Bei ängstlich getönter Erregung, vor allem bei psychogener Erregung und bei «bad trips» nach Halluzinogenen wird Diazepam (Valium) 10 mg bis 40 mg/24 h intramuskulär oder sehr langsam intravenös gespritzt. Morphium-Scopolamin ist kontraindiziert, da es zu Atem- und Kreislaufdepression führen kann und die psychotische Erregung nach Abklingen oft verstärkt hervortritt.

Delirien. Bei Delirien steht die Behandlung der Grundkrankheit im Vordergrund; Absetzen aller Medikamente bzw. Suchtmittel. Für die medikamentöse Behandlung des Delirs ist besonders Chlormethiazol (Distraneurin, Hemineurin) geeignet, in der Regel peroral bis 8 g/24 h, in Kliniken auch als intravenöse Infusion. Wegen Suchtgefährdung bald wieder abzusetzen. Bei Chlormethiazolsucht ist Haloperidol (Haldol) zu empfehlen.

Nebenwirkungen von Psychopharmaka. Neuroleptika und Thymoleptika, besonders stark Leponex, können zu Blutdruckabfall und Tachykardie führen. Die neueren tri- und tetrazyklischen Antidepressiva, wie Maprotilin, Mianserin, Nomifensin und Lofepramin, haben eine bessere kardiovaskuläre Verträglichkeit als die klassischen trizyklischen Mittel.

Vegetative Nebenwirkungen der trizyklischen Phenothiazine und Antidepressiva sind anticholinergischer und adrenerger Natur: Trokkenheit der Schleimhäute (Mund, Nase, Vagina). Unter Neuroleptika einschliesslich Clozapin Hypersalivation. Unter Neuroleptika können durch Erschlaffen der Ziliarmuskeln Visusstörungen auftreten, durch die anticholinergische Wirkung vieler Psychopharmaka Akkommodationsstörungen (verschwommenes Sehen beim Lesen).

Clozapin ist das einzige Neuroleptikum, das keine extrapyramidalen Nebenwirkungen hervorruft. Wegen leicht gehäufter Agranulozytose im Vergleich zu den übrigen Neuroleptika wird es indessen nur beschränkt angewendet.

Extrapyramidalmotorische Nebenwirkungen der Neuroleptika sind wegen der häufigen Langzeitbehandlungen wichtig: 1. Frühdyskinesien; 2. neuroleptisches Parkinsonoid; 3. Akathisie; 4. Spätdyskinesien.

Frühdyskinesien (dysleptische Krisen, akute Dystonien) werden auch als paroxysmale hyperkinetisch-dystone Syndrome bezeichnet. Am häufigsten sind krampfartiges Herausstrecken der Zunge (Zungen-Schlund-Syndrom), Blickkrämpfe, Opisthotonus, Hyperkinesien der mimischen Muskulatur, Trismus, Krämpfe und choreatiforme Bewegungsabläufe in der Muskulatur des Halses und der oberen Extremitäten. Frühdyskinesien treten fast immer in der 1. Behandlungswoche sowie bei Dosissteigerung auf, vor allem bei stark antipsychotisch wirksamen Neuroleptika. Sie treten aber nur bei maximal 30%, bei einschleichender Dosierung bei weniger als 10% auf. Daher nie prophylaktisch Antiparkinsonmedikamente verabreichen. Im akuten Zustand Akineton intravenös oder intramuskulär (2,5–5,0 mg).

Das *neuroleptische Parkinsonoid* macht sich in Einschränkung der motorischen Beweglichkeit, Reduktion der Mitbewegungen, Hypo- oder Amimie, kurzschrittigem Gang, erhöhtem Muskeltonus (Rigor), Tremor, Salbengesicht und übermässigem Speichelfluss bemerkbar. Es entwickelt sich in den ersten beiden Behandlungswochen als Zeichen der Überdosierung. Die Behandlung besteht in Dosisreduktion, Wechsel auf ein anderes Neuroleptikum oder Gabe eines Antiparkinsonmittels (Akineton, Artane). Letztere sollten möglichst nicht prophylaktisch, sondern erst nach Auftreten parkinsonistischer Nebenwirkungen verabreicht werden.

Die dopaminergen Antiparkinsonmittel L-Dopa und Adamantinderivate eignen sich nicht zur Behandlung des neuroleptisch bedingten Parkinson-Syndroms, denn durch die Aktivierung dopaminerger Rezeptoren kann eine Verstärkung der psychotischen Symptomatik bewirkt werden.

Die *Akathisie* ist eine subjektiv meist quälend erlebte Unruhe, verbunden mit der Unfähigkeit, ruhig zu sitzen, und dem Drang zu ständiger Bewegung. Sie tritt meist erst nach mehrwöchiger Behandlungsdauer auf. Die Behandlung mit Antiparkinsonmitteln hilft nicht. Dosisreduktion oder Wechsel des Neuroleptikums sind notwendig. Die Akathisie darf nicht als motorische Unruhe verkannt werden, die mit Dosiserhöhung des Neuroleptikums beantwortet wird.

Spätdyskinesien (tardive dyskinesia) sind hyperkinetische Dauersyndrome, meist im Bereich der Mund- und Gesichtsmuskulatur sowie in den distalen Abschnitten der Extremitäten. Vorwiegend bei Patienten über 50 Jahren mit zerebraler Vorschädigung. Sie sind oft irreversibel. Antiparkinsonmittel sind wirkungslos bzw. verschlechtern den Zustand eher. Therapie schwierig. Langsame Dosisreduktion angebracht.

Nebenwirkungen der Antiparkinsonmittel. Anticholinergische: Mydriasis, Trockenheit der Schleimhäute, Schwitzen, Tachykardie, Hypotonie und Miktionshemmung. Bei hochdosierter Gabe eventuell Delirien. Besondere Vorsicht bei Glaukom, Prostatahyperplasie, Harnverhalten und schweren kardiovaskulären Komplikationen. Die psychische Eigenwirkung der Antiparkinsonmittel wird als leicht euphorisierend beschrieben.

24. Forensische Psychiatrie

H. Feldmann, M. Gmür

Die *forensische Psychiatrie* (gerichtliche Psychiatrie) beschäftigt sich mit allen Fragen, bei denen psychische Krankheiten zur Berührung mit dem Recht führen. Im Strafrecht geht es vor allem um die Schuldfähigkeit (Zurechnungsfähigkeit) eines Straftäters bei psychischer Störung, im Zivilrecht um die Frage, ob die Entscheidungsfreiheit vorübergehend oder dauernd aufgehoben ist. Darüber hinaus sind es auch Fragen der Rehabilitation von Straftätern, der Unterbringung psychisch Kranker sowie sozialrechtliche Probleme im Zusammenhang mit Erwerbsfähigkeit und entschädigungsrechtliche Fragen, zu denen der psychiatrische Sachverständige gehört wird.

Der *psychiatrische Sachverständige* ist kein weisungsgebundener Gehilfe oder Untergebener des Richters, sondern sein sachkundiger Helfer, der zur Wahrheitsfindung beitragen soll, dem Gericht aber keine Entscheidung vorwegnimmt oder abnimmt. Aus der Pflicht zur Neutralität der Begutachtung und der ärztlichen Fürsorgepflicht für den ihm anvertrauten Kranken können sich im Einzelfall Konflikte ergeben. Die besondere Position des psychiatrischen Sachverständigen bringt es mit sich, dass er als *Mittler zwischen dem psychisch Kranken und der Gesellschaft* zu sehen ist.

Die Kenntnis der *juristischen Voraussetzungen* ist für den psychiatrisch tätigen Arzt, der jederzeit damit rechnen muss, als Sachverständiger tätig zu werden, besonders wichtig. Er muss dabei berücksichtigen, dass die juristische und die ärztliche Denkweise sehr verschieden sind und dass auch manche Begriffe, wie sie in Gesetzen vorkommen (z.B. Geisteskrankheit – Geistesschwäche), nicht mit entsprechenden medizinischen Begriffen identisch sind: Geisteskrankheit bedeutet die schwerere Störung, die auch schwerere psychosoziale Auswirkungen hervorruft, Geistesschwäche dagegen die leichtere Störung. – Psychiatrische Gutachten werden ausser von Gerichten auch von Kranken-, Unfall-, Lebensversicherungen, Berufsgenossenschaften, Rentenversicherern, Versorgungsämtern und anderen Behörden eingeholt.

Voraussetzungen für jede *Begutachtung* sind die sorgfältige Anamneseerhebung und körperliche wie psychiatrische Untersuchung des Probanden, ferner die Einbeziehung erreichbarer Informationen von anderen Ärzten und dritten Personen und das genaue Aktenstudium. Die klinisch-neurologische Untersuchung wird durch Spezialuntersuchungen, die psychiatrische durch psychologische Untersuchung ergänzt, deren Umfang vom Einzelfall abhängt. Sehr wichtig ist es, sich auf die Beweisfragen des Gerichtes und ihren genauen Wortlaut einzustellen und diese auf der Grundlage der Untersuchungsergebnisse und wissenschaftlicher Erkenntnisse zu beantworten. Nicht jede Frage ist bei dem heutigen Wissensstand eindeutig zu beantworten; der Sachverständige vergibt sich nichts, wenn er dies deutlich sagt.

In der Regel werden Gutachten schriftlich erstattet oder für das mündliche Gutachten in der Hauptverhandlung schriftlich vorbereitet. Beim mündlichen Vortrag kann der Gutachter sein Urteil revidieren, wenn sich in der Verhandlung neue Gesichtspunkte ergeben haben.

Gerichtliche Massnahmen, die die Rechte und die Freiheit des Kranken einschränken, sollte der Sachverständige nur mit grösster Zurückhaltung und nach besonders sorgfältiger Abwägung des Für und Wider empfehlen. Dazu gehören vor allem die Entmündigung und die gerichtliche Unterbringung in einer psychiatrischen Anstalt.

Im folgenden können wir nur einige wichtige *rechtliche Bestimmungen* anführen. Grundlage sind die Gesetzestexte der Bundesrepublik Deutschland. Auf die entsprechenden schweizerischen Bestimmungen verweisen wir jeweils im Anschluss.

Strafrecht (StGB). Grundsätzlich gilt im Strafrecht, dass der erwachsene Straftäter voll schuldfähig ist. Sobald Zweifel daran entstehen oder Hinweise auf eine Beeinträchtigung erkennbar werden, sind Staatsanwalt und Gericht zur Prüfung der Schuldfähigkeit verpflichtet.

Schuldunfähigkeit kann durch krankhafte seelische Störung, tiefgreifende Bewusstseinsstörung, Schwachsinn oder eine andere seelische Abartigkeit begründet sein. Der Täter muss zur Tatzeit deswegen unfähig gewesen sein, das Unrecht der Tat einzusehen oder nach dieser Einsicht zu handeln (§ 20 StGB).

Verminderte Schuldfähigkeit aus den genannten Gründen, wenn die Fähigkeit des Täters, das Unrecht der Tat einzusehen oder nach dieser Einsicht zu handeln, erheblich vermindert war (§ 21 StGB). Entscheidend ist nicht die fehlende Einsicht, sondern die aufgehobene oder verminderte *Fähigkeit* zur Einsicht und zum einsichtsgemässen Handeln.

Schweiz: Entsprechende Bestimmungen nach Art. 10 und 11 StGB.

Unterbringung in einem *psychiatrischen Krankenhaus* bei weiterhin für die Allgemeinheit gefährlichen Straftätern nach § 63 StGB, in einer *Entziehungsanstalt* bei Sucht nach § 64 StGB, in einer *sozialtherapeutischen Anstalt* zur Resozialisierung von weiterhin gefährlichen (meist jüngeren) Straftätern und Sexualtätern nach § 65 StGB.

Schweiz: Verwahrung von gefährlichen Kranken in geeigneter Anstalt nach Art. 43,2 StGB, bei Notwendigkeit ärztlicher Behandlung in einer Heil- und Pflegeanstalt nach Art. 43,1 StGB, bei Sucht in einer Trinkerheilanstalt nach Art. 44 StGB, von Tätern zwischen 18 und 25 Jahren bei charakterlicher Störung und Verwahrlosung in einer Arbeitserziehungsanstalt nach Art. 100 StGB.

Jugendlichenstrafrecht (JGG). *Sittliche und geistige Reife* eines Jugendlichen (14–17 Jahre) ist Grundlage seiner strafrechtlichen Verantwortlichkeit (§ 3 JGG).

Beim Heranwachsenden (18–20 Jahre) sind der *Reifestand* bzw. eine typische *Jugendverfehlung* wichtige Grundlage für die Beurteilung, ob der Täter noch einem Jugendlichen gleichstand. Sonst wird das Erwachsenenstrafrecht angewandt (§ 105 JGG).

Es können Erziehungsmassregeln, heilerzieherische Behandlung, Zuchtmittel (bis zum Jugendarrest), bei schädlichen Neigungen Jugendstrafe auferlegt werden. Hier sind prognostische und therapeutische Überlegungen wichtig.

Schweiz: Auch hier Möglichkeiten erzieherisch zweckmässiger Massnahmen (bis zur Einweisung in Erziehungs- oder Heilanstalt) und leichterer Strafen durch Jugendanwälte bzw. Jugendrichter. Frage der Zurechnungsfähigkeit erst für 18- bis 20jährige (Art. 82–100 StGB).

Zivilrecht (BGB). *Entmündigung* wegen Geisteskrankheit oder Geistesschwäche (auch wegen Trunksucht), wenn der Betroffene seine Angelegenheiten nicht zu besorgen vermag (§ 6 BGB).

Die Entmündigung wegen Geisteskrankheit hat schwerere Rechtsfolgen als die wegen Geistesschwäche.

Vorläufige Vormundschaft in dringenden Fällen zur Abwendung einer erheblichen Gefährdung der Person oder des Vermögens (§ 1906 BGB).

Pflegschaft (Gebrechlichkeitspflegschaft) kann bei geistiger oder körperlicher Gebrechlichkeit für einzelne Angelegenheiten (wie Vermögensverwaltung) mit Einwilligung eingerichtet werden, gegen den Willen des Gebrechlichen nur bei fehlender Verständigung (§ 1910 BGB). Die Errichtung einer Pflegschaft ist gegenüber einer Vormundschaft die mildere Massnahme und reicht häufig aus.

Schweiz: Für die Vormundschaft ähnliche Bestimmungen nach Art. 369 und 370 ZGB. Darüber hinaus Entmündigung auf eigenes Begehren nach Art. 372 ZGB. Mildere Formen der Fürsorge entsprechen der Pflegschaft im deutschen Recht: Beistandschaft (Art. 392–394) oder Beiratschaft (Art. 395), etwa für Vermögensverwaltung oder eine dringende Angelegenheit.

Geschäftsfähigkeit: Geschäftsunfähigkeit infolge anhaltender krankhafter Störung der Geistestätigkeit, wenn diese die freie Willensbestimmung ausschliesst (§ 104 BGB). Rechtsgeschäfte sind bei Nachweis der Geschäftsunfähigkeit null und nichtig.

Nichtigkeit einer Willenserklärung, wenn diese im Zustand der Bewusstlosigkeit oder vorübergehender Störung der Geistestätigkeit abgegeben wird (§ 105 BGB).

Geschäftsunfähigkeit muss stets positiv bewiesen werden; es gilt nicht der Grundsatz des Strafrechts: im Zweifel für den Angeklagten. Verminderte Geschäftsfähigkeit ist rechtlich nicht vorgesehen.

Schweiz: Hier wird zwischen Urteilsfähigkeit und Handlungsfähigkeit unterschieden. Urteilsunfähigkeit kann infolge Geisteskrankheit, Geistesschwäche, Trunkenheit und ähnlichen Zuständen bestehen, wenn deswegen die Fähigkeit mangelt, vernunftsmässig zu handeln (Art. 16 ZGB). Aus der Urteilsunfähigkeit ergibt sich Handlungsunfähigkeit (Art. 17), die Handlungen des Urteilsunfähigen bleiben ohne rechtliche Wirkung (Art. 18): Der Urteilsunfähige kann kein Geschäft tätigen, keinen Prozess führen, er ist nicht schadenersatzpflichtig.

Testierfähigkeit ist die Fähigkeit, ein Testament rechtswirksam zu errichten. Testierunfähigkeit bei krankhafter Störung der Geistestätigkeit, Geistesschwäche oder Bewusstseinsstörung, wenn der Erblasser deswegen nicht in der Lage ist, die Bedeutung einer abgegebenen Willenserklärung einzusehen oder einsichtsgemäss zu handeln (§ 2229 BGB).

Die Schwierigkeit bei der Beurteilung der Testierfähigkeit liegt darin, dass diese meist postum erfolgt. Die Testierunfähigkeit muss positiv nachgewiesen werden, Zweifel reichen nicht aus.

Schweiz: Voraussetzung für die Testierfähigkeit ist die Urteils- bzw. Geschäftsfähigkeit für ein ganz bestimmtes Rechtsgeschäft (Testament). Urteilsunfähigkeit muss nachgewiesen werden (Art. 16 ZGB, siehe oben).

Eherecht. *Nichtigkeit einer Ehe,* wenn einer der Ehegatten zur Zeit der Eheschliessung geschäftsunfähig, bewusstlos oder in seiner Geistestätigkeit vorübergehend gestört war (§ 18 EheG).

Aufhebung einer Ehe wegen Irrtums über persönliche Eigenschaften des anderen Ehegatten (§ 32 EheG). Es müssen schwerwiegende persönliche Eigenschaften sein, z.B. schwere Sucht, schwere sexuelle Abweichung.

Ehescheidung ist möglich, wenn die Ehe gescheitert ist, d.h. die Lebensgemeinschaft der Ehegatten nicht mehr besteht und nicht erwartet werden kann, dass die Ehegatten sie wieder herstellen (Zerrüttungsprinzip) (§ 1565, Abs. 1 BGB). Die Zerrüttung der Ehe kann auch durch schwere psychische Erkrankung verursacht sein (jedoch Härteklauseln nach § 1565, Abs. 2, und § 1568 BGB).

Schweiz: Eheunfähigkeit infolge Geisteskrankheit oder Urteilsunfähigkeit nach Art. 97 ZGB. Ehenichtigkeit ähnlich wie im deutschen Recht nach Art. 120 ZGB, Anfechtbarkeit der Ehe wegen vorübergehender Urteilsunfähigkeit bei der Trauung nach Art. 123 ZGB. Ehescheidung ist wegen unheilbarer Geisteskrankheit möglich, wenn dem anderen Ehegatten die Fortsetzung der ehelichen Gemeinschaft nicht zugemutet werden darf (Art. 141 ZGB).

Unterbringung psychisch Kranker. Die Unterbringung eines psychisch Kranken in einem psychiatrischen Krankenhaus gegen seinen Willen ist nicht bundeseinheitlich geregelt, sondern durch Ländergesetze. Übereinstimmend ist der Grundsatz, dass eine psychische

Krankheit (oder Sucht) vorliegen muss und dass dadurch unmittelbare Gefahren für den Kranken oder für die Allgemeinheit bestehen, denen nur durch Unterbringung wirksam begegnet werden kann. Die vorläufige Einweisung (Inverwahrungnahme) wird von der Verwaltungsbehörde, die Unterbringung vom Richter aufgrund ärztlichen Gutachtens angeordnet. Dabei sind Fristen genauestens zu beachten. Im allgemeinen kann man einen Kranken aber von der Notwendigkeit einer Behandlung überzeugen oder ihn dahin bringen, dass er im Vertrauen auf den Arzt der Aufnahme im Krankenhaus zustimmt.

Schweiz: Bei psychisch Kranken ist die fürsorgerische Freiheitsentziehung möglich, wenn wegen der Erkrankung die nötige persönliche Fürsorge anders nicht erwiesen werden kann (Art. 397a–f ZGB). Zuständig für die Entscheidung ist eine vormundschaftliche Behörde. Bei Gefahr im Verzuge kann der Arzt den Patienten zurückbehalten, der Eingewiesene hat aber das Recht, alsbald den Richter anzurufen.

Sozialrecht. Sowohl in der Arbeiterrentenversicherung (Reichsversicherungsordnung, RVO) als auch in der Angestelltenversicherung (Angestelltenversicherungsgesetz, AVG) wird zwischen Berufsunfähigkeit und Erwerbsunfähigkeit unterschieden.

Berufsunfähigkeit bei Minderung der Erwerbsunfähigkeit um mindestens 50%, und zwar im Vergleich zu einem gesunden Versicherten mit ähnlicher Ausbildung und gleichwertigen Kenntnissen und Leistungen.

Erwerbsunfähigkeit bedeutet, dass der Versicherte keine Erwerbstätigkeit mit einer gewissen Regelmässigkeit mehr ausüben oder nur noch geringfügige Einkünfte durch Erwerbstätigkeit erzielen kann.

Sozialhilfen: Möglichkeiten von Sozial- und Eingliederungshilfen sind durch das Bundessozialhilfegesetz (BSHG), von Vergünstigungen durch das Schwerbehindertengesetz gegeben.

Schweiz: Die Schweizerische Invalidenversicherung entschädigt medizinische Massnahmen nur dann, wenn sie direkt zur beruflichen Wiedereingliederung dienen. Rentenberechtigung erst nach 1jähriger ununterbrochener Arbeitsunfähigkeit. Halbe Rente bei Beeinträchtigung der Erwerbsfähigkeit von mindestens 50%, volle Rente bei Beeinträchtigung der Erwerbsfähigkeit von mindestens zwei Dritteln. Diese Beurteilung bezieht sich auf die ursprünglich ausgeübte Tätigkeit.

Schwangerschaftsabbruch. *Schwangerschaftsabbruch* durch einen Arzt ist straffrei aus folgenden Indikationen (§ 218 StGB):

Medizinische Indikation: Gefahr für das Leben oder Gefahr einer schwerwiegenden körperlichen oder seelischen Gesundheitsbeeinträchtigung der Schwangeren.

Kindliche (genetische) Indikation: Wenn dringende Gründe für eine schwerwiegende und nicht behebbare Erbschädigung oder vorgeburtliche Schädigung sprechen.

Ethische Indikation: Bei Vergewaltigung.

Notlagenindikation: Zur Abwendung einer schwerwiegenden Notlage, sofern dies nicht auf andere zumutbare Weise möglich ist.

Die Indikation muss von zwei Ärzten gestellt werden. Für die praktisch bedeutsame Notlagenindikation ist eine Frist bis zu 12 Wochen gesetzt, in jedem Fall ist eine vorherige medizinische und soziale Beratung vorgeschrieben. Eine psychiatrische Indikation (Gefahr einer schwerwiegenden seelischen Gesundheitsbeeinträchtigung) ist besonders durch die Gefahr einer schweren seelischen Fehlentwicklung oder Dekompensation bei vorbestehender schwer neurotischer Persönlichkeit oder infolge schwerer Belastungssituation durch die Gravidität (Entwurzelung, Einengung der Persönlichkeitsentfaltung) gegeben, im Einzelfall aber auch durch endogene Psychosen und Schwachsinn.

In der praktischen Anwendung der Gesetzesbestimmung sind psychiatrische Indikationen in letzter Zeit zugunsten der Notlagenindikation zurückgetreten.

Schweiz: Zum straflosen Schwangerschaftsabbruch gibt es hier nur die medizinische Indikation, und zwar ähnlich der deutschen Regelung (Art. 120 StGB).

Weiterführende Literatur

Baade, F.-W.; Borck, J.; Koebe, S.; Zumvenne, G.: Theorien und Methoden der Verhaltenstherapie (Deutsche Gesellschaft für Verhaltenstherapie, Tübingen 1980).

Bally, G.: Einführung in die Psychoanalyse Sigmund Freuds (Rowohlt, Reinbeck 1961).

Basler, H.-D.; Otte, H.; Schneller, T.; Schwoon, D.R.: Verhaltenstherapie bei psychosomatischen Erkrankungen (Kohlhammer, Stuttgart 1979).

Bastine, R.; Fiedler, P.A.; Grawe, K.; Schmidtchen, S.; Sommer, G.: Grundbegriffe der Psychotherapie (Edition Psychologie, Weinheim 1982).

Benkert, O.; Hippius, H.: Psychiatrische Pharmakotherapie; 3. Aufl. (Springer, Berlin 1980).

Bleuler, E.: Lehrbuch der Psychiatrie; 15. Aufl. von M. Bleuler (Springer, Berlin 1981).

Bönisch, E.; Meyer, J.-E.: Psychosomatik in der klinischen Medizin (Springer, Berlin 1983).

Bräutigam, W.: Reaktionen – Neurosen – abnorme Persönlichkeiten; 4. Aufl. (Thieme, Stuttgart 1978).

Bräutigam, W.: Sexualmedizin im Grundriss; 2. Aufl. (Thieme, Stuttgart 1979).

Bräutigam, W.; Christian, P.: Psychosomatische Medizin; 3. Aufl. (Thieme, Stuttgart 1981).

Brede, K.: Einführung in die psychosomatische Medizin (Athenäum, Fischer, Frankfurt/M. 1974).

Brenner, C.: Grundzüge der Psychoanalyse (Fischer, Frankfurt/M. 1955).

Bron, B.: Drogenabhängigkeit und Psychose (Springer, Berlin 1982).

Cooper, B.; Morgan, H.G.: Epidemiologische Psychiatrie (Urban & Schwarzenberg, München 1977).

Diagnosenschlüssel und Glossar psychiatrischer Krankheiten (ICD); 9. Rev. (Springer, Berlin 1980).

Diagnostic and Statistical Manual of Mental Disorders (DSM-III); 3rd ed. (American Psychiatric Association, Washington 1980).

Elhardt, S.: Tiefenpsychologie; 7. Aufl. (Kohlhammer, Stuttgart 1980).

Feldmann, H.: Kompendium der medizinischen Psychologie (Karger, Basel 1983).

Feuerlein, W.: Alkoholismus. Missbrauch und Abhängigkeit; 2. Aufl. (Thieme, Stuttgart 1979).

Freud, S.: Drei Abhandlungen zur Sexualtheorie und verwandte Schriften (Fischer, Stuttgart 1961).
Freud, S.: Hemmung, Symptom und Angst; Ges. Werke, vol. 14 (Fischer, Frankfurt/M. 1964).
Glatzel, J.: Allgemeine Psychopathologie (Enke, Stuttgart 1978).
Göppinger, H.; Witter, H.: Handbuch der forensischen Psychiatrie (Springer, Berlin 1972).
Häfner, H.: Psychiatrische Epidemiologie (Springer, Berlin 1978).
Häfner, H.; Heimann, H.: Gerontopsychiatrie; Aktuelle Psychiatrie, vol. 3 (Fischer, Stuttgart 1981).
Harbauer, H.; Lempp, R.; Nissen, G.; Strunk, P.: Lehrbuch der speziellen Kinder- und Jugendpsychiatrie; 4. Aufl. (Springer, Berlin 1980).
Heinrich, K.: Psychopharmaka in Klinik und Praxis (Thieme, Stuttgart 1976).
Hoffmann, S.O.; Hochapfel, G.: Einführung in die Neurosenlehre und psychosomatische Medizin; UTB 951 (Schattauer, Stuttgart 1979).
Houben, A.: Klinisch-psychologische Beratung; UTB 453 (Reinhardt, München 1975).
Huber, G.: Psychiatrie; 2. Aufl. (Schattauer, Stuttgart 1976).
Huber, G.; Gross, G.: Wahn; Forum der Psychiatrie, vol. 2 (Enke, Stuttgart 1977).
Kisker, K.P.; Meyer, J.-E.; Müller, C.; Strömgren, E.: Psychiatrie der Gegenwart; vol. I–III (Springer, Berlin 1972–1980).
Kuiper, P.C.: Die seelischen Krankheiten des Menschen. Psychoanalytische Neurosenlehre; 5. Aufl. (Klett, Stuttgart 1980).
Lehr, U.: Psychologie des Alterns; 3. Aufl. (Quelle & Meyer, Heidelberg 1977).
Loch, W.: Die Krankheitslehre der Psychoanalyse (Hirzel, Stuttgart 1977).
Mahoney, M.: Kognitive Verhaltenstherapie (Pfeiffer, München 1977).
Meerwein, F.: Das ärztliche Gespräch (Huber, Bern 1969).
Meili, R.; Steingrüber, H.-J.: Lehrbuch der psychologischen Diagnostik; 6. Aufl. (Huber, Bern 1978).
Minsel, W.-R.: Praxis der Gesprächspsychotherapie (Böhlaus, Wien 1974).
Müller, C.: Lexikon der Psychiatrie (Springer, Berlin 1973).
Oesterreich, K.: Psychiatrie des Alterns; 2. Aufl. (Quelle & Meyer, Heidelberg 1981).
Peters, U.A.: Ergebnisse für die Medizin (2.). Psychiatrie; in: Die Psychologie des 20. Jahrhunderts, vol. 10 (Kindler, München 1980).
Petzold, E.; Reindell, A.: Klinische Psychosomatik; UTB 991 (Quelle & Meyer, Heidelberg 1980).
Pohlmeier, H.: Selbstmord und Selbstmordverhütung (Urban & Schwarzenberg, München 1978).
Pongratz, L.J. (Hrsg.): Klinische Psychologie, Halbbd. 1 und 2; Handbuch der Psychologie (Hogrefe, Göttingen 1977–1978).
Redlich, F.C.; Freedman, D.: Theorie und Praxis der Psychiatrie; vol. 1 u. 2 (Suhrkamp, Frankfurt/M. 1974).

Reimann, R.; Reimann, H.: Das Alter. Einführung in die Gerontologie; 2. Aufl. (Enke, Stuttgart 1983).
Remschmidt, H.: Kinder- und Jugendpsychiatrie (Thieme, Stuttgart 1979).
Richter, H.E.: Patient Familie (Rowohlt, Reinbek 1970).
Richter, H.E.; Strotzka, H.; Willi, J.: Familie und seelische Krankheit (Rowohlt, Reinbek 1976).
Ringel, E.: Selbstmordverhütung (Huber, Bern 1969).
Scharfetter, C.: Allgemeine Psychopathologie (Thieme, Stuttgart 1976).
Sigusch, V.: Therapie sexueller Störungen; 2. Aufl. (Thieme, Stuttgart 1980).
Singer Kaplan, H.: Sexualtherapie; 2. Aufl. (Enke, Stuttgart 1983).
Steinbrecher, W.; Solms, H.: Sucht und Missbrauch; 2. Aufl. (Thieme, Stuttgart 1975).
Strotzka, H.: Psychotherapie und Tiefenpsychologie (Springer, Wien 1982).
Tausch, R.; Tausch, A.M.: Gesprächspsychotherapie; 8. Aufl. (Hogrefe, Göttingen 1981).
Tölle, R.: Psychiatrie; 6. Aufl. (Springer, Berlin 1982).
Uexküll, T. v.: Lehrbuch der psychosomatischen Medizin; 2. Aufl. (Urban & Schwarzenberg, München 1981).
Weitbrecht, H.J.; Glatzel, J.: Psychiatrie im Grundriss; 4. Aufl. (Springer, Berlin 1979).
Willi, J.: Therapie der Zweierbeziehung (Rowohlt, Reinbek 1978).
Wyss, D.: Die tiefenpsychologischen Schulen; 5. Aufl. (Vandenhoeck & Ruprecht, Göttingen 1977).
Yalom, J.D.: Gruppenpsychotherapie (Kindler, München 1974).

Sachverzeichnis